JN303185

救急医療パーフェクトマニュアル 改訂版

あらゆる角度から救急医療をマスターするための完全実用ガイド

編集／森脇龍太郎
　　　輿水健治

画像診断
検査・治療手技
鑑別診断
ケーススタディ

EMERGENCY

羊土社
YODOSHA

謹告

　本書に記載されている診断法・治療法に関しては，発行時点における最新の情報に基づき，正確を期すよう，著者ならびに出版社はそれぞれ最善の努力を払っております．しかし，医学，医療の進歩により，記載された内容が正確かつ完全ではなくなる場合もございます．

　したがって，実際の診断法・治療法で，熟知していない，あるいは汎用されていない新薬をはじめとする医薬品の使用，検査の実施および判読にあたっては，まず医薬品添付文書や機器および試薬の説明書で確認され，また診療技術に関しては十分考慮されたうえで，常に細心の注意を払われるようお願いいたします．

　本書記載の診断法・治療法・医薬品・検査法・疾患への適応などが，その後の医学研究ならびに医療の進歩により本書発行後に変更された場合，その診断法・治療法・医薬品・検査法・疾患への適応などによる不測の事故に対して，著者ならびに出版社はその責を負いかねますのでご了承ください．

改訂の序

　休日・夜間に家庭医の役割をする開業医が激減し，また，医療にコンビニエンス性が求められるようになったため，救急病院を受診する患者は年毎に増加した．一方，救急医療の専従医の多くは，交通事故を始めとした重症外傷の患者を救命することを主として，救命救急センターでの完結的医療に専念してきた．しかし，救命救急センターが対応する患者は，救急患者全体の数％に過ぎず，90％以上を占める一次・二次救急患者は，救急を専門としない各科の医師に任せられてきた．ところが，無用な医療訴訟が急増し，救急患者が専門性を強く求めるようになった今日，各科医師はリスクの高い救急医療を敬遠するようになった．その結果，救急医療専従医の負担増加，疲弊により救急医療崩壊の危機が迫っている．

　解決策の1つとして，今後は救急医療専従医が各科と協力し，若手医師を育てながらER型救急医療を行い，病院全体で救急医療を支えていく体制が必要だと考える．こういった若手医師が最初から系統的な救急の専門書を読み始めても，日頃の救急医療にすぐに役立てることは難しい．それに対し，身近な症例から学び，それを積み重ねることによって，次第に系統的な知識へと結びつけていく方法は，救急医療を学ぶきっかけになりやすいと思われる．

　本書はフローチャートを中心とした表面的なマニュアル本ではなく，初版の形態をそのまま活かし，日常よく遭遇する症例について，必要な検査，診断から治療まで考えながら学べるようになっている点が特徴である．したがって，これから救急医療に携わる若手医師にとってすぐに役立つ実用書として，また，救急医療に興味を持つための入門書の1つとして，本書をお勧めしたい．

　初版が発刊されてすでに7年が経過した．現代では10年一昔ではなく，5年一昔であろうから，初版は一昔以上前ということになってしまう．今回，執筆者にお願いして大幅に改訂を行ったので，日常の救急医療に一層役立てていただきたい．そして，救急医療に興味を持っていただき，さらに専門的知識の習得へと発展していただきたい．

2009年10月

編者を代表して
輿水健治

初版の序

　救急医療は，プレホスピタルケアおよび医療機関の両者が一体となってはじめて質的向上が得られるものである．近年，わが国における救急救命士を中心としたプレホスピタルケアに対する情熱は高揚の一途をたどっているが，その士気の高さは病院外心肺停止例に対する気管内挿管をルーチンワークとした地方の救急隊の存在が如実に物語っているといえよう．しかも今後この救急救命士の医療行為の質的評価を，メディカルコントロールと称して医療機関側が行おうとしており，プレホスピタルケアの質的向上は今後さらに加速するものと思われる．しかるに，一方の医療機関における救急患者の対応は，体力と熱意のある研修医も含めた若手医師に任せっきりであることが多いのが現状である．それにもかかわらず，医療機関はメディカルコントロールの質的評価の対象になっておらず，今後の重要な検討課題と思われる．

　救急医療においては，一刻を争う処置が必要なこともあり，周知のように総合的かつ広範な医学知識や技術が不可欠であり，十分な臨床経験が必要である．したがって，体力と熱意はあっても知識や経験に乏しい若手医師たちが，目の前の問題を迅速に処理するための実践的な「マニュアル」は必要不可欠と考えるのは至極当然のことであろう．また「持っていないと不安」でつい買ってしまう気持ちもわかる．そしてあまたのマニュアル本を購入して読んでみたはいいが，結局"得体の知れない空虚感"のみが残ってしまうのではないかと訝っている．私自身も研修医時代は恥ずかしながらほぼ似たようなものであった．なぜこのようなことが起こるのか考えてみると，元来マニュアルというものは，知識のない人に表面的な浅い知識のみを簡潔に整理して提供するものであることに関係している．したがってマニュアル本で急場を凌いだら，その後必ず専門書などで深い知識を得た上でマニュアル本の記載内容を検証・理解すべきであり，そのようにしてはじめて"得体の知れない空虚感"から脱することができるのであろう．

　さて本書もいわゆるマニュアル本ではあるが，表面的な浅い知識を羅列した単なるマニュアル本ではない．以前『レジデントノート』（研修医雑誌／羊土社編）で，ケーススタディを中心にした「救急対応を極める！」という特集が組まれたことがある．代表的な症候別にQ＆A方式で症例を提示し，さらに鑑別診断，ピットフォール，失敗例などについて解説を加えたものであるが，これが大変好評であったことが本書を上梓するきっかけとなっている．

　本書では，まず**第1章**として日常診療でよくみかける24症例を取り上げ，**症例と問題**を提示し，それに対する**解答・解説**を配するという構成とし，読者に自ら考えてもらうように配慮した．ぜひ力試しにチャレンジしてもらいたい．**第2章**では，第1章

で提示した24症例を，10項目のジャンルに分けて，**鑑別診断の進め方，キーワード，注意事項とピットフォール，体験談・失敗例**などを取り上げ，懇切丁寧に解説した．第1章で提示した症例はすべて執筆者自身が経験したものであり，第2章も第1章とジャンル別に同じ執筆者が担当した．この1章と2章のリンクは，本書の特徴であり，より深い理解が得られるように工夫した点である．ついで**第3，4章**では，救急医療において習得しておくべき**治療・検査手技，全身管理法**について解説した．ふんだんに図表を使用して大変わかりやすく構成されている．**第5章**では，各種**画像診断の読み方**を執筆者自身の経験した画像を使用して解説した．また役に立つ付録として，普段なにげなく使用している**各種パラメータ**の正しい使い方について概説した．このようにまとまって解説されているものはめずらしく，きっと重宝していただけることと思う．さらにコラムとして，救急医療においてよく遭遇する**医療周辺の問題**をいくつか取り上げて，その対処方法をわかりやすく解説した．このようにあらゆる角度から"救急医療"にアプローチしている点が本書の優れた特徴となっている．

　執筆者としては，救急医療に造詣の深い専門医を選定し，研修医を含む若手医師が救急，当直で必ず出会うであろう状況を想定し，より実践的な視点から解説してもらっており，必ずや救急医療の日常診療に役に立つであろうと自負している．しかし最後に誤解のないように申し述べておくが，"得体の知れない空虚感"の残らないよう工夫したつもりではあるが，本書の記載内容はあくまで表面的な知識の域を脱しているわけではなく，疑問点があれば必ず専門書などで理解を深めていただきたい．

2002年6月

編者を代表して
森脇龍太郎

● 執筆者一覧 ●

[編　集]

森脇　龍太郎	千葉労災病院　救急・集中治療部
輿水　健治	埼玉医科大学総合医療センター　救急科（ER）

[執筆者]（掲載順）

輿水　健治	埼玉医科大学総合医療センター　救急科（ER）
森脇　龍太郎	千葉労災病院　救急・集中治療部
堤　晴彦	埼玉医科大学総合医療センター　高度救命救急センター
中田　正幸	なかた呼吸器科内科クリニック
三宅　康史	昭和大学医学部　救急医学
坂本　雅彦	垣田病院　循環器科
西田　正人	東京大学医学部附属病院　胃・食道外科
瀬戸　泰之	東京大学医学部附属病院　胃・食道外科
藤原　勝彦	中通総合病院　消化器科
吉川　朱実	富山市民病院　外科
加藤　徹	小柳記念病院　循環器内科
下川　雅丈	しもかわクリニック　神経内科
清田　和也	さいたま赤十字病院　救命救急センター
馬場　淳臣	日野病院　精神科
髙本　勝博	埼玉医科大学総合医療センター　救急科（ER）
上原　淳	埼玉医科大学総合医療センター　救急科（ER）
野村　智久	順天堂大学医学部附属練馬病院　救急・集中治療科
山口　充	埼玉医科大学総合医療センター　高度救命救急センター
林　隆則	松江市立病院　泌尿器科
小野　一之	獨協医科大学　救急医学
篠原　一彰	太田西ノ内病院　救命救急センター
稲川　博司	公立昭和病院　救急医学科
大久保　光夫	埼玉医科大学総合医療センター　輸血・細胞治療部
三宅　修司	東京医科歯科大学　保健管理センター
山分　規義	横浜南共済病院　循環器内科
澤野　誠	埼玉医科大学総合医療センター　高度救命救急センター
間藤　卓	埼玉医科大学総合医療センター　高度救命救急センター
稲角　麻衣	亀田総合病院　総合診療・感染症科
岩田　健太郎	神戸大学医学部　感染治療学
安藤　陽児	埼玉医科大学総合医療センター　救急科（ER）
足利　貴志	国立病院機構災害医療センター　循環器科
大貫　和美	おおぬき内科クリニック
古要　俊也	こようクリニック　内科
坂本　哲也	帝京大学医学部　救急医学
関井　肇	順天堂大学医学部附属練馬病院　救急・集中治療科
杉田　学	順天堂大学医学部附属練馬病院　救急・集中治療科
清水　敬樹	さいたま赤十字病院　救命救急センター

救急医療 改訂版
パーフェクトマニュアル
あらゆる角度から救急医療をマスターするための完全実用ガイド

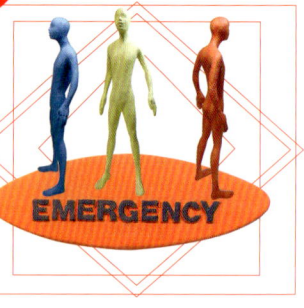

EMERGENCY

改訂の序 ……………………………………………………………… 輿水健治
初版の序 ……………………………………………………………… 森脇龍太郎
カラーアトラス ……………………………………………………………… 13

● 概　論 ● 救急医療の概略と心構え

救急医療とは ……………………………………………………………… 16
［救急医療はもはや日常診療そのもの ／ 救急医療を楽しもう］

身近な救急医療体制を知る ……………………………………………………………… 16
［病院の体制・情報を知る ／ 救急外来・処置室の環境をチェックしよう ／ 近隣の病院の状況を把握しておこう］

救急患者に接する心構え ……………………………………………………………… 17
［診察は早く開始しよう ／ 救急患者で呼ばれたらいつでも外来にいける服装にしておく ／ 顔を洗って外来に出よう．くれぐれも眠そうな顔をしてはいけない ／「何でこんな軽いのに来たんだ！」は禁句 ／ 自分の名前を名乗ろう］

救急診療の原則 ……………………………………………………………… 18
［ない知恵は人から借りる ／ 思い込みは失敗のもと ／「まあいいか」は，もう危ない．最悪の事態を想定しよう ／ 検査データ・画像所見のみにとらわれるな ／ 診療録の記載は迅速・確実に ／ 申し送り（引き継ぎ）を的確にしよう］

患者さん・家族への病状説明 ……………………………………………………………… 19
［診察後，帰宅させる場合には注意事項について説明しよう ／ 薬の効果と副作用，服用の方法については口頭で説明しよう ／ 次回の再診の指示は明確にしておく］

他の医療職との連携 ……………………………………………………………… 20
［外来の看護師とのコミュニケーションをよくとっておく ／ 救急隊員の力を借りる］

感染防御 ……………………………………………………………… 20
［自分の体は自分で守る］

contents

● 第1章 ● ケーススタディで実践する救急医療（Q＆A）

Case：呼吸困難① ……………………………………………………………………………… 22
［68歳　女性　うつにて精神科通院中．整形外科で物理療法を受けた後，突然呼吸困難，動悸が出現］

Case：呼吸困難② ……………………………………………………………………………… 25
［78歳　男性　旅行から帰国時に悪心・嘔吐が出現］

Case：ショック① ……………………………………………………………………………… 28
［26歳　女性　交通事故による多発外傷］

Case：ショック② ……………………………………………………………………………… 32
［30歳　男性　空き家の一室でいびきをかいて倒れているところを発見される．呼びかけに反応しない］

Case：ショック③ ……………………………………………………………………………… 35
［69歳　男性　畑で作業中，「痛い，痛い」といって倒れる．顔面は真っ赤で呼びかけても返事なし］

Case：胸痛・背部痛 …………………………………………………………………………… 38
［49歳　男性　突然前胸部から左背部に激痛を自覚，冷汗あり］

Case：胸痛① …………………………………………………………………………………… 42
［60歳　男性　断続的な前胸部鈍痛．息苦しさあり］

Case：胸痛② …………………………………………………………………………………… 45
［73歳　男性　夕食後嘔吐あり．前胸部から心窩部にかけ痛みが増悪．呼吸困難あり］

Case：腹痛① …………………………………………………………………………………… 48
［61歳　女性　夕方より心窩部痛出現，嘔吐もあり，翌日未明疼痛増強］

Case：腹痛② …………………………………………………………………………………… 51
［48歳　女性　2〜3日前より胸やけあり，突然強い腹痛が出現］

Case：腹痛③ …………………………………………………………………………………… 54
［85歳　男性　左側腹部痛が生じ近医を受診するが軽快せず，入院．腎機能障害が進行］

Case：失神① …………………………………………………………………………………… 58
［74歳　女性　気分不快を訴え，失神を繰り返す］

Case：失神② …………………………………………………………………………………… 61
［52歳　男性　健康診断で胃潰瘍を認め生検．帰宅後，黒色便に気づく．パチンコ中，失神して転倒］

Case：失神③ …………………………………………………………………………………… 64
［65歳　男性　ゲームセンターで失神して椅子から転落］

Case：頭痛① …………………………………………………………………………………… 67
［50歳　女性　夜遅く従来にない激しい頭痛，吐気で寝つけず．翌朝夫が起こすが反応が鈍かった］

Case：頭痛② ……………………………………………………………… 70
　　　　［32歳　男性　2週間前より微熱，全身倦怠感．4日前40℃の発熱，咳，痰あり．頭痛出現し嘔吐］
Case：痙攣① ……………………………………………………………… 73
　　　　［9カ月　女児　発熱して痙攣．近医を受診し，処方を受ける．再び発熱，痙攣］
Case：痙攣② ……………………………………………………………… 75
　　　　［74歳　女性　交通事故受傷後，リハビリ入院中，左顔面・上肢から始まり全身に広がる痙攣］
Case：めまい① …………………………………………………………… 77
　　　　［72歳　女性　2カ月前から激しい運動時にめまい．頭部CT異常所見なし．歩行中にめまい出現で来院］
Case：めまい② …………………………………………………………… 80
　　　　［59歳　男性　めまい症状で来院．診療中に急激な意識レベルの低下］
Case：発熱① ……………………………………………………………… 83
　　　　［44歳　女性　全身倦怠感．悪寒を伴う発熱（弛張熱），寝汗，多関節痛出現］
Case：発熱② ……………………………………………………………… 86
　　　　［58歳　女性　全身倦怠感．体重減少．発熱．近医受診するが改善せず，後頭部痛出現］
Case：中毒① ……………………………………………………………… 89
　　　　［33歳　19歳　20歳　男性　大学のスキー合宿中．石油ストーブをつけ，プロパンガスを使用して炊事．食後，1人が散歩に出かけ戻ってきたところ2人が意識を失っていた］
Case：中毒② ……………………………………………………………… 93
　　　　［22歳　女性　自殺目的でアジ化ナトリウム粉末1g服用．もうろうとした状態で自ら救急車要請］
Case：精神疾患① ………………………………………………………… 96
　　　　［28歳　男性　残業中に突然動悸が激しくなり，「死んでしまう」と感じる］
Case：精神疾患② ………………………………………………………… 98
　　　　［55歳　男性　糖尿病，肝機能障害の悪化で入院．深夜落ち着きなく歩き回る．上肢，顔面の振戦．発汗］

●第2章● 主要症候別救急医療の実際

呼吸困難 …………………………………………………………………… 102
ショック …………………………………………………………………… 106
胸痛・背部痛 ……………………………………………………………… 114
腹　痛 ……………………………………………………………………… 122
失神・意識障害 …………………………………………………………… 128
頭　痛 ……………………………………………………………………… 135
痙　攣 ……………………………………………………………………… 140

contents

めまい ... 146
発　熱 ... 151
急性中毒 ... 157
精神疾患 ... 163

●第3章● 救急医療における検査・治療手技

心肺蘇生法 ... 170
気管挿管 ... 177
気管切開 ... 184
中心静脈カテーテル挿入 ... 191
バルーンカテーテル挿入法 ... 197
胸腔ドレナージ ... 200
腰椎穿刺 ... 203
救急時輸液 ... 207
血液型判定・交差試験・輸血 ... 219

●第4章● 一目でわかる全身管理の基本

呼吸管理の基本 −酸素療法から機械換気（人工呼吸）まで ... 230
循環管理の基本 ... 238
体液・電解質管理の基本 ... 256
体温管理の基本 ... 264
救急時の抗菌薬の使い方 ... 269

●第5章● 救急医療における画像の読み方

頭部CT ... 282
胸部X線 ... 288
胸部CT ... 295
心エコー ... 299
腹部X線 ... 306
腹部CT ... 312
腹部エコー ... 316

● 付　録 ●

① 救急医療で用いる各種パラメータの正しい理解と使い方

呼吸・酸素代謝（PaO_2, SaO_2, A-aDO_2, F_IO_2, CaO_2, DO_2, $\dot{V}O_2$, O_2ER, $PaCO_2$, RI, OI, Cstat, Vd/Vt, VPI） ･･･ 328

循環（Killip分類, CVP, PCWP, CO, CCO, SVR, PVR, LVEF, RVEF, Forrester分類） ････ 330

中枢神経系（JCS, GCS, ICPとCPP） ･･･ 332

腎機能［尿量, 尿比重, 尿浸透圧, 乏尿の鑑別（FE_{Na}）, 腎機能の評価（Ccr, Cosm, C_{H_2O}）］････ 335

水・電解質・血糖（水分, 電解質, 非電解質, Anion Gap, Osmolar Gap, 血糖）････ 337

出血・凝固能（出血時間, 血小板数, PT, APTT, ACT, DICスコア, フィブリノーゲン, FDP, D-ダイマー, AT活性, 活性化プロテインC, トロンボモジュリン）･････････ 339

重症度評価（APACHE Ⅱ, SOFA, SIRS, RTS） ･･････････････････････ 346

検査値一覧 ･･ 349

② 救急医療における書類作成と届出義務

死亡診断書（死体検案書）の書き方 ････････････････････････････････ 350

異状死体の届出について ･･･････････････････････････････････････ 353

感染症法に基づく医師の届出・報告の義務について ･･････････････････ 355

索引 ･･･ 358

Column

case file ／ memo ／ topic ／ one point

突発の呼吸困難　105	バルーンカテーテルが抜去困難な場合　199
ショック患者をみつけたら…　113	不穏・興奮 → まずhypoxia　206
意識不明で発症した，左主幹部閉塞による急性心筋梗塞　121	緊急度に応じた交差試験の選択　226
	How much blood products are ?　228
イレウス手術のタイミング　127	高齢者の失神　255
意識障害をきたす症例に学ぶ　131	サードスペースの謎　263
危険な頭痛を見逃さない　139	臨機応変・創意工夫　268
毒にも薬にもなるキシロカイン　145	広域スペクトラムの抗菌薬処方と培養検体の採取は適切に　280
めまいをきたす症例に学ぶ　150	
発熱をめぐる2つのシーン　156	脳神経外科医はCTがなければ何もできない？　287
アジ化ナトリウム中毒とPCPS　162	胸痛発作　304
不穏状態への対処　168	CTで胆囊内に石灰化がないからといって，胆石症を否定してはいけない　324
胸骨圧迫のみのCPRでいいのか？　176	
気管挿管の練習？？　183	
肥満患者における気管切開の工夫　190	

画像診断

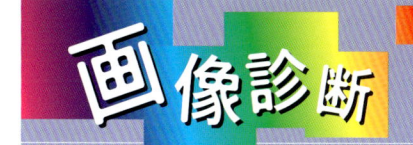

Color Atras

● 症例「黄疸」●

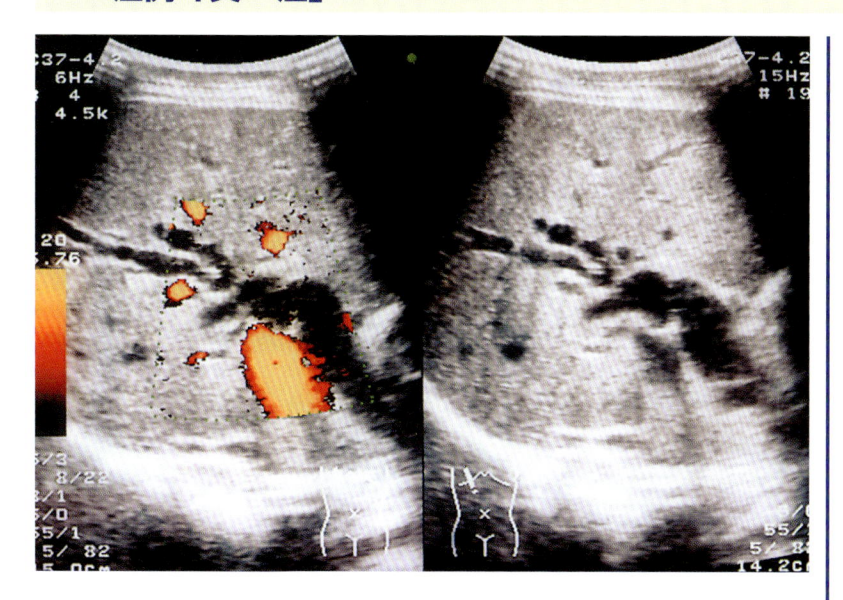

総胆管の閉塞では，肝内胆管は肝臓の左葉の方が右葉より先に拡張してくることが多い．総胆管が描出しづらい場合には，左側臥位にして検査をしてみる．拡張した肝内胆管なのか，肝内の門脈なのかの診断に迷うときは，パワードプラー表示もしくはカラードプラー表示に変えてみるとよい．胆管は流速が遅く，血流ドプラー波は検出されないのでカラー表示されず，鑑別に役立つ（本文5章「腹部エコー」318頁より）

● 症例「尿管結石」●

腎門部の脈管（ほとんどが腎静脈）が軽度の水腎症と見誤られることがある．パワードプラー表示もしくはカラードプラー表示にすると，拡張した腎盂か脈管かの鑑別は容易である（本文5章「腹部エコー」322頁より）

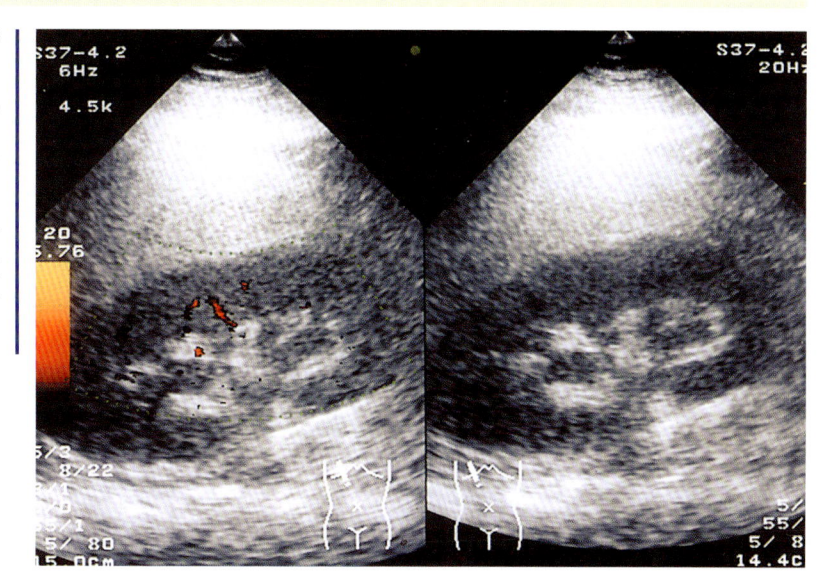

本書の構成

*本書は，概論，1〜5章までの各論と付録，コラムで構成されています．それぞれの掲載内容について以下にまとめました．最初から順に目を通してもよいですし，目的別に検索して活用していただくこともできます．

概論
救急医療の概略と心構え

第1章
ケーススタディで実践する救急医療

日常診療でよくみかける症例のケーススタディを提示．Q&A形式になっており，解答の後に解説がある．症候ごとにまとめてあるが，ランダムにチャレンジしてみてもよい．さらに詳しい解説は2章にジャンプ！

第2章
主要症候別救急医療の実際

主要な症候別に11ジャンルに分け，鑑別診断の進め方，注意事項とピットフォール，関連知識・キーワード，体験談などを取り上げ解説してある．具体的な症例を知りたい時は1章にジャンプ！

検査・治療に関して知りたい時は…

第3章
救急医療における検査・治療手技

救急医療において最低限習得しておくべき検査や治療手技について，具体的に解説．用意する器具の写真や手技のイラストを多用し，目で見てわかるように工夫．代表的な失敗とその対処法は必読！

第4章
一目でわかる全身管理の基本

呼吸，循環，体液・電解質，体温抗菌薬の使い方と5つのジャンルに分類し，全身管理の主要なポイントをまとめた．重症患者の救急医療において求められる基本的役割であるので，基本と注意事項をおさえよう！

第5章
救急医療における画像の読み方

各種画像診断の読み方を症例をあげて解説．見る順序，見落としてはいけないポイント，見誤りやすい他の所見など，知っておくと必ず役に立つ！

付録

①救急医療で用いる各種パラメータの正しい理解と使い方

普段何気なく使っている各種パラメータの使い方を改めて再確認してみよう！

②救急医療における書類作成と届出義務

書類作成と届出義務について解説．迷いやすい部分がスムーズに記入できるようになる！

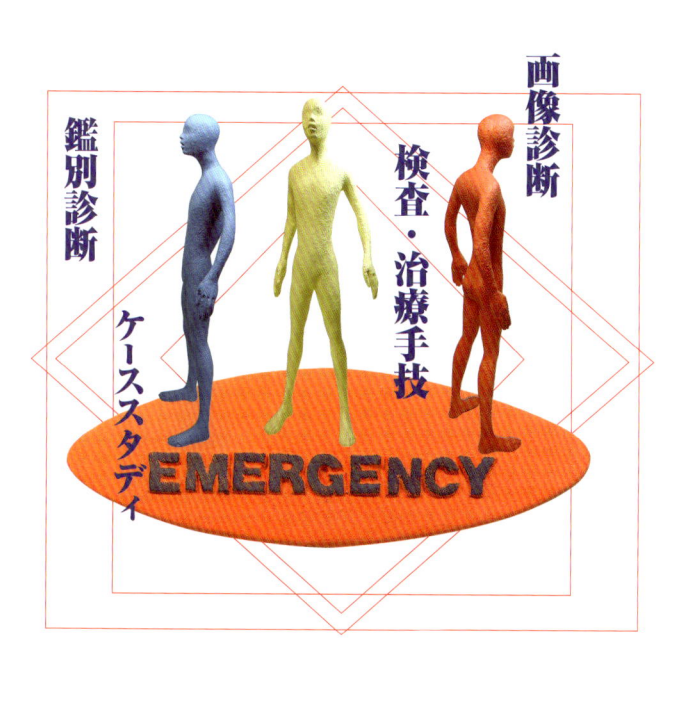

救急医療 改訂版
パーフェクトマニュアル
あらゆる角度から救急医療をマスターするための完全実用ガイド

救急医療の概略と心構え　16	概論
ケーススタディで実践する救急医療（Q＆A）　21	第1章
主要症候別救急医療の実際　101	第2章
救急医療における検査・治療手技　169	第3章
一目でわかる全身管理の基本　229	第4章
救急医療における画像の読み方　281	第5章
①救急医療で用いる各種パラメータの正しい理解と使い方　328	付録
②救急医療における書類作成と届出義務　350	

画像診断
検査・治療手技
鑑別診断
ケーススタディ
EMERGENCY

概論

救急医療の概略と心構え

● 救急医療とは ●

🚑 救急医療はもはや日常診療そのもの

　医師のなかには，救急医療は面倒な仕事，余計な仕事，と考えている人が少なくない．自分は○○の専門家なのだから，何で救急患者をみなければいけないんだ，と堂々と言う医師までいる．しかしながら，今日の病院の置かれた状況を考えると決してそんなに安閑としていられない．都会の中心にある大きな大学病院においてさえ，入院患者の3割以上は救急外来経由の入院であるといわれている．すなわち，救急医療はもはや日常診療そのものと考えなくてはいけない時代である．伝統ある大学病院の中で将来ずっと生きていこうと考えている医師ならいざしらず，先々一般病院に勤務することになるであろう多くの医師にとって，救急医療を日常業務の1つとして位置付けられない医師は，今後良い職を得ることはきわめて困難な状況になるであろう．

🚑 救急医療を楽しもう

　しかしながら，こんなネガティブな考えから，救急医療に取り組んでほしいわけではない．救急医療には，自分で診断するという楽しみがある．一般の外来のように，他の病院から診断のついた紹介状をもって受診してくる患者さんと異なり，自らの五感や知識，経験で診療しなければならない．自分1人で珍しい疾患の診断ができたときの喜び，自らの救急処置によって患者さんの病状が劇的に回復したとき，そして患者さんが安心して喜んで帰っていく姿など，これほど自分が医師であることを自覚できる場面はない．
　みんな救急医療にかかわらなければいけない時代，それならもっと楽しんで仕事をしようではないか．

● 身近な救急医療体制を知る ●

🏥 病院の体制・情報を知る

　自分の勤務している病院で当直をするとき，あるいはアルバイト先の病院で当直をするとき，仕事を始める前に，まず病院の状況を把握しておこう．救急外来に行き，勤務している看護師に挨拶することから始まって，その看護師から救急入院させたいときの空きベットの情報や，その日院内にどのような専門の医師がいるのか，何かあった場合にはどの先生に連絡し応援を求めればよいのか，検査体制はどうなっているのか，など診療に必要な情報を収集しておくこと．患者さんが来てからこのような情報を集めるようでは恥ずかしい．

救急外来・処置室の環境をチェックしよう

　救急外来に行ったら，応急処置に必要な器具を自分でチェックしておこう．救急カートは整備されているか？　救急薬品は揃っているか？　喉頭鏡のランプは切れていないか？　いざというときにこれらが整備されていないと，ヒヤッとすることがある．

近隣の病院の状況を把握しておこう

　救急患者を診察した結果，自分の手に負えないと判断したときには，院内の医師の応援を求めるか，転医を考慮する．後者の場合，あらかじめ近隣の病院の状況を把握しておくと慌てないで対応できる．もし，自分で病院を探せないときには，近隣の消防署の救急司令室に電話を入れて，病院を探してもらうことも1つの方法である．

　また，実際に転医させるときには，患者さんの症状によっては，医師自らが救急車に同乗しなければならない局面もある．その場合には，病院の責任者に連絡し，病院に残る医師を確保しておかなければならない．

● 救急患者に接する心構え ●

診察は早く開始しよう

　よい救急病院か否かの区別は，救急車がきたときに，医師・看護師が救急の入り口まで迎えにきているかどうかで簡単に判断できる，とさえいわれている．実際，患者さんが来院して医師の診察が始まるまでの間に急変する症例は決して少なくないのである．

　また，さまざまな症状を訴えて病院を訪れる患者さんにとって，診察を待たされることは何よりの苦痛であり，待たされている時間ほど長く感じるものはない．もし，やむをえない状況で救急患者を待たせるようなことがあった場合には，診察を始める前に一言「お待たせしました」と挨拶ができるくらいの心の余裕がほしい．その一言で患者さんの気持ちはずいぶん和らぐものである．

救急患者で呼ばれたらいつでも外来にいける服装にしておく

　夜間，ベットで仮眠していて，救急患者がくる度にいちいち服に着替えるようではおぼつかない．術衣のような服を用意しておこう．

顔を洗って外来に出よう．くれぐれも眠そうな顔をしてはいけない

　夜間，突然電話で起こされて機嫌のよい人はいない．眠たいのは当たり前である．しかし，眠そうな顔で患者さんの前に出るのは考えものである．昔から「医者，芸者，役者」といわれているように，芸ができなくてはプロとはいえない．眠たいときに眠そうな顔をしているのは素人である．プロならプロらしく，演技をしようではないか．

「何でこんな軽いのに来たんだ！」は禁句

　夜間，突然起こされて診察したら，別に何ということもない症状であった．このようなと

き思わず，そのようにいいたくなる気持ちはよくわかる．しかしながら，患者さんは自分の容態が重いのか，軽いのか，わからない．自分では，重症と思うからこそ夜間に来ているのである．同じように「何で昼間に来なかったんだ」なども禁句．たとえ，その患者さん自身がそのことを正しく理解したとしても，同じような患者さんが受診する状況は今後も全く変わらない．いっても状況が変わらないのであれば，いうこと自体徒労と考えた方がよい．

自分の名前を名乗ろう

　患者さんが，診察した救急外来の医師の名前を覚えていることはほとんどない．多くの病院で，担当の医師の名前が表示されていないからである．そして，このことが後でトラブルの元になることがある．患者さんは，自分を診察してくれた医師の名前を知っておきたいものである．診察の最初に「○○科の△△ですが…」というのもよいし，診察の最後に「○○科の△△ですが，何かありましたらご連絡ください」と付け加えるのもよい．診療行為を行う以上，責任が生じるのは当然であり，責任の所在を明確にしておくことは重要なことである．

● 救急診療の原則 ●

ない知恵は人から借りる

　今の時代，万能の医師はいない．私自身，医師になって何年も経つが，知らないことはいまだに多い．自分の経験を言うと，若い頃は患者さんに対して「わからない」という言葉はなかなか言えなかった．しかしながら，経験を積むにつれて，案外平気でこの言葉をいえるようになった．もちろん，重要なことは「わからない」と患者さんに正直にいうことではなく，ましてや「わからない」ままで済ませることでもなく，「わからない」ことは素直に人に聞くことである．「餅は餅屋」とはよくいったもので，私自身，ずいぶん他科の先生に教えていただいたものである．そのためには，日頃から他科の先生とのコミュニケーションをよくしておくことである．

思い込みは失敗のもと

　患者さんが「腹痛」を訴えて来院，診察した医師は胃薬を処方して帰した．ところが，数時間後，その患者さんは急性心筋梗塞で搬送されてきた．このような例は日常的に経験することである．患者さんの訴えを素直に聞くことは大事な姿勢であるが，あくまで患者さんの訴えを"医学的によく聞く"ことが重要である．昔から"メチロン，ブスコパン医者"という言葉がある．発熱の患者さんを診たらメチロン，腹痛の患者さんを診たらブスコパンを打つ，そんな医師のことを指す．これなら，小学生だって教えればできる．医師が医師たるゆえんは，医学的な知識をもって判断することにある．思い込みは危険である．

「まあいいか」は，もう危ない．最悪の事態を想定しよう

　診察していて，何か気になることがある場合がある．バイタルサインもよい，検査所見やX線所見も問題がない，でも何か気になる．このようなとき，「まあいいか」と済ませてしまう医師が案外少なくない．少しでも気になるところがあったら入院させて経過を追うこと

も必要である．入院させた後急変した場合より，帰宅させて急変した場合の方がはるかにトラブルになることが多いからである．そして何より「何か気になる」という感覚をもてるように自らの"センス"を磨くことが大切である．ただし，その"センス"は人から教えられるものではない．数多くの症例を1例1例大事にし，繰り返し本を読みながら経験と知識を積んでいくこと以外に道はない．

検査データ・画像所見のみにとらわれるな

初期の肺炎は胸部X線には写らない．胸部の聴診所見の方がはるかに早期に病状を把握できる．当たり前のことであるが，救急医療の場合には特に，検査よりも身体所見の方がはるかに有用である．しかしながら，現在の医学教育のなかでは，検査データ・画像所見ばかりに目がいってしまう医師が多い．当直をして救急患者をみるときには，せめて，その日1日は診察法の基本をもう一度勉強するくらいの気持ちで臨んでほしい．

診療録の記載は迅速・確実に

次回自ら診察するときのためにも，あるいは次回診察する医師のためにも，診療録は正確に記載しておこう．そして，ネガティブ所見も必ず記載する習慣をつけておこう．もちろん，裁判になったとき，これらの記録は重要な証拠になるからでもある．アレルギー，既往歴なども問診するだけではいけない．必ず，その場でカルテに記載しておく．患者さんに対して行った説明の内容も必ず記載するようにしておく．時間がない（忙しい）ことは言い訳にならない．自分を守るのは自分の責任である．誰も守ってはくれないことを自覚しよう．

申し送り（引き継ぎ）を的確にしよう

どの病院にも医師用の当直日誌がおいてあるはず．自分の勤務する病院のみならず，アルバイトで当直に行っている場合にも，自ら診療した救急患者についてはわかりやすく記載しておこう．特に，問題のある症例については十分記載しておく．もちろん，何かあったとき，外来カルテを調べれば状況がつかめるが，リスク・マネージメントの観点からは，何かあってから調べるのでは時すでに遅しである．そして，病院の管理者の立場からは，まず前日の状況を把握することから1日が始まるのである．

● 患者さん・家族への病状説明 ●

診察後，帰宅させる場合には注意事項について説明しよう

診察後，帰宅させる場合には，どんな症状に気をつけ，どのようになったら再診するのか十分に説明しておく．帰宅して，症状が改善しなかったり，症状が再燃することは非常に多いし，新たな症状が出現することも少なからず経験することである．重要な点は，一度診察して帰宅させたら終了ではない，ということである．いつでも，再診の準備があることを"気持ち良く"伝えてほしいものである．

薬の効果と副作用，服用の方法については口頭で説明しよう

薬の効果や副作用，服用の方法についての説明も手を抜いてはいけない．近年，「お薬の説明」を書いた文書を患者さんに手渡す病院が多くなっているが，文書を渡しただけでは説明したことにならない．現に，患者さんの多くは，案外そのような文書を読んでいない．直接，患者さんにわかりやすく説明するように心がける．

次回の再診の指示は明確にしておく

一度の診察で，診断・治療が正しく行える名医はいない．もし，できると考えているようであれば，それは驕りというべきであろう．救急患者の診察後，次回の再診の指示が明確に出されていなかったがゆえに医療機関に受診しないままになってしまい，後に症状が悪化して，医療訴訟になったケースさえある．自分の力を信じるのはよいが，過信してはいけない．必ず，次回の再診の指示を出しておき，次回自分でもう一度診察するか，第三者の診察を受けられるように手配しておく．

● 他の医療職との連携 ●

外来の看護師とのコミュニケーションをよくとっておく

ベテランの看護師を侮ってはいけない．彼女（彼）らは若い医師よりもはるかに現場をよく知っている．特に大局観（重症か否か）は鋭い．場合によっては，教えてもらえることがある．日頃からよい関係をつくっておくことが重要である．

救急隊員の力を借りる

救急救命士制度発足以降，救急隊員は非常に勉強し実力をつけている．そして何より現場の状況を自らの目で見ており，患者さんをずっと観察しているのである．救急隊員からの情報がときに診断に直結する場合も少なくない．救急隊員の力を借りる姿勢も重要である．

● 感染防御 ●

自分の体は自分で守る

救急患者はいかなる感染性疾患をもっているかわからない．B型・C型肝炎ウイルスに限らず，最近では，結核やエイズなど，多くの感染曝露の危険にさらされている．感染から身を守るのは自分以外にはない．手に血液が付着したら，直ちに水道水でよく洗う．

また，必要に応じて，標準的防御策（手袋，マスクなど）を講じる．そして，他のコメディカルの安全を図ることも医師の重要な責任である．自らの体を守るだけでなく，周囲の人たちにも必要な情報，必要な対策を指示するようにしてほしい．

〈堤　晴彦〉

第1章

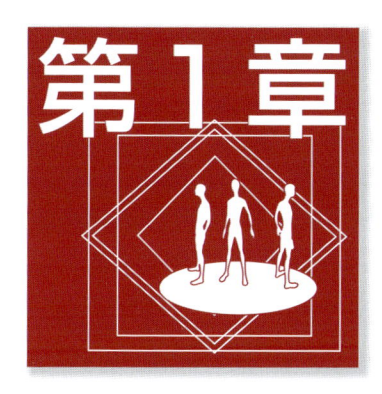

ケーススタディで実践する救急医療（Q&A）

- 呼吸困難
- ショック
- 胸痛・背部痛
- 腹痛
- 失神
- 頭痛
- 痙攣
- めまい
- 発熱
- 中毒
- 精神疾患

Case：呼吸困難❶

68歳　女性　うつにて精神科通院中．整形外科で物理療法を受けた後，突然呼吸困難，動悸が出現

年齢・性別	68歳　女性
主訴	呼吸困難，動悸，心窩部痛
既往歴・家族歴	うつにて精神科通院中．ルボックス®・セロクエル®など服用中
現病歴	整形外科で物理療法を受けた後，突然呼吸困難，動悸が出現した．しばらくして心窩部の重い感じも自覚し受診した．
来院時身体所見	意識清明でチアノーゼなし．体温35.7℃，血圧92/70mmHg，心拍数109/分，呼吸数28回/分，Ⅱp音の亢進は認められたが心雑音は認めなかった．腹部に特記すべき所見はなかった．来院時検査所見を表に，胸部単純X線像を図1に示す．

● 表　来院時検査所見

血液学的検査		
WBC	8,700	/μL
RBC	420×10⁴	/μL
Hb	13.3	g/dL
Ht	40.6	%
Plt	17.2×10⁴	/μL
生化学的検査		
GOT	19	IU/L
GPT	17	IU/L
T.Bil	0.3	mg/dL
LDH	239	IU/L
CK	82	IU/L
免疫血清検査		
CRP	0.08	mg/dL
血液ガス検査（room air）		
pH	7.468	
PCO₂	32.3	mmHg
PO₂	62.0	mmHg
HCO₃⁻	19.4	mEq/L
SaO₂	91.0	%

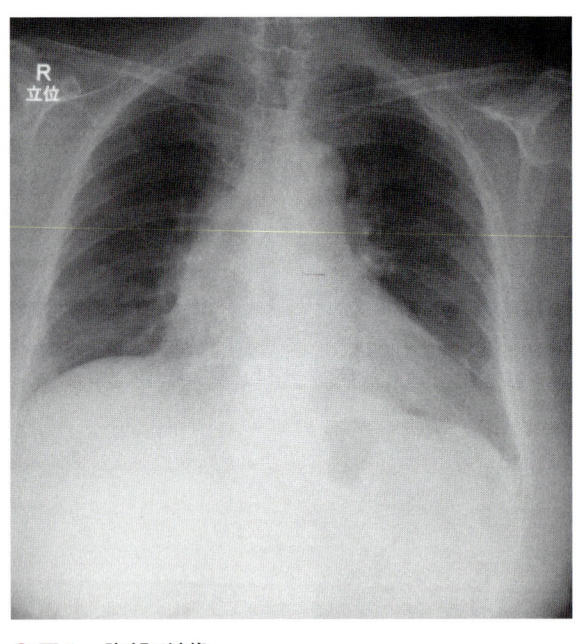

● 図1　胸部X線像

Question

1 胸部単純X線の所見は？

2 呼吸困難の原因として，何を最も疑うか？

3 今後，行うべき検査は？（3つ）

Answer

1. 心陰影の拡大の他は所見なし
2. 肺血栓塞栓症
3. 凝固線溶系の測定，胸部造影CT，肺換気血流シンチグラムなど

・解・説・

　従来日本では少ないとされていた**肺血栓塞栓症**（pulmonary thromboembolism：PTE）が，食生活の欧米化とともに増加しているといわれている．胸痛や呼吸困難を訴える患者をみる場合，必ず鑑別疾患として考えるべきであり，**考えなければ決して診断されない疾患でもある**．急性広範型の場合にはショック状態で搬送されることが多く，迅速な救急処置を行いながら本症を診断する必要がある．最近では外科的処置やカテーテル挿入による発症もみられ，術後やカテーテル挿入中および抜去後に患者が胸痛や呼吸困難を訴えた場合には本症を鑑別しなければならない．

　PTEおよび肺梗塞における教科書的な胸部X線の所見は，Hampton's hump（胸膜側を底辺とし肺門方向を頂点とする三角形に似た浸潤影），knuckle signまたは，sausage appearance（右肺動脈下行枝の中枢側の拡張と末梢側の先細り像：PTEに特異的）やWestermark's sign［中枢肺動脈の拡張にその末梢領域の肺野の透過性亢進（その領域が他より明るく見える）を合併したもの］，などがある．

　この症例では胸部X線上典型的画像所見は認められないが，PTEの多くは無所見か軽微な所見である．軽微な所見とは，過去の胸部単純X線像と比較しなければ指摘し得ないような肺動脈の拡張であったり心陰影の拡大などである．

　臨床症状では，突然出現する呼吸困難で，胸痛や動悸を伴う場合がある．動悸は右心室に対する突然の後負荷の増大が起きるためと考えられる．急性広範型では突然の後負荷により急性右心不全で死亡することもある．

　胸部X線上明らかな所見がなく，身体所見でもラ音が聴取できず動悸や血圧の低下が認められるときはPTEを疑い検査を進める．血液生化学（WBC，LDH，Bil，FDP，D-ダイマーの上昇），動脈血液ガス検査（PaO_2低下，$PaCO_2$正常～低下），心電図（肺性P波，右軸偏位，V_1～V_3の陰性T波，$S_IQ_{III}T_{III}$は少ない），心エコー（肺動脈圧の上昇，三尖弁閉鎖不全，右室拡大など），胸部造影CTなどを行う．この症例のように，胸部造影CTで診断可能なことがある（図2）．

　確定診断を得るには，肺換気・血流シンチグラム（V/Q scan）か肺動脈造影（pulmonary angiography：PAG）（図3）が必要となることもある．V/Q scanの感度はやや低いが特異度はきわめて高いので，異常を示したときは確定診断となり，こ

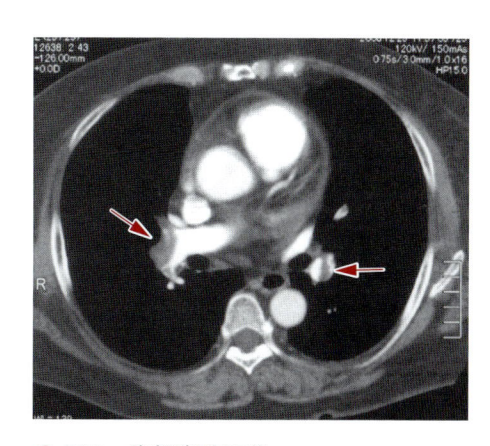

● 図2　胸部造影CT像

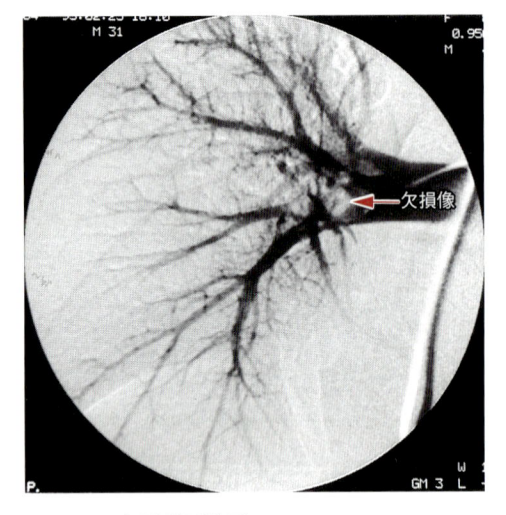

●図3　右肺動脈造影（欠損像）

の場合PAGの必要はない．最近では比較的重症例に対しカテーテルを用いて血栓の除去や局所での血栓溶解療法が行われるようになっている．

さらに詳しい解説は**102**ページへ

〈中田正幸〉

Memo

Case：呼吸困難❷

78歳　男性　旅行から帰国時に悪心・嘔吐が出現

年齢・性別	78歳　男性
主訴	悪心嘔吐，発熱，呼吸困難
既往歴・家族歴	特記すべきことなし
現病歴	旅行から帰国時に悪心・嘔吐が出現．空港診療所で診察時，血圧90/50 mmHgであった．その2時間後から40℃程度の発熱と呼吸困難が出現したため，近医受診．チアノーゼを認めたため紹介入院となった．
来院時身体所見	体温40.0℃，心拍数108/分，血圧100/80 mmHg，呼吸数26/分．心雑音は聴取せず．両肺（野）に水泡性ラ音が聴取された．胸部X線像と来院時検査所見を下に示す（図1，表1）．

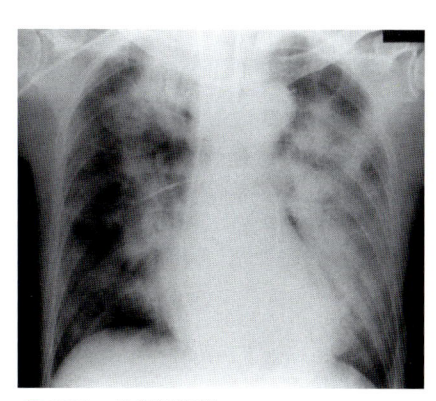

● 図1　胸部X線像

● 表1　来院時検査所見

血液学的検査			生化学的検査			血液ガス検査 ($O_2$15L 100%マスク)		
WBC	1,200	/μL	TP	6.2	g/dL	pH	7.275	
RBC	$405×10^4$	/μL	Alb	2.7	g/dL	PCO_2	44.1	mmHg
Hb	10.0	g/dL	GOT	67	IU/L	PO_2	44.5	mmHg
Ht	31.8	%	GPT	29	IU/L	SaO_2	74.3	%
Plt	$12.6×10^4$	/μL	LDH	396	IU/L	免疫血清検査		
			CK	141	IU/L			
			Na	134	mEq/L	CRP	1.6	mg/dL
			K	3.5	mEq/L			
			Cl	100	mEq/L			

Question

1 胸部単純X線の所見は？

2 呼吸困難の原因として，何を最も疑うか？

3 今後，行うべき検査は？（3つ）

Answer

1. 両側肺野の雲状陰影
2. ALI/ARDS
3. ①喀痰培養, 血液培養などの培養検査, ②エンドトキシン定量, ③胸部CT など

・解・説・

ALI（acute lung injury：急性肺傷害）/**ARDS**（adult respiratory distress syndrome：成人呼吸窮迫症候群）の概念は，肺水腫による急性呼吸不全で，通常の方法での酸素療法では改善されない致命的なものをいう．全体の死亡率は50〜75%，特に敗血症によるものは90%以上といわれている．その病態は，肺毛細管の透過性亢進（非心原性肺水腫）であり，これを起こす原因が種々知られている．頻度の高い原因として，**敗血症・誤嚥性肺炎・外傷**の3つがある．外傷は問診とともに入念な診察で除外できる．ALI/ARDSの臨床的基準としては表2がある．

この症例のように嘔吐がみられたときには，誤嚥性肺炎を原因としたARDSを考えなければならない．胸部X線所見としては，両側肺野に広汎なびまん性のすりガラス様ないし網状の陰影がみられるのが特徴的である（図2）．胸部CT所見も広汎に部位が一定しない（肺区域を越えた）雲状ないし網状の陰影がみられる（図3）．この症例では100%酸素の投与に反応せず，挿管し持続呼気陽圧呼吸とした．負荷した呼気終末陽圧呼吸（PEEP：positive end-expiratory pressure ventilation）は10 cmH_2OでPaO_2 70 mmHg台を維持した．それと同時に気管支鏡にて喀痰培養を提出したところ，E.coliが検出され，血液培養からもE.coliが検出された．エンドトキシンも78.8 pg/mLと上昇がみられた．誤嚥性肺炎に敗血症を併発しARDSになったと考えられる．各種抗菌薬の使用とともに，エンドトキシン吸着や持続血液濾過透析を開始した．一時循環動態は改善したが，各種抗菌薬やステロイドパルス療法に反応せず死亡した．

現時点では治療法として確立されたものはない．本症例で重要なことは，①ARDSを引き起こしてい

● 表2　ALI/ARDSの臨床的基準

1. 基礎疾患があり急性発症（数日以内）
2. PEEPのレベルに関係なく低酸素血症
   PaO_2/FIO_2
   ALI≦300 mmHg　ARDS≦200 mmHg
3. 胸部X線写真で両側性の浸潤影
4. 左心不全による心原性肺水腫でないことの確認
   （肺動脈楔入圧PCWP≦18 mmHg）

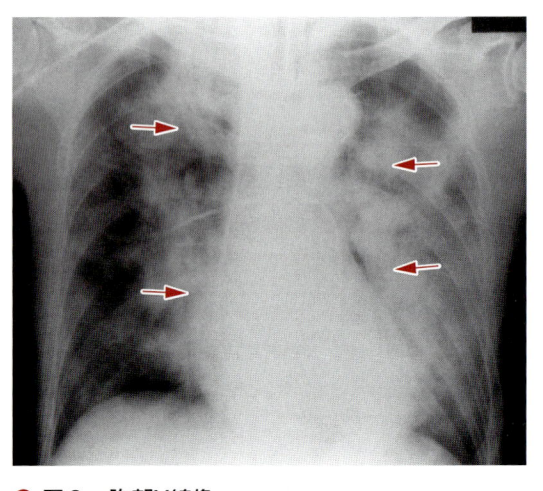

● 図2　胸部X線像

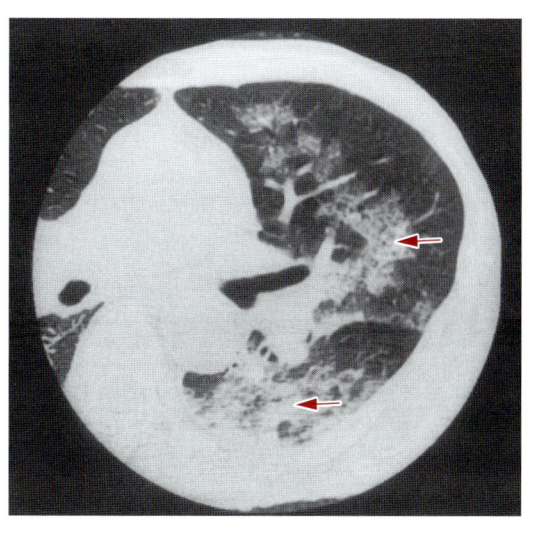

図3　胸部CT所見

る重症感染症の治療と，②呼吸不全の改善，③低酸素血症による多臓器不全に対する治療である．①については適切な抗菌薬療法と，病初期であればステロイドのパルス療法（メチルプレドニゾロン1〜2g/日，3日間）を考慮する．②重症例では気管挿管を行い，PEEPを使用しSpO_2＞90％もしくはPaO_2＞60 mmHgを維持する．人工呼吸関連肺損傷（ventilator induced lung injury：VILT）を考慮して気道内圧≦35 cmH_2Oに設定し，この際高CO_2血症については容認する（permissive hypercapnia）．③では重要臓器の血流を保つため血圧を維持するが，過量の補液による軽度の静水圧上昇で肺水腫が増悪するので管理を厳重にする．

さらに詳しい解説は 102ページへ

〈中田正幸〉

Case：ショック❶

26歳　女性　交通事故による多発外傷

年齢・性別	26歳　女性
転送理由	交通事故による多発外傷患者の転送依頼
現病歴	夕方5時頃自転車にてT字路から出たところを4トントラックにはねられ受傷．救急隊到着時呼吸感ぜず，脈触れず，下顎挙上にて気道を確保しバッグバルブマスクにて人工呼吸を開始．その後総頸動脈にて脈拍触知可能となった．顔面蒼白，左側頭部および顔面挫創あり，鼻孔，口腔からの出血も認められた．頸部固定後近くの総合病院へ搬送され，静脈ラインの確保と気管挿管，陽圧換気によりバイタルサインは安定．診断のための検査と治療が開始された．前医での診断は以下の通り．

　　　・重症頭部外傷　《 ← 頭部単純CTにて確定 》
　　　・顔面挫創，口腔・鼻腔内損傷　《 ← 外見より 》
　　　・左多発肋骨骨折，フレイルチェスト，肺挫傷　《 ← 胸部X線および臨床所見 》
　　　・肝損傷　《 ← 血液生化学データより 》

　　　入院後，翌午前4時頃経鼻胃管から300 mLの血液の流出あり，さらに不穏となり，ミダゾラム（ドルミカム®）の静脈内投与により鎮静．その後頻脈（160〜180/分），低血圧（収縮期圧70〜80 mmHg）が持続．ドパミン（カタボン®）の持続静注が開始となった．口腔内，経鼻胃管からの出血も続き，貧血と出血傾向に対しMAP血（MAP加赤血球濃厚液）3単位，FFP（fresh frozen plasma：新鮮凍結血漿）3単位を開始したが，状態の改善がみられず，多発外傷の保存的継続治療困難と判断し救命救急センターへ転送となった．

来院時現症	来院時の意識300/JCS，気管挿管され，ジャクソン・リースバッグを用いた陽圧換気中．心拍数150/分，血圧56/42 mmHg．前医での輸液内容と総投与量については不明のままであった．

● 表　転送時検査データ

動脈血ガス検査（100%酸素で用手的に呼気中）			血液学的検査		
pH	7.348		Hb	8.2	g/dL
PCO₂	27.2	mmHg			
PO₂	360	mmHg	生化学的検査		
HCO₃⁻	14.9	mEq/L	Na	149	mEq/L
BE	−8.6	mEq/L	K	5.0	mEq/L
SaO₂	94.6	%	Glu	134	mg/dL

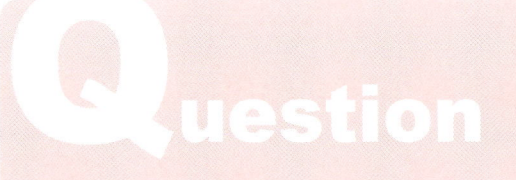

Question

1 ショックの原因として考えられるものは？（5つ）

2 鑑別診断のための優先されるべき検査は？（3つ）

3 まず行うべき治療は？（**1**に対応して）

Answer

1 ①出血，②心タンポナーデ，③緊張性気胸，④低O_2血症，⑤鎮静薬による循環抑制

2 ①胸部X線，骨盤X線，②FAST，③血液ガス検査

3 出血なら輸血と輸液，心タンポナーデ，緊張性気胸ならドレナージ，低O_2血症ならPEEP（positive endexpiratory pressure：呼気終末陽圧）と肺理学療法，薬剤に伴うものなら輸液

・解・説・

【その後の経過】

ショックの原因として，a）出血による**循環血液量減少性ショック**の持続，b）心タンポナーデ，緊張性血気胸などの**心外閉塞・拘束性ショック**，c）意識障害，肺挫傷などに伴う低酸素血症からの二次性ショック，d）薬剤（特に鎮静薬）による循環抑制などが考えられる．**鑑別のため，外傷患者の初期診療の手順（JATEC™）に沿ってすすめるのがよい**．すなわち，①胸部X線，骨盤X線，②FAST（focused assessment of sonography for trauma），③血液ガス検査，そしてバイタルサインの安定後に，④頭部CTスキャンの検査を行う．①では多発肋骨骨折や大量の血気胸のないこと（図1），不安定型の骨盤骨折のないこと，②では腹腔内に血液貯留はなく，心タンポナーデもないこと，③では代謝性アシドーシス，Hbの低下（Hb・電解質・血糖も測定可能：表）はあるものの，低酸素血症，高炭酸血症は存在せず，④では除去すべき頭蓋内血腫はなく頭蓋内圧の亢進所見のないことを確認したうえで，出血性ショックと判断．再度腹部エコーで**下大静脈径**が10mm以下で呼吸性変動があったため（図2），大量輸液用の中心静脈路が確保され，**十分量の細胞外液（生理食塩水，乳酸リンゲル液，または酢酸リンゲル液）とMAP血が急速投与された**．また出血に伴う消費性の凝固因子減少に対しFFPを使用した．**大量の急速輸液によって外傷後の脳浮腫の増強など頭蓋内圧（ICP：intracranial pressure）の亢進が心配されたため，脳室ドレナージをかねたICPのモニタリングを行った．

来院後の経過を図3に示す．輸血，輸液により

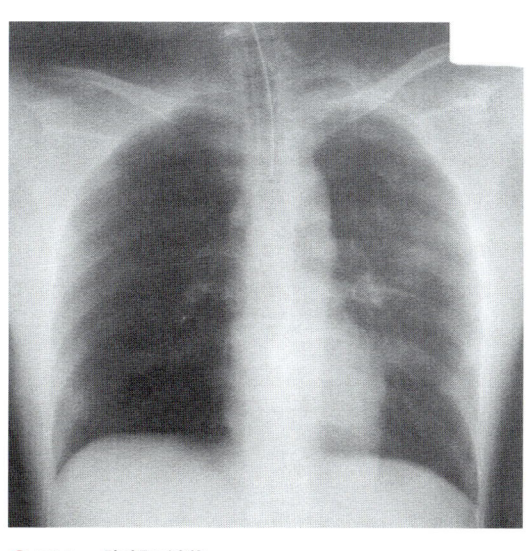

● 図1　胸部X線像

血圧，心拍数が順調に回復し尿量も確保され，この間ICPの上昇がない．輸液後の腹部エコー像を図4に示す．胃管より数回大量の血液の逆流がみられたが，この時期のバイタルサインに影響はなく，口腔内からの血液の嚥下が原因で上部消化管出血でないことが推察できる．特に輸液によってBEが徐々に回復していることが重要で，**初期の輸液（細胞外液成分）と輸血（MAP血）によって組織の嫌気性代謝が回復し，運ばれた酸素により乳酸が順調に消費され代謝性アシドーシスが改善**されてくるのがわかる．

その後肺炎などの合併症を克服し，ICPカテーテル抜去，フレイルチェストも安定し抜管，意識障害を残すことなく食事も開始され，リハビリ目的に第12病日前医へ帰院となった．

出血性ショックや体液喪失による循環血液減少では，まず失われた水分量の推察（現病歴，皮膚のツルゴール，口腔内の乾燥度，貧血の進行，外傷形態）を行い，Hb，Ht，BUN，Cre，Naの数値，

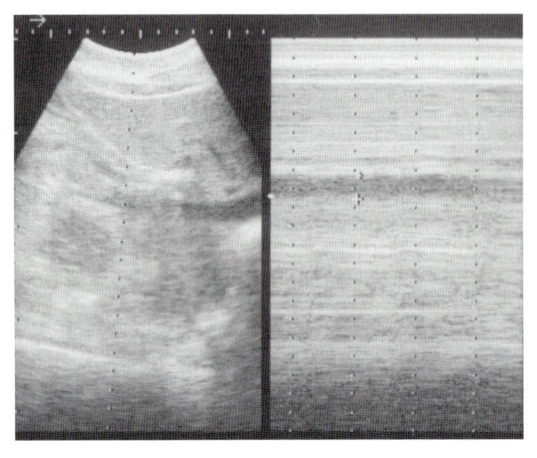

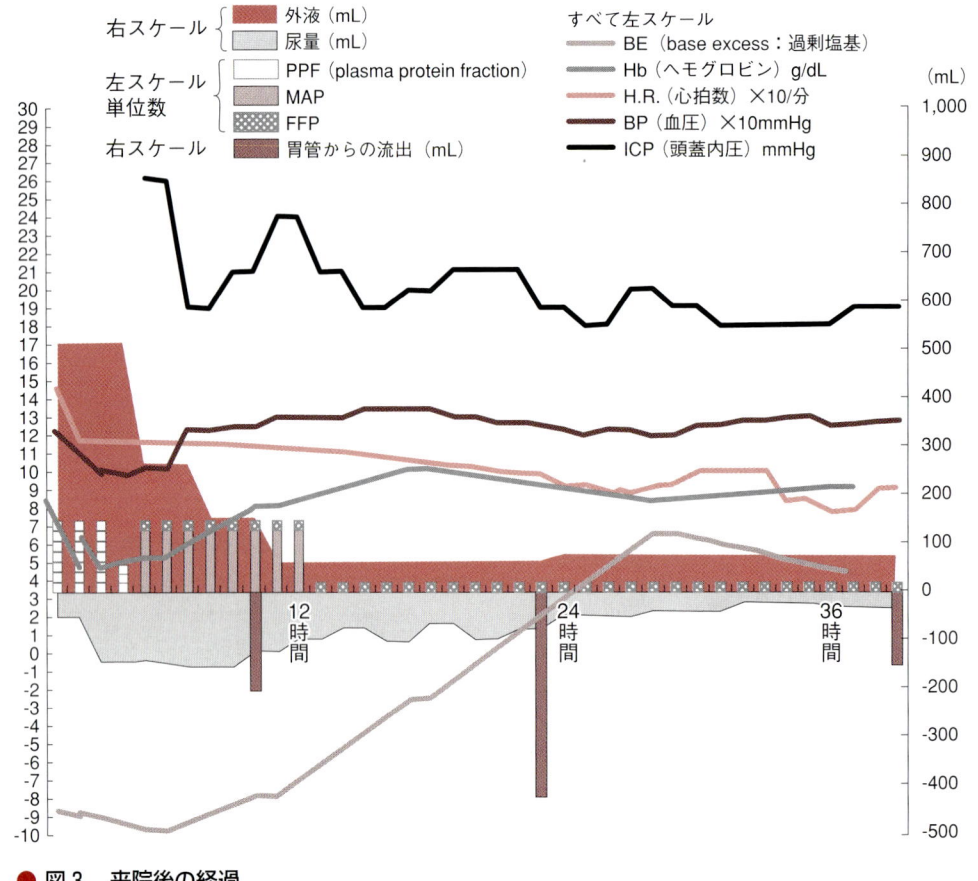

● 図2　初診時の腹部エコー像

● 図3　来院後の経過

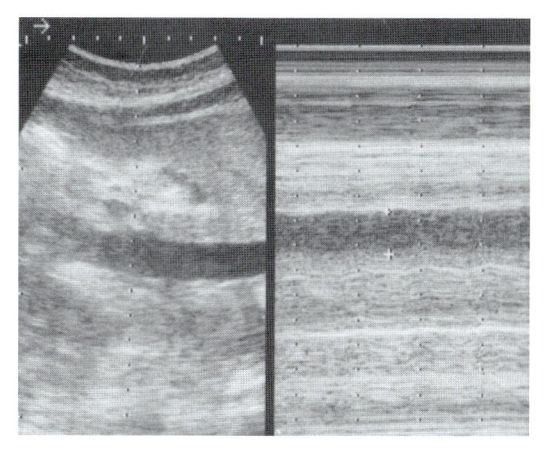

● 図4　輸液後の腹部エコー像

胸部X線での心陰影の縮小，CVP値，腹部エコーによる下大静脈径とその呼吸性変動から細胞外液の輸液，輸血を開始する．バイタルサイン，BE，CVPを指標に投与量を調節していく．**初期には尿量維持は困難で指標としては有効でない．この間エコーによる下大静脈径測定は，簡単にベッドサイドで施行できリアルタイムに評価できるので有用**．また10分間に細胞外液200 mLを投与しCVPの上昇が5 mmHg以上あれば脱水なし，2 mmHg以下ならありとするチャレンジテストもある．**高齢者では腎機能，心機能に余裕がなく急速投与には注意を要する．**

さらに詳しい解説は 106ページへ

● さらに学びたいとき

・「外傷初期診療ガイドライン　改訂第3版」（日本外傷学会，日本救急医学会　監），へるす出版，東京，2008

〈三宅康史〉

Memo

Case：ショック❷

30歳　男性　空き家の一室でいびきをかいて倒れているところを発見される．呼びかけに反応しない

年齢・性別	30歳　男性
主訴	意識障害
現病歴	12月中旬，空き家の一室に入っていびきをかいて倒れているところを大家が発見し110番，警察官から呼びかけに反応しないとのことで救急車が要請された．救急隊到着時意識200/JCS，呼吸30/分，脈拍132/分，血圧90 mmHg（触診），体温36.1℃，SpO_2=91%，瞳孔左右とも5 mmで対光反射正常．酸素投与を行いながら救命救急センターへ搬送となった．
来院時所見	外傷なし．意識障害の原因としては，脱水による脳低灌流，低血糖，低酸素血症，電解質異常，脳血管障害，薬物中毒などが考えられるため，採血（表），胸部X線，腹部エコー，頭部CT，尿中定性薬毒物検出キット（Triage DOA®：シスメックス）によるスクリーニングを行った． 胸部X線（図1）では両側肺炎と右胸膜肥厚像，腹部エコーでは下大静脈径10 mm以下で呼吸性変動あり，頭部CTでは明らかな異常所見なし，尿中薬物検査でベンゾジアゼピン，バルビツレートが陽性であった．以上より薬物過量摂取による意識障害から脱水となり，急性腎不全，誤嚥性肺炎，長期の同じ肢位による筋肉圧迫からの横紋筋融解症と診断し，治療のためICU入室となった． まず十分な細胞外液成分の輸液を施行．35/分の努力様呼吸で意識障害も強いため，気道の確保と排痰のために酸素マスクから気管挿管に切り替え，pressure support 15 cmH₂O，PEEP 10 cmH₂O，FIO_2=1.0にて呼吸管理を開始した．にもかかわらず，その後徐々にSpO_2は80台へ低下，右側呼吸音の低下が観察され，心拍数>150/分に上昇，ショック状態となったため，ジャクソンリースバッグによる用手換気に切り替えた．

Question

1. この時点でのショックの原因は？（4つ）
2. オーダーすべき検査は？（3つ）
3. 緊急避難的に行う処置は？

● 表　来院時検査所見

血液学的検査		
Hb	18.3	g/dL
Ht	54.0	%
生化学的検査		
血糖	161	mg/dL
Na	156	mEq/L
K	4.7	mEq/L
Cl	111	mEq/L
BUN	130	mg/dL
Creat	1.4	mg/dL
CPK/CPKMB	2,526/39	IU/L
CRP	71.4	mg/dL
動脈血液ガス検査		
pH	7.398	
PCO$_2$	36.6	mmHg
PO$_2$	258.7	mmHg
BE	−1.3	mEq/L

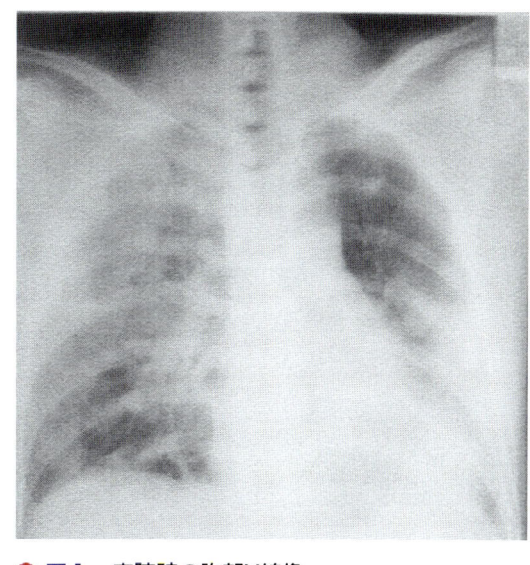

● 図1　来院時の胸部X線像

Answer

1 ①緊張性気胸，②脱水，③低酸素血症，④陽圧換気による胸腔内静脈還流の減少

2 胸部X線，腹部エコー，血液ガス検査

3 直ちに静脈内留置針2本以上を右側胸部の肋骨上縁より胸腔内へ穿刺，脱気をはかる

【その後の経過】

　ショックの原因として，①緊張性気胸，②脱水，③低酸素血症，④陽圧換気による胸腔内静脈還流の減少などが考えられる．このため，胸部X線と腹部エコーによる脱水のチェック，血液ガスのチェックが必須である．

　今回胸部X線の結果，右の**緊張性気胸**が出現しており（図2），心外性閉塞によるショックと診断．**直ちに静脈内留置針（16G）2本を右側胸部の肋骨上縁より胸腔内へ穿刺，外筒を留置して脱気をはかった後**，あらためて右胸腔ドレーン2本による脱気が行われ，緊張性気胸を解除（図3），点滴によ

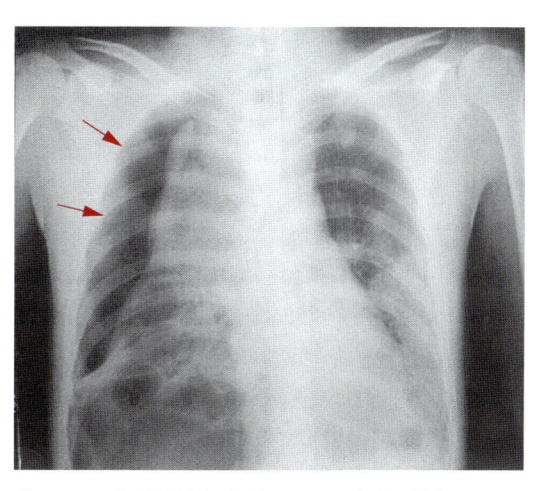

● 図2　右緊張性気胸がみられる胸部X線像

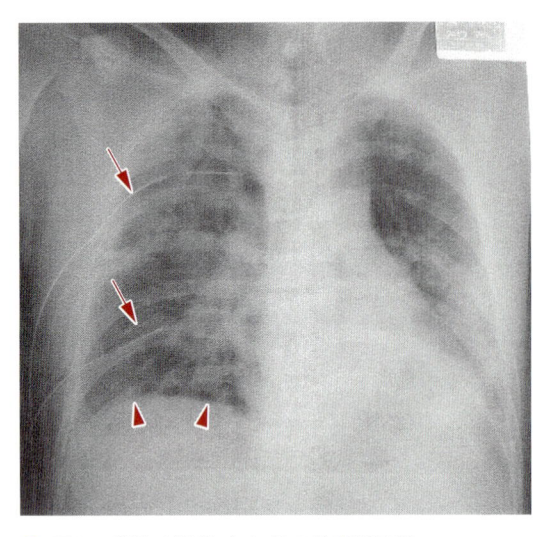

● 図3　脱気が行われた後の胸部X線像
　→　胸腔ドレーンが2本留置されている
　▶　右横隔膜が元の位置まで上がってきている

るさらなる血管内容量の増加をはかり，血圧，呼吸状態は回復した．その後ドレーンから膿性胸水が約300mL流出し膿胸の存在も明らかとなった．意識障害→誤嚥性肺炎→肺胞内感染が胸膜に及んでいたところに陽圧換気によって胸膜が破裂，緊張性気胸を生じたものと考えられる．

　脱水に対し細胞外液成分投与，低栄養に対し経管栄養とアルブミン投与，呼吸器感染に対しては喀痰塗抹よりグラム陽性球菌と陰性桿菌が証明されたため，第2世代セフェムとクリンダマイシン（ダラシン®）の静脈内投与が開始され，ドレーンからの胸腔内洗浄を開始した．**横紋筋融解**による急性腎不全予防に，細胞外液負荷に加え尿のアルカリ化をはかるため炭酸水素ナトリウム（メイロン®）の持続静注を行った．循環血液量減少性ショックに心外性閉塞・拘束性ショック（緊張性気胸＋陽圧換気による胸腔内圧上昇）が加わった例といえる．

　緊張性気胸になると，頻呼吸，低血圧，外頸静脈の怒張，病側呼吸音減弱，皮下気腫などが出現し，一回換気量の低下，酸素飽和度低下，気道内圧上昇がみられる．**X線上肺の虚脱による病側肺紋理の消失，気胸出現，縦隔および気管支の対側への偏位が特徴**．今回の症例を含め，陽圧換気開始後には緊張性気胸が発生しうることを頭の隅に留めておく必要がある．**陽圧換気開始後に起こることが1つのヒントとなる**．肋骨骨折を含む胸部外傷例で多くみられるが，鎖骨下からの中心静脈路の確保時も穿刺に伴う気胸の危険性を考慮すべきで，脱水（鎖骨下静脈の充満度が低い），COPD（chronic obstructive pulmonary disease：慢性閉塞性肺疾患），気管支喘息などの患者，陽圧呼吸時（肺が過膨張気味，ブラの存在）には注意が必要である．その場合には，エコーガイド下に内頸静脈からのアプローチが推奨される．穿刺中に明らかに空気が吸引されないこともある．呼吸音の左右差，皮下気腫，脱水にもかかわらず外頸静脈の怒張，胸部X線撮影での肋骨骨折，小さな気胸の存在，人工呼吸器の気道内圧の上昇，一回換気量の低下，呼吸回数増加なども注意すべき点である．**緊張性気胸は直後よりもしばらくしてから臨床症状が出現するので**，病棟入室後やCT検査中などに起こりやすい．

さらに詳しい解説は **106ページへ**

〈三宅康史〉

Case：ショック❸

69歳 男性 畑で作業中，「痛い，痛い」といって倒れる．顔面は真っ赤で呼びかけても返事なし

年齢・性別	69歳 男性
主訴	全身の発赤，意識障害，ショック
現症	8月の午後2時頃，夫婦で畑に出て作業中，「痛い，痛い」といって倒れている患者を妻が発見，顔面は真っ赤で呼びかけても返事なく，いったん自宅へ帰って，救急車を要請した．救急隊到着時には，意識200/JCS，下顎呼吸で10回/分，心拍数60/分，体熱感はなし，血圧，SpO$_2$は測定不能であった．意識障害とショックを主訴にバッグバルブマスクで来院，徐々にSpO$_2$は回復し，90％まで上昇．
既往歴	20年前にハチに刺されたことがあるが，アレルギーの既往なし
入院時現症	来院時意識は1/JCS，心拍数117/分，血圧114/58mmHg，SpO$_2$100％（8LO$_2$マスク）まで回復していた．顔面，体幹，四肢の発赤著明．ただし呼吸苦，上気道閉塞症状はなく，比較的元気であった．来院時の採血結果を表に示す．

● 表 来院時検査所見

血液学的検査			動脈血ガス検査		
WBC	7,430	/μL	pH	7.190	
Neutro	24.8	%	PCO$_2$	45.4	mmHg
Eos	0.8	%	PO$_2$	290.0	mmHg
Bas	0.2	%	HCO$_3^-$	17.3	mmol/L
Lym	72.3	%	BE	－10.9	
Mon	2.0	%	SaO$_2$	99.5	%

Question

1. 来院時に考えられる鑑別診断は？（4つ）

2. その後アシナガバチに刺されたとの情報が得られた．まず行うべき治療は？

3. 入院期間は？

Answer

1 熱中症，心筋梗塞などの心原性ショック，くも膜下出血，アナフィラキシーショック

2 細胞外液の点滴，酸素投与に加え，アドレナリンの皮下注，ステロイドの静注，抗ヒスタミン薬投与

3 少なくとも24時間以上

・解・説・

【入室後経過】

来院時の鑑別診断として外してならないものは，季節柄**熱中症**，**心筋梗塞**などの心原性ショック，**くも膜下出血**などであるが，全身の異常な発赤と，本人から数匹のアシナガバチに頭を刺されたとの話が聞けるにおよび**アナフィラキシーショック**の診断に至った．

酸素投与に続いて静脈路が確保され細胞外液が急速に点滴静注された．同時にエピネフリン（ボスミン®）0.2 mgの皮下注，ステロイド（ソル・コーテフ® 500 mg）静注，H_1ブロッカー（ポララミン® 1A），H_2ブロッカー（ザンタック® 1A）の静注も追加された．一度嘔吐がみられたが，心電図，採血，胸部X線撮影後入院となった．その後は一貫してショック，意識障害，上気道閉塞，嘔吐はなく，全身の発赤浮腫も徐々に消退した．

ステロイドと抗ヒスタミン薬は断続的に投与し，翌朝から食事開始，歩行も問題なく発赤も消失し午後には退院となった．**臨床症状は治療の程度により再悪化を繰り返すことがあるので，必ず入院させ，その後も24時間程度は観察を怠らず症状の消退まで対症療法を継続する**．今回は回復の早さや，比較的徐脈であることなどから，アナフィラキシーショックに加え，ハチに襲われた恐怖や疼痛による**神経原性ショック**の関与も少なくないと考えられる．

アナフィラキシーショックは，抗原に対する免疫反応により白血球より放出されたヒスタミン，ブラジキニンなどの血管拡張，血管透過性亢進作用による血液分布の異常と考えられ，低血圧の持続から心室性不整脈，血管原性の浮腫に伴う上気道閉塞や気管支攣縮に伴う低酸素血症が加わればさらに重篤化する危険性がある．IgEを介するアナフィラキシーの原因として，食物（そば，卵，サバ，カニ，牛乳など），生物（ハチ，クラゲなど），薬物（抗菌薬，NSAIDs，消毒薬など），医療材料（ラテックスなど）があげられる．

症状は，皮膚や眼球，喉の掻痒感，違和感，発赤，蕁麻疹，浮腫，しびれ，呼吸器系ではくしゃみ，咳，呼吸困難感，循環器系では胸部不快感，動悸，その他めまいや脱力，消化器症状などが起こる．**治療の柱は細胞外液の点滴，酸素投与に加え，エピネフリンの皮下注，ステロイドの静注，抗ヒスタミン薬などである**．臨床医では誰でも遭遇する可能性があり絶対に覚えておく必要がある．エピネフリンはショック時には，皮下注（0.2～0.5 mg：ボスミン1Aを生理食塩液で10 mLにして2～5 mL）では効果発現が遅れる危険性があるので静注の場合は0.1 mgを状態をみつつ，くりかえし投与する．病院前でのエピネフリンの自己注射剤は，すでに米国では20年以上にわたる使用実績を有し，20ヶ国以上で使用されている．日本においても，エピネ

フリンの自己注射剤（エピペン®）が2003年にハチ毒に起因するアナフィラキシーショックの補助治療剤として承認され，さらに'05年には食物および薬物等に起因するアナフィラキシーへの自己注射が，登録医師の指導のもとで可能となった．また'09年3月2日付で厚生労働省より，救急救命士がアナフィラキシーショック状態の重度傷病者に対して患者自身が処方されているエピペン®を筋注してよいとの救急救命処置の範囲拡大が通知された．

検査では，急性期に白血球分画での**好塩基球分画の消失**，**血中IgE**の低下がみられる．その他，**血中トリプターゼ濃度**測定はアナフィラキシー発症時に肥満細胞から放出されしばらく血中にとどまるので肥満細胞の脱顆粒の指標となる．長期的には原因物質同定のために in vitro での**リンパ球刺激試験**が安全である．

神経原性ショックは，脊髄損傷や脊椎麻酔，脳幹機能の低下（出血や脳ヘルニア），外的刺激（疼痛，恐怖，医療行為など）により，延髄にある循環中枢から心収縮力，心拍数，血管収縮と拡張作用の調節を行う交感神経，副交感神経の拮抗作用が破綻し，**副交感神経系優位**となって**血管拡張，徐脈**によりショック，失神に至る．治療は対症療法が中心で大量の細胞外液成分の輸液と，徐脈に対してアトロピン硫酸塩0.2mgの繰り返し静注，血管収縮を狙って純粋なα-受容体刺激薬であるフェニレフリン塩酸塩（ネオシネジン®0.2mg）の静注で対応し，十分な輸液（前負荷）なしにはドパミン（カタボン®），ドブタミン（ドブトレックス®K）の点滴静注は開始しない．

さらに詳しい解説は 106 ページへ

さらに学びたいとき

- Johansson, S. G., et al.: Revised nomenclature for allergy for global use: Report of the Nomenclature Review Committee of the World Allergy Organization. J. Allergy Clin. Immunol., 113: 832-836, 2004

〈三宅康史〉

Memo

Case：胸痛・背部痛

49歳　男性　突然前胸部から左背部に激痛を自覚，冷汗あり

年齢・性別	49歳　男性
主訴	胸背部痛
現病歴	朝，洗顔中に突然前胸部から左背部に激痛を自覚した．冷汗あり．痛みが消失せず救急車で来院した．来院時，胸痛と腰痛を訴えていた．
既往歴	高血圧症，高尿酸血症
家族歴	特記事項なし
喫煙	40本/日
入院時現症	意識清明，血圧192/100 mmHg，血圧に左右差を認めず，脈拍68/分，四肢・頸部動脈の拍動異常なし，冷汗を認めた．図1に心電図，図2に胸部X線像，図3にCT像を示す．
血液検査	白血球増加，D-ダイマー：3.2 mg/dL 動脈血ガス分析：異常所見認めず

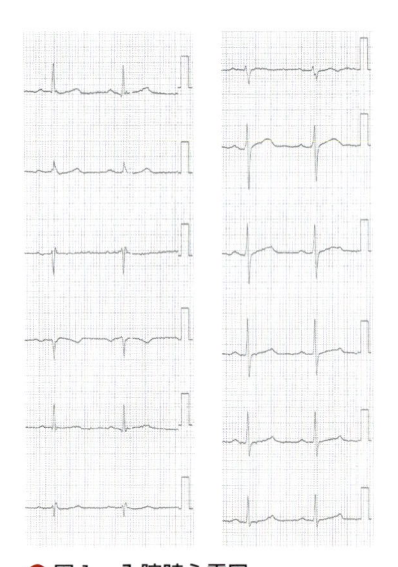

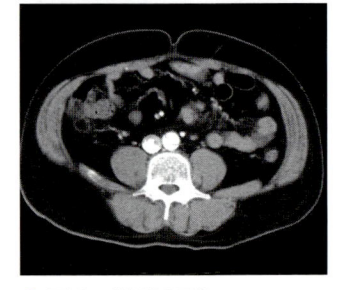

● 図1　入院時心電図

● 図2　胸部X線像（座位）

● 図3　造影CT像

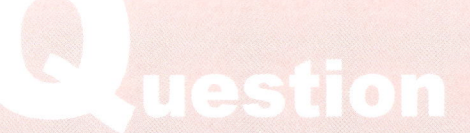

Question

1　胸部X線写真の所見は？

2　造影CTの所見は？

3　診断・治療は？

Answer

1. 縦隔陰影の拡大を認める
2. 上行・下行大動脈および両腸骨動脈に解離腔を認める（図3）
3. 急性大動脈解離（Stanford A型），ただちに外科治療

・解・説・

　急性大動脈解離は，大動脈の中膜に病変を生じ，血流および血圧によるストレスから中膜が裂けて発症する．中膜の病変としては，動脈硬化，変性がある．したがって高齢者で高血圧の既往をもつもの，40歳以下の若年者ではマルファン症候群などに合併する．上行大動脈と下行大動脈の起始部が内膜亀裂の好発部位である．直ちに強力な鎮痛，降圧療法，あるいは外科治療を行わなければ死亡率が高い疾患である．

　病型分類（図4）では**Stanfordの分類**が多く用いられており（他にDeBakeyの分類），上行大動脈に解離を認めるA型と，下行に限局したB型に分けられる．A型は内科治療では24時間で20％，7日間で40％の死亡率，外科治療はそれぞれ10％，25％程度であり外科治療を優先する．また，B型は保存的治療が外科治療より優れているため，破裂・切迫破裂あるいは重要臓器の虚血症状がない限り，集中的降圧療法（血圧：100〜120 mmHg）を行う．鑑別すべき疾患としては，急性心筋梗塞，急性心筋炎，肺血栓塞栓症，胆嚢炎があげられる．

　本症例では心電図（図1），心エコー図に異常を認めなかったため心筋梗塞を否定した．

　胸部X線写真（図5）では軽度の縦隔陰影の拡大を認めた．突然の胸背部激痛にて発症し，来院時には腰痛も訴えていた．また，冷汗もあったため大動脈解離を疑い，造影CT（図6）を行った．上行大動脈から弓部，下行，腹部より腸骨動脈までの広汎な解離を認めた．主要分岐は真腔あるいは偽腔から灌流されていた．Stanford A型と考え，ただちに鎮静降圧を行いつつ外科治療を行った．

診断のポイント

①**症状**：発症時にピークをもつ，突発する激しい前胸部痛，背部痛が特徴である．嘔吐，失神を伴うこともある．解離の進展に伴って痛みは胸部・背部から腹部・腰部へと移動するのも特徴的である（全く痛みを訴えない症例もあり）．

②**理学所見**：冷汗を伴って，一見ショック様であっても高血圧を呈す．もし低血圧であれば，解離の大動脈基部への進展による心タンポナーデを疑う．血圧の左右差，四肢および頸動脈の拍動の減弱・消失はさらに疑いを強める所見である．心聴診では，解離が大動脈弁輪部に及べば，大動脈弁逆流性雑音を聴取する．40歳以下の若年者ではマルファン体型に注意すべきである．

③**検査**：白血球増加，最近はD-ダイマー検査を行う．D-ダイマー陰性（500μg/L以下）であれば否定的と考えてよい．

④**心電図**：高血圧の既往による左室肥大の所見を認めることがある．急性期心筋梗塞の除外に役立つ．ただし解離が冠動脈口に及んだ時には急性心筋梗塞（主に下壁）を合併する．心電図の心筋梗塞の所見のみに目を奪われてはならない．

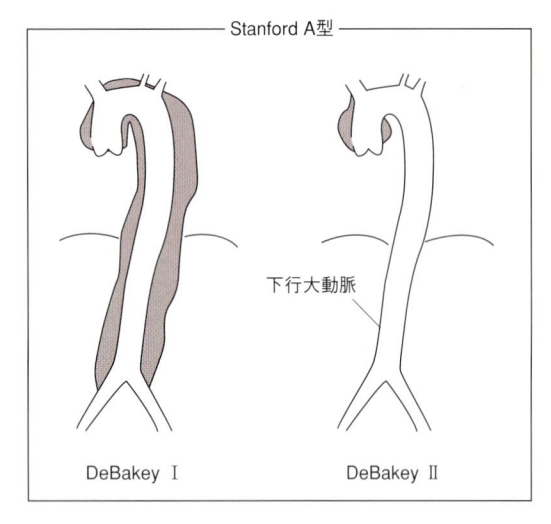

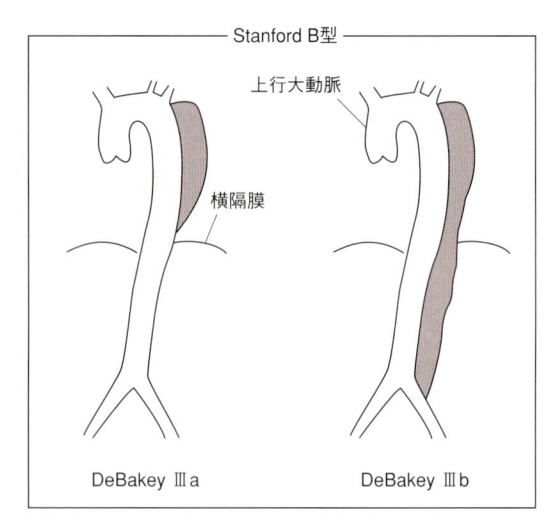

● 図4　急性大動脈解離の病型分類
Stanford分類
　A型：上行大動脈に解離あり　　B型：上行大動脈に解離なし
DeBakey分類
　Ⅰ型：上行大動脈に内膜亀裂を認め解離が下行大動脈に及ぶ
　Ⅱ型：上行大動脈に解離限局
　Ⅲ型：下行大動脈に内膜亀裂を認める
　　Ⅲa型：腹部大動脈に解離なし　　Ⅲb型：腹部大動脈に解離あり

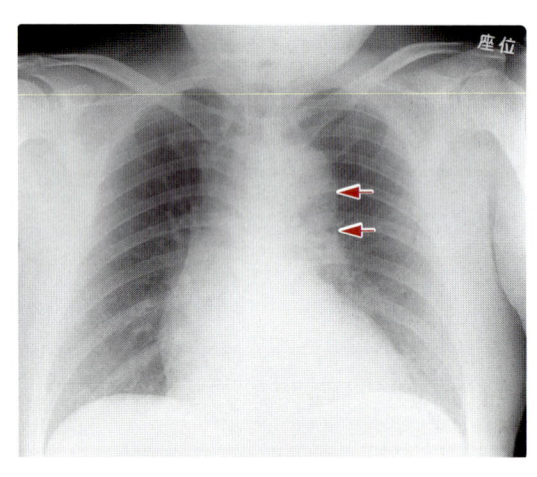

● 図5　胸部X線像（座位）

⑤ **胸部X線像**：縦隔陰影の拡大（気管壁から4 cm以上），大動脈二重陰影，カルシウムサイン（大動脈内膜の石灰化と大動脈外縁の10 mm以上の解離），大動脈壁の陰影の不明瞭化，胸水を認めることもある．異常所見を認めないものも20％程度あるため，注意が必要である．

⑥ **心エコー**：心筋梗塞の除外診断に有用．上行大動脈・腹部大動脈に解離内膜を認めることもある．また，心嚢液の貯留，大動脈弁逆流を認めることもある．経食道エコーでは，大動脈基部より弓部大動脈，下行大動脈の観察が可能である．施行可能であれば有用な検査法である．

⑦ **マルチスライスCT**：造影により解離内膜，解離腔の証明，進展の範囲を確定できる．確定診断から病型診断まで可能である．本症の診断には必須と考える．

⑧ **大動脈造影**：CTの解像度が上がっており，現在では多くの場合不要である．

プライマリーケア

1）鎮痛と降圧：疼痛緩和と降圧を静注剤を用いて速やかに行う．静脈確保はできるだけ太い留置針を用いて行う．血圧が90 mmHg以下であっても状態が落ち着いていれば昇圧しない．外科手術の可能な施設へと搬送

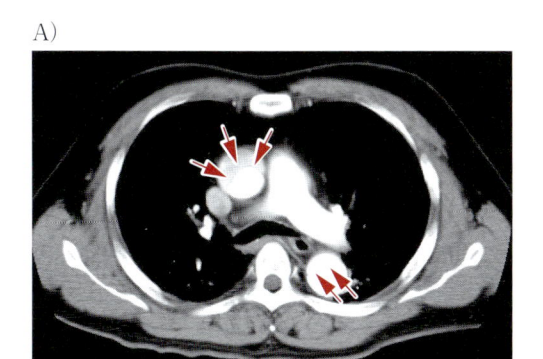

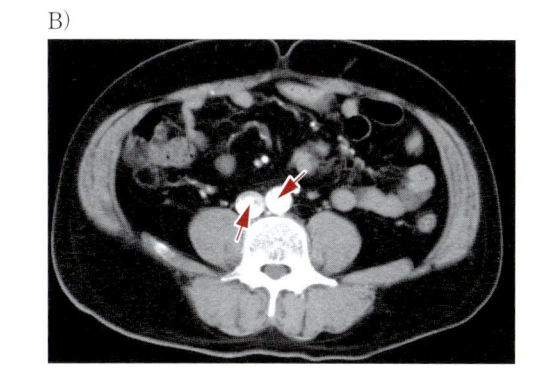

● 図6　造影CT
　A）上行大動脈に，造影剤により淡く造影された血栓に満ちた偽腔と，濃く造影された真腔を認めた．下行大動脈は偽腔・真腔ともに造影剤により濃く造影されている．
　B）両腸骨動脈にも解離が及んでいる．

する．自施設で心エコー・CT等が施行できなくても，病歴・身体所見等で本症を疑えば専門施設へ転送することをためらってはならない．

2）また，検査中あるいは搬送中に，破裂による急変のありうることを家族などに説明しておくことも必要である．

さらに詳しい解説は114ページへ

〈坂本雅彦〉

Case：胸痛❶

60歳　男性　断続的な前胸部鈍痛．息苦しさあり

年齢・性別	60歳　男性
主訴	前胸部鈍痛，息苦しい
現病歴	午前中から前胸部鈍痛を断続的に感じ，夕刻までに数回繰り返した．17時頃から痛みが増強持続するようになり息苦しさもきたしたため，18時救急車で来院した．
既往歴	糖尿病（インスリン治療中），高コレステロール血症
家族歴	特記事項なし
入院時現症	血圧142/70 mmHg，心拍80/分，冷汗を認めた．検査所見，入院時の心電図，心エコーについては下のとおり（表，図1，2）．

● 図1　入院時心電図

● 表　検査所見　（ ）内は基準値

血液学的検査			生化学的検査						
WBC	9,620	/μL	TP	7.2	(6.5〜8.1)	g/dL	CK	148	(32〜187)	IU/L
RBC	480×10⁴	/μL	CRP	0.21	(0〜0.5)	mg/dL	HDL	42.0	(35〜75)	mg/dL
Hb	14.2	g/dL	T.Bil	0.4	(0.2〜1.2)	mg/dL	TG	178		mg/dL
Ht	44	%	AST (GOT)	21	(10〜27)	IU/L	LDL	162		mg/dL
PLT	21.5×10⁴	/μL	ALT (GPT)	27.0	(5〜33)	IU/L	BUN	18.0	(8〜20)	mg/dL
			γ-GTP	58	(11〜64)	IU/L	Creat	1.1	(0.5〜1.1)	mg/dL
			LDH	210	(107〜220)	IU/L	HbA.C	6.6	(4.2〜6.0)	mg/dL

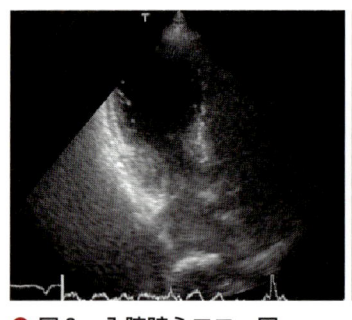

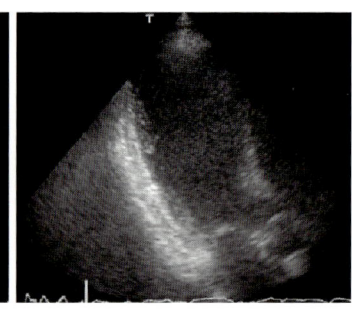

● 図2　入院時心エコー図

Question

1. 心電図，心エコー図所見は？
2. 胸痛の原因として何を疑うか？
3. 次に行うべき検査・治療は？

Answer

1. 心電図：前胸部誘導の軽度T波増高，下壁誘導の軽度ST低下を認める．
   心エコー図：前壁中隔の無収縮を認める．

2. 急性心筋梗塞

3. 冠動脈造影，再灌流療法

・解・説・

　急性心筋梗塞は冠動脈の閉塞により心筋が壊死を起こす状態である．冠動脈の不安定粥腫の破綻とそれに引き続く血栓形成が主な原因とされる．発症後12時間以内は再灌流療法の適応といわれており，梗塞領域の心筋サルベージ・生命予後の改善が期待できる．早期診断・早期再灌流療法を行うことが重要である．診断には心電図・心エコー図が有用である．

　本症例は，前胸部痛を断続的に認め，最終的には痛みが消失せず冷汗を伴っている．心電図所見（図3）は，典型的なST上昇は認めなかった．前胸部誘導でT波の増高とST部分のわずかな上昇を認める．また，下壁誘導にてわずかなST部分の低下を認めた．超急性期の心筋梗塞と早期再分極が鑑別にあがると思われる．症状・心電図の対側性変化を考え急性心筋梗塞を疑った．ついで心エコー検査（図4）を行い，左室前壁中隔に壁運動の消失を認め，急性心筋梗塞と診断した．血液・生化学検査では白血球増加，また，H-FABP（迅速キット）陽性であった．再灌流療法の適応と考え，冠状動脈造影（図5）を行い，前下行枝の完全閉塞を認めた．引き続き経皮的冠動脈形成術，ステント留置術による再灌流療法を行った．

診断のポイント

①病歴・理学所見：下顎から下，臍から上の痛みは必ず心大血管の疾患を思い浮かべるべきである．発症時，冷汗，嘔吐，失神を伴うこともある．心筋梗塞に先行する胸痛発作は約半数に認める．ただし75歳以上の高齢者，糖尿病患者には無痛性の心筋梗塞もある．冠危険因子（喫煙，脂質異常症，糖尿病，高血圧）の有無，過去のステント留置の既往も診断の助けになる．

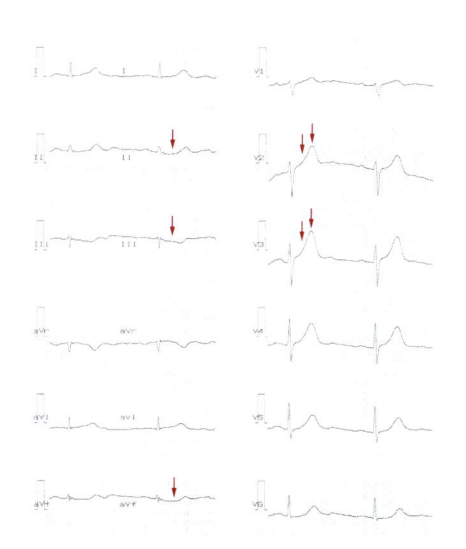

● 図3　入院時心電図

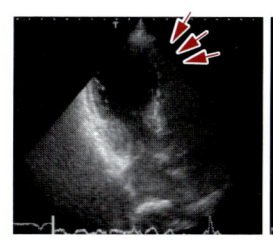

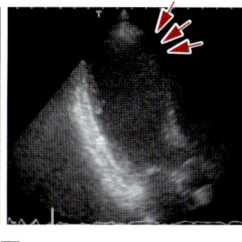

● 図4　入院時心エコー図

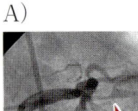

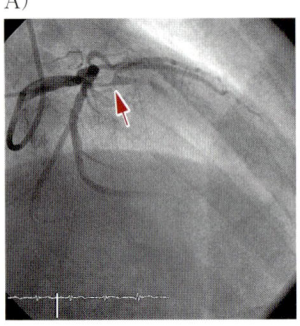

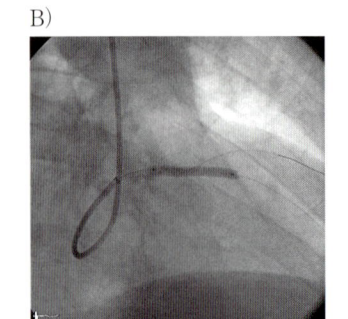

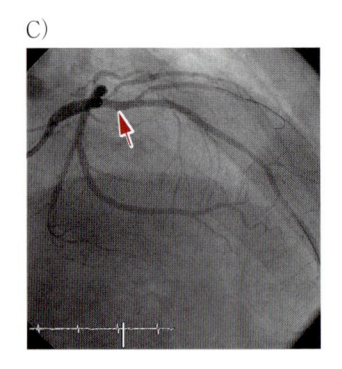

● 図5 冠状動脈造影，再灌流療法（バルーンによる拡張後ステント留置）
　A）前下行枝に完全閉塞を認める
　B）PCIによる再灌流療法バルーン拡張（ballooning）
　C）前下行枝の再開通を得た

る．若年者の心筋梗塞は40本/日以上のヘビースモーカーに多い．

②**身体所見**：特記すべきことは少ない．心収縮期雑音を聴取したときには，心室中隔穿孔，乳頭筋不全による僧帽弁閉鎖不全症を疑う．肺ラ音は心不全の兆候である．

③**検査**
・**心電図**：ST上昇，典型的な例では時間経過とともにQ波，引き続き冠性T波の出現を認める．後壁の心筋梗塞では，心電図に変化を認めないこともあるので注意を要する．また，急性期には心電図は短時間で変化するので，心電図で特徴的な変化が認められないときは，**30分程度時間をおいて再検査することも重要で**ある．過去の心電図と比較すると変化がわかりやすい．
・**心エコー図**：梗塞領域の壁運動の低下を認める（これを認めるとほぼ確定診断）．
・**血液検査**：心筋障害マーカーはトロポニンT・I，H-FABPが早期（2～3時間）に上昇する．迅速測定キットが有用である．CK，GOT，LDHの上昇には数時間を要する．最も早期に上昇するのは白血球である．

　すなわち心筋障害マーカーの上昇を待っていては再灌流療法のgolden timeを逃すことになる．**急性心筋梗塞の診断では，逸脱酵素などの結果を待たないで診断すべきである．**

　検査所見が正常であっても，発症時，冷汗・嘔吐・意識消失などを認めた場合や，持続する胸部圧迫感，不快といった軽微な症状が続く場合には注意が必要である．入院の上，経過をみるか専門性の高い施設への転送を考慮すべきである．

　また，急性心筋梗塞と診断すれば，再開通療法等の治療開始前あるいは転送前に酸素投与を行う．血圧が維持できればニトログリセリン舌下，スプレーを投与すべきである．アスピリン81mg，あるいは100mgを2～3錠噛み砕いて服用させることも有用である．

さらに詳しい解説は**114ページへ**

〈坂本雅彦〉

Case：胸痛❷

73歳　男性　夕食後嘔吐あり．前胸部から心窩部にかけ痛みが増悪．呼吸困難あり

年齢・性別	73歳　男性
主訴	前胸部痛と呼吸困難
既往歴	心筋梗塞，慢性腎不全
家族歴	特記事項なし
現病歴	夕食後，嘔吐あり．直後より胸痛が持続するため近医を受診し，投薬を受け帰宅した．その後前胸部から心窩部にかけての痛みが増悪し，呼吸困難も出現したため翌朝，救急車で受診した．
入院時現症	意識清明，全身冷汗，体温37.6℃，血圧 90/62 mmHg，脈拍 90/分，呼吸数 32/分，心雑音なし，左肺野：呼吸音低下，上腹部に圧痛を認めた．検査所見，心電図，胸部X線像，胸部CT像については下のとおり（表，図1，2，3）．

● 表　検査所見　（　）内は基準値

生化学的検査						
TP	6.7	(6.5〜8.1)	g/dL	Na	143	(135〜150)	mEq/L
Alb	3.9	(4.0〜5.0)	g/dL	K	5.8	(3.6〜5.3)	mEq/L
T. Bil	0.8	(0.2〜1.0)	mg/dL	Cl	104	(98〜110)	mEq/L
ChE	0.48	(0.8〜1.1)	ΔpH	CRP	15.6	(0〜0.8)	mg/dL
AST(GOT)	40	(0〜34)	IU/L	血液学的検査			
ALT(GPT)	12	(0〜29)	IU/L	WBC	9,800		/μL
ALP	117	(105〜320)	IU/L	RBC	583		$\times 10^4$/μL
LAP	26	(23〜50)	IU/L	Hb	18.8		g/dL
γ-GTP	19	(0〜45)	IU/L	Ht	52.4		%
LDH	263	(107〜220)	IU/L	動脈血液ガス検査			
T. chol	167	(130〜230)	mg/dL	pH	7.30		
TG	154	(45〜150)	mg/dL	PCO_2	36.5		mmHg
CK	236	(32〜187)	IU/L	PO_2	42.4		mmHg
Amylase	637	(70〜216)	IU/L	BE	−7.7		mEq/L
BUN	46	(5〜23)	mg/dL	SaO_2	72.5		%
Creat	3.6	(0.8〜1.7)	mg/dL				

Question

1. 考慮すべき疾患は？
2. 胸部X線像（図2），胸部CT像（図3）の所見は？
3. 診断は？

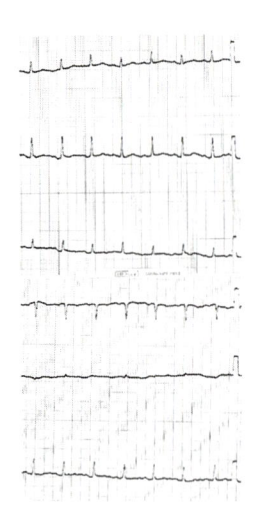

● 図1　入院時心電図

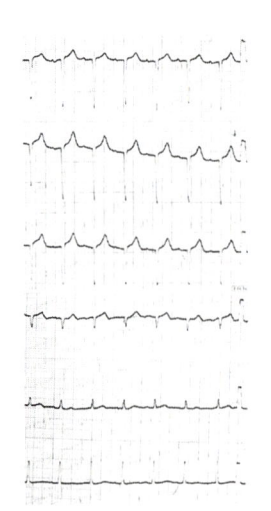

● 図2　胸部X線像

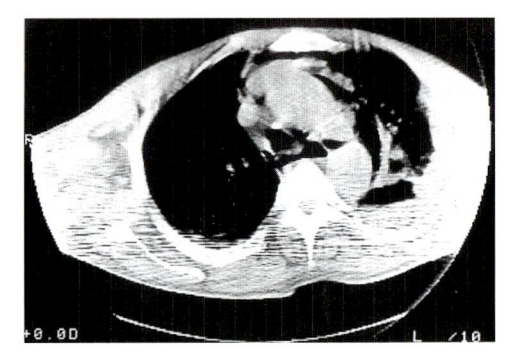

● 図3　胸部CT像

Answer

1 急性心筋梗塞，急性大動脈解離，特発性食道破裂，急性膵炎

2 左胸水，気胸，縦隔気腫

3 特発性食道破裂

・解・説・

特発性食道破裂は急激な食道内圧の上昇により発症する．好発部位は，食道下部左側壁である．多くの場合飲酒に関連した嘔吐が原因である．40～50歳の男性に多いとされる．稀な疾患であるため初診医での正診率は低い．発症後24時間以内に縦隔炎・膿胸から敗血症性ショックとなり急激に重症化することが多く，早期に診断治療を行わなければ死亡率は40～70％ともいわれる．

本症例は，食後の嘔吐で発症したと考えられる．近医受診時では重篤感がなく帰宅しているが，短時間のうちに呼吸困難が出現し，ショック状態となっており，経過としては比較的典型的である．

鑑別すべき疾患として，急性心筋梗塞による心不全あるいは上腹部にも圧痛があるため急性膵炎もあげられる．心電図は既往歴のごとく陳旧性心筋梗塞の所見が認められた（図1）．胸部X線像では，左肺野に胸水の貯留と気胸を認め，著明な縦隔気腫，頸部に皮下気腫を認めている（図4）．胸

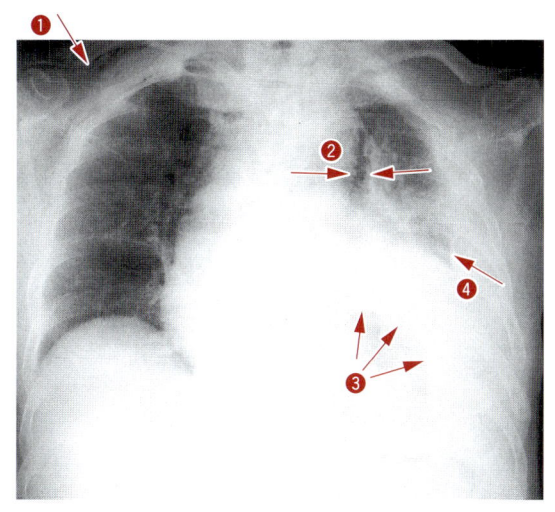

● 図4　胸部X線像
　❶皮下気腫　❷縦隔気腫　❸気胸　❹胸水

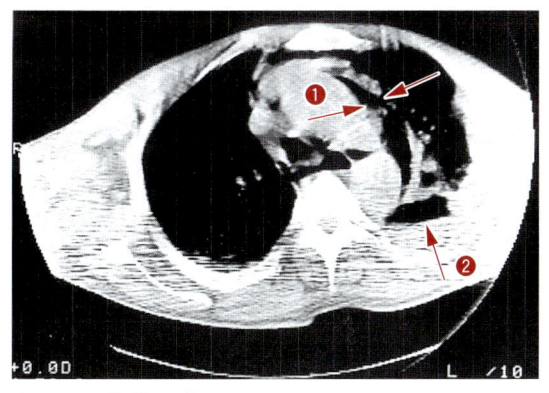

● 図5　胸部CT像
　❶縦隔気腫　❷胸水と気胸による鏡面像

部CT像も同様な所見である（図5）．本疾患が念頭にあれば診断は可能である．

　確定診断は**ガストログラフィン**®による**食道造影**を行い，**造影剤の漏出**を診断することである．本症例では漏出は認められなかった．胸腔ドレナージを行い，胸水に食物残渣を認めた．胸水中のアミラーゼは9,960 IU/Lと著明に上昇していた．血液生化学検査ではRBC，Hb，Htの上昇を認め，白血球増加，CRPの上昇も認められる（表）．血中アミラーゼも上昇が認められ，急性膵炎の可能性も否定できないが，CT上膵の浮腫を認めなかったため否定した．病歴と胸部X線像・CTによる縦隔気腫，皮下気腫および胸腔ドレナージによる胸水の所見により特発性食道破裂と診断し，緊急手術となった．

診断のポイント

① **病歴，身体所見**：飲酒に伴う嘔吐によって発症することが多い．胸痛，上腹部痛，稀に失神をきたす．短時間でショックとなる．ごく早期では急性心筋梗塞，急性大動脈解離，急性膵炎などとの鑑別が必要となる．一般的に**本症の三主徴として，呼吸促迫，腹壁の筋性防御，頸部皮下気腫**があげられている．本疾患を思いつくことが大切である．

② **胸部X線像・CT**：皮下気腫，気胸，胸水の証明．CTの方がわずかな気腫などの検出率は高い．急性膵炎，急性大動脈解離の否定を行う．

③ **胃・食道造影**：確定診断は，水溶性造影剤のガストログラフィン®で食道造影を行い，漏出を証明することである．漏出を確認できないこともある．

④ **胃・食道内視鏡検査**：破裂孔の確認も可能だが，送気による病変の拡大も考慮され慎重に行うべきである．

⑤ **胸水穿刺**：胸水中の食物残渣の証明，pHの低下・唾液アミラーゼの上昇．

⑥ **心電図**：急性心筋梗塞の否定を行う．

治療

　未治療のまま24時間以上経過すると70％以上の死亡率ともいわれるため，診断がつきしだい**緊急手術**となる．

　早期診断早期治療が救命のため大切である．稀な疾患であるため診断困難といえるが，一番大切なことは，本症を突発する胸痛の鑑別すべき疾患として頭に入れておくことである．

さらに詳しい解説は114ページへ

〈坂本雅彦〉

Case：腹痛❶

61歳　女性　夕方より心窩部痛出現．嘔吐もあり，翌日未明疼痛増強

年齢・性別	61歳　女性
主訴	心窩部痛，嘔吐
現病歴	夕方より心窩部痛出現，吐気もあり，嘔吐4，5回．翌日未明，疼痛増強し，緊急入院となる．
既往歴・家族歴	特記すべきことなし．アルコール歴なし
入院時現症	意識清明．血圧150/90mmHg，脈拍94/分，体温38.0℃．上腹部に強い圧痛を認めるが，デファンスはなし．入院時検査所見（表），腹部超音波検査所見（図1）およびCT像（図2）を示す．

● 表　入院時検査所見

血液学的検査			生化学的検査					
WBC	15,470	/μL	TP	6.6	g/dL	Amy	1,373	IU/L
RBC	491×10⁴	/μL	AST	150	IU/L	BUN	18.3	mg/dL
Hb	14.2	g/dL	ALT	218	IU/L	Creat	0.6	mg/dL
Ht	42.2	%	LDH	510	IU/L	Ca	8.7	mg/dL
Plt	19.8×10⁴	/μL	ALP	288	IU/L	Glu	120	mg/dL
			γ-GTP	300	IU/L	CRP	1.9	mg/dL
			LAP	150	IU/L	凝固系血液検査		
			T.Bil	1.6	mg/dL	PT	13.8	秒
			D.Bil	0.7	mg/dL	APTT	38.9	秒

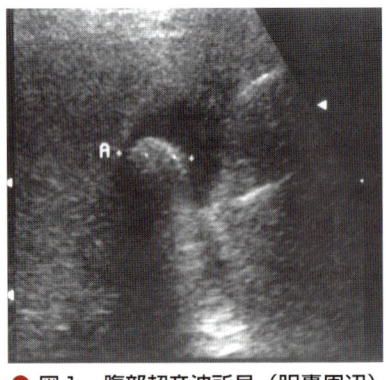

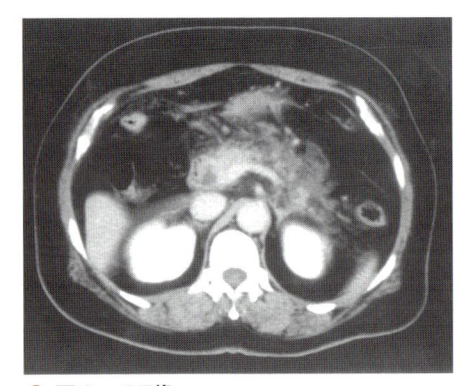

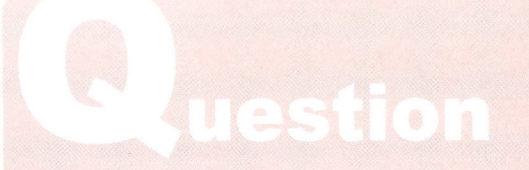

● 図1　腹部超音波所見（胆嚢周辺）　　● 図2　CT像

Question

1. 腹部超音波検査およびCT像の所見は？
2. 次に行うべき検査は？
3. 今後の治療方針は？

Answer

1 超音波検査では胆嚢内にacoustic shadow（音響陰影）を伴うstrong echoが観察され，結石が確認される．ただし，著明な壁肥厚は認められない．なお，この検査では総胆管および膵臓ははっきりと描出できなかった．
CTでは，膵臓が腫大し，辺縁が不明瞭となっている．膵体尾部周囲の脂肪組織のdensity上昇，滲出液の貯留も認められ，急性膵炎と診断される．なお，総胆管結石は認められなかったが，他のスライスでは胆嚢内には数個の結石が観察された

2 MRCP，ERCP

3 絶食，補液．抗生物質，抗膵酵素薬投与．総胆管結石確認後，内視鏡下総胆管結石砕石術および腹腔鏡下胆嚢摘出術

・解・説・

上腹部に急性腹痛発作と圧痛があり，血中膵酵素上昇，CT像でも膵腫大が認められ，本症例は**急性膵炎**と診断された．ただし，ショック，呼吸困難，神経症状などはなく，また血液検査成績からも重症急性膵炎の範疇には入らない．

急性膵炎をきたす原因としては，**アルコール**，**胆石症**，脂質異常症，高Ca血症などが多いが，本症例にアルコール歴はなく，超音波およびCTにて胆嚢結石が認められることから，本症例の急性膵炎の成因としては，胆石が考えられた．

胆石が急性膵炎を起こす機序としては，総胆管への落石によるVater乳頭での嵌頓，Oddi筋の痙攣，また細菌感染の伝播，胆嚢からの臓器反射などがあげられている．

本症例では超音波，CTから総胆管の情報が十分に得られていないので，**MRCP**（magnetic resonance cholangio-pancreatography），**ERCP**（endoscopic retrograde cholangiopancreatography）が必要になる．MRCPは非侵襲的で安全な検査法であり，造影剤が不要でX線被曝もない．CT，超音波検査より感度が高く，3mm程度の小結石まで描出可能とされている．本症例でも総胆管下部の結石像が描出された（図3）．膵炎の急性期にERCPを施行することは好ましくないとの考えもあるが，**総胆管結石が原因である場合には，むしろ早期に行い，直ちにEST**（endoscopic sphincterotomy：内視鏡的乳頭切開術）**を施行し排石させることが望ま**

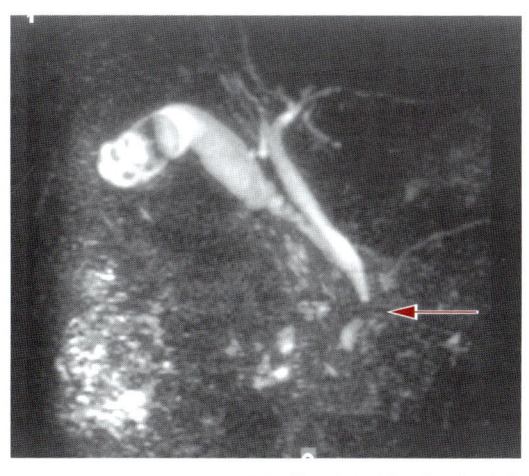

● 図3　MRCPによる総胆管下部の結石像（矢印）

しい．本症例でもERCPで結石を確認し（図4），バスケットカテーテルにて砕石している．

　本症例のような重要臓器不全の兆候がなく，全身状態が比較的良好な**軽・中等症膵炎**では，まず**膵臓の安静，消炎，逸脱膵酵素の不活化**などが早期治療の中心となる．そのため，治療方針としては**絶食，補液**，さらに**抗菌薬，抗膵酵素薬の投与**が必要である．また，本症例のような胆囊総胆管結石症では，総胆管結石は内視鏡的に処置し，さらに**腹腔鏡下胆囊摘出術**を行って治療は終了となる．

さらに詳しい解説は122ページへ

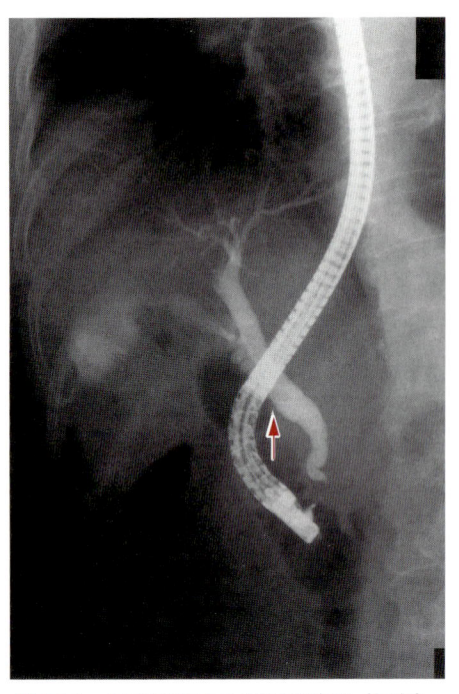

● 図4　ERCPによる結石の確認（矢印）

文　献

1) 「エビデンスに基づいた急性膵炎の診療ガイドライン第2版」（急性膵炎のガイドライン），金原出版，東京，2007

〈西田正人・瀬戸泰之・藤原勝彦〉

Case：腹痛❷

48歳　女性　2〜3日前より胸やけあり，突然強い腹痛が出現

年齢・性別	48歳　女性（主婦）
主訴	腹痛
現病歴	発症2〜3日前より胸やけあり．朝，突然，強い腹痛が出現．朝食は摂取せず．当院を受診し，緊急入院となった．
既往歴・家族歴	特記すべきことなし
入院時現症	意識清明．血圧 142/72mmHg，脈拍 118/分．腹痛のため仰臥位困難で前屈位．腹部全体が著明な板状硬を呈し，自発痛，圧痛強く，特に下腹部で疼痛著明であった．月経中．胸部X線に異常像なし．

入院時検査所見（表）腹部X線像（左側臥位）（図1）およびCT像（図2）を示す．

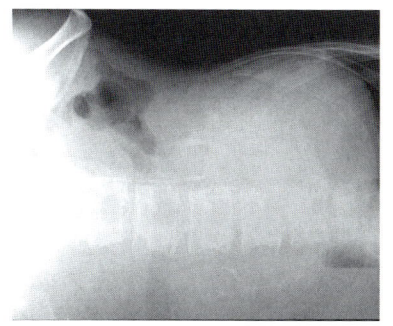

● 図1　入院時腹部X線像（左側臥位）

● 表　入院時検査所見

血液学的検査			生化学的検査					
WBC	15,620	/μL	TP	7.8	g/dL	AST	15	IU/L
RBC	521×10⁴	/μL	ALT	15	IU/L	T.Bil	0.7	mg/dL
Hb	16.4	g/dL	ALP	108	IU/L	LDH	217	IU/L
Ht	48.1	%	S-Amy	140	IU/L	CK	33	IU/L
PLT	23.3×10⁴	/μL	BUN	24.5	mg/dL	Creat	0.5	mg/dL
			Na	140	mEq/L	K	3.4	mEq/L
			Cl	95	mEq/L	Glu	126	mg/dL
			CRP	0.1	mg/dL			

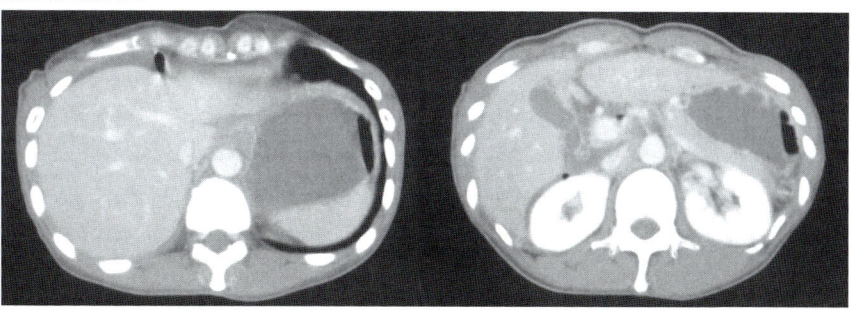

● 図2　入院時腹部CT像

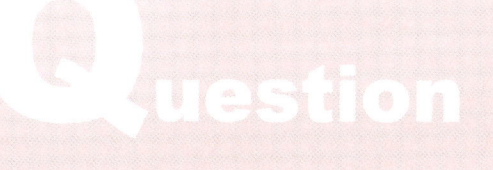

Question

1 腹部X線像（図1）およびCT像（図2）の所見は？

2 腹痛の原因として，何を最も疑うか？

3 今後の治療方針は？

Answer

1 肝表面，膵頭部，Morrison窩などにfree air（異常ガス像）あり（図3および図4の矢印）

2 消化管穿孔による汎発性腹膜炎

3 緊急手術

・解・説・

身体所見より汎発性腹膜炎であることは明らかである．CTにて上腹部に**free air**が見られることから，原因としては**消化管穿孔**が考えられる．free airは消化管穿孔を強く示唆する画像所見であり，胸腹部単純X線撮影においては体位により横隔膜下，腹側壁部，肝下面などに認められることが多い．少量の場合は左より右横隔膜下で見られやすく，疼痛のため立位をとれない症例では左側臥位正面像が有用である．単純X線撮影では検出できない微量のfree airがCTで検出されることもあり，free airを念頭においた注意深い読影が必要である．**消化管穿孔に限らず急性腹症の診断においてCTは有効かつ必須の検査といえる．**

本症例では消化管穿孔による**汎発性腹膜炎**の診断のもと緊急手術の方針としたが，穿孔部位が特定できなかったため，まず麻酔導入後に上部消化管内視鏡検査を施行したところ，十二指腸球部前壁に穿孔を認め，**十二指腸潰瘍穿孔**の確定診断を得て，引き続き腹腔鏡下に洗浄ドレナージを施行した．

free airは消化管穿孔の間接所見であるが，内視鏡像は確定診断のための最大の直接所見である．一般に潰瘍穿孔が疑われる症例に対する緊急内視鏡検査は消化管内容物の腹腔内流出による腹膜炎悪化や送気による腸管内の空気貯留を危惧して以前は禁忌とされていたが，緊急手術がいつでもできる態勢下で熟練した医師が細心の注意と最小限の送気で短時間に施行するならば，診断と治療方針の決定に非常に有用である．

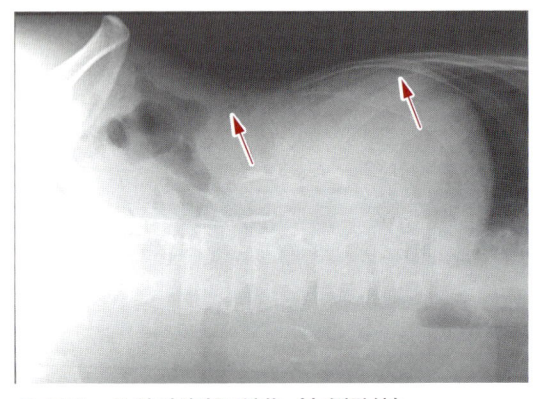

● 図3　入院時腹部X線像（左側臥位）

十二指腸潰瘍穿孔は上部消化管穿孔の70～80％を占める代表的な急性腹症である．穿孔により腹腔内に流出した胃・十二指腸液が化学性無菌性腹膜炎を惹起し，時間経過とともに細菌性腹膜炎へと進行する．

十二指腸潰瘍穿孔自体は現在，必ずしも絶対的な手術適応ではない．十二指腸潰瘍穿孔の確定診断がつき，かつ，発症後早期で腹膜炎が上腹部に限局しており，全身状態が良好で重篤な基礎疾患のない症例（特に若年者）では，NG（nasogastric：経鼻胃管）チューブによる持続吸引による減圧と補液，抗菌薬，H_2受容体拮抗薬，プロトンポンプインヒビターの使用により保存的治療を試みることが可能である．もちろん，全身管理と頻回の経過観察が必要なことはいうまでもなく，腹膜

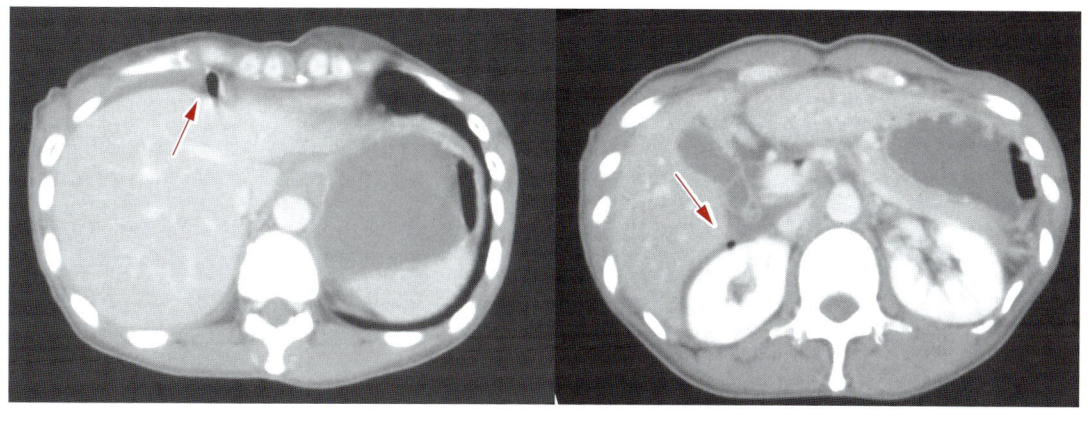

● 図4　入院時腹部CT像

炎の所見が拡がったり全身状態が悪化するようならば，時期を逸することなく手術を要する．

本例のような**汎発性腹膜炎やショックを伴うような大量出血症例は緊急手術の絶対適応である**．発症後の経過時間（24時間以上）も手術適応の目安の1つとなる．穿孔性十二指腸潰瘍に対しては現在は腹腔鏡下手術が普及しているが，遺残膿瘍を生じないよう十分量（少なくとも5,000 mL以上）の温生理食塩液によるくまなき洗浄と，確実なドレナージが必須である．胃内容が減圧されていれば十二指腸穿孔部の大網充填ないし被覆はしなくてもよいとされている．

十二指腸潰瘍の場合，狭窄を伴う穿孔以外は胃切除は施行しない．術後は上部消化管内視鏡検査にて経過観察しつつ，抗潰瘍療法を継続する必要がある．*Hericobacter pylori*（*HP*）陽性例では潰瘍再発率が高い．本症例は*HP*陽性であり，術後除菌療法により*HP*は除菌された．

さらに詳しい解説は 122 ページへ

文　献
1) 秦 史壮，他：特集 急性腹症－画像診断から初期治療まで．消化管穿孔．臨床外科，51：1121-1126，1996
2) 井上義博，他：特集 急性腹膜炎 －病態と治療の最前線　II．治療法の選択とタイミング　3．上部消化管穿孔例の保存的治療－ 十二指腸潰瘍穿孔を中心に－．臨床外科，53：1129-1133，1998

〈西田正人・瀬戸泰之・吉川朱実〉

Case：腹痛❸

85歳　男性　左側腹部痛が生じ近医を受診するが軽快せず，入院．腎機能障害が進行

年齢・性別	85歳　男性
主　訴	腎梗塞治療中の急激な腹痛
既往歴	30年前左上顎洞癌根治術施行．15年前から高血圧，心房細動で近医通院，内服中（抗凝固薬なし）
現病歴	5月23日急に左側腹部痛が生じ，前医を受診し，輸液などの治療を受けた．症状軽快せず，25日再診し，腹部CT検査で左腎梗塞と診断され，同日前医に入院した．ウロキナーゼ24万単位静注後，ヘパリン療法（4,000単位/日　持続静注）が開始されたが，腎機能障害が進行したため，29日当院に紹介入院した．
入院時現症	腹痛なし，発熱なし．血圧170/80 mmHg，脈拍60回/分不整．ヘパリン12,000単位/日 持続静注に増量し，次第に腎機能は改善した．6月2日，急に上腹部痛が生じた．
発症時現症	意識清明，体温36℃，血圧120/70 mmHg，脈拍100回/分不整，呼吸数24回/分，冷汗あり．上腹部中心に圧痛，筋性防御，腹膜刺激症状を認めた．
経　過	採血検査で貧血を認め，腹部超音波検査で腹腔内に液体貯留が認められ，腹部CTを行った． 検査所見を表，腹部CTを図1に示す．

● 表　血液・生化学的検査

	5/29入院時		6/2発症時	
血液学的検査				
WBC	9,050	/μL	6,900	/μL
RBC	405万	/μL	356万	/μL
Hb	11.9	g/dL	10.3	g/dL
Ht	33.7	%	30.3	%
Plt	18.7万	/μL	36.7万	/μL
生化学的検査				
CRP	8.6	mg/dL	3.2	mg/dL
BS	139	mg/dL	93	mg/dL
TP	5.8	g/dL	5.9	g/dL
BUN	67.0	mg/dL	37.4	mg/dL
Creat	3.5	mg/dL	2.7	mg/dL
Na	130	mEq/L	130	mEq/L
K	4.7	mEq/L	5.0	mEq/L
Cl	193	mEq/L	199	mEq/L
AST（GOT）	22	IU/L	19	IU/L
ALT（GPT）	31	IU/L	21	IU/L
LDH	611	IU/L	523	IU/L
ALP	127	IU/L	127	IU/L
Amy	249	IU/L	275	IU/L
T.Bil			1.0	mg/dL
血液ガス検査				
pH			7.432	
PO_2			79.5	mmHg
PCO_2			33.6	mmHg
BE			-0.8	mEq/L

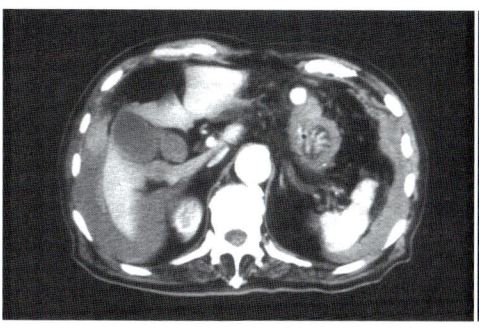

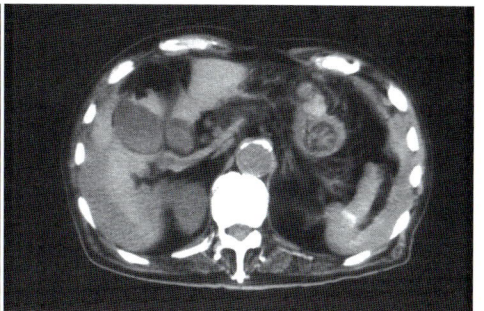

● 図1　腹部CT（左：造影，右：単純）

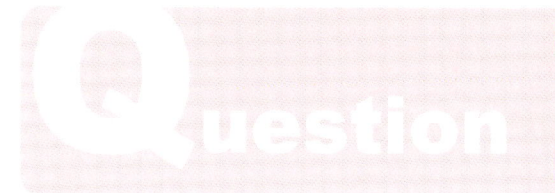

1 腹部CTより考えられる診断は？

2 このあと行うべき検査は？

腹腔動脈撮影を図2，図3に示す．

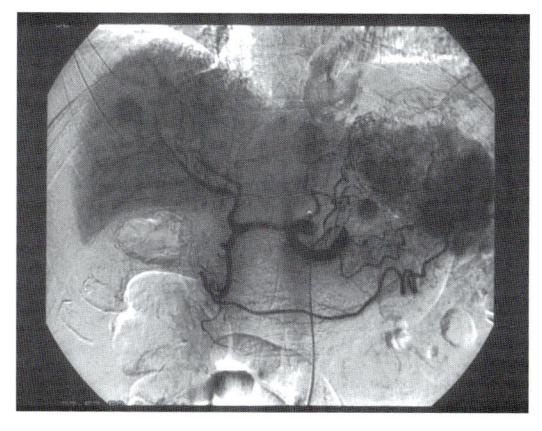

● 図2　腹腔動脈撮影像

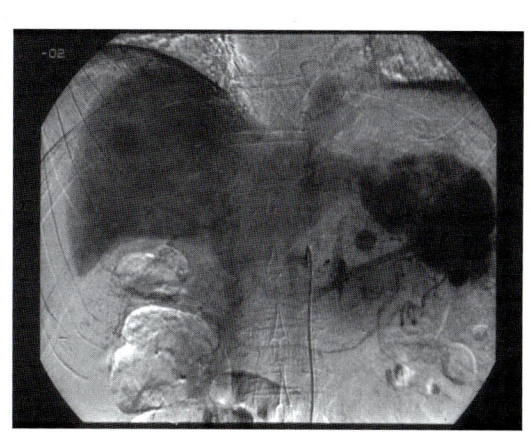

● 図3　腹腔動脈撮影像（静脈相の早期）

3 腹腔動脈撮影の所見は？

4 治療方針は？

Answer

1. 左胃動脈瘤破裂，腹腔内出血

2. 腹腔動脈撮影

3. 多発性左胃動脈瘤．脾動脈閉塞．肝S8血管腫

4. TAE（または手術療法）

・経・過・

　本症例は腎機能障害があったため当初単純腹部CTを行い（図4），**左胃動脈瘤破裂**（図4 B）と診断された．造影腹部CT（図4），腹腔動脈撮影，左胃動脈撮影（図5，6）を行い，多発性左胃動脈瘤（図4 A，図5 C，図6 E）と確定診断された．脾動脈閉塞（図5 D）については5月23日の左腎梗塞発症時に併発したものと推測された．

　本症例は循環動態が安定しており，後述の理由の他，ヘパリン化されていたため，**TAE**（transcatheter arterial embolization：経カテーテル動脈塞栓術）を治療の第1選択とした．本症例では一番大きな動脈瘤にcoil，gel formを詰め，左胃動脈は閉塞されたが，小さな2つの動脈瘤の末梢にはcoilを詰めなかった．後の側副血行による動脈瘤の再出血を危惧し，翌日手術を施行した．なお，造影剤使用後に高K血症となり，血液透析を行った．手術所見では，胃体中部のレベルで小弯側に血腫を取り囲んで肥厚している小網を認めた．一番大きな動脈瘤は同定できたが，小さな2つの動脈瘤は不明であった．腹腔内出血量は1,600g．左胃動脈を根部で結紮切離し，一部胃壁を含め血腫とそれを取り囲む小網をすべて切除した．術後気管支肺炎などを合併したが，第61病日軽快退院した．

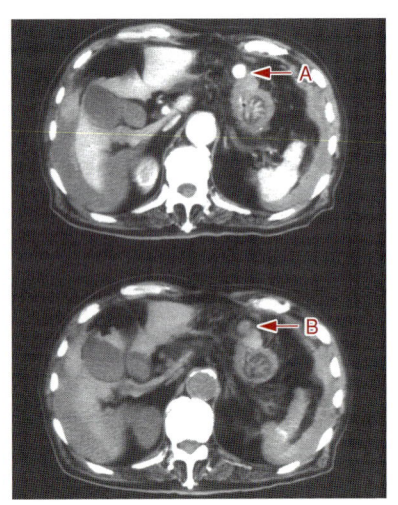

● 図4　腹部CT（上段：造影，下段：単純）

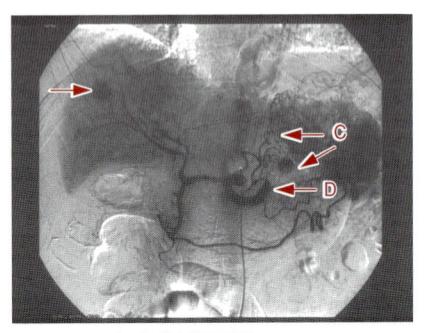

● 図5　腹腔動脈撮影像

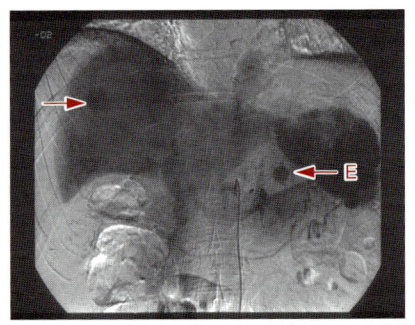

● 図6　腹腔動脈撮影像（静脈相の早期）

・解・説・

腹部内臓動脈瘤は比較的稀な疾患だが，急性腹症の鑑別疾患の1つとして念頭におく必要がある．診断には**腹部CT検査**が有用で，最近では，特に**3D-CT画像**の有用性が評価されている．最終的には**腹部血管撮影**で決定される．全体の約60％が**脾動脈瘤**，約20％が**肝動脈瘤**，10％弱が**上腸間膜動脈瘤**，ついで**腹腔動脈瘤**が約5％と報告されており，胃十二指腸動脈，胃動脈，胃大網動脈瘤の発症は少ない．胃動脈瘤破裂の種類には，粘膜下に発生し内腔に出血するintramural typeと腹腔内出血をきたすextravisceral typeがあるが，後者が多い．

腹部内臓動脈瘤の成因として，感染，炎症，外傷，動脈硬化，動脈の中膜変性，先天性，近傍の動脈狭窄による血流増加があげられるが，局在によって異なる．脾動脈瘤では，Stanleyの5型分類があるが，日本では，門脈圧亢進症の合併が特徴的で，他に中膜異形成，妊娠関連，膵炎などが原因と考えられている．肝動脈瘤では，動脈硬化，外傷，炎症，医原性．上腸間膜動脈では約60％が細菌性，ついで動脈硬化，慢性膵炎．腹腔動脈瘤では，中膜変性，動脈硬化．胃十二指腸動脈瘤では，膵炎が主である．胃動脈瘤では，中膜変性，膵炎などの炎症が主な原因と報告されている．

治療法は，**TAE**と手術である．腹部内臓動脈瘤の自然経過が不明なため，未破裂例では手術適応の明確なものはない．腹腔および上腸間膜動脈瘤は32mm，肝および脾動脈瘤は24mm以上で破裂頻度が増大するとの報告もあるが，分枝では小さな動脈瘤でも破裂しうる．血行遮断により臓器虚血，腸管壊死を惹起する部位以外では，TAEを治療の第1選択としている報告が多い．特に，胃，胃大網，胃十二指腸，膵十二指腸動脈など側副血行の豊富な部位，また膵炎や膿瘍の合併に伴う動脈瘤では，よい適応となることが多い．

手術は，**動脈瘤切除**，**動脈結紮術**が一般的だが，炎症性変化が強かったり，腸管虚血が生じる場合などは，周囲臓器の合併切除も必要となる．また，固有肝動脈瘤や側副血行のない部位の上腸間膜動脈瘤などでは血行再建術も必要となる．

破裂例でも未破裂例と同様の治療方針であるが，出血性ショックや重篤な合併症状を伴う場合も多く，治療の第1選択をTAEにするか手術にするかは一定ではないようである．しかし，低侵襲で一時止血も良好であることから，TAEを第1選択とする報告が多い．

さらに詳しい解説は122ページへ

文　献

1) 宮田哲郎，重松 宏：腹部内臓動脈瘤．臨床外科，52（13）：1559-1564，1997
2) 大森浩明，他：腹部内臓動脈瘤破裂の診断と治療上の問題点．日本腹部緊急医学会雑誌，19（3）321-327，1999

〈西田正人・瀬戸泰之〉

Case：失神❶

74歳　女性　気分不快を訴え，失神を繰り返す

年齢・性別　74歳　女性

現病歴　失神を繰り返すため，救急車で外来受診した．来院時，意識清明，血圧210/100 mmHg，脈拍数70/分（整）．神経学的所見で明らかな異常なし．血液学的検査，生化学的検査で異常値なし．頭部CTで出血なし．動脈血ガス分析で酸素2L投与下でPO_2 126 mmHg，PCO_2 38.7 mmHg.

入院時現症　失神の原因精査目的で入院した．入院後装着した心電図モニターで，以下の不整脈を認めた（図1）．この際，患者は失神したが，この不整脈が自然消失すると意識を回復した．

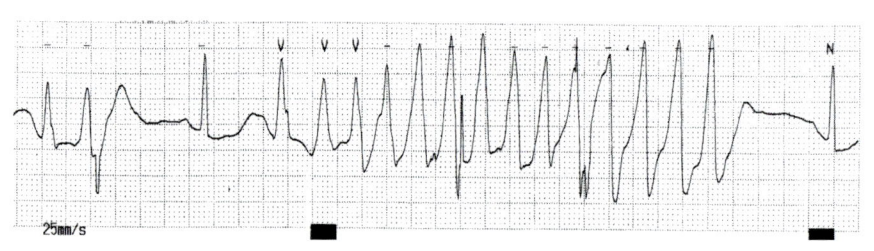

● 図1　心電図モニター

Question

1　この不整脈の診断は？

2　どのように対処すべきか？

心電図モニターで新たな不整脈の出現をみた（図2）．

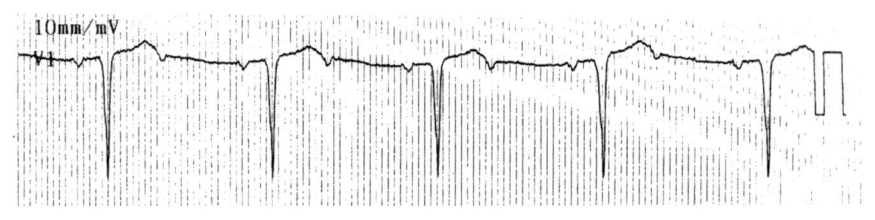

● 図2　心電図モニター

3　この不整脈の診断は？

4　どのように対処すべきか？

Answer

1 心室頻拍

2 電解質，服用薬剤，心疾患の有無などをチェックし，これらを参考にして抗不整脈薬を考慮する．例えば，アミオダロン，リドカイン

3 2：1 Ⅱ度 房室ブロック

4 心室頻拍のみならず，房室ブロックでも意識消失を起こすことが判明したため，永久ペースメーカー埋め込み手術を考慮する

・解・説・

不整脈を原因とする失神をAdams-Stokes症候群またはStokes-Adams症候群と呼ぶ．原因となる不整脈には頻脈性不整脈と徐脈性不整脈がある．不整脈の**程度および持続時間によって，完全な意識消失すなわち失神をきたしたり，軽症例ではめまい発作やふらつきなどで終わる場合もある**．症状の違いは，器質的心疾患の有無，貧血など他疾患の合併，発症時の患者の体位にもよる．立位での発症は**転倒の危険がある**．転倒によって，**骨折や頭部外傷を発症しうる**．電車のホームや高所での発症は転落事故や墜落事故につながる．自動車運転中の発症は交通事故につながる．私見であるが，**電車ホームでの人身事故や交通事故の何％かは本症が原因であろう**．

突然発症することも多く，居眠りと間違えられることもある．てんかん発作や一過性脳虚血発作と間違えられることも多い．普通発症時の記憶はない．**Adams-Stokes症候群を疑ったら，入院観察とした方が安全である**．診断には持続的心電図モニタリングが有効である．

本症例のように頻脈性不整脈と徐脈性不整脈が合併する症例も少なくない．洞不全症候群RubensteinⅢ型では，徐脈性不整脈である洞不全の他，頻脈性不整脈である心房細動の合併がみられる（表）．逆に，**頻脈性心房細動の何割かは洞不全症候群RubensteinⅢ型であり**，頻脈性心房細動の治療後に，洞不全に伴う徐脈性不整脈による症状がより明らかになる症例もあり注意を要する．24時間**長時間心電図（ホルター心電図）検査が有効**である．

完全右脚ブロックと左軸偏位，左脚前枝ブロックの合併（2束ブロック）から完全房室ブロックに進行する症例もあり注意を要する．MobitzⅡ型ブロックから，完全房室ブロックへの移行もある．

β遮断薬や抗うつ薬，抗生物質など**医療機関からの投薬が原因となるいわゆる医原性のブロックも少なくない．他の医療機関からのものも含めて，投薬内容に留意すべきである**．発作時の心電図で確定診断をつけること，複数の不整脈の合併を念頭におくことが大切である．**非発作時の心電図から手がかりが得られることも多く，12誘導心電図もこまめにとること．**

● 表　洞不全症候群（SSS：sick sinns syndrome）と房室ブロックの分類

洞不全症候群の分類			
Rubenstein I型 （洞性徐脈）	50/分以下の原因不明の持続性洞徐脈		
Rubenstein II型 （洞停止または 洞房ブロック）	どの程度PP間隔が延長したら洞停止・洞休止と呼べるかの基準はないが，一般的にはPP間隔が基本調律のPP間隔の150％以上に突然延長した場合に診断している． また，PP間隔が基本PP間隔の整数倍に延長する場合は洞房ブロックと診断する		
Rubenstein III型 （徐脈頻脈症候群）	心房細動・心房粗動・心房頻拍などの頻脈性不整脈に洞性徐脈や洞停止が合併したものであり，洞結節のみならず心房筋の障害も伴っている		
房室ブロックの分類			
I度	房室伝導時間が延長（PQ間隔が0.20秒以上）するが，1：1伝導は保たれている		
II度	房室伝導がときどき途絶するため，P波に続くQRS波が間欠的に脱落する． PQ間隔の変動様式から以下の2つのタイプに分類される		
	Wenckebach型 （Mobitz I型）	PQ間隔が徐々に延長した後にQRS波が脱落する． 房室結節内の伝導障害による場合が多く，房室結節-His束（AH）間のブロックをきたすものが多い	
	Mobitz II型	PQ間隔が漸増することなく一定のままで，突然QRS波が脱落する． His束以下の伝導障害による場合が多く，His束-心室（HV）間のブロックをきたすものが多い	
高度房室ブロック	II度房室ブロックのうち房室伝導能が2：1より悪い場合，長い心停止発作をきたすことがある．Mobitz II型房室ブロックから進展することが多い		
III度 （完全房室ブロック）	房室伝導が完全に途絶して，P波とQRS波は無関係に独立した周期で出現する． 房室接合部からの補充収縮のQRS波は正常で心拍数は50/分程度であるが，心室からの補充収縮のQRS波は広く心拍数も遅く，補充収縮の出現も不安定である． 補充収縮が極端に遅くなった場合や停止した場合はAdams-Stokes失神発作をきたす		

さらに詳しい解説は128ページへ

〈加藤　徹〉

Memo

Case：失神❷

52歳　男性　健康診断で胃潰瘍を認め生検．帰宅後，黒色便に気づく．パチンコ中，失神して転倒

年齢・性別	52歳　男性
現病歴	23歳より胃潰瘍を繰り返している．会社の健康診断で上部消化管内視鏡検査を施行．胃潰瘍を認め，生検した．帰宅後，黒色便に気づいた．パチンコをしていたところ失神して転倒したため，救急車で外来受診した．
来院時現症	来院時，意識清明，結膜軽度貧血あり．血圧120/80 mmHg，脈拍数90/分（整）．神経学的所見で明らかな異常なし．診察室で仰臥位から座位をとると失神する．
検査所見	血液生化学検査でTP 6.1 g/dLと低下，BUN 50 mg/dLと上昇，CRE 0.8 mg/dLと正常．血液学的検査でWBC 18,200/μLと上昇，Hb 11.9 g/dLと軽度低下．

Question

1　失神の原因疾患としてまず第一に何を考えるか？

2　どのように対処すべきか？

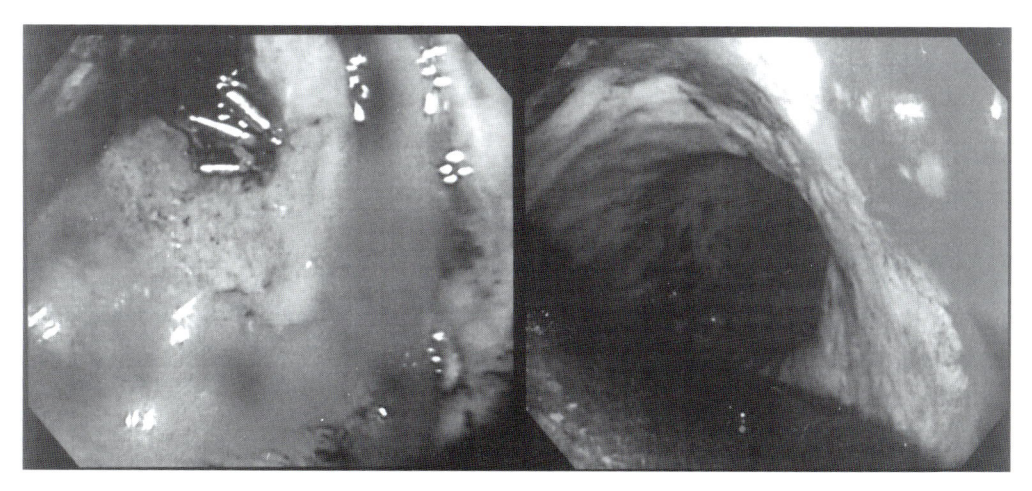

● 図1　内視鏡像

Answer

1. 胃潰瘍生検後の消化管出血

2. 本症例では緊急内視鏡検査を施行する．図1のように胃潰瘍（生検部位？）からの出血を認めた．直ちにクリッピングにより止血した

・解・説・

繰り返す胃潰瘍の既往のある患者が，胃潰瘍の診断のもと生検を受けた．その後，黒色便に気づき，失神している．まず第一に胃潰瘍生検後の消化管出血を考えるべきであろう．**脈拍数が90/分と頻脈傾向にあること，診察室で仰臥位から座位をとると失神することも一致する．外来受診時のTP値低下，BUN値上昇は，上部消化管出血に一致する．** 来院時はHb 11.9g/dLと軽度低下であったが，経過中にHb 8.0g/dLまで低下した．

出血性ショックの5つの臨床兆候は，pallor（顔面蒼白），perspiration（発汗），prostration（虚脱），pulmonary deficiency（呼吸促迫），pulselessness（脈拍微弱）であり，5 P'sと覚える．

緊急内視鏡検査の結果，明らかな出血点を有する胃潰瘍を認めた．血管の断端を確認し，止血および再出血予防目的でクリッピングを行った．内視鏡的止血術にはクリッピング法の他に，局注法，薬剤散布法などがある．クリッピング法による止血は，出血部位の同定のもとに機械的に行う止血法であり，組織侵襲は少ないと考えられる．

消化管出血と診断されたら，まず，**血圧低下，ショックの有無を判定する**（表，図2）．同時に静脈確保を行い，輸血の準備をしながら急速輸液を開始する（図3）．仰臥位から起座位への体位変換により収縮期血圧の10 mmHg以上の低下，脈拍数の20/分以上の増加が見られれば，約1 L以上の出血が推測される（Tilt 試験）．

初期には交感神経活性の亢進などのために，頻脈や冷汗などはみられるが，貧血は目立たないことがある．ADHやアルドステロンなどの働きも介して循環血漿量の増加が起こり，血液が希釈されて初めてヘモグロビンやヘマトクリット値の低下がみられる．**検査データにおける高度の貧血は遅れてみられることもあり，本症の否定には注意を要する．**

● 表　ショックスコア[1]

点数	0	1	2	3
収縮期血圧（mmHg）	≥100	≥80	≥60	<60
脈拍数（beats/分）	≤100	≤120	≤140	>140
base excess（mEq/L）	≤±5	±5〜±10	±10〜±15	>±15
尿量（mL/時）	≥50	25〜50	<25	0
意識状態	清明	興奮〜軽度応答遅延	応答遅延著明	昏睡

表の点の合計がショックスコア．5点以上がショック．合計点数が増すほど重症

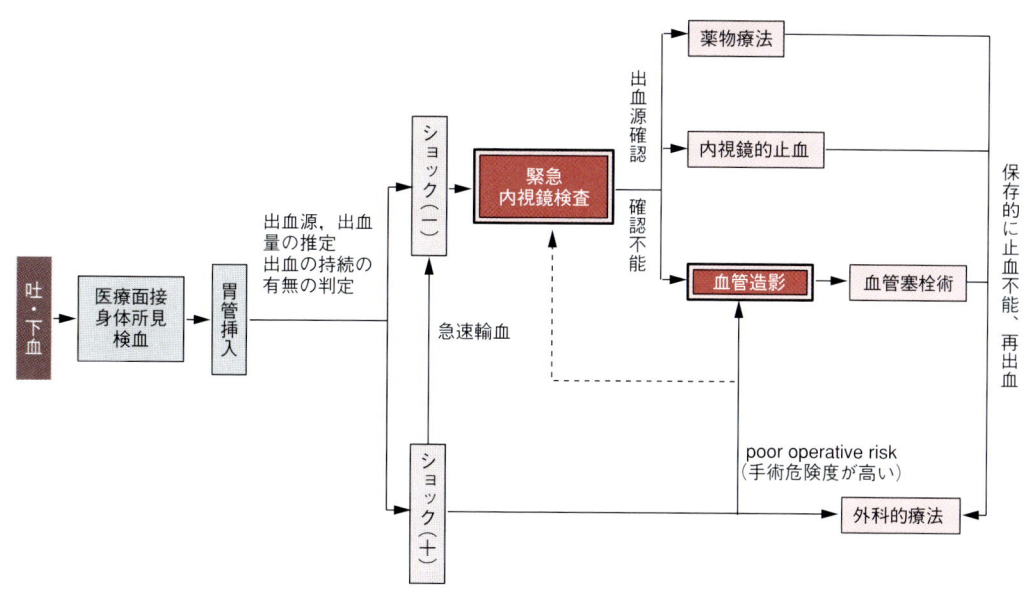

● 図2 上部消化管出血の診断と治療の手順
　　　文献2）より引用

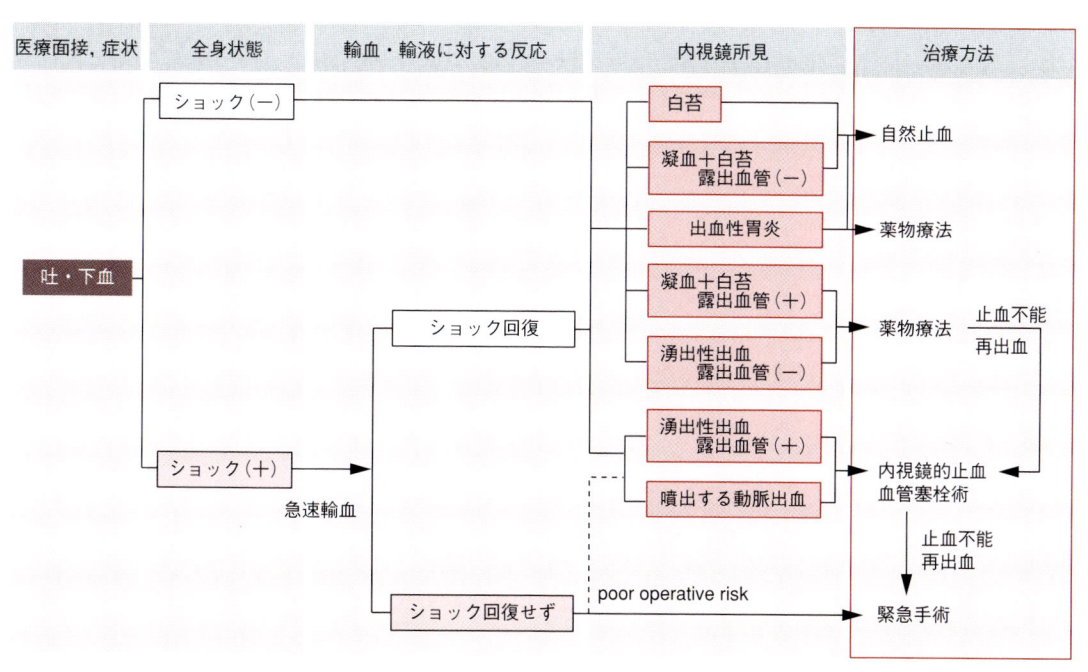

● 図3 上部消化管出血の治療方針
　　　文献2）より引用

さらに詳しい解説は128ページへ

文　献

1) Ogawa, R. & Fujita, T. : A Scoring for a quantitative evaluation of shock. Jpn. J. Surg., 12 : 122-126, 1982

2) 房本英之：出血性胃・十二指腸潰瘍．救急医学，23（10）：757-765, 1999

〈加藤　徹〉

Case：失神❸

65歳　男性　ゲームセンターで失神して椅子から転落

年齢・性別	65歳　男性
現病歴	定年退職後，ゲームセンターで競馬ゲームに熱中しているうちに失神して椅子から転落した．店員が通報し，救急車で搬送された．
来院時現症	来院時，意識清明．結膜に貧血なし．血圧140/80 mmHg，脈拍数72/分（整）．神経学的所見で明らかな異常なし．瞳孔左右同大で対光反射は良好．指尖酸素飽和度SpO_2は98％と低酸素なし．神経学的所見に異常なし．血液生化学検査および血液学的検査に異常値なし．12誘導心電図は正常洞調律で不整脈なし，ST-T変化なし，デルタ波なし，QT延長なし．胸部X線で異常なし．頭部X線（図1）および頭部CT検査（図2）を行った．

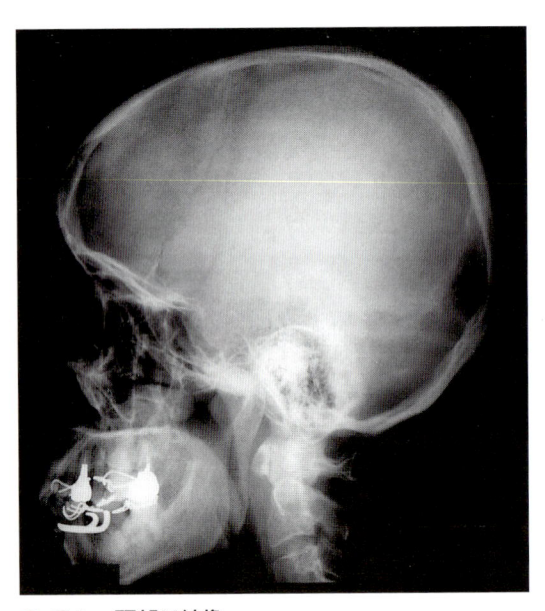

● 図1　頭部X線像

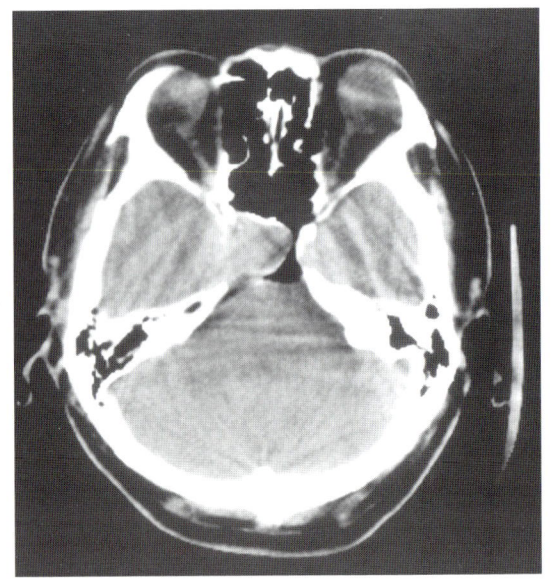

● 図2　頭部CT像

Question

1　頭部X線の所見は？

2　頭部CT検査の所見は？

Answer

1 トルコ鞍拡大（図3）を認める

2 トルコ鞍から海綿静脈洞にかけて腫瘍を疑わせる占拠病変を認める．頭部造影CT検査では不均一に造影される径30 mmの腫瘍を疑わせる占拠病変を認めた（図4）．脳神経外科で精査の結果，脳下垂体腫瘍（プロラクチノーマ）と診断された

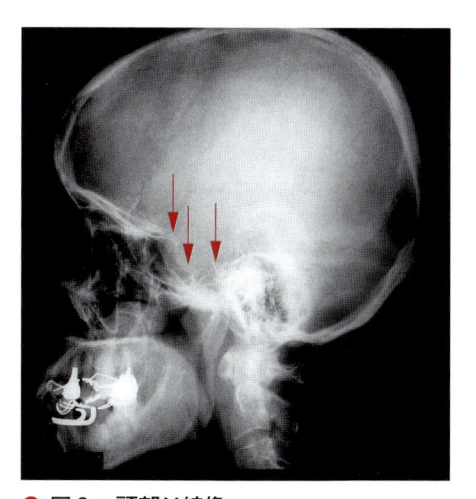

● 図3　頭部X線像

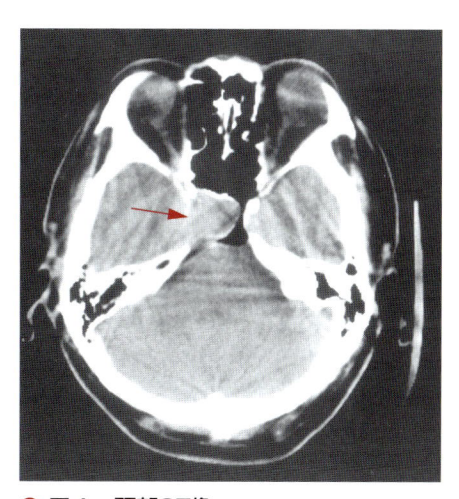

● 図4　頭部CT像

・解・説・

　以前，テレビ画面の激しい閃光を見た少年少女が失神発作をきたしたというニュースが報道された．本症例では，退職後の楽しみに，ゲームセンターでの競馬ゲームに興じていた男性が失神発作をきたした．**突然発症，巣症状なし**．原因精査の目的で撮影した頭部単純X線写真で**トルコ鞍の拡大を認めた**．頭部CT写真では，下垂体腫瘍の所見が得られた．

　突然発症して急激な経過をたどることの多い脳血管障害とは異なり，脳腫瘍では突然の意識障害で発症する症例は多くない．しかし，本症例のように，閃光を契機に**一過性の意識障害で発症する脳腫瘍の症例もある**．最後に昏睡と失神の原因を表にまとめる（表）．

● 表　失神の原因

1．器質的あるいは変性疾患による失神
1）心・大血管疾患 　　　不整脈：頻拍性，徐脈性 　　　虚血性心疾患：急性心筋梗塞， 　　　　　　　　　　狭心症（冠攣縮）など 　　　その他の心疾患：閉塞性肥大型心筋症， 　　　　　　　　　　　大動脈弁狭窄症など 　　　大血管疾患：急性大動脈解離など 　　　肺循環障害：肺血栓塞栓症，肺高血圧症など 　2）他の器質的疾患 　　　消化管出血，脱水，アナフィラキシーなど 　3）自律神経障害による起立性低血圧 　　　Parkinson病，糖尿病，特発性起立性低血圧など
2．神経調節性失神（neurally mediated syncope）
血管迷走神経性失神 　　　頸動脈洞過敏症候群 　　　situational syncope 　　　（排尿失神，咳嗽失神，食後性低血圧など）
3．薬物などによる失神
降圧薬（特に α 遮断薬） 　　　硝酸薬 　　　抗不整脈薬 　　　アルコール
4．原因不明の失神

文献1）より引用

さらに詳しい解説は128ページへ

文　献
1) 鈴木昌, 堀進悟：失神. 救急医学, 23（10）：1160-1162, 1999

〈加藤　徹〉

Case：頭痛❶

50歳　女性　夜遅く従来にない激しい頭痛，吐気で寝つけず．翌朝夫が起こすが反応が鈍かった

年齢・性別	50歳　女性
主　訴	頭痛，意識障害
既往歴	毎年の健康診断で異常なし
家族歴	特記事項なし
生活歴	煙草20本/日
現病歴	最近仕事が忙しく残業が続いていた．昨夜遅く帰宅しトイレに入った後，突然従来経験のない激しい頭痛がすると訴えた．夜遅かったため頭痛薬を内服し就寝．頭痛の増強と吐気を訴えなかなか寝つけない様子であったが疲労からかやがて入眠した．本日朝，夫が起こしたところ反応が鈍かったため救急車で来院．

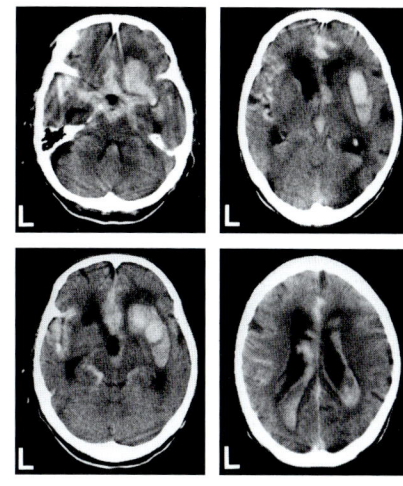

● 図1　頭部単純CT

来院時現症	意識Ⅲ-100，体温37℃，血圧170/110 mmHg，脈拍120/分，呼吸数32/分，心音正常，呼吸音やや減弱，ラ音なし．浮腫なし．四肢に明らかな麻痺を認めない．項部硬直あり，Kernig徴候陽性，眼底に網膜出血を認めた．胸部単純X線像，心電図に異常なし．頭部単純CT，検査所見については以下のとおり（図1，表1）．

● 表1　検査所見

血液学的検査			生化学的検査					
WBC	9,000	/μL	Na	131	mEq/L	BUN	16	mg/dL
RBC	456×10⁴	/μL	K	3.6	mEq/L	血糖	90	mg/dL
Hb	12.8	g/dL	Cl	102	mEq/L			
Ht	38.9	%	TP	5.7	g/dL	動脈血液ガス		
Plt	21.7×10⁴	/μL	GOT（AST）	21	IU/L	pH	7.390	
免疫血清検査			GPT（ALT）	22	IU/L	PO₂	68	mmHg
CRP	（−）		LDH	342	IU/L	PCO₂	40.2	mmHg
			CK	140	IU/L	HCO₃⁻	24.0	mEq/L
			Creat	0.8	mg/dL			

Question

1　頭部CTの所見は？

2　診断は何を最も疑うか？

3　今後，行うべき検査は？

Answer

1 主として脳底部くも膜下腔に出血を示す高吸収域を認める．第Ⅳ脳室，側脳室にも血液が流れてきている．右前頭葉から被殻にかけての脳内血腫も存在する

2 脳動脈瘤破裂に伴うくも膜下出血，脳室内出血，脳内血腫

3 脳血管撮影

・解・説・

　高血圧を合併した意識障害患者である．聴診，心電図，胸部単純X線像の所見から心肺疾患の可能性は低い．まず**脳血管障害，髄膜炎，脳炎**を疑う．明らかな麻痺は認められないので脳血管障害のなかではくも膜下出血や静脈洞血栓症の可能性がある．髄膜炎，脳炎も否定できない．脳血管障害の疑いがある場合，即座に**CT**を施行する．本例ではCT上，脳底部くも膜下腔を中心に出血がみられ（図2），この段階で**くも膜下出血**を強く疑う．くも膜下出血の大部分は脳動脈瘤の破裂によって起きる．その他，脳動静脈奇形，脳腫瘍，血液疾患などでみられる．本例は脳血管撮影を施行し前交通動脈瘤が確認された（図3）．

　40～50歳代で，急激に発症する激しい頭痛や嘔吐がみられたら，くも膜下出血を必ず考えなければならない．本例のように全く健康な人がくも膜下出血の不幸に襲われることも少なくない．くも膜下出血後に急激に死に至る例は15％に達するといわれており，心筋梗塞とともに突然死の2大原因である．**重症の出血がなくても急激に呼吸停止や心停止をきたすことがあり，慎重な対応を要する**（急激に放出されたカテコラミンによる心循環系の合併症が原因とされる）．ADH（antidiuretic hormone：抗利尿ホルモン）分泌不全症候群による**低Na血症**や急激な頭蓋内圧亢進に伴う**眼底出血**（特に網膜前出血）がみられることがある．

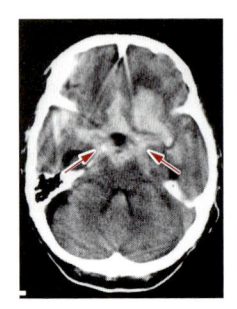

● 図2　頭部単純CT

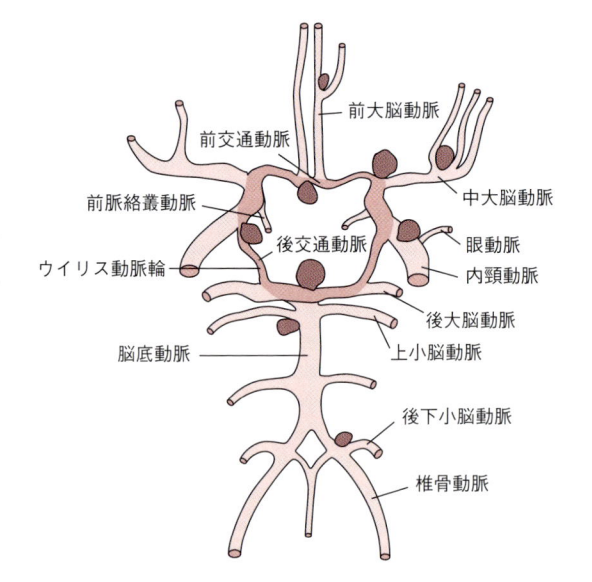

● 図3　脳動脈瘤の好発部位
　大部分がウィリス動脈輪に発生する．前交通動脈，内頸動脈の後交通動脈分岐部，中大脳動脈分岐部に多い．約15％は多発性である．

● 表2 くも膜下出血患者の神経学的重症度分類

● Hunt & Kosnik 破裂脳動脈瘤重症度分類（1974）

重症度	判定基準
グレード0	未破裂症例
グレードI	無症状または軽度の頭痛および項部硬直
グレードIa	急性症状なく，固定した神経症状
グレードII	中等度から激しい頭痛，項部硬直を示すが，脳神経麻痺以外の神経症状なし
グレードIII	傾眠状態，錯乱，または軽度の局所症状
グレードIV	混迷，中等度から高度の片麻痺，ときに早期除脳硬直や自律神経障害あり
グレードV	深昏睡，除脳硬直，瀕死の状態

高血圧，糖尿病，高度の動脈硬化，または慢性肺疾患のような重篤な全身性疾患，あるいは脳血管撮影上高度の脳血管攣縮がみられる場合，重症度を1段階悪い方に下げる（注：実際にはこの付帯条項は考慮されないことが多い）．

● WFNS（脳神経外科世界連合）SAH*スケール（1988）

グレード	GCS**	神経症状（片麻痺，失語）
I	15	−
II	14〜13	−
III	14〜13	＋
IV	12〜7	±
V	6〜3	±

*SAH：subarachnoid hemorrhage（くも膜下出血）
**GCS：Glasgow Coma Scale（スコア＝3〜15）

神経学的重症度，年齢，全身の合併症の有無，手術の難易度などを考慮して急性期の脳動脈瘤ネッククリッピング手術やコイリング術の適応を決める．破裂脳動脈瘤患者の重症度に関するHunt & Kosnik分類あるいはWFNS分類のグレードIVまで（付帯条項は考慮しない）を急性期手術の対象とする施設が多い（表2）．

さらに詳しい解説は135ページへ

さらに学びたいとき

・ Edlow, J. A. & Caplan, L. R.：Avoiding pitfalls in the diagrosis of subarachnoid hemorrhage. N. Engl. J. Med., 342：29-36, 2000

〈下川雅丈〉

Case：頭痛❷

32歳　男性　2週間前より微熱，全身倦怠感，4日前40℃の発熱，咳，痰あり．頭痛出現し嘔吐

年齢・性別	32歳　男性
主訴	意識障害，頭痛，嘔吐
既往歴	慢性中耳炎
家族歴	特記事項なし
生活歴	煙草40本/日
現病歴	2週間前から微熱，全身倦怠感出現．4日前40℃の熱発，咳，痰あり．感冒薬内服しやや改善．昨日より頭痛出現．本日昼嘔吐．夕方より応答が悪くなり救急車で来院．
来院時現症	意識Ⅱ-20，体温36℃，血圧120/60mmHg，脈拍96/分，呼吸数20/分，心音呼吸音正常．浮腫なし．眼底所見異常なし．項部硬直あり，Kernig徴候陽性．右不全片麻痺あり．胸部単純X線像，心電図に異常なし．頭部単純CTと検査所見については以下のとおり（図1，表1）

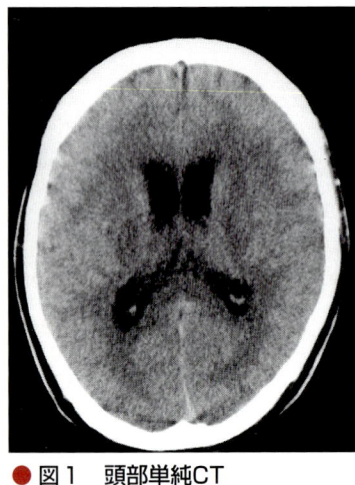

● 図1　頭部単純CT

● 表1　検査所見

血液学的検査			生化学的検査		
WBC	22,700	/μL	Na	141	mEq/L
RBC	531×10^4	/μL	K	4.2	mEq/L
Hb	15	g/dL	Cl	102	mEq/L
Ht	46	%	TP	6.8	g/dL
PLT	14×10^4	/μL	GOT（AST）	40	IU/L
血清			GPT（ALT）	52	IU/L
CRP	28	mg/dL	LDH	456	IU/L
動脈血液ガス検査			CK	623	IU/L
pH	7.39		Creat	0.8	mg/dL
PO_2	90	mmHg	BUN	16	mg/dL
PCO_2	30	mmHg	血糖	140	mg/dL
HCO_3^-	18	mEq/L			
髄液					
初圧	220	mmH₂O	黄色　混濁		
細胞数	1,457	/μL	（単核球32%　多核球68%）		
糖	13	mg/dL			

Question

1　頭部CTの所見は？

2　診断は？

3　治療は？

Answer

1. 脳溝が不明瞭である．局所性病変は認めない

2. 細菌性髄膜脳炎

3. 抗菌薬によるempiric therapyを直ちに開始する．グリセロール，副腎皮質ステロイドも考慮

・解・説・

髄膜炎の原因にはウイルス，細菌，真菌，結核菌，ライム病，寄生虫，腫瘍，膠原病などがある．細菌性，ウイルス性髄膜炎は急性の経過をとり，結核性，真菌性，癌性の場合は亜急性〜慢性の経過をとる．髄膜炎にみられる髄液所見の特徴を表2にまとめた．

本例は急性発症で白血球増加，CRP強陽性，**膿性髄液所見**，**髄液糖低下**から**細菌性髄膜炎**が強く疑われる．意識障害，片麻痺を伴っており脳炎も併発していると考えられる．成人の細菌性髄膜炎の起因菌としては**肺炎球菌**，**髄膜炎菌**が多いが，適切な抗菌薬を使用しないと死亡する確率が高い．したがって広範囲の細菌をカバーするパニペネム/ベタミプロン：PAPM/BP（**カルベニン**®）2g/日を第1選択として治療を開始する．ヘルペスウイルス，真菌，結核菌等の可能性を否定できない場合はアシクロビル（ゾビラックス®），抗真菌薬，抗結核薬を併用し**治療のもれがないようにすることが大切**である．また重症例ではγグロブリンやグリセオールも併用する．近年は副腎皮質ステロ

● 表2　髄膜炎にみられる髄液所見の特徴

各種髄膜炎	外観	圧（側臥位）(mmH$_2$O)	細胞数 (/μL)	タンパク (mg/dL)	糖 (mg/dL)	Cl$^-$ (mEq/L)	その他
正常	水様透明	70〜180	5以下	15〜45	50〜80	120〜130	
ウイルス性髄膜炎	水様日光微塵	上昇	数十〜数百単核球	上昇	正常	正常	ヘルペスウイルスではしばしば出血性脳炎（赤血球がみられる），ムンプスウイルスでは糖低下する
細菌膿性髄膜炎	混濁，膿性	上昇	数十〜数千多核球	上昇	低下	低下	細菌検出
結核性髄膜炎	水様，ときにキサントクロミー	上昇	数十〜数百単核球（早期は多核球）	上昇	低下	著明な低下	放置するとトリプトファン（+），フィブリンネット形成（線維素網），Cl$^-$減少，ADA (adenosine deaminase) 活性上昇
真菌性髄膜炎	同上	上昇	数十〜数百単核球（早期は多核球）	上昇	低下	低下	クリプトコッカス（墨汁染色），カンジダが多い
癌性髄膜炎 (meningitis carcinoma)	水様〜混濁	正常〜上昇	単球，腫瘍細胞	上昇	低下	正常	腫瘍細胞（+）

イドも考慮されている．

　本例は直ちにPAPM/BPで治療が開始された．入院後痙攣発作がみられ，呼吸状態の悪化のため人工呼吸管理となった．入院時の髄液培養よりPRSP（penicillin-resistant *streptococcus pneumoniae*）が検出され，PAPM/BPに感受性があった．第3病日より著明な解熱傾向を認め，第62病日に髄液細胞数4となり後遺症なく退院した．

　本例は糖尿病，免疫異常等と基礎疾患，骨折等はなかったが蝶形骨洞炎の合併がみられた（図2）．CTでは蝶形骨洞と頭蓋底の壁が薄くなっており，髄液漏は認めなかったが，発症への関与が推察された（図3）．

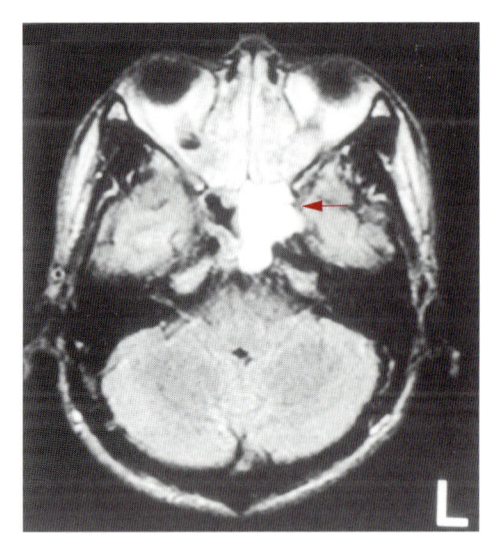

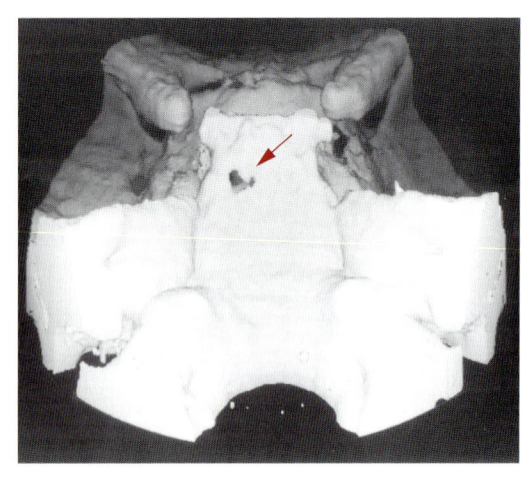

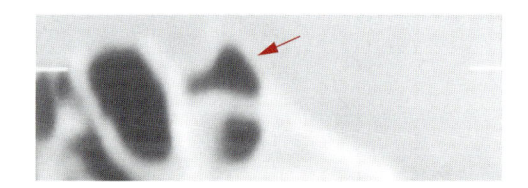

● 図2　MRI（FLAIR法）
左蝶形骨洞が炎症のため高信号を呈している

● 図3　頭部CT
左）3D CTでは蝶形骨洞後壁が非常に薄いため，斜台に欠損があるようにみえる
右）頭部CT（骨条件）矢状断　蝶形骨洞後壁が非常に薄くなっている

さらに詳しい解説は135ページへ

● さらに学びたいとき
・「細菌性髄膜炎の診療ガイドライン」（細菌性髄膜炎の診療ガイドライン作成委員会 編），医学書院，東京，2006

〈下川雅丈〉

Case：痙攣❶

9カ月　女児　発熱して痙攣．近医を受診し，処方を受ける．再び発熱，痙攣

年齢・性別	9カ月　女児 出産・生育に異常なし
現病歴	11月13日に発熱して，痙攣を起こし，近医を受診．熱性痙攣の診断で解熱薬，抗痙攣薬の坐薬を処方された．11月14日午前0時頃より再度発熱があった．午前5時頃より痙攣があり，救急車要請し来院．
来院時現症	痙攣は止まっていたが，啼泣はしない．左への共同偏視あり．項部硬直なし．呼吸状態も安定していたため，酸素マスク下に胸部X線，頭部CTを行った．胸部X線は正常．図に頭部CT，表に来院時血液検査所見を示す．

● 表　来院時の検査所見

血液学的検査		
WBC	13,400	/μL
RBC	345×10^4	/μL
Hb	10.7	g/dL
PLT	35.0×10^4	/μL
生化学的検査		
AST	18	IU/L
ALT	23	IU/L
LDH	117	IU/L
T.Bil	0.3	mg/dL
TP	5.6	g/dL
Alb	2.3	g/dL
CK	60	IU/L
CRP	0.3	mg/dL
BUN	11	mg/dL
Creat	0.3	mg/dL
Na	134	mEq/L
K	4.7	mEq/L
Cl	96	mEq/L
血糖	112	mg/dL

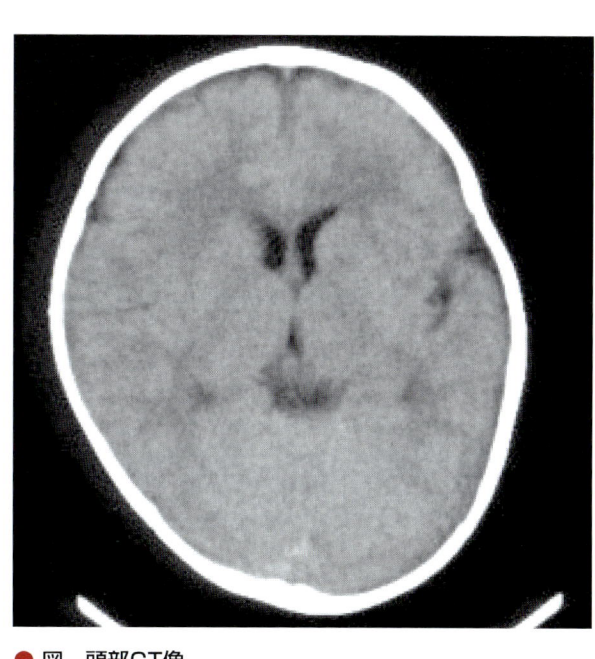

● 図　頭部CT像

Question

1. 次に行うべき検査は？
2. 痙攣再発予防のために投与すべき薬剤は？

Answer

1 腰椎穿刺

2 ジアゼパム（ダイアップ®）坐薬（0.3～0.5mg/kg/1回），フェノバルビタール（ワコビタール®）坐薬（4～7mg/kg/日）

・解・説・

　乳児の発熱後の痙攣症例で，熱性痙攣との診断が近医でされている．この症例では，炎症反応があり，項部硬直はないが，腰椎穿刺を行ったところ，混濁した髄液がみられた．細胞数は16,192（多形核白血球：リンパ球＝62：38），タンパク364.0mg/dLと細菌性髄膜炎の所見であった．他院の診断は参考にするとしても，頭からそれを信じこむとときには足元をすくわれることがある．**乳児の髄膜炎では髄膜刺激症状がみられないこともあり，注意が必要である．**

　熱性痙攣のうち，どのような症例にCT検査や腰椎穿刺を行うべきかの明確なガイドラインはない．1996年の「熱性けいれんの指導ガイドライン」には，以下の様に記載されている．「熱性痙攣を生じる発熱の大多数は，ウイルス性上気道炎である．しかし，中枢神経系感染症・脳症の1症状としての発作が，熱性けいれん類似の臨床像を呈することがあり，その鑑別が重要である．特に1歳未満の初回発作，発熱に気付いてから24時間以上経過して起こった発作，非定型発作（発作が10分以上続く，身体の一部の発作または全身性であるが部分優位性のある発作，他の神経症状を伴うとき）に対しては細心の注意を払い，疑いがあれば腰椎穿刺を行う．ただし，頭蓋内占拠性病変への注意を忘れてはならない．非定型の発作に対しては，CT検査を行い，腰椎穿刺を考慮すべきものと考えられる．

　年齢により起炎菌の頻度が異なり，乳児・幼児ではインフルエンザ桿菌，肺炎球菌，髄膜炎菌の順に多い．学童期以降では肺炎球菌，髄膜炎菌，インフルエンザ桿菌の順に多い．起炎菌判明前のempiric therapyでは年齢別の頻度を考慮し，抗菌力も強く，髄液移行性もよいものを選択する．ただし，アンピシリン耐性インフルエンザ桿菌，ペニシリン耐性肺炎球菌（PRSP：penicillin-resistant *Streptococcus pneumoniae*）の頻度も増えており，最初から強力な抗菌薬の選択を必要としつつある．

　本例ではセフォタキシム：CTX（クラフォラン®），パニペネム/ベタミプロン：PAPM/BP（カルベニン®）を投与したが，後日判明した起炎菌はCTX耐性インフルエンザ桿菌であった．副腎皮質ステロイド併用（デカドロン®0.15mg/kg静注，6時間ごと，4日間投与）は炎症性サイトカイン産生抑制や脳浮腫の軽減の機序により後遺症（特に乳児インフルエンザ桿菌感染の難聴）の頻度を減らすと考えられ推奨されている．

さらに詳しい解説は140ページへ

〈清田和也〉

Case：痙攣❷

74歳　女性　交通事故受傷後，リハビリ入院中，左顔面・上肢から始まり全身に広がる痙攣

年齢・性別	74歳　女性
現病歴	6カ月前に交通事故受傷，外傷性くも膜下出血，脳挫傷等あり，昏睡状態が続いていた．保存的に経過観察後，4カ月前より正常圧水頭症となり，脳室腹腔シャント術を施行し，意識回復した．リハビリテーション目的で他院入院中，左顔面・上肢から始まり全身に広がる痙攣を4回起こし，痙攣重積の診断で来院．近医ではジアゼパム（ホリゾン®）5mg静注，フェノバルビタール（フェノバール®）100mgの筋注がされている．
来院時現症	四肢の痙攣は止まっていたが，左顔面に軽い痙攣を認めた．ジアゼパム5mgを追加静注し，呼吸状態は安定していたため，酸素マスク下に頭部CTを行った．図に頭部CT，表に来院時血液検査所見を示す．以前より予防的にバルプロ酸（ハイセレニン®）900mg/日は服用していた．翌日になっても左上下肢の麻痺を認めた．

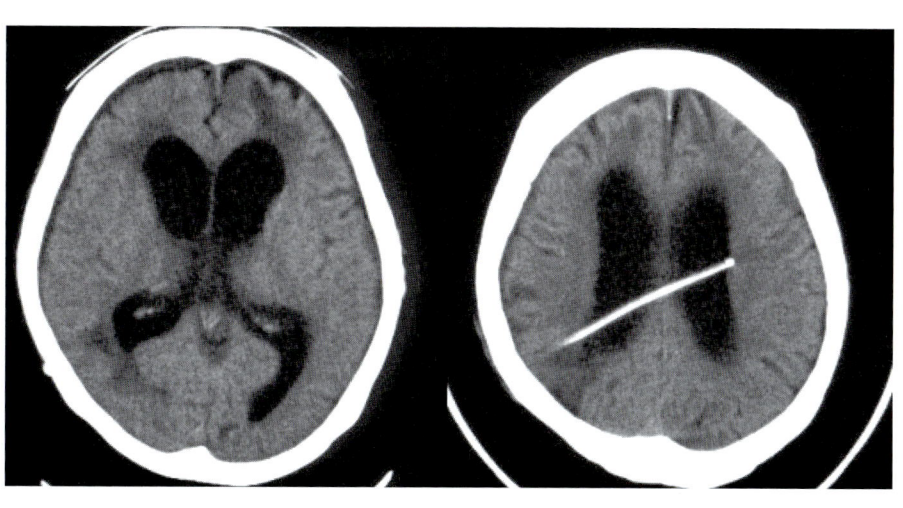

● 図　頭部CT像

Question

1　行うべき検査は？

2　痙攣再発予防のために薬剤の投与はどうするか？

3　左片麻痺の原因は？

● 表　来院時の検査所見

血液学的検査			生化学的検査					
WBC	15,500	/μL	AST	17	IU/L	BUN	12	mg/dL
RBC	441×10⁴	/μL	ALT	22	IU/L	Creat	0.3	mg/dL
Hb	10.8	g/dL	LDH	117	IU/L	Na	134	mEq/L
PLT	37.1×10⁴	/μL	T. Bil	0.3	mg/dL	K	4.5	mEq/L
凝固系			TP	5.7	g/dL	Cl	99	mEq/L
PT	109.7	%	Alb	2.2	g/dL	血糖	145	mg/dL
APTT	29.1	秒	CK	12	IU/L			
Fbg	366	mg/dL	CRP	0.5	mg/dL			

Answer

1. 抗痙攣薬の血中濃度測定（バルプロ酸，フェノバルビタール）
2. バルプロ酸の増量またはフェノバルビタール併用
3. CT再検査後新たな病変がなければ，Toddの麻痺と考える

解・説

　頭部外傷後の痙攣発作である．本来，外傷後のてんかんは発作巣の明らかな局在性てんかんであるから，フェニトイン（アレビアチン®），カルバマゼピン（テグレトール®）が第1選択薬剤となる．しかし，発作の一度もない頭部外傷患者に予防的投与が広く行われているが，副作用の比較的少ない点，剤形がいろいろある点から，ハイセレニン®，デパケン®などのバルプロ酸製剤を使用することも多い．

　本例での来院時のバルプロ酸の血中濃度は46μg/mLであった．治療域は50～80μg/mLである．抗痙攣薬の投与はまず，単剤で治療を試み，コントロール困難であれば多剤を併用するのが原則である．したがって，バルプロ酸を増量するのが筋であるが，この場合増量するとしたら，1,200mg/日となり，その量は比較的痩せた高齢者としてはかなり多いため，中毒となることも考えられる．常時血中濃度モニタリングが迅速にできる病院ばかりとは限らないことを考え，前医で投与されたフェノバルビタールを追加することとした．

さらに詳しい解説は140ページへ →

〈清田和也〉

Case：めまい ❶

72歳　女性　2カ月前から激しい運動時にめまい．頭部CT異常所見なし．歩行中にめまい出現で来院

年齢・性別	72歳　女性
主　訴	めまい
既往歴	高血圧でメフルシド（バイカロン®），チクロピジン塩酸塩（パナルジン®），アムロジピンベシル酸塩（ノルバスク®）内服中
現病歴	おおよそ2カ月前から激しい運動時にめまいを自覚するようになった．かかりつけ医に相談し，脳神経外科病院を紹介され受診した．頭部CTと頭部CT angiography（血管造影）を施行したが異常所見は認められなかった．その後，歩行時もめまい症状が出現するようになっていた．外出歩行中にめまい症状が出現し，意識はあったが立っていられなくなり救急車で来院した．
来院時所見	意識清明，血圧179/106 mmHg，脈拍66/分（不整），眼瞼結膜に貧血所見は認めず，眼球結膜に黄疸は認めず，胸部・腹部身体所見は異常なし．神経学的所見では，瞳孔径3 mm/3 mm，直接対光反射 +/+，眼振なし，顔面のゆがみなし，バレー徴候陰性，指鼻試験異常なし，歩行はさせていない．来院時の心電図モニターを示す（図1）．

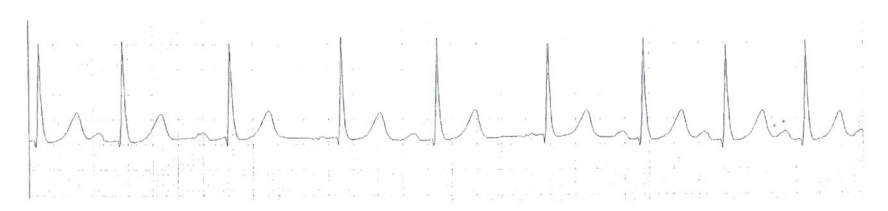

● 図1　来院時の心電図モニター記録

Question

1　心電図モニターの所見は？

2　救急外来で準備しておくものは？

Answer

1 洞停止と上室性補充調律

2 体表ペーシング機器
めまいの原因として洞不全症候群による徐脈も考えられる．診察中に高度徐脈を起こす可能性を考慮して，緊急ペーシングの準備をしておく．

その後，救急外来で経過観察中に心電図モニターのアラームが鳴った（図2）．

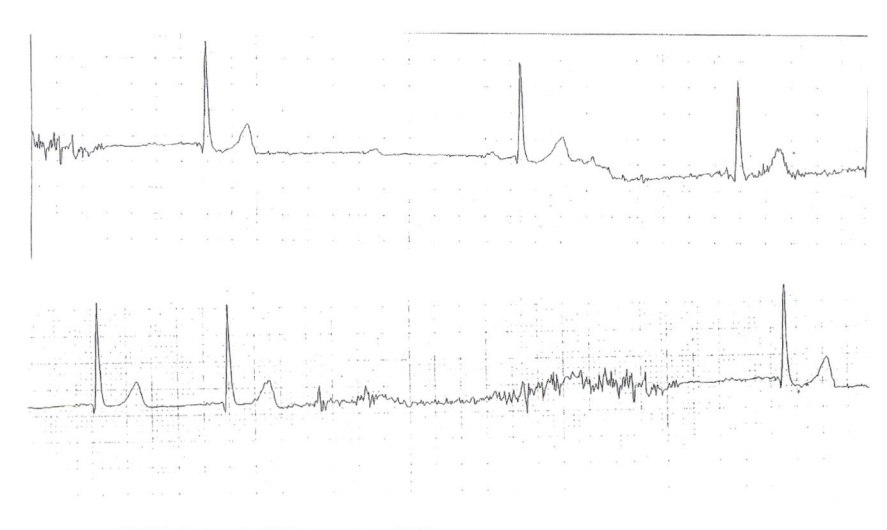

●図2　経過観察中の心電図モニター記録

Question

3 心電図モニターの所見は？

4 行うべき処置は？

Answer

3 洞停止と房室ブロックによる高度徐脈

4 一時的ペースメーカー挿入の準備
それまでの間，アトロピン硫酸塩の投与を試みてもよい．房室ブロックには無効であるが，洞調律の改善が期待できることもある．失神をきたすなど緊急性が高ければ体表ペーシングを行う

・解・説・

めまい症状を呈する緊急疾患

失神発作の原因として，**Adams-Stokes症候群**は緊急性を要するものの1つである．しかし，本症例のように，原因となる不整脈の持続時間が短いときや徐脈の程度が軽度であれば，失神発作に至らずめまいを訴えて来院するケースもある．したがって，**めまいを主訴として来院した場合，不整脈は鑑別疾患として必ず念頭に置くべき**である．

基礎疾患に注意

基礎疾患としては虚血性心疾患が多いが，**カルシウム拮抗薬やβ遮断薬の服用による薬剤性**も忘れてはならない．本症例も降圧薬を内服しており，薬剤性の不整脈を否定できない．来院時には心電図で不整脈を認めないこともあり，救急隊が現場に到着したときの脈拍数や心電図モニター所見が参考になることもある．救急隊から収容の要請が入ったときには，**その場で心電図モニター**を記録しておくように依頼しておくとよい．

高度徐脈への対応

対応としては，来院時の心電図モニターで，高度徐脈が観察された場合には**緊急ペーシングを考慮**する．ただし，意識消失発作がない場合には，入院のうえ心電図モニタリングなど厳密な経過観察としてもよい．薬剤性が疑われるときは，該当する薬剤を中止して経過をみることも必要であるが，高血圧や虚血性心疾患などの原疾患の悪化には注意を払う必要がある．高度徐脈が継続するときは一時的ペースメーカーを挿入するが，本症例のようにめまい発作を繰り返している場合は，**永久ペースメーカー植え込みの適応**となる．薬剤性の場合は薬剤を変更することも考慮するが，その薬剤による治療が必要なことも多く，このようなときは，永久的ペースメーカーを植え込み，必要な薬剤を継続することもある．いずれにしても，緊急ペーシングの準備が必要であるから，その施設で対応できないときは，**対応可能な施設への転院を考慮**すべきである．

帰宅時の注意

来院時に症状が消失しており，心電図検査で異常所見を認めない場合は，他に緊急を要するめまいの原因を検索する．それでも異常所見が認められないときは帰宅させてもよいが，**めまい発作の原因として不整脈は否定できない**ことを説明し，できるだけ早期に再診にての精査（**ホルター心電図**など）を勧めておく．特に，帰宅後めまい発作が再発したときには，**失神発作による転倒を防止**するため，すぐに横になるように指示しておく．

さらに詳しい解説は146ページへ

〈輿水健治〉

Case：めまい❷

59歳　男性　めまい症状で来院．診察中に急激な意識レベルの低下

年齢・性別	59歳　男性
主訴	めまい
既往歴	高血圧で内服治療中（薬剤名は不明），糖尿病でインスリン注射治療中
現病歴	夕方仕事から帰宅後，入浴中にめまいを感じた．そのまま気にすることなく家族とともに夕食を摂っていた．夕食を終えてソファーへ移るときにひどいめまいを感じ，自力で歩くことができず座りこんでしまった．しばらく様子をみていたが症状が改善しないため，家族が支えて自家用車で来院した．
来院時所見	めまいのため座位保持は困難で臥床状態での診察とした．意識清明，血圧198/136mmHg，脈拍88/分（整），SpO₂ 97%（room air），簡易検査による血糖値は228mg/dL．呼吸数は14回/分で呼気に異臭は感じなかった．眼瞼結膜に貧血所見は認めず，眼球結膜に黄疸は認めず，胸部・腹部身体所見は異常なし．神経学的所見では，瞳孔径2.5mm/2.5mm，直接対光反射 ＋/＋，眼球運動制限は認めないが，左方向への眼振を認めた．開閉眼に左右差はなく，顔面のゆがみも認めなかった．上肢バレー徴候は左上肢に軽度動揺を認めた．指鼻試験では左側がぎこちなかった．続いて下肢バレー徴候の診察のため下肢を挙上させたときに，うなり声をあげて意識レベルが悪化し呼びかけに反応しなくなった．嘔吐するような動作もみられた．

Question

1 まず行うべき処置は何か？

2 優先して実施する検査は何か？

頭部CT検査の結果が出た（図1）．

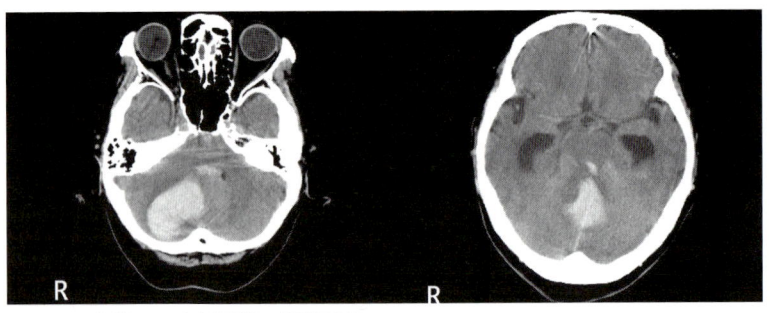

●図1　意識レベル低下後の頭部CT

3 診断は？

4 治療は？

Answer

1 気管挿管
食事直後であるから嘔吐する可能性が高く，誤嚥防止のため気管挿管する．

2 頭部CT検査
経過から脳血管障害が強く疑われる

3 左小脳虫部から小脳半球に及ぶ出血，第4脳室内出血
血腫により脳幹部（橋）が圧排され脳槽も消失している．第4脳室の血腫と圧排のため急性水頭症をきたしている．

4 超緊急での開頭血腫除去術

・解・説・

めまい症状から急激に容態悪化する疾患

小脳の脳血管障害は，病変が限局していれば意識障害や，典型的な小脳失調症状などを示さず，めまい症状だけがみられることもある．しかし，病変が増大すれば**急激に意識レベルの悪化や失調性呼吸など，脳幹障害を示す**ことも多い．支配血管が椎骨脳底動脈領域のため，小脳のみならず脳幹も支配領域となっていることから，小脳領域で梗塞が発症しても，血管閉塞が進行すれば脳幹症状も容易に出現することになる．また，小脳が存在する**後頭蓋窩**（テント下）は，大脳が存在するテント上に比して容積が小さいので，出血性病変では血腫が比較的少量でも後頭蓋窩内の圧が上昇し，**脳幹を圧迫**することになる．また，**第4脳室を圧迫するため急性水頭症**もきたし，テント上の頭蓋内圧も上昇する．したがって，小脳の脳血管病変では当初の症状が軽微でも，急激な容態の悪化に備えておかなければならない．

容態悪化時の対応

めまい症状には多くの場合嘔気を伴い，身体を動かすことによって悪化する．したがって検査のためのストレッチャー移動のときなど嘔吐することが多い．意識が保たれていればよいが，意識レベルが悪化しているときは**容易に誤嚥**し，多量に嘔吐した場合は**窒息の危険**もある．本症例のように食事直後であれば嘔吐のリスクは高まる．そこで，**意識レベルがⅡ-30以上に悪い場合は気管挿管によって気道確保**をする．その際，十分に鎮静・鎮痛薬と筋弛緩薬を使用してから挿管操作を行う．不十分な鎮静で喉頭展開を実施すると嘔吐を誘発して，挿管する前に誤嚥してしまう危険が高まる．

優先する検査

本症例のように脳血管障害が強く疑われ，意識レベルが急速に悪化したときは**至急頭部CT検査を実施**する．小脳出血では通常，頭痛，めまい，嘔

吐を訴えることが多いが，血腫が小さい場合や，糖尿病による末梢神経障害があると頭痛を訴えないこともある．同じように急な頭痛，嘔吐症状で発症する疾患に**くも膜下出血**があるが，これは頭部CT検査で容易に鑑別できることが多い（図2）．めまい症状で緊急性が高い疾患は心室頻拍，高度徐脈などの不整脈があるが，これは来院時に**心電図モニター**を装着しておけば診断は容易である．

治療

小脳出血がめまいの原因であった場合，本症例のように血腫量が増大して意識レベルが悪化したときは**緊急手術**の適応になる．後頭蓋窩の容積が小さいこと，小脳が脳幹に隣接することから，血腫がわずかに増大しても脳幹の圧排による意識レベルの低下，失調性呼吸の出現などクリティカルな状態となる．しかし，早期に（少なくとも自発呼吸が残っている間）**血腫除去術による除圧**を実施すれば，大脳の機能予後は比較的良好である．したがって，来院したときに意識レベルがよくても，緊急手術に対応できるようにしておかなければならない．もし，診療している施設で脳外科の緊急手術に対応できないなら，意識レベルがよくても，**対応可能な病院への転院**を考慮する．

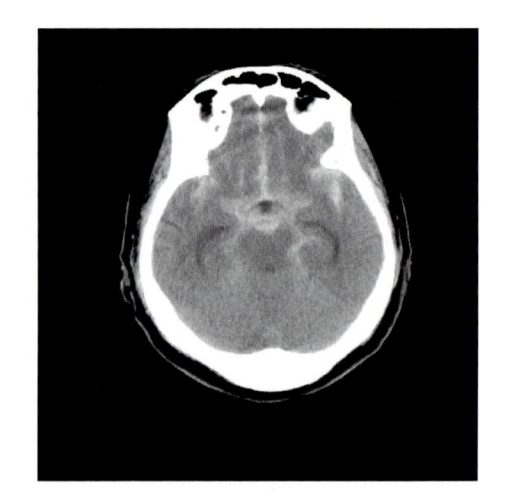

●図2　くも膜下出血のCT所見

さらに詳しい解説は**146**ページへ

〈輿水健治〉

Memo

Case：発熱❶

44歳　女性　全身倦怠感．悪寒を伴う発熱（弛張熱），寝汗，多関節痛出現

年齢・性別	44歳　女性
主訴	発熱，全身倦怠感
既往歴	幼少時，肺結核（詳細不明）．10年前，右卵巣囊腫切除
家族歴	特記事項なし
現病歴	2月より全身倦怠感出現．3月より悪寒戦慄を伴う38〜39℃の発熱（弛張熱），寝汗，多関節痛が出現．5月7日近医入院．各種培養検査は陰性，抗菌薬投与も無効であったため，6月25日当科入院となった．
入院時現症	意識清明．血圧106/58 mmHg，体温38.5℃，脈拍100回/分．結膜貧血様．胸部異常なし．肝触知せず．脾2横指触知．頸部，腹部皮下にφ1〜2 cmの結節を数個認める．発赤，圧痛なし．両鼠径部にφ5 mm程度のリンパ節腫大数個．圧痛なし．下肢軽度浮腫を認める．神経学的には異常なし． 画像診断では，胸腹部X線像：異常なし．胸腹部CT像：軽度脾腫あり．深部リンパ節腫大や腫瘤などはなし．上部・下部内視鏡：異常なし．骨髄穿刺：異常なし．来院時検査データを表に示す．

● 表　来院時検査データ

血液学的検査								
WBC	4,600	/μL	TP	5.3	g/dL	T.Bil	0.7	mg/dL
RBC	316×10⁴	/μL	Alb	2.2	g/dL	D.Bil	0.2	mg/dL
Hb	8.6	g/dL	BUN	7	mg/dL	T-Chol	84	mg/dL
Ht	25.8	%	Creat	0.7	mg/dL	TG	307	mg/dL
Plt	6.8×10⁴	/μL	UA	4.6	mg/dL	Glu	130	mg/dL
免疫血清検査			Na	138	mEq/L	CPK	17	IU/L
CRP	6.6	mg/dL	K	3.9	mEq/L	TTT	12.9	IU/L
IgG	1,520	mg/dL	Cl	110	mEq/L	ZTT	16.7	IU/L
IgM	86	mg/dL	Ca	7.8	mg/dL	Fe	35	μg/dL
IgA	420	mg/dL	P	4.1	mg/dL	TIBC	253	μg/dL
リウマチ因子	陰性		LDH	3,030	IU/L			
抗核抗体	陰性		AST	46	IU/L			
抗DNA抗体	陰性		ALT	29	IU/L			
血液培養	陰性		γ-GTP	15	IU/L			
尿培養	陰性		ALP	441	IU/L			
咽頭培養	陰性							

Question

1 鑑別すべき疾患は何か？（3つ）

2 今後行うべき検査は？

Answer

1 感染症（特に粟粒結核），膠原病・アレルギー性疾患（特に血管炎症候群など），悪性腫瘍（特に悪性リンパ腫）

2 リンパ節生検

・解・説・

3カ月続く発熱のため入院した患者である．**不明熱の原因として，①感染症，②膠原病・アレルギー性疾患，③悪性腫瘍の3つが臨床上重要である．**通常はまず感染症を念頭におき，ルーチンのX線や血液・尿検査，血液培養などを行う．

本例では各種培養検査は陰性で，画像上も感染症の所見に乏しい．しかし感染巣を特定しにくいものとして粟粒結核，感染性心内膜炎，深在性膿瘍などがある．粟粒結核の診断には肺CT（thin slice CT），胃液・骨髄液の抗酸菌培養，骨髄生検または肝生検が必要な場合がある．心内膜炎の診断には複数回の血液培養や心エコー，深在性膿瘍にはCTやガリウムシンチが有用である．

膠原病・アレルギー性疾患については薬剤内服の既往もなく，関節炎（関節痛だけでなく腫脹，発赤）症状に乏しく，抗核抗体などの血清学的検査も陰性である．しかし特に高熱をきたしやすい結節性多発動脈炎（periarteritis nodosa：PN）などの血管炎症候群を除外するためには，P-ANCAやC-ANCA（抗好中球細胞質抗体）の測定，皮膚結節の生検も必要である．

腫瘍熱はさまざまな腫瘍においてみられるが，**悪性リンパ腫や白血病などの造血器腫瘍は固形癌に比べ高熱を呈しやすく**，体重減少・盗汗（寝汗）と合わせB症状と呼ばれる．本症例では有意ととれるほどのリンパ節腫大はみられないが，非ホジキンリンパ腫はしばしばリンパ節外（皮膚・睾丸・脳・消化管など，ほとんどすべての臓器）に発症しうるので，不明熱の患者をみる際には常に念頭におく必要がある．

血液学検査で貧血と血小板数減少がみられるが，骨髄には異常なく，炎症や脾腫による可能性が強い．生化学的検査で注目すべきは，LDHの高値であろう．由来を明らかにするためアイソザイムを調べた方がよいが，本例では施行されていない．このようにLDHが単独高値をとる場合は悪性腫瘍が原因のことがしばしばあり，特に悪性リンパ腫などの造血器腫瘍の頻度が高い．腫瘍細胞の早いturn overを反映したものと考えられている．

本例では入院後の注意深い診察により皮下結節の存在が明らかとなり，生検の結果，非ホジキンリンパ腫，びまん性大細胞B型の診断が確定した．多剤併用化学療法を施行したところ速やかに解熱し，皮下結節，脾腫の消失をみた．以後，再発もなく経過良好である．

悪性リンパ腫の病変は通常無痛性であり，疼痛を伴う場合はむしろ感染症を疑う．診断には**リンパ節生検が必須である**．また病理組織型（ホジキン vs. 非ホジキン，濾胞性 vs びまん性）により治療法や予後が大きく異なるため，吸引細胞診などではなく，比較的大きめ（できれば1～2cm以上）の組織を採取する．鼠径部の小さなリンパ節は非特異的な腫大のことが多く，生検には適さない．免疫染色や遺伝子検査を行う必要があるので，全部をホルマリンに漬けてはならない（**事前に血液内科医に相談する**）．

血液検査では非特異的な炎症反応のみみられることが多いが，本例のように**LDHの単独高値がみられることがしばしばあり**，診断の手がかりや治療後の経過観察に役立つ．また最近ではリンパ腫

の腫瘍マーカーとして**可溶性IL-2受容体（sIL2R）**が測定可能になっている．ただし炎症など他の病態でも高値をとりうる点に注意が必要である．

早期に化学療法や放射線療法による適切な治療を行えば治癒を期待できる腫瘍であるので，漫然と副腎皮質ステロイドなどを投与するのでなく，早めに専門施設に移送するべきである．

悪性リンパ腫診断のポイント
① 原因不明の発熱患者で感染症や膠原病が否定的な場合，悪性リンパ腫を念頭におき注意深い診察と諸臓器の検索（CT，ガリウムシンチ，消化管内視鏡など）を行う．
② 血液検査ではしばしばLDHとsIL2Rの高値を認める．
③ 血液内科と相談し，早期にリンパ節生検を施行する．

さらに詳しい解説は 151 ページへ

〈森脇龍太郎〉

Memo

Case：発熱❷

58歳　女性　全身倦怠感，体重減少，発熱．近医受診するが改善せず，後頭部痛出現

年齢・性別	58歳　女性
主訴	発熱，全身倦怠感，後頭部痛
既往歴・家族歴	特記事項なし
現病歴	5月より全身倦怠感出現．体重が2カ月間で8kg減少した．6月になり38℃台の発熱も出現したため近医受診．抗菌薬を投与されたが改善しなかった．この頃より後頭部痛を感じるようになった．8月14日精査のため入院となった．
入院時現症	意識清明．血圧132/78mmHg，体温37.8℃，脈拍80回/分．結膜貧血様．胸部異常なし．肝・脾触知せず．神経学的所見では頭部前屈に際し，軽度の抵抗を認める．血液・生化学的検査の結果を表に示す．画像診断では，胸腹部X線像は異常なし．胸部CT像を図1に示す．

● 表　血液・生化学的検査

血液学的検査

WBC	4,200	/μL
RBC	324×10^4	/μL
Hb	9.3	g/dL
Ht	28.9	%
Plt	23.7×10^4	/μL

生化学的検査

TP	7.3	g/dL
Alb	3.4	g/dL
BUN	11	mg/dL
Creat	0.6	mg/dL
UA	3.7	mg/dL
Na	141	mEq/L
K	3.8	mEq/L
Cl	103	mEq/L
Ca	9.5	mg/dL
P	3.3	mg/dL
LDH	247	IU/L
AST	26	IU/L
ALT	17	IU/L
γ-GTP	22	IU/L
ALP	183	IU/L
T.Bil	0.8	mg/dL
D.Bil	0.1	mg/dL
T-Chol	186	mg/dL
TG	51	mg/dL
Glu	80	mg/dL
CPK	53	IU/L

免疫血清検査

CRP	1.4	mg/dL
IgG	1,622	mg/dL
IgM	203	mg/dL
IgA	276	mg/dL
抗核抗体	40倍弱陽性	
血液培養，尿培養，咽頭培養	すべて陰性	

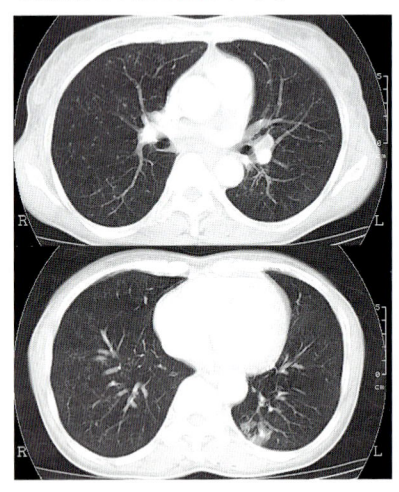

● 図1　胸部CT

Question

1. 疑うべき疾患は何か？
2. 今後行うべき検査は？

Answer

1. 粟粒結核，結核性髄膜炎

2. 結核菌検査（喀痰，胃液，脳脊髄液，骨髄液の塗抹・培養・PCR），腰椎穿刺

・解・説・

胸部CTでは両肺に**びまん性の小粒状影**を認め，**粟粒結核**が強く疑われる（図2 A）．また，**左肺S6領域に直径約1cmの空洞を伴う結節影**を認め，primary lesion（原発巣）と考えられる（図2 B）．ちょうど心臓の後側に存在し，単純X線正面像では観察しにくい場所である．

本例では胃液検査で結核菌が陽性（PCR法）であることが判明し，診断が確定した．

また後頭部痛や前屈障害は"**髄膜刺激症状**"と考えられる．腰椎穿刺を施行したところ，TP 141 mg/dL，Cl 118 mEq/L，Glu 33 mg/dL，細胞数148/3（多核球1％，単核球99％）と，タンパク，単核球優位の細胞数の増加，糖の低下を認めた．髄液結核菌検査は塗沫・培養・PCRいずれも陰性であったが，**結核性髄膜炎**の合併と考えられた．

抗結核薬4剤［イソニアジド（INH，イスコチン®），リファンピシン（RFP，リファジン®），エタンブトール（EB，エサンブトール®），ピラジナミド（PZA，ピラマイド®）］の開始により徐々に解熱し，頭痛や髄液所見も改善したため，10月1日退院，外来で治療継続となった．

結核の診断においては，"まず疑うこと"が重要である．原因不明の発熱が2～3週間以上続く患者をみたときには，結核を念頭におき喀痰や胃液の結核菌検査を行うべきである．塗沫法の他，小川培地を用いた培養法が行われるが，4～8週培養を行うため迅速性に欠ける．PCR法による結核菌核酸の検出は短期間に結果が得られるが，薬剤感受性を知るためには培養法が必須である．またいずれの検査法においても偽陽性・偽陰性が存在するため，臨床経過も合わせ総合的に判断する必要がある．

X線像で明らかな異常を認めないものとして，**気管支結核**も念頭におく．

粟粒結核は，結核菌が血行性に全身に撒布される重篤な病態である．上気道炎症状はない場合が多く，発熱，倦怠感など非特異的な症状で亜急性に発症する．胸部単純X線像で特徴的なびまん性小

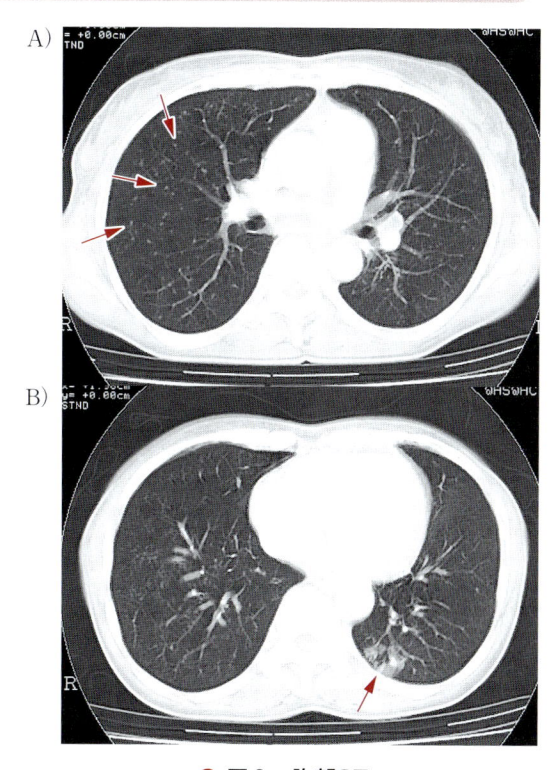

● 図2　胸部CT

粒状影が認められれば診断に至りやすいが，病初期には所見に乏しい場合があり注意を要する．疑わしい場合は**X線の再検査**，**肺CT（thin slice CT）**を施行する．肺以外の臓器病変では特に**髄膜炎**が重要であり，迅速な診断と治療が必要である．

確定診断が得られない場合は，**骨髄生検や肝生検**を行い結核菌検査とともに組織学的に**類上皮肉芽腫**の存在を検索する．それでも確定診断に至らない場合に**診断的治療**として抗結核薬の投与を行う場合もあるが，結核菌以外の感染症（一般細菌，非定型抗酸菌）でも反応がみられることがあるので，安易に診断してはならない．

粟粒結核は免疫不全患者（白血病や悪性リンパ腫の患者，膠原病や臓器移植後で副腎皮質ステロイド薬投与中の患者，AIDS患者）に発症することが多く，基礎疾患の診断・治療も重要である．本例では抗HIV抗体は陰性であり，基礎疾患は明らかでなかった．

治療は，INH 300〜400mg＋RFP 450mg＋PZA 1.5g＋EB 750mgまたはSM（ストレプトマイシン）750mgを2カ月の後，INH＋RFP（＋EB）で4カ月，あるいはINH＋RFP＋EB（またはSM）で6カ月の後，INH＋RFPで3〜6カ月などが行われる．髄膜炎症例には髄液移行を考慮し，SMを使用することもある．

不十分な治療になることのないよう，専門医に相談する．保健所への届出も忘れないこと．

粟粒結核診断のポイント

① 原因不明の発熱患者では粟粒結核を疑い，喀痰・胃液（場合により骨髄・肝臓）の結核菌検査（塗抹・培養・PCR）を行う．
② 初診時の胸部X線像で所見に乏しい場合も，X線の再検査，thin slice CTが診断に有用な場合がある．
③ 髄膜炎の合併に注意する．
④ 基礎疾患の存在を疑う．

さらに詳しい解説は**151**ページへ

〈森脇龍太郎〉

Case：中毒❶

33歳　19歳　20歳　男性　大学のスキー合宿中．石油ストーブをつけ，プロパンガスを使用して炊事．食後，1人が散歩に出かけ戻ってきたところ2人が意識を失っていた

年齢・性別　症例①：33歳　男性
　　　　　　　症例②：19歳　男性
　　　　　　　症例③：20歳　男性

主訴　意識障害

現病歴　大学のクラブのスキー合宿で6畳一間の台所つきの部屋に3人で宿泊していた．午前6時頃起床とともに症例②の19歳男性が石油ストーブをつけ，その後プロパンガスを使用して炊事を行い，7時には全員で食事を終えた．症例①の33歳男性（スキー指導員）が7時30分頃食後の散歩に出かけ，7時45分頃帰室したところ，他の2人が意識を失っており，119番通報して窓を開放した．救急隊現場到着時，部屋内部に異臭はなかったが，3人とも意識がⅢ-200（Japan coma scale，332頁参照）に低下しており，直ちに100%酸素を投与した．また救急隊によると，プロパンガスの元栓は閉めてあったという．

既往歴・家族歴　特記すべきことはない．全員非喫煙者

来院時所見　症例①：意識Ⅰ-3，脈拍75/分，血圧124/72mmHg，呼吸数18/分，血中一酸化炭素ヘモグロビン（CO-Hb）濃度18.1%．
　　　　　　　症例②：意識Ⅲ-300，脈拍110/分，血圧166/64mmHg，呼吸数30/分，血中CO-Hb濃度46.8%．
　　　　　　　症例③：意識Ⅲ-100，脈拍99/分，血圧134/70mmHg，呼吸数26/分，血中CO-Hb濃度36.6%．
　　　　　　　なお3人とも呼気に際だった異臭は認められなかった．

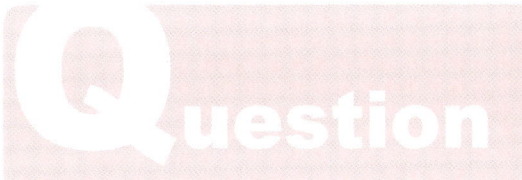

Question

1 急性一酸化炭素中毒と考えられるが，その原因は？

2 症例①〜③に対する治療法は？

Answer

1 石油ストーブの不完全燃焼

2 症例①：酸素マスクで高濃度酸素投与

症例②，③：
気管挿管のうえで100％酸素による機械換気を行うが，無効の場合は高圧酸素療法（HBOT）の適応となる

・解・説・

　一酸化炭素（CO）は無色，無臭の気体で，一般的には炭素や炭素化合物が不完全燃焼したときに発生する．表に血中CO-Hb濃度と中毒症状の関係を示すが，本事例では入院時軒並み血中CO-Hb濃度が上昇しており，急性CO中毒は間違いないところである．おそらくCOの発生源は石油ストーブの不完全燃焼であろう．

　問題はその他のガス中毒，特にプロパンガス中毒は併存しないかということである．症例②の19歳男性がプロパンガスを炊事のために使用したものの，全員で食事を終えた7時には3人とも症状がなかったこと，ガスの元栓が閉まっていたという救急隊員の証言，来院時呼気には異臭が感じられなかったという観察結果（プロパンガスには，漏洩を早期に発見するためにわざわざ臭いが付けてある）などから，プロパンガス中毒の併存は否定してよいであろう．ところで，プロパンガスは燃料の成分としてはCOを含んでいないが，現時点では家庭用の都市ガスには約10％のCOを含んでいる地域もあり（ただし，2010年末にはすべて切り替わる予定），前者の漏洩ではCO中毒は起こらないが，後者の漏洩の場合にはCO中毒を発症しうることは知識としてもっておきたい．

　ガス中毒は大きく2つに分類される．アセチレン，エタン，ヘリウム，水素，窒素，メタン，ブタン，ネオン，二酸化炭素，天然ガスなどは，プロパンと同様に単純性窒息ガスで，それ自体は有害ではなく，低酸素症の程度と持続時間が予後を決定し，治療は対症療法である．一方，硫化水素，臭化メチル，CO，シアン化水素，都市ガスなどは吸入するとさまざまな機序により激しい全身症状を呈し，治療は対症療法および原因物質により特異的治療がある．急性CO中毒は，①家庭用燃料の不完全燃焼，②自動車排気ガスによる事故・自殺企図，③産業現場における事故などに伴って発生する．石油ストーブの不完全燃焼では，約5％のCOが発生するとされる．**COの生体毒性は，還元型ヘムタンパクとの結合による組織酸素代謝の障害を通じて発揮される．**Hbと結合してCO-Hbとなって，機能的な貧血状態を起こすだけではなく，血漿に

● 表　血中CO-Hb濃度と中毒症状の関係

血中CO-Hb濃度	中毒症状
10％以下	なし
10〜20％	前頭部頭重感，頭痛，皮膚血管の拡張
20〜30％	頭痛（拍動性），倦怠感，情緒不安定
30〜40％	激しい頭痛，錯乱，嘔吐，脱力感，視力障害
40〜50％	重篤な運動失調，幻覚，脱力，虚脱，呼吸促進，頻脈
50〜60％	昏睡，痙攣，Cheyne-Stokes呼吸，ときに死亡
60〜70％	深昏睡，呼吸微弱
70％以上	呼吸停止，循環虚脱，死亡

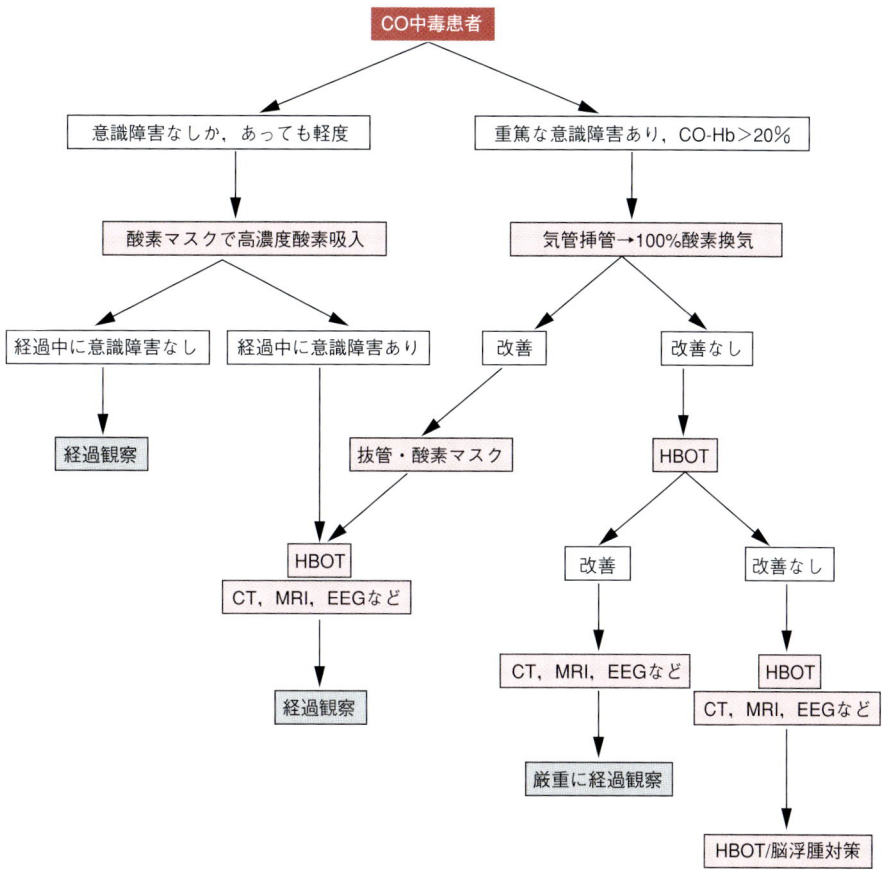

```
                    ┌─────────────┐
                    │ CO中毒患者  │
                    └──────┬──────┘
               ┌───────────┴───────────┐
               ▼                       ▼
    ┌──────────────────┐   ┌──────────────────────────┐
    │意識障害なしか,    │   │重篤な意識障害あり,       │
    │あっても軽度       │   │CO-Hb＞20%               │
    └─────────┬────────┘   └────────────┬─────────────┘
              ▼                          ▼
    ┌──────────────────┐        ┌──────────────────┐
    │酸素マスクで       │        │気管挿管→100%    │
    │高濃度酸素吸入     │        │酸素換気          │
    └─────────┬────────┘        └─────────┬────────┘
```

図　急性CO中毒における治療のフローチャート
EEG：electroencephalogram（脳波）

溶解して組織に移行し，ミオグロビン，チトクロム酸化酵素，チトクロムP450などのヘムタンパクとも結合し，各種臓器障害を惹起する．出現する臨床症状としては，意識障害のほか心筋障害（各種不整脈，心収縮力低下），肝障害（AST，ALTの上昇），横紋筋融解（CKの著明上昇），腎障害，肺酸素化の低下，代謝性アシドーシスなどが特徴的で，当然のことながらICU管理が必要である．

　急性CO中毒の重症度は，必ずしも血中CO-Hb濃度と相関せず，症状から重症度を推定する方が実際的であり，重篤な意識障害があれば重症として取り扱う．図に急性CO中毒における治療のフローチャートを示す．本事例の症例①の意識障害はごく軽度であり，酸素マスクによる高濃度酸素投与のみで十分と考えられ，実際速やかに意識障害は改善した．一方，症例②，③では重篤な意識障害を伴っていたため，気管挿管のうえ100%酸素による機械換気を行ったところ，2例とも速やかに意識障害は改善し，その後30～60分くらいの経過で血中CO-Hb濃度は正常化し，結局高気圧酸素療法（hyperbaric oxygen therapy：HBOT）は行わなかった．その後全員が第4病日に軽快退院した．急性CO中毒では，慢性期の頭部CTにて淡蒼球や白質の低吸収域を認めたり，また間欠型CO中毒症状が出現することがあるが，その後，今回の事例では3人とも全く問題なかった．間欠型CO中毒症状は，いったん意識が正常化した後，数週間後に突然，失見当識，不穏状態，無関心，行動異常，不全失

語，歩行障害，失禁などが出現するもので，退院にあたっては家族や本人に十分説明しておかねばならない．なお，意識回復後，HBOTを施行すると間欠型CO中毒が予防される可能性がある．

最後に余談ではあるが，愛煙家の血中CO-Hb濃度は5〜10%であり，急性CO中毒の際には心疾患患者，高齢者とともに重症化のリスクファクターとなっているそうである．今回の症例は全員非喫煙者だったようだが，これは重症化しなかった原因かもしれない．こんなところにも喫煙がリスクファクターとして登場するのだから，愛煙家にとっては頭が痛い話である．

さらに詳しい解説は**157**ページへ

さらに学びたいとき

- 「高気圧酸素療法再考 虚血を救う−治せるものは何か」（八木博司 著），へるす出版新書，東京，2009

〈森脇龍太郎〉

Memo

Case：中毒❷

22歳　女性　自殺目的でアジ化ナトリウム粉末1g服用．もうろうとした状態で自ら救急車要請

年齢・性別	22歳　女性
主訴	意識障害
現病歴	午前10時00分，もうろうとした状態で自ら救急車を要請した．午前9時30分頃自殺目的でアジ化ナトリウムの粉末1gを服用したと話したため，10時30分救命救急センターに搬送された．
既往歴・家族歴	特記すべきものなし
来院時身体所見	意識レベルはⅠ-3（Japan coma scale，332頁参照），収縮期血圧116mmHg（触診），心拍数116回/分，呼吸数43回/分であった．瞳孔は左右とも4mmで正円，対光反射は正常であった．胸腹部に特記すべき所見はなく，皮膚の異常も認められなかった．また呼気に異臭は認められなかった．
来院時検査所見	血液検査では，白血球数が13,100/mLと上昇していた以外は，明らかな異常は認められなかった．また動脈血液ガス分析では軽度の呼吸性アルカローシスが認められた．胸部X線像では特記すべき所見はなく，心電図では洞性頻脈が認められた．

Question

1. アジ化ナトリウム中毒の発症機序（①），中毒症状（②）は？
2. アジ化ナトリウム中毒の治療法は？
3. アジ化ナトリウム中毒の致死量は？

Answer

1 ①ミトコンドリア内のチトクロム酸化酵素のFe^{3+}と結合して，酵素の働きを阻害し，電子伝達系を障害して細胞呼吸を阻害する
②低血圧，不整脈などの循環器症状，頭痛，意識障害，痙攣などの中枢神経症状，嘔気，腹痛，下痢などの消化器症状，咳，息切れ，肺水腫などの呼吸器症状などを主体とするが，特異的な症状はない

2 もっぱら対症療法を行う

3 文献的には最小致死量は700 mg

・解・説・

アジ化ナトリウム中毒は，1998年の新潟におけるポット内混入事件によって注目され，その後，三重，岡崎，京都，埼玉と事件が相次いだ．しかし，幸いなことにこの一連の事件における報告例はたかだか100 mg程度を服用したものが多い．

アジ化ナトリウム（sodium azide，NaN_3）は，われわれの身近には防腐剤として臨床検査室におけるさまざまな試薬に使用されており，微量ならば入手可能であった．しかし，この一連の事件以来"毒物"に指定されるなどして，薬剤管理面が強化され，致死量に至るほどの大量を入手することは事実上不可能となっている．しかしその毒性が広く知れわたった現在，おもしろ半分に不法入手する者が現れないとはいえ，今後も散発的に中毒事例が出現すると考えられる．

アジ化ナトリウムは，ナトリウムと窒素からなる分子量65.01の白色結晶で，水によく溶解する．経口，経気道，経皮のいずれでも速やかに吸収され，**ミトコンドリア内のチトクロム酸化酵素のFe^{3+}と結合して，酵素の働きを阻害し，電子伝達系を障害して細胞呼吸を阻害する**が，これはシアン化合物の毒性と同様である．そのためすべての臓器症状が出現すると考えてよく，低血圧，不整脈などの循環器症状，頭痛，意識障害，痙攣などの中枢神経症状，嘔気，腹痛，下痢などの消化器症状，咳，息切れ，肺水腫などの呼吸器症状などを主体とするが，特異的な症状はない．

ついで治療であるが，速やかに吸収することから**胃洗浄や活性炭投与の効果は全く期待できない．血液透析，直接血液吸着の効果もない**とされる．中毒出現機序から考えると，シアン化合物中毒に用いる亜硝酸ナトリウムが理論的には有効であるように思える．亜硝酸ナトリウムによって，Fe^{2+}をFe^{3+}に変えてメトヘモグロビンをつくると，アジドがこれと結合するというわけである．しかしアジドとメトヘモグロビンは親和性が弱く，せっかく危険を冒してメトヘモグロビンをつくってもあまり有用ではない（一方，シアン化合物とメトヘモグロビンは親和性が強いのである）．かつては亜硝酸ナトリウムが推奨された時期もあったが，そのような理由で実際は臨床的な効果があがらず，現在は行われなくなっている．このように，**特異的拮抗薬，解毒薬といった類の薬剤は存在せず，もっぱら対症療法に終始する**こととなる．

さて本症例の経過である．入院当初は心拍数，血圧，意識レベルは変動を繰り返していたが，摂取後3時間経過したところで，急激に血圧が低下したため，補液を増量するとともにドパミンの持続静注を開始した．この時点で行った心臓超音波検査では，左心室の壁運動は良好であった．その後徐々に乳酸値が上昇し，著明な代謝性アシドーシスを呈したが，適宜炭酸水素ナトリウムを投与したところ，アシドーシスも改善傾向に向かい，循環動態も安定していった．しかし，摂取後20時間経過した頃から，徐々に心拍数および血圧が低下し，この時点で実施した心臓超音波検査では左室壁の壁運動はほとんど動きがなく，心電図上QRS幅は拡大し，V1～V2において著明なST部分の上昇を伴っていた．そして摂取23時間後に死亡した．

文献的に報告されている服用量と症状の関係を図に示す．現在までに報告されているヒトでの最小致死量は700mgであり，29歳女性が誤って服用して，不整脈，心筋障害により，3日半後に不幸な転帰をたどったものである．本症例も摂取23時間後に明らかな心筋障害による心収縮力低下によって死亡しており，摂取から死亡までの時間は多少短いものの，上記の症例と類似した経過をたどっているといえる．一方，10g以上といった大量を摂取した場合は，文献的には，全く炭酸水素ナトリウムの投与に反応しない難治性の代謝性アシドーシスを呈して，数時間以内に死に至っているようである．この場合に出現する臨床症状はきわめて多彩であり，不整脈，心収縮力低下といった心筋障害が前面に出ることは少なく，すべての治療に抵抗性を示して，あっという間に死亡してしまうようである．このことから少々大胆に推論すると，大量摂取の場合は"細胞がいっせいに悲鳴をあげて"速やかに死に至るのに対して，本症例のように最小致死量程度を摂取した場合は，細胞の悲鳴は打ち消すことができるが（本症例における代謝性アシドーシスは炭酸水素ナトリウムにある程度は反応し，いったんは血行動態の安定が得られていることはその傍証？），その後に親和性の高い心筋に障害が顕性化して死亡するのではないかと考えられる．もちろんあくまで推論であって，その正否は今後検討すべき課題であろう．

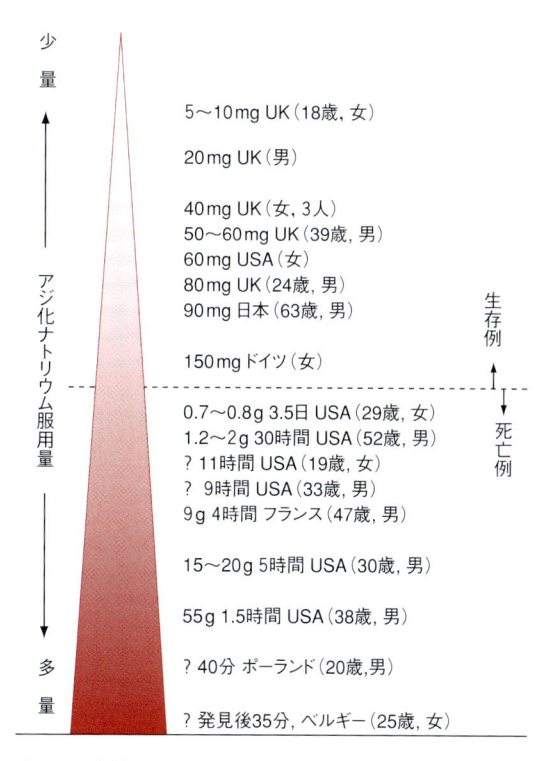

● 図　文献にみられるアジ化ナトリウムによる誤飲，自殺の生存例と死亡例
（文献1のp2545の図1より引用）

さらに詳しい解説は157ページへ

文　献
1) 千葉百子：アジ化ナトリウム．総合臨床，48：2544-2546，1999

〈森脇龍太郎〉

Case：精神疾患❶

28歳　男性　残業中に突然動悸が激しくなり，「死んでしまう」と感じる

年齢・性別	28歳　男性（会社員）
主　訴	「死んでしまいそうな恐怖に襲われて」受診
既往歴	小児喘息
家族歴	実父が心筋梗塞で入院歴あり
生活歴	大卒後出版社に勤務，編集者として問題なく生活していた．機会飲酒．喫煙20本/日，10年間．コーヒーを愛飲，多忙時には1日10杯以上．その他ドリンク剤，カフェイン製剤もときに使用．
現病歴	もともと多忙であったが，最近抜擢され重要な仕事を任されるようになり，さらに忙しくなっていた．本日も残業していたが，22時頃突然動悸が激しくなり息が苦しくなった．しだいに気が遠くなり，「死んでしまう」と感じ，救急車で22時30分来院．
来院時所見	意識清明．血圧140/90，脈拍110/分（整），呼吸数25回/分．来院時胸腹部不快感を訴えるが，症状が始まった時に比べると大分落ち着いたという．聴診，触診，単純X線，心電図異常なし．血算・生化学・動脈血ガス所見は下のとおり（表1）．

● 表1　検査所見

血液学的検査			生化学的検査			動脈血ガス検査		
WBC	6,100	/μL	Na	141	mEq/L	pH	7.40	
RBC	506×10⁴	/μL	K	4.3	mEq/L	PO_2	99	mmHg
Hb	15.4	g/dL	Cl	100	mEq/L	PCO_2	35	mmHg
Ht	46	%	AST（GOT）	29	IU/L	HCO_3^-	22	mEq/L
PLT	25.5×10⁴	/μL	ALT（GPT）	40	IU/L	SaO_2	99	%
			γ-GTP	66	IU/L	BS（随時）	88	mg/dL
			LDH	70	IU/L			
			Creat	1.0	mg/dL			
			BUN	13.2	mg/dL			

Question

1　最も考えられる診断は何か？

2　症状の増悪因子は何か？

Answer

1. パニック発作
2. カフェイン摂取，過換気，低換気など

・解・説・

パニック発作は表2に示す症状が急速に出現し，比較的短時間で消失することが特徴である．パニック発作を繰り返す"**パニック障害**"の生涯有病率は1.5〜3.5%とされており決して稀な疾患ではなく，救急の現場では必ず遭遇する疾患である．発作出現の原因は明らかではないが，近年蓄積されつつあるエビデンスによれば，血中の二酸化炭素濃度に対する過感受性がその背景に存在している可能性を示唆する研究が多い．

教科書的には"除外診断"として扱われるが，実際には初回の発作時にすべての器質因を除外することは難しい．そのため状況からパニック発作と推定する必要に迫られることが多い．本例も喘息の既往や虚血性心疾患の家族歴があり，これらの疾患や他の器質性疾患の可能性を否定することはできず，後日精査が必要となる．表3にパニック発作に比較的特徴的な所見をあげる．

多くのパニック発作，特に初回の発作では明らかな原因がないことが多い．患者の無用の不安を助長しないために，救急の現場では「なぜ発作が起きたか」を詮索することはむしろ慎みたい．一方**カフェイン**はパニックの増悪因子として明らかなエビデンスが認められている物質である．コーヒーや市販のカフェイン製剤はもちろん，多くのドリンク剤にはカフェインが含まれており，これらの使用は勧められない．PCO_2は高くても低くてもパニックを増悪させることが知られている．このことの臨床的意義は本書第2章「精神疾患」の項で考える．なお飲酒・喫煙がパニック発作に与える影響については諸説があり一定しない．

● 表2　パニック発作の症状[1]

- □ 動悸，心悸亢進，または心拍数の増加
- □ 発汗
- □ 身震いまたは震え
- □ 息切れ感または息苦しさ
- □ 窒息感
- □ 胸痛または胸部不快感
- □ 嘔気または腹部の不快感
- □ めまい感，ふらつく感じ，頭が軽くなる感じ，気が遠くなる感じ
- □ 現実感消失または離人症状
- □ コントロールを失うこと，または気が狂うことに対する恐怖
- □ 死ぬことに対する恐怖
- □ 異常感覚
- □ 冷感または熱感

これらの症状が4つ以上，突然に発現し，10分以内に頂点に達する．

● 表3　パニック発作に特徴的な所見

- □ いろいろな症状が突然に出現する
- □ 症状は短時間で消失する
  （救急受診時には主な症状は消失していることが多い）
- □ 不安感，恐怖感が強い
  （「死んでしまうかと思った」「頭がおかしくなるかと思った」等々）
- □ 動悸は突然始まり，次第に軽快していく
  （発作性上室性頻拍などでは突然消失する）
- □ 呼吸困難感は労作と無関係

さらに詳しい解説は163ページへ

文献

1) 高橋三郎, 他訳:「DSM-IV-TR 精神疾患の診断・統計マニュアル」, 416, 医学書院, 東京, 2002

〈馬場淳臣〉

Case：精神疾患❷

55歳　男性　糖尿病，肝機能障害の悪化で入院．深夜落ち着きなく歩き回る．上肢，顔面の振戦，発汗

年齢・性別	55歳　男性（医師）
主　訴	糖尿病，肝機能障害の精査のため入院
既往歴	5年前より糖尿病
家族歴	実兄も糖尿病で加療中
生活歴	大酒家（日本酒5合からときに1升，ほぼ連日），愛煙家
現病歴	総合病院の外科部長として多忙な毎日を送っていた．5年前の健診で糖尿病，脂質異常症，軽度肝機能障害を指摘されていた．今年度の健診で糖尿病，肝機能障害の悪化が認められ，しぶしぶ精査入院．入院時の主な検査所見は下のとおり（表1）．
入院後経過	入院当夜不眠のため，当直の外科医にビールを差し入れさせ，飲んでいるところを看護師に発見され注意を受け，翌日からは断酒．入院5日目深夜ベッドから起きあがり，落ち着きなく歩き回り，臥床をすすめる看護師を大声で叱りつけた．駆けつけた当直医には「輸血の準備をしろ」と言って病室から出ようとする．上肢，顔面の振戦，発汗が著明である．

● 表1　検査所見

血液学的検査			生化学的検査					
WBC	8,500	/μL	TP	7.7	g/dL	γ-GTP	1,166	IU/L
RBC	385×10⁴	/μL	Alb	4.1	g/dL	LDH	465	IU/L
Hb	13.6	g/dL	Na	138	mEq/L	ALP	621	IU/L
Ht	40	%	K	4.9	mEq/L	NH₃	55	mg/dL
PLT	38.5×10⁴	/μL	Cl	107	mEq/L	Creat	0.8	mg/dL
			T.Bil (D.bil)	2.2 (1.6)	mg/dL	BUN	24.0	mg/dL
			AST（GOT）	380	IU/L	BS（空腹時）	178	mg/dL
			ALT（GPT）	113	IU/L	HbA$_{1C}$	8.2	%

Question

1　最も考えられる診断は何か？

2　本症の治療は？

Answer

1. アルコール離脱せん妄（振戦せん妄）
2. ベンゾジアゼピン系薬剤の投与

・解・説・

　易怒的で不穏であり，手術中であると思いこんでいるなど失見当識が認められ，せん妄状態であると考えられる．**せん妄**の原因は種々あるが，本例は急激な断酒に伴う**アルコール離脱せん妄**が疑われる．入院当夜，規則を破ってまでビールを飲まなければ入眠できない状態であり，アルコールに対する身体依存が形成されていたと考えられる．アルコール依存というと，昼間から酒浸りで仕事もできない状態，という印象があるが，本例のように高い社会的機能を保っていても習慣的大酒家のなかには身体依存が形成されていることがある．入院時には飲酒習慣を尋ねるが，筆者の経験では大酒家ほど酒量を過少申告する傾向にあるので要注意である．

　依存の程度にもよるが，離脱症状は早ければ断酒後数時間で現れ，早期には不眠，発汗，軽度振戦などがみられ，しだいに不安・焦燥感，不穏など精神運動興奮状態が増悪，当初軽度だった見当識障害も重症化し，幻覚や場合によっては妄想的反応などが出現する（表2）．重度依存者が断酒する場合，痙攣発作が起こる危険性があるが，これは比較的早期に出現することが知られている．症状は夜間に顕著であって日中は一見意識清明で，せん妄の診断がためらわれることもある．小さな物音にびっくりする，些細な訴えが増える，簡単な計算や手順を間違える，など普段とは異なった様子が認められることもある．

　離脱症状にはアルコールと交叉耐性を有する**ベンゾジアゼピン系薬物**の投与が有効である．経口が可能ならばジアゼパム（セルシン®）やロラゼパム（ワイパックス®）を高用量投与する．せん妄状態となり，幻覚の出現が疑われる際にはハロペリドール（セレネース®）やリスペリドン（リスパダール®）などの高力価抗精神病薬も有効である．なおアルコール多飲者では栄養障害を伴っていることが多く，離脱症状の増悪因子と考えられている．アルコール多飲を疑うときは離脱症状の出現を予防するためビタミンB群，葉酸，ニコチン酸，などを補充したい．特にビタミンB_1はブドウ糖の代謝で消費されるため，ブドウ糖を主栄養源とする栄養補給を行うと欠乏が増悪することがある．また，重症の低栄養状態となっていたアルコール依存症患者に高カロリー輸液を行ったところリン酸欠乏による意識障害（refeeding syndrome）に陥った例が報告されている．この例では，当初は離脱による意識障害と誤診されていた．また，多飲者では低K，低Mgを合併していることもある．いずれも意識障害の増悪因子であるが，前者はともかく後者は見逃しがちなので要注意である．

● 表2　アルコール離脱の症状

離脱早期（～48時間）	離脱後期（48時間～）
振戦	振戦
軽い発汗	著明な発汗
軽い見当識障害	著明な見当識障害
痙攣発作	痙攣発作（－）
	精神運動興奮
	幻覚

さらに詳しい解説は163ページへ

〈馬場淳臣〉

第2章

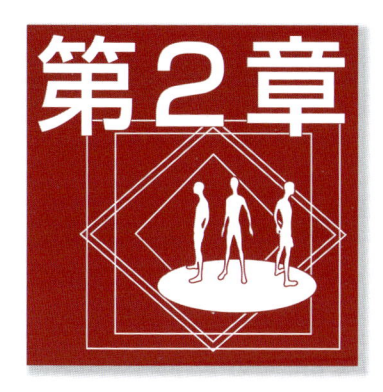

主要症候別救急医療の実際

- 呼吸困難
- ショック
- 胸痛・背部痛
- 腹痛
- 失神・意識障害
- 頭痛
- 痙攣
- めまい
- 発熱
- 急性中毒
- 精神疾患

呼吸困難

● 鑑別診断の進め方 ●

診察をはじめる前に

呼吸困難は，救急医療においてよく認められる症状である．原因疾患として，心疾患をはじめ呼吸器疾患から血液疾患まで考える必要がある．さらには呼吸形態の異常から，脳脊髄疾患や代謝異常まで関係している．初期治療に際しては，そのなかで緊急性の高い致死的な疾患を見逃さないことが重要である．

医療面接，身体所見

表1は呼吸困難をきたす疾患の原因別一覧表であるが，このなかで致死的な疾患をまず臓器別に鑑別することが重要である（表2）．医療面接においては，自覚症状が原因になった臓器そのものの症状であるか，二次的なものかを鑑別しながら行う．例えば，肺血栓塞栓症における動悸は，急性右心不全による二次的な自覚症状と考えることができる．

呼吸困難の程度を知るには，一般的にHugh-

● 表1 呼吸困難をきたす疾患

分類	緊急性の高い疾患	その他の疾患
呼吸器系	肺血栓塞栓症 緊張性気胸 気管支喘息発作（重症例） 肺出血 非心原性肺水腫 （ARDS：acute respiratory distress syndrome, 急性呼吸窮迫症候群） 気道内異物 気道熱傷 喉頭浮腫 外傷性血胸（大量）	肺炎 肺癌 気胸 肺気腫 縦隔（皮下）気腫 過換気症候群 肺線維症 結核後遺症
循環器系	急性左心不全 心タンポナーデ	
神経系		重症筋無力症 筋萎縮性側索硬化症 Guillain-Barré症候群
その他		貧血

● 表2 緊急性の高い疾患の基本的な特徴

肺血栓塞栓症	・体動を契機に突発する胸痛，呼吸困難 ・聴診上Ⅱ音肺動脈成分（Ⅱp音）の亢進 ・胸部X線上明らかな異常所見がないのに，PaO_2が低い ・深部静脈血栓症の危険因子がある ・心電図上右心系の負荷所見（$S_ⅠQ_ⅢT_Ⅲ$は稀） ・心エコー検査にて右室負荷所見
緊張性気胸	・突発する胸痛（片側性が多い），咳，呼吸困難 ・ショック，頸静脈の怒張 ・呼吸音の左右差 ・胸部X線にて虚脱肺と縦隔陰影の健側偏位
気管支喘息発作 （重症例）	・会話困難で歩行不能 ・奇脈（呼気時に脈が小さくなる）や不整脈 ・聴診上ラ音が小さい ・PEF 50%以下か測定不能 ・$SpO_2 < 90$%以下
肺出血	・咳，胸痛などを伴う鮮血の喀出 ・ときに聴診上水泡音の聴取 ・ときに胸部X線にて微細粒状〜斑状影
非心原性肺水腫 （ARDS）	・基礎疾患の発症から数日以内に出現 ・きわめて強い呼吸困難 ・浅く速い呼吸，頻脈，ときにチアノーゼと血性の泡沫痰 ・聴診上湿性ラ音の聴取 ・胸部X線にて両側肺に不規則な浸潤影
気道内異物	・突発する頑固な咳，呼吸困難 ・歯科治療に伴う発症がある ・患側部の呼吸音の減弱 ・歯牙，クラウンなどは胸部X線にて確認可能

● 表3 Hugh-Jonesの分類

I度	同年齢の健康者と同等
II度	健康者と同様に歩行はできるが，坂や階段の昇降が健康者なみにできない
III度	健康者なみに歩行できないが，1マイル(1.6km)以上歩ける
IV度	休みながらでなければ，50ヤード(46m)以上歩けない
V度	会話や衣服の着脱にも息切れがする．苦しくて外出できない

Jonesの分類が用いられるが（表3），気管支喘息の発作時では日本アレルギー学会の重症度判定委員会基準（表4）を用いるほうがよい．

身体所見は，バイタルサインのチェックをはじめ，胸部，腹部などの基本的事項は省かず行うことが必要である．このとき医療面接で考えられた臓器別疾患が，身体所見と矛盾しないかをチェックしながら行うことが大切である．

● 表4 日本アレルギー学会気管支喘息重症度判定委員会基準
（発作強度と発作頻度の組み合わせで判定する）

■ 喘息症状の程度
　(1) 喘息症状の程度は主に呼吸困難の程度で判定し，他の項目は参考事項である
　(2) 喘息症状の程度が混在するときには症状の重い方をとる

喘息症状の程度		呼吸困難	会話	日常生活動作	チアノーゼ	意識状態	参考とするPEF値(%)*
A	高度（大発作）	苦しくて動けない	困難	不能	あり	意識障害失禁・正常	測定不能
B	中等度（中発作）	苦しくて横になれない	やや困難	困難	なし	正常	50%以下
C	軽度（小発作）	苦しいが横になれる	ほぼ普通	やや困難	なし	正常	50〜70%
D	喘鳴（D1）	ゼーゼー／ヒューヒュー	普通	ほぼ普通	なし	正常	70%以上
	胸苦しい（D2）	急ぐと苦しい走ると苦しい		普通			
N	症状なし	急いでも苦しくない	普通	正常	なし	正常	80%以上

*スパイロメトリーによる日本人臨床肺機能検査指標基準値［日胸会誌, 31(3), 1993］に従ったが，一定機器による自己最良値に対する比率で計算するのが望ましい．PEF（peak expiratory flow rate：最大呼気流速度）
*高齢者（50歳以上）についても考慮した値である

■ 喘息症状の程度（平均回数）
　(1) 1週間に5〜7日　　(2) 1週間に3〜4日　　(3) 1週間に1〜2日

■ 重症度
　(1) 重症度は「発作好発期間における任意の4週間の状態」により「過去1年間」の重症度として判定する
　(2) 喘息症状の程度と症状の頻度との組み合わせで判定する

頻度＼喘息症状の程度	A 高度	B 中等度	C 軽度	D 喘鳴(D1)／胸苦しい(D2)
(1) 1週間に5〜7日	重症	重症	中等症1	中等症2
(2) 1週間に3〜4日	重症	中等症1	中等症2	軽症
(3) 1週間に1〜2日	重症	中等症1	軽症	軽症

注）1．次の場合は重症とする
　　①1回でも意識障害を伴うような発作があった場合　②プレドニゾロン1日10mg相当以上の連用を必要とする場合
　　③プレドニゾロン1日5mg相当以上と吸入ステロイド薬1日600μg以上の連用を必要とする場合
　2．次の場合は症状の頻度にかかわらず中等症以上とする
　　①副腎皮質ステロイド薬（ステロイド）を経口または注射で必要とする場合
　　②吸入ステロイド薬で1日400μg以上の連用を必要とする場合
　3．次の場合は軽症とする
　　・気管支喘息拡張薬のみでコントロールできる場合

文献1）より引用

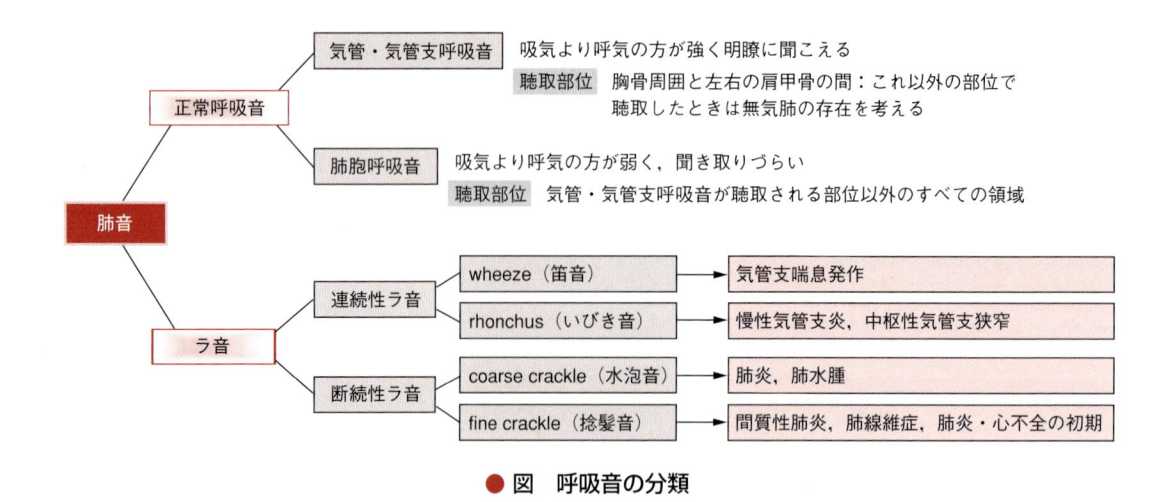

```
                                     吸気より呼気の方が強く明瞭に聞こえる
                    気管・気管支呼吸音   聴取部位  胸骨周囲と左右の肩甲骨の間：これ以外の部位で
         正常呼吸音                            聴取したときは無気肺の存在を考える

                                     吸気より呼気の方が弱く，聞き取りづらい
                    肺胞呼吸音       聴取部位  気管・気管支呼吸音が聴取される部位以外のすべての領域
肺音
                              wheeze（笛音）      →  気管支喘息発作
                    連続性ラ音
                              rhonchus（いびき音） →  慢性気管支炎，中枢性気管支狭窄
         ラ音
                              coarse crackle（水泡音） → 肺炎，肺水腫
                    断続性ラ音
                              fine crackle（捻髪音）  → 間質性肺炎，肺線維症，肺炎・心不全の初期
```

● 図　呼吸音の分類

呼吸困難を訴える患者の診察は，以下の手順によると見落としが少ないと思われる．

a) 眼瞼結膜の貧血の有無
b) 頸部の視診で頸静脈の怒張がないか確認
c) 胸部の診察では以下のことを確認
  〈打診〉①心拡大がないか
       ②横隔膜の高さに左右差がないか
       ③打診音の性質に左右差（鼓音と濁音など）がないか
  〈聴診〉①心音については雑音の有無，Ⅰ音の分裂，Ⅱ音の分裂，亢進・減弱について
       ②呼吸音ではラ音の有無（図）とともに左右差がないか
d) 腹部の診察で多量の腹水がないか確認

● 緊急検査

胸部X線，動脈血ガス検査，心電図，採血（血液学的検査，生化学的検査），胸部CT，心エコーなどを行う．肺血栓塞栓症は疑わなければ診断に至らない．肺動脈主幹部の閉塞は造影CTが有用かつ簡便である．

◆ここに気をつけよう！　注意点の確認

☞ **酸素濃度に注意すること（oxygen apnea）**

　Ⅰ型呼吸不全では高濃度の酸素投与が行われるが，Ⅱ型呼吸不全では人工呼吸管理をするとき以外は禁忌である．高濃度酸素の吸入によって肺胞内の酸素分圧が上昇し，血中CO_2の排出を阻害する．Ⅱ型呼吸不全は高CO_2血症を伴っており，CO_2ナルコーシスになる．

☞ **post-hypercapnic syndrome**

　高CO_2血症の患者に，人工呼吸器で急速に換気を行ってCO_2分圧を下げると，電解質バランスが崩れ痙攣，血圧低下，不整脈などの重篤な症状を起こすことがある．徐々に換気することが大切である．

☞ **胸水と心嚢液が同時に貯留したときのドレナージ**

　心嚢液を先にドレナージすると静脈灌流が増加し心拍出量が増大する．胸水がドレナージされていないと有効な肺毛細管が減少しており，右心にとって後負荷が大きく，時に急性右心不全を起こす．両者が同時にみられ，排液が必要なときは**胸水から行う方が安全**である．

おさえておきたい関連知識（キーワード&略語）

A-aDo$_2$（肺胞動脈血酸素較差）
alveolar-arterial oxygen tension difference

動脈血ガス検査の結果から，簡単に拡散障害や換気血流不均等の程度を知ることができる．

$$\text{A-aDo}_2 \text{ (mmHg)} = (760-47) \times \text{FIO}_2 - \text{PaCO}_2/0.8 - \text{PaO}_2 \quad \text{（正常値＜10）}$$

換気血流不均等

肺胞レベルでは，換気量と血流量が一定の比率でバランスが保たれている．肺炎の滲出液や気道異物などにより気道閉塞があるとき，肺胞低換気となり低酸素血症になる．逆に肺血栓塞栓症などでは血流量が低下して十分な酸素を受け取ることができず低酸素血症になる．

拡散障害
diffusion disturbance

間質性肺炎や肺水腫で肺胞と肺毛細管の間に水分貯留があると，肺胞から肺毛細管内の血液に酸素が移行しにくくなる．

呼吸不全
respiratory insufficiency

呼吸不全の基準はPaO$_2$＜60 mmHgを示す呼吸障害である．急性呼吸不全と慢性呼吸不全は期間で分けられ，発症から1カ月以上続くものを慢性，それ以前のものが急性である．
- I型呼吸不全：低O$_2$血症のみを示す．PaCO$_2$は正常か低値を示す．
- II型呼吸不全：低酸素血症に高CO$_2$血症を伴う．

サーファクタント補充療法
supplement therapy of pulmonary surfactant

ARDSの患者ではサーファクタントの異常がみられるので人工サーファクタントの補充が試みられている．サーファクテン120 mgを生理食塩液4 mLに懸濁し，120 mg/kgを気管内に注入する．

SP-A・SP-D
surfactant protein-A・D

親水性糖タンパク質で，肺局所の自然免疫に関与している．間質性肺炎で上昇する．レジオネラ肺炎以外の細菌性肺炎では低値であるが，もし高値ならARDSへ進展した可能性を考慮すべきである．

文献
1) 日本アレルギー学会気管支喘息重症度判定基準再評価委員会報告．アレルギー，43：71，1994

---

case file　突発の呼吸困難

脂質異常症で外来通院中の72歳の女性が，突然に起きた体動時呼吸困難と胸内苦悶を訴え来院した．聴診上wheezeが聞かれたため，「喘息なんかあったかねー」などと言いながらネオフィリン®の点滴を指示した．点滴終了時，ラ音も消失し顔色も少し改善していたので帰宅を許可した．

その数分後，外来の外で偶然患者と出会った．顔面蒼白で動悸がするという．このときはじめて肺血栓塞栓症（PTE）を疑った．即入院とし諸検査の結果，両側肺動脈根部のPTEと診断し血栓溶解療法を行い軽快した．

外来の外で偶然出会わなかったら彼女はどうなっていたかと思うと今でも冷や汗が出る．突然に発症した呼吸困難では，必ずPTEを思い出すべし！

〈中田正幸〉

ショック

●鑑別診断の進め方●

診察をはじめる前に

1 ショックの定義

急性,全身性の,循環不全で,重要臓器や細胞の機能を維持するのに十分な血液循環が得られない結果,発生する生体機能の異常を呈する症候群[1]。

ここで重要なのは,速やかに生体機能を維持するのに十分な全身への血液の循環が得られなければ不可逆的な危機的状況に陥る,ということである.このためには**時間を労せず原因を確定し的確な治療を進める必要がある**.

2 診断基準

pallor(蒼白),pulselessness(脈拍触知不能),prostration(虚脱),perspiration(冷汗),pulmonary deficiency(呼吸不全)は有名な5 P'sであるが,実際に患者に話しかけ,観察し,触り,感じることがショックと判断する最も重要な要素となる.診断基準と重症度の目安となるスコアを表1,2に示す.

3 ショックの種類

伝統的には表3のように,臨床上の原因をはっきりさせる点でわかりやすい分類もあるが,血行動態の視点からは,心機能,血液量とその分布,血管緊張(透過性)からみた分類も循環動態の把握の点から有用である(表4).英語と一緒に覚えたい.

● 表1　ショックの診断基準

1. 血圧低下(30分以上持続)
収縮期血圧90 mmHg以下
平時の収縮期血圧が150 mmHg以上の場合
平時より60 mmHg以上の血圧下降
平時の収縮期血圧が110 mmHg以下の場合
平時より20 mmHg以上の血圧下降
2. 小項目(3項目以上を満足)
1) 心拍数 100回/分 以上
2) 微弱な脈拍
3) 爪床の毛細血管のrefilling遅延 (圧迫解除後2秒以上)
4) 意識障害(JCS 2桁以上またはGCS10点以下), または不穏・興奮状態
5) 乏尿・無尿(0.5 mL/kg/時 以下)
6) 皮膚蒼白と冷汗,または39℃以上の発熱 (感染性ショックの場合)

● 表2　ショックスコア

項目＼スコア	0	1	2	3
収縮期血圧(BP) (mmHg)	100≦BP	80≦BP<100	60≦BP<80	BP<60
脈拍数(PR) (回/分)	PR≦100	100<PR≦120	120<PR≦140	140<PR
base excess(BE) (mEq/L)	−5≦BE≦+5	+5<BE≦+10 −10≦BE<−5	+10<BE≦+15 −15≦BE<−10	+15<BE −15>BE
尿量(UV) (mL/時)	50≦UV	25≦UV<50	0<UV<25	0
意識状態	清明	興奮から軽度の応答の遅延	著明な応答の遅延	昏睡

● 表3　臨床的原因からみたショックの分類

1. 神経原性ショック　　　　　neurogenic shock
2. 循環血液量減少性ショック　hypovolemic shock
3. 敗血症性ショック　　　　　septic shock
4. 心原性ショック　　　　　　cardiogenic shock
5. アナフィラキシーショック　anaphylactic shock
6. 熱傷ショック　　　　　　　burn shock
   （血管内から体表への循環血漿量の大幅な喪失という点で2に含まれる）
7. 薬剤性ショック　　　　　　drug induced shock
   （アナフィラキシーの原因が薬剤という点で5に含まれる）

● 表4　血行動態からみたショックの分類

1. 心原性ショック　　　　　　cardiogenic shock
2. 血液分布不均等性ショック　distributive shock
   a) 神経原性ショック　　　neurogenic shock
   b) 敗血症性ショック　　　septic shock
   c) アナフィラキシーショック　anaphylactic shock
3. 循環血液量減少性ショック　hypovolemic shock
4. 心外閉塞性・拘束性ショック　extracardiac obstructive shock

各種ショックの病態生理，臨床症状，診断の進め方，治療法

1 心原性ショック（cardiogenic shock）

心臓自体を原因とする心機能低下（心拍出量低下）に伴うショック．心拍出量が減るため静脈血は積み残され，CVP（central venous pressure：中心静脈圧）は上昇，血圧低下に反応して動脈側は収縮し心拍数は増加（原因によっては徐脈）．

原因疾患は心筋梗塞，拡張型心筋症，弁膜症，重症不整脈など．

心臓自体に病変があるので，胸痛や動悸，労作時の呼吸苦などの現病歴，心音，呼吸音，浮腫などの身体所見，胸部X線，心電図，心エコー，心筋酵素（CPK-MB，トロポニンT，ミオシン軽鎖）などのチェックにより鑑別していく（「胸痛・背部痛」の項，114頁参照）．スワン・ガンツカテーテルにより肺動脈楔入圧（PAWP：pulmonary arterial wedge pressure）と心係数（CI：cardiac index）を測定し，4つのサブセットに分類すると治療法もわかりやすい（付録「循環」の項，331頁図参照）．

BNP（brain natriuretic peptide：脳性ナトリウム利尿ペプチド）値が心不全の指標として有用との報告もみられる．心原性ショックの急性期には，カテコラミンなどの薬物（表5，6）のみならずIABP（intraaortic balloon pumping：大動脈バルーンパンピング，表7）やPCPS（percutaneous cardio-pulmonary support：経皮的心肺補助装置，表8）でしのぎ，PCI（percutaneous coronary intervention：経皮的冠動脈形成術 →「胸痛・背部痛」の項，120頁参照），CABG（coronary artery bypass graft：冠動脈大動脈バイパス術）や心移植に持ち込むこともある．

2 血液分布不均等性ショック（distributive shock）

a) 神経原性ショック（neurogenic shock）

脳幹にある循環中枢，そことつながる**交感神経と副交感神経のバランス破綻（副交感優位）が原因で，血管拡張＋徐脈によりショックを呈する**．脳幹の出血や梗塞，脳ヘルニア，脊髄損傷，精神的なショック（恐怖，痛み，不安）で起こる．頭蓋内病変の場合には，血圧，酸素化，換気を正常に保ち脳ヘルニアの完成を回避すべく頭蓋内圧のコントロールをはかる．脊髄損傷の場合にはspinal shock（脊髄ショック）と呼ばれる，一過性の損傷脊髄レベル以下の運動機能の喪失，感覚の完全脱失，反射の消失が起こり，数時間から数日続く．同様に自律神経系の不全状態（これが神経原性ショックの方）が数週間続き，十分な輸液，アトロピン硫酸塩での徐脈治療，血管収縮薬が必要となることもある．精神的ショックの場合には，頭部を低くし安静臥床，必要に応じ酸素投与，細胞外液成分の輸液とα受容体刺激薬で血管収縮をはかり低血圧に対応．

b) 敗血症性ショック（septic shock）

感染性SIRS（systemic inflammatory response syndrome：全身性炎症反応症候群）重症化に伴い

● 表5　薬剤の使用法

	薬剤	使用法
カテコラミン系	ドパミン（カタボン®, カコージン®, プレドパ®, イノバン®など）	体重に応じて使用できるボトルタイプが頻用される．低用量で臓器血流増大，特に腎血管拡張作用が強く尿量増大（β刺激＞α刺激），高用量になるほど心機能増大，血管は逆に収縮（β＜α）へと向かう．**3～20γ（μg/kg/分）**まで
	ドブタミン塩酸塩（ドブトレックス®, ドブポン®など）	主にβ受容体刺激薬で，用量依存的に心機能増強，血管拡張作用を有する．結果的に腎血流が増え尿量増大．血管内脱水時の使用はかえって心拍数のみ増大するので注意が必要
	ノルアドレナリン（ノルアドリナリン®）	主にα受容体刺激薬．血管収縮作用が強く低血圧時の緊急使用薬剤．**1mL/1A/1mLを10倍希釈で1mLずつ使用．持続静注も可能**
	アドレナリン（ボスミン®, エピネフリン注0.1%シリンジ®）	気管支攣縮時の皮下注以外では，心肺停止患者の心拍再開（救命）目的に**1mg/1A/1mLを反復静注にて使用**
PDE III 阻害薬	ミルリノン（ミルリーラ®）	心筋細胞，血管平滑筋のcAMPを分解するホスホジエステラーゼ（PDE）IIIを選択的に阻害することによって，強心作用と血管拡張作用を示す．他剤で効果のない治療抵抗性心不全に**50μg/kg（10分で）静注後0.5μg/kg/分で点滴，適宜増減**．血管拡張作用と強心作用．初期の低血圧がネック
アデニル酸シクラーゼ活性化薬	塩酸コルホルシンダロパート（アデール®）	ATPをcAMPに分解するアデニル酸シクラーゼを活性化することによりcAMPを増やし強心作用と血管拡張作用を示す．他剤で効果不十分のときに**0.5μg/kg/分で上限0.75μg/kg/分まで**．ドパミン，ドブタミン塩酸塩との併用で効果増強
その他	ヒト心房性Na利尿ペプチド：カルペプチド（ハンプ®）	遺伝子組換え型のホルモンで，細胞内cGMPの分解を阻害し，動・静脈拡張作用と利尿作用，レニン-アンギオテンシン-アルドステロン系抑制作用．動脈拡張（前負荷軽減）で肺うっ血の改善，利尿・静脈拡張（後負荷軽減）で心拍出量を増大させる．**0.1μg/kg/分で開始，0.2μg/kg/分まで増加可能**．心機能自体を増強しないので，高血圧タイプの心不全に有効

● 表6　各薬剤の作用

	ドパミン	ドブタミン	ノルアドレナリン	ミルリノン	塩酸コルホルシンダロパート	ハンプ®
血管拡張作用（後負荷除去）	10γまで○それ以上収縮	○	収縮	○	○	○
心機能増強	○	○	○	○	○	なし
利尿作用（前負荷軽減）	10γまで○	結果として○	なし	なし	なし	○

● 表7　IABPの適応

薬剤治療だけでは反応しない急性，可逆性の心不全．心移植や，PCI，CABGまでの間のつなぎとして

● 表8　PCPSの適応

IABP同様に心筋梗塞発症後の観血的治療までのつなぎとして，さらに偶発性低体温・薬物中毒に伴う致死性不整脈，肺塞栓による急性右心不全や低酸素血症など

菌体成分，細菌の出す毒素（エンドトキシンなど），反応して集まってくるマクロファージ，好中球や顆粒球からの酵素（エラスターゼなど），サイトカイン，補体，各種ケミカルメディエーターの直接的な影響によって，血管拡張，血管透過性亢進，頻脈，発熱が生じる（warm shock）．スワン・ガンツカテーテルを用いた肺動脈圧検査では**心拍出量（cardiac output）の増大，末梢血管抵抗（systemic vascular resistance）の低下を示す**（＝hyperdynamic shock）．臓器での酸素需要は逼迫しているにもかかわらず，

● 表9　敗血症性ショックの治療戦略

a. 感染管理	感染源の同定，原因菌の同定，外科手術，ドレナージ，適切な抗菌薬の選択
b. 呼吸管理	肺水腫，ARDSへの移行阻止．体位ドレナージ，スクイージングで排痰促進，背側無気肺阻止．PEEP, pressure support, pressure control, permissive hypercapniaの併用
c. 循環管理	目標を設定しできるかぎり早くそこに到達する．CVP 8～12 mmHg（人工呼吸中は12～15），MAP≧65 mmHg　尿量≧0.5 mL/kg/時　SVO_2≧65%（混合静脈血酸素飽和度），心係数，末梢血管抵抗，PAWPのモニターによる強心薬，血管収縮薬，輸液量の決定．hyperdynamic state（高心拍出量状態）からの正常化のモニタリング
d. サイトカイン除去	現在ではCHDFによる持続血液浄化が行われる．直接的なサイトカインの除去薬の開発が進んでいるが，実験レベルでの効果しかあがってないのが実状で臨床応用には時間が必要．SIRSのみならずCARSの関与があると考えられている．ただウリナスタチン（ミラクリッド®：顆粒球エラスターゼ阻害薬），エラスポール®：好中球エラスターゼ阻害薬，リコモジュリンなどが効果をあげる可能性はある
e. 栄養管理	できれば腸管を使った経腸栄養が小腸粘膜を維持し，bacterial translocationを含む合併症の危険性を下げる点で最も有効と考えられる．腸管の動きを確認したうえで5%グルコースなどを少量から開始し，市販の栄養剤へ変更していく．ただ麻痺性イレウスや腹腔内手術後ではTPNによる管理にならざるをえない．上体を45°以上挙上することで，呼吸器の感染症を予防
f. その他	深部静脈血栓症の予防，ストレス性潰瘍の予防，血糖コントロール

ARDS：acute respiratory distress syndrome（急性呼吸窮迫症候群）　PEEP：positive end-expiratory pressure（呼気終末陽圧）　MAP：mean arterial pressure（平均血圧）　PAWP：pulmonary artery wedge pressure（肺動脈楔入圧）　CHDF：continuous hemodiafiltration（持続的血液濾過透析）　SIRS：systemic inflammatory response syndrome（全身性炎症反応症候群）　CARS：compensatory anti-inflammatory response syndrome　TPN：total parenteral nutrition（経静脈栄養法）

利用障害が同時に生じる．相対的には低容量のため，CVPは低下，尿量減少に陥る．まずは十分な輸液を開始し，前負荷をかけたうえでカテコラミンを併用し心機能のサポート，末梢血管の緊張を高めていく．感染源に対しては適切な外科的処置（ドレナージなど），感受性に見合った抗菌薬の使用，さらに急性腎不全治療＋サイトカイン除去目的に必要に応じてCHDF（continuous hemodiafiltration：持続的血液濾過透析）を開始する．早期に治療が開始されない場合hypodynamic shockとなり救命不可能となる（表9）．

c）アナフィラキシーショック
　　（anaphylactic shock）

　自然界にある抗原や化学物質に一度曝露された後に，再度同じ起因物質が体内に入ることによって，IgEを介する抗原抗体反応により白血球（好塩基球や肥満細胞）からヒスタミン，ブラジキニンなどのケミカルメディエーターが放出され，**血管拡張と血管透過性亢進が起こりショックに陥る**．IgGを介するものとして異型輸血が有名．原因の特定できないものも多い．この他，気管支攣縮，angioedema（血管性浮腫）に伴う喉頭浮腫から窒息，低酸素血症を起こしたり，冠動脈攣縮による致死性不整脈などの危険性がある．ベッドサイドには気管挿管のための準備と，さらに喉頭浮腫の場合には気管挿管すら困難のため，輪状甲状靱帯切開あるいは輪状甲状靱帯穿刺セットを準備し備える．治療指針を表10に示す．

3　循環血液量減少性ショック
　　（hypovolemic shock）

　読んで字のごとく，出血，脱水により血管内容量が失われる病態．外傷，消化管出血，手術時の出血，熱傷，高血糖による浸透圧利尿や水分摂取の障害などによる．対応策は止血と喪失した血液，体液の補給である（表11）．血管内容量の補充にはまず細胞外液成分（晶質液），さらに足りないときにはアルブミン製剤（膠質液），代用血漿，血液そのもの（表12）を追加していく．出血性ショックの場合には輸液，輸血による治療だけでなく，どの時点で手術に

● 表10　アナフィラキシーショックの治療

a. 体位管理と酸素投与	安静臥床，酸素投与，場合により下肢挙上，嘔吐による気道閉塞予防のため昏睡体位（側臥位）
b. エピネフリンの皮下注	低血圧，徐脈，気管支狭窄の程度で追加投与．心機能増強と気管支拡張作用．例）エピネフリン（ボスミン®）1 mg/1 A/1 mLを生理食塩液にて10 mLとし，1/5（2 mL）皮下注．その後必要に応じドパミンの持続静注．この場合十分な前負荷（細胞外液の大量点滴）が優先
c. ステロイド静注	抗炎症，免疫反応抑制目的に使用．速効性は期待できないが，症状の改善には明らかに効果あり．例）ハイドロコルチゾン500 mg，メチルプレドニゾロン100 mg静注の繰り返し．症状に応じ追加投与
d. 抗ヒスタミン薬の静注	H_1とH_2レセプターに対しそれぞれ拮抗薬を投与．例）H_1ブロッカーとしてクロルフェニラミン（ポララミン®）5 mg/1 Aを静注，その後皮膚の発赤に応じて追加投与（筋注でも可）．例）H_2ブロッカーとしてザンタック®，ガスター®など1 Aを適宜投与
e. 上気道閉塞，喘息発作発現時の対応	低酸素血症による心停止を避けることが最も重要．呼吸困難，不穏，陥没呼吸，シーソー呼吸，呼気延長，SpO_2の低下などが増強したら，ボスミン®皮下注，ステロイド静注の追加，アミノフィリン（ネオフィリン®）250 mg点滴静注，気管支拡張薬とステロイドの吸入．気管挿管が上気道閉塞で不可能な場合，輪状甲状靱帯切開の準備をする
f. 致死性不整脈出現時の対応	冠血管攣縮に伴う可能性が強く，症状出現時にはCa遮断薬，冠血管拡張薬などの対処療法となろう．循環器専門医へのコンサルト必要
g. 再燃の監視	心電図，SpO_2，呼吸・皮膚症状の消退具合をみつつ1日程度の入院監視

● 表11　患者初療時の状態に基づいた循環血液量の不足分評価
（American College of Surgeon Committee on Trauma. 1999）

	クラスI	クラスII	クラスIII	クラスIV
出血量（mL）	<750	750〜1,500	1,500〜2,000	>2,000
出血量（% blood volume）	<15%	15%〜30%	30%〜40%	>40%
心拍数/分	<100	>100	>120	>140
血圧（mmHg）	正常または増加	減少	減少	減少
脈圧（mmHg）	14〜20	20〜30	30〜40	>40
尿量（mL/時）	>30	20〜30	5〜20	<20
中枢神経/精神症状	軽度不安	中等度不安	明らかな不安・混迷	混迷昏睡
補液内容	晶質液	晶質液	晶質液+血液	晶質液+血液

70 kg 成人男子の場合

踏み切るか，TAE（transarterial embolization：経カテーテル動脈塞栓）やEVL（endoscopic variceal ligation）のタイミングを逸しないようにする．

4 心外閉塞性・拘束性ショック
（extracardiac obstructive shock）

心原性ショックと違い心臓自体を原因とせず心臓の動き，血液の流れを抑制する外的要因によって起こる病態．心タンポナーデ，肺血栓塞栓症，緊張性気胸などが具体例．原因を外科的に除去するのが原則で緊急を要する場合が多い（表13）．

● 表12　循環血液量減少時に静脈内投与される点滴

a. 晶質液	細胞外液と呼ばれ，血液と等張で，細胞外（間質-血管内）に均等に分布する．ということは投与量の1/3は血管内にとどまる．生理食塩液，乳酸リンゲル液，酢酸リンゲル液が代表．生理食塩液より乳酸リンゲル液がClの負荷が少なく，より血漿の組成に近く生理的．また酢酸は乳酸と違い末梢で分解されてアルカリ化剤の働きをもつため代謝性アシドーシス時に有利とされる
b. 膠質液	25％アルブミン，PPF（plasma protein fraction：加熱ヒト血漿タンパク）に代表される．投与後血管内にとどまり，膠質浸透圧を保ち，アルブミン濃度の高いものは間質からの水分を血管内へ引き戻して，浮腫の軽減，血管内ボリュームの増大などの効果がある．晶質液の投与量が大量になり，その弊害が生じ始める頃から開始される
c. 代用血漿	膠質液の欠点である高価な点を補い同様の効果を狙ったもの．多糖類からつくったデキストランや，合成デンプンなどを生理食塩液や5％ブドウ糖に溶解したもので，その大きな分子量から血管内にとどまり膠質液と同様の効果をもたらす．腎障害や出血傾向助長のため，1,000mLまでの使用に制限される．サリンヘス®，ヘスパンダー®などが代表
d. 成分輸血	出血量に応じて赤血球輸血（MAP血），凝固系の低下にはFFP（fresh frozen plasma：新鮮凍結血漿），血小板減少には血小板輸血が選択される

● 表13　閉塞，拘束の解除

a. 心タンポナーデ	エコーで心嚢液の貯留を確認しだい，剣状突起下正中切開で直視下にアプローチするか，中心静脈留置キットで穿刺する方法もある
b. 肺血栓塞栓症	急変時には，血液ガスデータ，心エコーでの右室の拡大と中隔の左心室内への偏位，臨床症状ぐらいしか手がかりはなく，心肺蘇生を講じつつPCPSにより急場をしのいだ後，造影CTで肺内血流の途絶や肺動脈内血栓の診断をつけ，必要に応じて外科的またはカテーテルによる血栓除去術を行う．再発予防には抗凝固療法と必要に応じて下大静脈内へのフィルター留置
c. 緊張性気胸	診断できたら即座にカテラン針数本にて第2肋間鎖骨中線より脱気を試み，その後血胸には太めの（24Fr以上）の胸腔ドレーンを第5肋間中腋窩線背面に，気胸では細めのドレーンを肺尖前面に留置

◆ここに気をつけよう！　注意点の確認

☞ 心原性ショック

気管支喘息と心臓喘息の鑑別は，呼吸苦，起坐位，呼吸音などでは簡単に鑑別できないこともあり，治療法も異なるので，胸部X線が必要．急性心筋梗塞による心原性ショックでは，PCIの適応とそこに至るまでの処置に習熟しておく．

☞ 敗血症性ショック

十分な前負荷をかけた状態で初めてhyperdynamic stateになる．

☞ アナフィラキシーショック

輪状甲状靱帯切開の穿刺部位と手技を確認．

☞ 循環血液量減少性ショック

外傷による出血性ショックでは保存的治療か，TAE（transarterial embolization：経カテーテル的肝動脈塞栓術）か，外科的治療かの判断を遅延なく行う．

☞ 心外閉塞性・拘束性ショック

突然発症の原因不明のショックのときには鑑別すべきものとして必ず頭の片隅に残しておく．

おさえておきたい関連知識（キーワード&略語）

一次性ショック・二次性ショック
primary shock　secondary shock

一次性ショックは外傷直後に起こる神経原性ショック，その後に起こる出血性ショック（hemorrhagic shock）を二次性ショックという．

アナフィラクトイドショック
anaphylactoid shock

アナフィラキシー様（anaphylactoid）ショックはIgEなど抗原抗体反応を介さないため，初めての曝露でも起こり，補体，白血球の直接的な活性化により化学伝達物質が放出され，結果的には同じ（～やや軽い）症状を示す．治療もアナフィラキシーショックと同じ．

熱傷ショック
burn shock

体表への熱曝露による熱傷独特のショックを呈する．防御機構としての皮膚の欠損による体表からの体液喪失＋各種ケミカルメディエーターによる肺水腫を含む全身血管透過性亢進に伴う循環血液量減少性ショック，その後体表からの細菌の侵入による敗血症性ショックへ移行する．

脊髄ショック
spinal shock

一過性の損傷脊髄レベル以下の運動機能の喪失，感覚の完全脱失，反射の消失が起こり，数時間から数日続く．同様に自律神経系の不全状態（これが神経原性ショックの方）が数週間続き，十分な輸液，アトロピン硫酸塩での徐脈治療，血管収縮薬が必要となることもある．

神経調節性失神
neurally mediated syncope

何らかの外的刺激により迷走神経の刺激，交感神経の抑制が起こり，徐脈，低血圧などにより一過性脳虚血状態から意識消失に至る病態．まずは安静，下肢挙上．

全身性炎症反応症候群
SIRS：systemic inflammatory response syndrome

いろいろな生体侵襲に反応して起こる全身の炎症性反応．診断基準は以下の2項目以上を満たせばよい．
①体温　＜36℃　＞38℃
②脈拍　90/分
③呼吸数　20/分以上，$PaCO_2$＜32mmHg
④白血球数　12,000/mm^3以上　または4,000/mm^3以下　または10％以上の未熟顆粒球

CARS
compensatory anti-inflammatory response syndrome

SIRSに続いて起こる生体の抗炎症サイトカインの上昇に伴う免疫抑制状態．

文献
1) 標準救急医学第4版（日本救急医学会 監），医学書院，東京，2009

さらに学びたいとき
・ Dellinger, R. P., et al.：Surviving Sepsis Campaign：international guidelines for management of severe sepsis and septic shock：2008. Crit Care Med., 36 (1)：296-327, 2008

case file ショック患者をみつけたら…

　ショックであることの診断には，患者の意識障害の程度（特に不穏や生あくび），冷汗，皮膚の湿潤度，顔色，チアノーゼの有無に注意しましょう．**必ず自分で脈をとり，心拍数，不整の有無，その強さを断続的に確かめるようにすること**．来院時はなくても，その後にショックに陥る患者もあるので，CT撮影中や処置に専念しているときは，誰かが必ず心電図，酸素飽和度，自動血圧計などをモニターするように心がけ，変化があれば大きな声で伝えること．低酸素血症，低容量性ショック，心タンポナーデ，緊張性気胸などは適切な処置により回避できるので，移動中などでも気管挿管が可能なように器材を準備しておくこと．循環血液量減少に備えて，できるだけ太い血管確保と細胞外液成分（できれば1,000 mLバッグ）輸液にしておくこと．**起こってしまったショック患者の予後は一気に悪くなる**ので，ショックを起こさないように細心の注意を払って患者管理を進めていきましょう．

〈三宅康史〉

Memo

胸痛・背部痛

● 鑑別診断の進め方 ●

診察をはじめる前に

　私たちの日常診療において胸痛・背部痛の訴えは比較的多くみられる．原因となる臓器は，心臓・大血管，食道，肺など多臓器にわたり，重篤なものから放置可能なものまで多様な疾患がある．短時間のうちに死に至るような緊急性の高い疾患を見逃さないことが重要である．表1にこれらの疾患をまとめた．

医療面接・身体所見

　注意深い医療面接は正しい診断への第一歩である．緊急性の高い疾患を念頭に置き，要領よく鑑別すべきである．同じ胸痛・背部痛といってもそれぞれの疾患により，その発症様式，痛みの性質・部位・持続時間・随伴症状には特徴がある．**冷汗，嘔吐，失神を伴う場合は重篤な疾患と考えて慎重に対処すべきである．**

以下，主な疾患について述べる．

1 急性冠症候群（急性心筋梗塞・不安定狭心症）

　下顎から下，臍から上にかけての正中部の漠然とした広がりをもった不快感，灼熱感，圧迫感，絞扼感はこの疾患を疑う．指で示すような狭い範囲の痛み，チクチク，キリキリ，ズキズキといった痛みはまず狭心症・心筋梗塞ではない．1分以内の痛みであることも少ない．先行する胸痛発作の有無・回数を確かめることも必要である．喫煙，糖尿病，脂質異常症，高血圧症などの冠危険因子，あるいは冠動脈ステント留置術などの既往も聞く必要がある．

a）急性心筋梗塞

　冷汗を伴うなど重篤感があり痛みが30分以上続く場合，可能性が高い．ニトログリセリンによる梗塞サイズの縮小や死亡率の低下は証明されていないが，痛みを軽減する効果はあり試みるべきである．悪心・嘔吐を伴うこともある．高齢者，糖尿病患者では典型的な痛みを伴うことが少なく，息苦しいなど

● 表1　胸痛・背部痛をきたす疾患

分　類	緊急性の高い疾患	その他の疾患
循環器系	急性心筋梗塞，不安定狭心症，心タンポナーデ，急性心筋炎，急性大動脈解離，胸部大動脈瘤破裂・切迫破裂	急性心膜炎，肥大型心筋症，大動脈弁狭窄・閉鎖不全，僧帽弁逸脱
呼吸器系	肺血栓塞栓症，緊張性気胸	肺梗塞，気胸，肺炎・肺癌，胸膜炎・胸膜腫瘍，縦隔気腫・縦隔腫瘍
消化器系	特発性食道破裂，消化性潰瘍の穿孔，重症急性膵炎	食道炎・食道痙攣・アカラシア，消化性潰瘍・急性胃炎，胆石・胆嚢炎，急性膵炎
胸郭疾患		神経疾患（肋間神経炎など），皮膚疾患（帯状疱疹など），骨疾患（肋骨骨折，肋軟骨炎など），乳房疾患（乳腺炎など）
精神神経系		心臓神経症・神経循環無力症，過換気症候群

心不全症状を訴えるだけのこともあり，注意が必要である．

b）不安定狭心症

不安定狭心症は，新たに出現した労作性・安静時狭心症，あるいは発作の頻度，痛みの程度が増悪してきたものをいう．高率に心筋梗塞に移行するといわれている．安静時狭心症の発作は早朝に多い．発作は長くても30分以内に消失する．ニトログリセリンは有効である．

2 急性大動脈解離

発症時にピークをもつ突発する胸部・背部の激痛，ときには失神で発症することもある．痛みが胸部から背部，腹部，腰部へと移動することも特徴的な所見である．高血圧の既往があることが多い．血圧の左右差，頸部・四肢動脈拍動の減弱・消失があればさらに疑わしい．解離が大動脈弁輪に及べば，大動脈弁逆流による拡張期雑音が聴取されることもある．若年者ではマルファン症候群に合併しやすい．痛みが軽く，歩いて来院する症例もあり，慎重な医療面接が必要である．

3 急性心筋炎

多くは細菌やウィルスの感染によって発症する．薬剤性も多いといわれている．したがって発熱，筋肉・関節痛，食思不振，下痢等が先行する．症状は胸痛・心不全症状・不整脈（頻脈，期外収縮，ブロック等）を認める．広範な炎症では急激にポンプ失調を生じ，短時間で血行動態が悪化し，死に至る場合もある．疑えば，入院のうえ，慎重に経過をみるべきである．できれば専門施設に紹介する．

4 肺血栓塞栓症

突然の胸痛・呼吸困難あるいは失神で発症する．ショックあるいは突然死で発症する重症例から軽度の息切れまで，重症度はさまざまである．長期臥床後，長時間の立ち仕事や座位の後，歩行した直後に発症することが多い．最近の手術，妊娠，分娩も危険因子である．いわゆるエコノミークラス症候群として有名になった．心電図，血液ガス分析，心エコー，造影CT等が有用である．

5 気胸

突発する胸痛．多くは病側の肩の痛みを訴える．咳，呼吸困難を伴う．罹患側の呼吸音減弱，消失を認める．細長型の体型に多いとされる．緊張性気胸では胸腔内圧が高まり，縦隔の偏位，静脈灌流の低下によるショックを認める．

6 特発性食道破裂

嘔吐後に突発する胸・背部の激痛．失神もある．時間とともに呼吸困難を生じ，ショックとなる．頸部の皮下気腫，上腹部の筋性防御が出現することもある．

検 査

採血（血液学的検査・生化学的検査），動脈血ガス分析，心電図，胸腹部X線，心腹部エコー検査，胸腹部CTなどを手際よく行う必要がある．医療面接・身体所見等から検査のフローチャートを自分なりに思い浮かべることが大切である．緊急手術が予想されれば，血液型・クロスマッチ用の採血もしておく．また，検査はバイタルサインに留意しつつ行う．

1 心電図

心疾患の診断には必須である．急性心筋梗塞の場合，診断を確定し得る検査であるが，**変化がないからといって完全に否定することはできない**．後壁あるいは非常に早期の急性心筋梗塞では変化が乏しいことがある．急性心筋梗塞では，心電図は急速に変化するため，診断がはっきりしない場合，時間を30分程度おいて再度検査する．過去の心電図があれば比較すると変化がよくわかる．発作が消失した狭心症では判断できない．急性心筋炎では心室性不整脈，ブロック，局在のないほぼ全誘導にわたるST上昇が認められる．時間とともに変化するため，経過を追うことが必要である．肺血栓塞栓症は，教科書によく記載されているSⅠQⅢTⅢ，完全右脚ブロック等を認めることは少ない．洞性頻脈，不完全右脚ブロック，右前胸部誘導（V_{1-3}）でT波の陰性化を認めることが多い．

2 胸部X線像

胸痛，上腹部痛の診断には必須である．可能であれば**立位のものが診断価値が高い**．急性大動脈解離，気胸，特発性食道破裂，大動脈瘤，消化管穿孔などに有用．

3 心エコー（経食道エコー），腹部エコー

術者の技量，経験に左右されやすいが，簡便かつ侵襲がなく，繰り返して検査できる．情報量も多く確定診断に結びつくことも多い．日頃から習熟すべき検査法である．特に心電図ではっきりしない急性心筋梗塞では梗塞域の壁運動の低下，急性心筋炎では心嚢液貯留，びまん性の壁運動低下を認める．肺血栓塞栓症による右心拡大・容量および圧負荷など右心負荷所見を認める．大動脈解離の解離腔の確認，急性膵炎，胆石症などの診断にも有用である．

4 血液検査

白血球数の増加は，急性疾患の場合，最も早く認められる．トロポニンT，トロポニンI，H-FABP等の心筋障害マーカーは，迅速測定キットがあり有用であるが，**急性心筋梗塞では発症2～3時間は上昇を認めない．早期再灌流の必要性から，これらの上昇の確認を待ってはならない**．CK，LDH，GOTの上昇には数時間を要する．また，急性心筋炎の場合もこれら心筋障害マーカーおよびCKの上昇を認める．

呼吸促拍，呼吸困難などの訴えがあれば動脈血ガス分析を行う．アルカローシス，低炭酸血症・低酸素血症をみたときには，肺血栓塞栓症を疑う．血管内血栓症のマーカーとしてD-ダイマーがあり，大動脈解離，肺血栓塞栓症，深部静脈血栓症の診断（特に陰性の場合の除外）に有用である．

5 CT検査

急性大動脈解離，肺血栓塞栓症，大動脈瘤の診断には必須と考えてよい（造影が必要である）．最近はマルチスライスCTが普及しており，短時間で検査が可能である．造影剤による腎障害に注意する必要がある．特発性食道破裂などのわずかな縦隔気腫の診断，胸水，急性膵炎，胆石症などの診断にも有用である．

6 冠動脈造影

急性冠症候群の診断には必須であり治療方針の決定，再灌流療法など直ちに治療に結びつくため，重要な検査である．自施設で施行不能であれば他施設への転送が必要である．

まとめ

胸痛・背部痛を主訴とする緊急性の高い疾患の診断的特徴について簡単にまとめた（表2，3）．これらの診断は迅速に行われる必要があり，自施設で可能な検査および治療の順序をあらかじめ決めておくことが必要と考える．30分以内で診断に至ることが望ましい．失神，嘔吐，呼吸困難，冷汗などを伴う胸背部痛をみた時，諸検査ではっきりとした所見が得られなくとも，入院のうえ，経過を観察するという慎重さが必要である．より専門性の高い施設への転送も躊躇すべきではない．このような重篤な疾患の疑われる場合，より慎重な対応をとるべきである．各疾患について，日本循環器学会がガイドラインを作成しているので一読をお勧めする．よく理解して日常診療に役立てていただきたい．

● 表2　緊急性の高い疾患の基本的な特徴

疾患	特徴
急性心筋梗塞	・**顎から下，臍から上の痛み**（絞扼感，灼熱感，圧迫感など） ・安静にしても30分以上持続する胸痛 ・**心電図にてST上昇** ・**心エコー検査にて局所の壁運動の低下，無収縮** ・発症2〜3時間以降に上昇する心筋障害マーカーには，H-FABP，トロポニンT・Iがある．迅速測定キットがある ・CKは数時間以後に上昇を認める　・白血球は早期に上昇する
不安定狭心症	・安静時あるいは軽労作で生じる胸痛（30分以内で改善） 　最近3週間以内に初発したもの，発作の頻度・痛みの程度が増悪したもの ・STの低下/上昇（発作中でなければ変化なし） ・ニトログリセリンの舌下で消失 ・白血球数，CK，GOT，LDHなどの上昇はない
心タンポナーデ	・ショック，頸静脈の怒張　・胸部X線で心拡大は少ない ・**エコー検査にて心嚢液貯留**
急性心筋炎	・先行する風邪様症状（発熱，筋肉・関節痛，食思不振など） ・心不全症状，不整脈を認める ・心電図上非特異的ST上昇，心室性不整脈，房室ブロックなど ・心エコー検査上，びまん性の左室壁運動低下，心嚢液貯留 ・白血球数，CRP，CK，GOT，LDH，トロポニンTなどの上昇
急性大動脈解離	・胸背部痛は突発し，胸・背から腹・腰へ移動する．失神もあり ・血圧の左右差，頸部，四肢動脈拍動減弱・消失 ・胸部X線上縦隔陰影の拡大，胸水，Caサイン ・心エコー（経食道エコーが有用），解離腔の確認，大動脈弁逆流，心嚢液貯留 ・**造影CTにて解離腔の確認，病型診断，マルチスライスCTが有用** ・D-ダイマー陽性
胸部大動脈瘤破裂・切迫破裂	・突発する胸背部痛，ショック ・胸部X線上縦隔陰影の拡大，大動脈の蛇行，胸水
肺血栓塞栓症	・体動を契機に突発する胸痛，呼吸困難，失神 ・**動脈ガス分析で低酸素血症を認める** ・胸部X線上明らかな異常所見を認めることが少ない ・深部静脈血栓症の危険因子がある（長期臥床，最近の手術，妊娠，分娩など） ・心電図上右心系の負荷所見，SⅠQⅢTⅢ ・マルチスライスCT（造影）による肺動脈内血栓の確認 ・**心エコー検査にて右室の拡大，圧負荷，肺高血圧の所見** ・D-ダイマー陽性
緊張性気胸	・突発する胸痛および肩の痛み（片側性が多い），咳，呼吸困難 ・ショック，頸静脈の怒張　・呼吸音の左右差 ・**胸部X線にて虚脱肺**
特発性食道破裂	・嘔吐後の胸痛，失神 ・短時間で増悪する呼吸困難，ショック　・皮下気腫 ・**胸部X線，CTにて縦隔気腫，皮下気腫，胸水**
消化性潰瘍の穿孔	・腹膜刺激症状，ショック　・胸腹部X線上遊離ガス
重症急性膵炎	・前胸部，心窩部，背部の激痛で，脂肪食で増強 ・胸腹部X線にて局所の異常ガス像 ・腹部CTにて膵腫大，膵周囲低吸収域 ・血清アミラーゼの上昇，Caの低下

● 表3　鑑別診断のための検査

心電図	胸腹部X線	血液検査，血液ガス	CT・エコー	診断
2誘導以上でST上昇	(肺うっ血 心陰影拡大)	(白血球数増加，CK GOT，LDH上昇) 2～3時間で上昇は H-FABP，トロポニンT・I	左室局所の壁運動低下	→急性心筋梗塞
局在のないST上昇 (心室性不整脈・房室ブロック)	肺うっ血 心陰影拡大	白血球数増加，CRP，CK，GOT，LDH上昇 トロポニンT・Iの上昇	上左室壁運動のびまん性低下	→急性心筋炎
ST低下/上昇（発作時）	異常なし	異常なし	左室局所の壁運動低下（発作時）	→不安定狭心症
右室負荷所見	異常なし (肺血管陰影の減少)	アルカローシス PaO_2の低下 $PaCO_2$の低下 D-ダイマーの上昇	右室の拡大・圧負荷所見 マルチスライスCT（造影）肺動脈内血栓像（図）	→肺血栓塞栓症
低電位差	心陰影の拡大		心囊液貯留	→心タンポナーデ
非特異的	縦隔の拡大，胸水	(Hbの低下)	大動脈瘤，胸水	→胸部大動脈瘤破裂（切迫破裂）
	縦隔の拡大，胸水		偽腔，解離内膜，心囊液，胸水など	→急性大動脈解離
	肺虚脱			→緊張性気胸
	縦隔気腫，胸水，皮下気腫	白血球数増加		→特発性食道破裂
	腹部の遊離ガス像	白血球数増加		→消化性潰瘍の穿孔
	腹部局所の異常ガス像	白血球数増加，尿中・血中アミラーゼの上昇 血中Caの低下	膵腫大，膵周囲低吸収域	→重症急性膵炎

◆ここに気をつけよう！　注意点の確認

☞ 心窩部痛をきたす疾患は消化器系の疾患だけではない

　　心窩部痛，嘔吐とくればすぐに上部消化管の疾患を思い浮かべてしまうが，このなかには**急性心筋梗塞も含まれる**ことを心に留めてほしい．注意深い医療面接と，心電図，胸部X線などもとることをためらわないでいただきたい．くどいようだが，下顎から下，臍から上の痛みの鑑別には必ず心筋梗塞を入れるべきである．もちろん逆もあり，胸痛のなかには特発性食道破裂といった消化器の重篤な疾患も含まれている．

☞ 大動脈解離により発症した急性心筋梗塞

　　急性心筋梗塞の原因は，ほとんどの場合，冠状動脈の粥腫の破綻による血栓性閉塞であるが，稀に急性大動脈解離が冠動脈入口部に及び，これを圧迫，閉塞するために生じるものがある（多くは右冠状動脈口のため，下壁梗塞）．この場合，心電図所見で比較的容易に診断できるため，急性心筋梗塞として治療され，ときに大動脈解離の破裂により急変といったことに遭遇する．胸部X線像の慎重な読影，痛みの移動の有無などの医療面接，心エコー検査（大動脈基部に解離内膜を認めることがあり）など，注意深い診断が必要である．

☞ 肺血栓塞栓症の見逃し

　　いわゆるエコノミークラス症候群として有名になってしまったが，この疾患は決め手となる

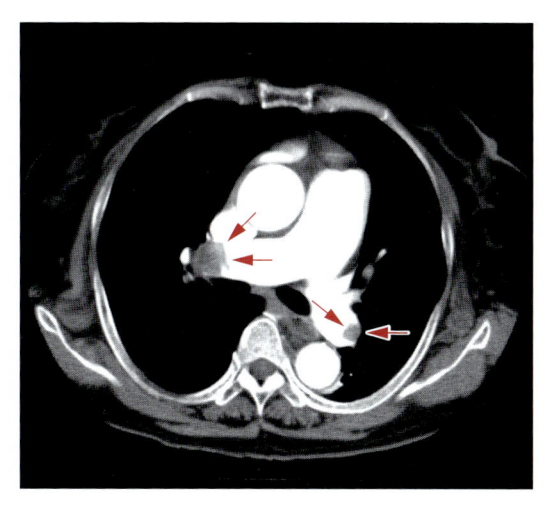

● 図　造影CT
両肺動脈に血栓による造影欠損を認める

　身体所見・検査所見に乏しく，診断は難しいとされてきた．臨床時にはショック，突然死で発症する重症例から軽度の息切れを訴える軽症例まで，重症度はさまざまである．胸部X線像で所見に乏しく，動脈血ガス分析にてアルカローシス，低炭酸ガス，低酸素血症，A-aDO$_2$の増大を認めれば，この疾患を思い出してほしい．そして心エコーを行っていただきたい．右心室の圧負荷および容量所見は診断に非常に重要な所見である．これらの所見があればまず間違いないといえる．心電図所見は，SIQⅢTⅢ，右脚ブロック，右軸偏位といわれているが，はっきりしないことも多い．頻脈，不完全右脚ブロック，前胸部誘導におけるT波の陰性化を認めることは多い．生化学検査はあまり役に立たない．最近ではD-ダイマーが測定可能であり500μg/L以下では否定的であるといわれる．

　造影マルチスライスCTが可能であれば，肺動脈内血栓像を認めれば確実である（図）．治療は迅速な抗凝固療法（ヘパリン投与），血栓溶解療法（tissue plasminogen activator：t-PA），再発作を予防するための下大静脈フィルター留置等がある．ショック例では，経皮的心肺補助法（percutaneous cardiopulmonary support：PCPS）による血行動態の維持を行いつつ，カテーテルによる血栓吸引，破砕術，外科的な肺動脈血栓除去術を行う．疑えば専門施設に紹介転院する．

☞ 顔色不良，冷汗，嘔吐，失神は症状の重篤さの兆候

　胸痛・背部痛に伴うこれらの症状は，心・大血管など何らかの重要臓器に異変が生じたことを強く疑わせる．その診察の時点で，他の検査所見に異常を認めなくても経過観察のため入院，他の専門施設へ転院させるといった慎重な態度が望まれる．その際に患者への説明として「現在のところ検査では異常は認めないが，重篤な疾患が隠されているかもしれないので…」といった説明もすべきであろう．

おさえておきたい関連知識（キーワード&略語）

急性冠症候群
acute coronary syndrome：ACS

冠動脈粥腫の破綻と，引き続き生じる血栓形成による狭窄および閉塞が引き起こす一連の疾患群である．急性心筋梗塞，不安定狭心症，虚血性心臓突然死が含まれる．

ST上昇型（急性心筋梗塞），非ST上昇型（不安定狭心症，非ST上昇型心筋梗塞，心内膜下梗塞）に分けられる．

再灌流療法
recanalization therapy

急性心筋梗塞の治療の基本であり，閉塞した冠動脈を再開通させることにより梗塞域の縮小，心筋リモデリングの抑制，致死的な不整脈の減少などの効果があり，可能なかぎり速やかに行うことが必要である．血栓溶解療法（thrombolysis）と冠動脈形成術（PCI）がある．

①血栓溶解療法

死亡率低下は発症12時間以内が認められている．t-PAを用いる点滴静注法と冠動脈内注入法が行われている．再開通時の再灌流不整脈（心室細動）等に注意を要する．日本では行われることが少ない．

②冠動脈形成術（Primary PCI）

再開通率は血栓溶解療法より高く，院内事故発生率，予後改善は血栓溶解療法より優れる．心原性ショック例では特に有効といわれている．欠点は専門施設・スタッフが必要なことである．発症12時間以内が適応である．12時間以後でも胸痛の持続，ST上昇が続き虚血症状が続く場合は適応である．

冠動脈血栓溶解療法
coronary thrombolysis

ウロキナーゼやt-PAなどを注入することにより冠動脈内の血栓を溶解し再開通を得る方法である．

以下の2通りがある．

①冠動脈内血栓溶解療法
　（intracoronary thrombolysis：ICT）

カテーテルを用いて直接，冠動脈内に薬剤を注入する方法．専門の設備やスタッフが必要であり，薬剤注入まで時間がかかる．

②経静脈的冠動脈血栓溶解療法
　（intravenous coronary thrombolysis：IVCT）

静注法で薬剤を全身投与する方法．専門の設備がなくても早期に治療を開始できるため，外国では多く施行されている．薬剤がICTに比べ多く必要とされ，出血性合併症の多いことが懸念される．あるいは，再灌流不整脈（心室細動：再灌流時に1〜4%程度に生じるとされる）への対応が問題となる．

冠動脈形成術
percutaneous coronary intervention：PCI

カテーテルを用いて，バルーン，ステントにより狭窄部あるいは閉塞部を拡張する方法である．日本では狭心症，急性心筋梗塞の主たる治療法となっている．

バルーンで拡張した後，ステントを留置することにより内腔を確保し急性閉塞を予防している．従来のステント（baremetal stent：BMS）と，再狭窄の予防を目的として薬剤をステントに塗布した薬剤溶出ステント（drug-eluting stent：DES）がある．DESは急性心筋梗塞への有効性はエビデンスがなく今後の検討が待たれる．専門施設，専門スタッフが必要である．

経皮的心肺補助法
percutaneous cardiopulmonary support：PCPS

遠心ポンプと膜型人工肺を用いた人工心肺装置である．脱血・送血用カニューレは経皮的に挿入しうる．肺血栓塞栓による急性呼吸循環不全，心原性ショックあるいは急性心筋梗塞に合併した頻発・持続する心室細動のときなどに緊急に用いる．挿入開始

から心肺開始まで10分程度を要する.

大動脈バルーンパンピング法
intra-aortic balloon pumping：IABP

バルーンカテーテルを大動脈に留置し，心拍に同期してバルーンの拡張収縮を行う補助循環の一種である．心拡張期にはバルーンを拡張させ，バルーンより中枢側の拡張期血圧を上昇させることにより，冠血流を増加させる．心収縮期にはバルーンを収縮させ，左室後負荷を減少させることにより，心筋酸素消費量を低下させる．薬剤に反応しない心不全，心臓手術後，難治性不安定狭心症，血行動態が不安定な急性心筋梗塞などが適応となる.

マルチスライスCT（MDCT）

複数のX線検出器列を配置し，X線管球が1回転する間に複数の画像情報を取得することが可能なCT装置である．X線管球の回転速度を上げることにより，空間分解能，時間分解能ともに飛躍的に向上した．急性大動脈解離の診断，病型分類，合併症の診断が可能である．感度・特異度とも100％近いといわれている．肺血栓塞栓症の診断にも有用性が高い.

また，64列以上の装置では，冠動脈造影にかわり得ると期待されている．欠点は画像構成に若干時間を要することである．腎機能障害をもつ患者には造影剤による腎障害への配慮が必要である.

さらに学びたいとき

- 急性冠症候群の診療に関するガイドライン．Circ. J., 66, Suppl. Ⅳ：1123-1163, 2002
- 冠攣縮性狭心症の診断と治療に関するガイドライン．Circ. J., 72, Suppl. Ⅳ：1195-1238, 2008
- 急性心筋梗塞（ST上昇型）の治療に関するガイドライン．Circ. J., 72, Suppl. Ⅳ：1347-1442, 2008
- 大動脈瘤・大動脈解離診療ガイドライン．Circ. J., 70, Suppl. Ⅳ：1569-1646, 2006
- 急性肺血栓塞栓症および深部静脈血栓症の診断と治療に関するガイドライン．Circ. J., 68, Suppl. Ⅳ：1079-1134, 2004
- 急性および慢性心筋炎の診断・治療に関するガイドライン．Circ. J., 68, Suppl. Ⅳ：1231-1263, 2004

case file　意識不明で発症した，左主幹部閉塞による急性心筋梗塞

症例は46歳男性，喫煙，脂質異常症あり，職場で座っていて突然意識消失，痙攣あり．救急車の中で意識回復，来院時，脈拍90/分，血圧100/60 mmHg，やや冷汗あり，意識ほぼ清明，身体所見異常なし，胸腹部X線異常なし，心電図：ST有意の変化なし，心エコー：全体に壁動低下を認める．頭部CT：異常なし.

再度の医療面接で，やや胸が重いとの訴えがあり，もしや急性心筋梗塞ではと思い，心カテ室へ搬送しました．入室時の心電図はⅤ4〜6でわずかにST低下を認めました．冠状動脈造影では左主幹部が完全閉塞しており，右冠状動脈から回旋枝にわずかに側副血行を認めました．IABPを挿入し，ICTで90％狭窄を残し再開通を得た後，PCIにて25％狭窄まで拡張しました.

この方は，現在も外来へ通っていらっしゃいますが，あのとき，もう少しもたもたしていれば…と冷汗が出る思いです．この症例は当時，まだ経験の浅かった私のなかで，救命しえた喜びとともに貴重な教訓として胸に残っています.

〈坂本雅彦〉

腹痛

● 鑑別診断の進め方 ●

診察をはじめる前に

腹痛は腹部領域の日常診療において，最も一般的な訴えであり，表1のように腹痛をきたす臓器・疾患は数多い．受診を決めるのが医療側ではなく患者側である以上，救急外来においても緊急処置を必要としない病態も含まれる可能性はあり，救急医療においては表1のすべての疾患を念頭において診療する必要がある．そして，医療者にとって肝要なことは，**緊急処置を必要とする急性腹症かどうかをまず判断する**ことである．患者の疼痛が強く，直ちに鎮痛薬投与が必要なときでも，鎮痛薬投与により腹部所見が軽減される場合があるので，その前に腹部所見をとる（お腹を触る）ことは当然のことであり，それが腹部救急医療の第一歩であることは論を待たない．

医療面接，身体所見

1 医療面接

医療面接を開始する前に，患者が**ショック状態にないか**，また腹部が**板状硬**（汎発性腹膜炎の所見）**でないか**どうかを確認しておくことが重要である．ショックでもなく，板状硬でもなければ多少の時間的余裕がある．

患者がショック状態あるいは疼痛のため，医療面接ができない場合でもご家族などから現病歴，既往歴やアレルギー歴など可能なかぎり聴取する．本人とのやりとりが可能な場合には，以後の検査計画の基礎になるものであり，詳細な聴取が大切である．

腹痛に食事や排便との関係があれば，消化器由来のものであることが推測される．排尿と関係があれば泌尿器科疾患，女性で月経との関連があれば婦人

● 表1　腹痛をきたす臓器・疾患

腹部臓器	① 管腔臓器（胃，小腸，大腸，胆嚢，胆管）	：炎症，潰瘍，腫瘍，血行障害（虚血，うっ血），閉塞，痙攣，穿孔など
	② 実質臓器（肝，膵，脾）	：炎症，膿瘍，腫瘍，血行障害（虚血，うっ血）など
	③ 腹膜	：炎症（細菌性，胆汁性），膿瘍，出血など
	④ 腸間膜，大網	：炎症（脂肪組織炎，リンパ節炎），捻転，血行障害（虚血，うっ血）など
	⑤ 婦人科臓器	：卵巣腫瘍茎捻転，子宮外妊娠，腫瘍など
	⑥ 腎，尿管	：腎盂腎炎，腎膿瘍，腎梗塞，腫瘍，結石など
	⑦ 大動脈	：大動脈解離など
胸部臓器	① 食道	：炎症，痙攣，破裂など
	② 肺，胸膜	：炎症，膿瘍，気胸，肺梗塞など
	③ 心臓	：虚血，炎症など
腹壁	外傷，血腫など	
神経系疾患	帯状疱疹，脊髄癆など	
血液疾患	白血病，リンパ腫，鎌状赤血球症など	
代謝性疾患	尿毒症，糖尿病（ケトアシドーシス），Addison病，ポルフィリン症，鉛中毒など	
精神疾患	うつ病，ヒステリー，統合失調症，詐病など	
その他	緑内障，昆虫刺傷，ヘビ咬傷など	

文献1）より引用

科疾患に原因を絞ることが可能である．痛みの性質も重要であり，間欠的疼痛は消化管や尿管に原因があることが多い．また，胃切除後のダンピングに伴う痛みもあるように手術の既往も確認しておかなければならない．痛み以外に随伴症状を伴う場合は，診断上非常に大切な情報となるので聞き漏らしがあってはならない．

2 痛みの部位を知る

腹痛を起こす主な疾患とその部位を図に示す．痛みの部位（最強点）を知ることは原因臓器の推測に不可欠である．しかしながら，痛みには内臓痛，関連痛，体性痛があって，それぞれ自覚する場所に差があることを十分認識しなければならない．

内臓痛では，平滑筋層内に知覚神経末端が存在し，その攣縮，伸展，拡張により痛みが発生すると考えられている．また，虚血も重要な内臓痛の要因と考えられている．その部位は腹部正中線に感じられることが多い．体性痛は壁側腹膜や内臓腹膜に対する物理的あるいは化学的刺激によって発生する．急性腹症ではこの体性痛のことが多く，痛みはより鋭く限局性である．

3 身体所見

身体所見では，視診，聴診，触診，打診を行い，下腹部の疼痛の場合には直腸指診も合わせて行う．医療面接および身体所見からほとんどの腹痛において，診断病名を絞り込むことが可能である．

触診は腹膜刺激症状の有無の診断など最も重要であるが，始めるに際しては，まず**痛みのない部位から触れる**などの細かな配慮が必要である．これがまずいと，ないはずの筋性防御（デファンス）が出たりすることがある．圧痛（tenderness）の部位を確認し，デファンスや反動痛（rebound tenderness）などの腹膜刺激症状の有無を診察する．腹膜刺激症状は炎症が腹膜に及んでいる表れであり，緊急手術の適応を考慮しなければならない．板状硬と呼ばれる最強の腹筋緊張は**汎発性腹膜炎**に特異的な症状であ

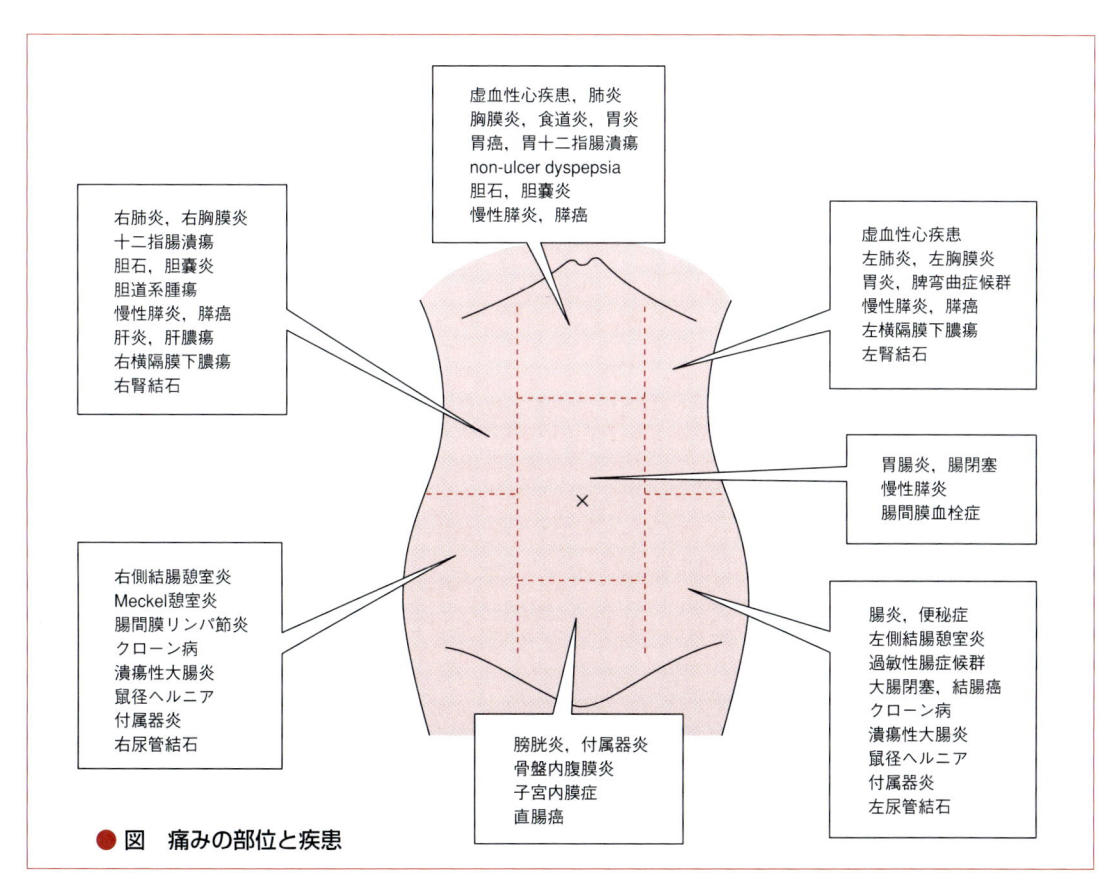

● 図　痛みの部位と疾患

（中央上）虚血性心疾患，肺炎
胸膜炎，食道炎，胃炎
胃癌，胃十二指腸潰瘍
non-ulcer dyspepsia
胆石，胆嚢炎
慢性膵炎，膵癌

（左上）右肺炎，右胸膜炎
十二指腸潰瘍
胆石，胆嚢炎
胆道系腫瘍
慢性膵炎，膵癌
肝炎，肝膿瘍
右横隔膜下膿瘍
右腎結石

（右上）虚血性心疾患
左肺炎，左胸膜炎
胃炎，脾弯曲症候群
慢性膵炎，膵癌
左横隔膜下膿瘍
左腎結石

（右中）胃腸炎，腸閉塞
慢性膵炎
腸間膜血栓症

（左下）右側結腸憩室炎
Meckel憩室炎
腸間膜リンパ節炎
クローン病
潰瘍性大腸炎
鼠径ヘルニア
付属器炎
右尿管結石

（右下）腸炎，便秘症
左側結腸憩室炎
過敏性腸症候群
大腸閉塞，結腸癌
クローン病
潰瘍性大腸炎
鼠径ヘルニア
付属器炎
左尿管結石

（中央下）膀胱炎，付属器炎
骨盤内腹膜炎
子宮内膜症
直腸癌

● 表2　緊急手術の適応となる疾患

1. 穿孔性腹膜炎
   胃十二指腸穿孔，大腸穿孔，虫垂穿孔，胆嚢穿孔，食道穿孔
2. 重篤な炎症性疾患
   急性虫垂炎，急性胆嚢炎・胆管炎，急性膵炎，中毒性巨大結腸症
3. 絞扼性イレウス
4. 大動脈瘤破裂
5. 急性腸間膜動脈閉塞症
6. 婦人科的疾患
   子宮外妊娠破裂，卵巣嚢腫茎捻転

り，迅速な対応が救命につながる．緊急手術の適応となる疾患を表2に示す．

緊急検査

医療面接および身体所見から考えられる疾患を念頭におき検査を進める．血算，生化学などの血液検査，検尿，胸腹部単純X線検査は非侵襲的でルーチンで行う．X線は立位でとれなければ側臥位でもよい．また，超音波および腹部CTも非侵襲的であり，かつ診断的意義も大きい．一般外科領域で頻度の高い急性虫垂炎においては，超音波検査が非常に有用である．また救急医療を標榜する施設においてはCTは常に撮影できる体制が必須であると考える．吐血や下血を伴っていれば，診断的治療のためにも緊急内視鏡が必要となる．その他，血管造影は上腸間膜動脈閉塞症の診断に有用であり，他臓器からの活動性出血においては治療の一手段ともなる．

おわりに

最も重要なことは緊急処置が必要かどうかの判断であり，次には適切な診断のもと，患者の疼痛を軽減あるいは除去することである．

～異常をみつける感覚を研ぎ澄まそう～

腹部救急医療において，やはり最も重要なことは，今何か処置をしなければならないか否かを見極めることである．そのためには，筋性防御とは，あるいは板状硬とは何か？　ということを自分の感覚でわかっていなければならない．

いかに検査技術が発達したといえ，その検査をオーダーするのも，それを読むのもドクターなのである．「尋常ではない」，「何かおかしい」という感覚を持ち合わせなければ，いたずらに診断時期を延ばしてしまうことになる．

そのためには，診察技術や手技を十分学ぶ必要があり，その意味ではまだ経験学をおろそかにしてはならないと思うのである．

◆ここに気をつけよう！　注意点の確認

☞ 虫垂炎の鑑別のポイント

Meckel憩室は胎生期の卵黄腸管が一部生後まで残って憩室となるもので，腸内容の停滞が原因で炎症を起こすことがあり，急性虫垂炎との鑑別が困難な場合がある．Meckel憩室は回盲弁より60cmくらい口側に存在することが多く，急性虫垂炎の診断で開腹し，虫垂が正常な際には，回腸を末端よりおよそ1mたぐって検索する必要がある．

急性腸間膜リンパ節炎は回盲部領域の腸間膜リンパ節における非特異的炎症であり，急性虫垂炎と同様の症状を呈する．虫垂炎との鑑別点としては，発症が亜急性，また腹壁が発熱や白血球増加の所見のわりには硬くないことなどがある．また超音波検査が有用であり，本疾患の場合には著明なリンパ節腫脹を認めることがある．そのような場合には，まず抗菌薬投与にて経過観察している．

🔖 抗凝固薬を使用している場合の注意

弁置換術後，虚血性心疾患，あるいは脳梗塞後などで抗凝固薬を内服している患者は少なくない．今後高齢者の増加とともにさらに増えるものと考えられる．待機手術であれば作用時間の短いヘパリン注射に切り替えるなどの対策がとれるが，緊急手術の場合は，電気メスのほか結紮止血を多用して十分な止血に努めながら手術を施行するほかない．ただし，麻酔については，凝固能を緊急で確認できない場合は，腰椎麻酔や硬膜外麻酔は避けるべきである．

🔖 妊娠を疑ってみよう

従来より言いふるされていることであるが，患者が女性であれば，妊娠の可能性を考慮しなければならないことは現代でも変わらない．急性腹症のみならず，X線をとる場合でも，その確認は必要である．また，患者本人が気がついていないこともあり，疑わしい際には検査が必要である．最近の妊娠反応検査は鋭敏で初期の段階での確認が可能となっている．ただし，検査をする際には本人の了解をとる必要がある．

◆◇◆ おさえておきたい関連知識（キーワード&略語） ◆◇◆

急性腹症
acute abdomen

急激に発症する腹痛を主訴とし，緊急手術が考慮される疾患群である．従来の診断技術が発達していない時代からの呼称であり，現代においては超音波検査や，CTなどの非観血的検査の発達により，ほとんどの症例で急性腹症となった原因疾患の術前診断が可能となっている．しかしながら，緊急処置を必要とする疾患群としての重要性は変わっていない．

筋性防御
muscular defense

触診時，「硬い」と表現される腹筋緊張であって，後述の反動痛とともに腹膜刺激症状である．板状硬といわれるような最強の緊張は全腹部にわたって筋性防御が認められるもので，穿孔性腹膜炎などの汎発性腹膜炎に特異的な症状である．限局性か広範囲に観察されるのかが重要である．

反動痛
rebound tenderness

反跳痛，Blumberg徴候などともいわれ，腹膜刺激症状の表れである．腹膜に炎症が波及したために，腹壁を圧迫して離したときに疼痛を訴えるものであり，炎症の局在診断に重要である．これら腹膜刺激症状に伴う痛みは体性痛であり，内臓痛や関連痛では発生しない．

異常ガス像
free air

消化管穿孔の画像診断において決定的な所見である．すなわちガスが腹腔内に漏出するとfree airとして，そのときの体位の最上部に集まる．立位正面の胸部X線では，横隔膜下の半月状の透亮像として描出される．ただし，偽陰性例も少なくなく，疑わしい場合には，経時的に再検査するか，左側臥位などの体位変換による撮影が必要である．

鏡面像
niveau

X線検査はイレウスの診断にきわめて重要であり，鏡面像（niveau）の存在は診断を決定的にする．また，niveauの大きさ，部位，数などによって閉塞の部位と程度をある程度推測することが可能であるし，経過観察のうえでも重要である．ただし，この有無が単純性と絞扼性イレウスの鑑別にはならない．

急性胃粘膜病変
acute gastric mucosal lesion：AGML

急激な出血や心窩部痛にて発症し，内視鏡にて急性びらんや急性潰瘍が認められる疾患群である．原因として薬剤性のものがあり，副腎皮質ステロイドや非ステロイド性抗炎症薬などの薬歴があった場合には診断の念頭におく必要がある．

経皮経肝胆道ドレナージ
PTBD：percutaneous transhepatic biliary drainage

重症の胆道感染症に対しては緊急ドレナージが必要であり，経皮経肝的に行うのがPTBDである．それらには急性胆嚢炎に対して胆嚢ドレナージを行う**PTGBD**（gall bladder）と，最も重篤な胆道感染症である急性閉塞性化膿性胆管炎などに対して胆管ドレナージを行う**PTCD**（cholangial）がある．いずれも超音波ガイド下で行われる．

内視鏡的胆道ドレナージ
EBD：endoscopic biliary drainage

重症胆道感染症に際して，血小板減少など凝固能低下あるいは全身状態不良にて，経皮経肝的アプローチでは危険が伴う場合，内視鏡を用いて経Vater乳頭的にドレナージするのがEBDであり，経鼻的外瘻法である**ENBD**（nasobiliary）と，内瘻法である**ERBD**（retrograde）がある．

IVR
interventional radiology

最近の救急医療においては，IVRとして数多くの手技が導入されている．代表的なものがTAE（transcatheter arterial embolization）であり，肝臓や脾臓損傷，肝細胞癌破裂などの治療に用いられている．発症早期の急性上腸間膜動脈閉塞症にはウロキナーゼを用いた**経カテーテル的血栓溶解療法（transcatheter thrombolytic therapy：TCT）**が用いられる．

ショック
shock

急性腹症に際して発生するショックは，脱水や出血による循環血液量が減少するhypovolemic shock（循環血液量減少性ショック）だけではなく，腹膜炎や胆道感染によるseptic shock（敗血症性ショック）などもあり，それぞれの病態に合わせた治療が必要である

多臓器不全
MOF：multiple organ failure

心肺肝腎などの重要臓器のうち2つ以上が機能不全に陥った状態を多臓器不全（MOF）いう．胆管炎，胆嚢炎，膵炎，腹膜炎などの急性腹症もその原因となる．死亡率が高い病態だけに予防対策が最重要である．

診断的腹腔内洗浄
DPL：diagnositic peritoneal lavage

腹水貯留時にはその性状も診断の大きな一助となる．小開腹下に腹腔内洗浄，回収した生理食塩液の性状を検査するDPLは腹腔内貯留液がわずかな外傷患者の腸管，実質臓器損傷の有無の判定に利用される．

非閉塞性腸管膜虚血
NOMI：non obstructive mesentric ischemia

画像診断上明らかな器質的血管閉塞がないにも関わらず，小腸および大腸を含めた広範な血管の虚血性壊死が起こり，腸管気腫，門脈内ガス血症などを伴う．慢性腎不全，糖尿病や高血圧で長期加療患者に比較的多いとされ，外科的大量切除を要することが多いが，予後不良の病態である．

文 献

1) 清水誠治, 川井啓市:「内科学書 第 5 版」(島田馨 編), 223, 中山書店, 東京, 1999
2) 「急性腹症の早期診断－病歴と身体所見による診断技能をみがく」(小関一英 監訳) メディカルサイエンスインターナショナル, 東京, 2004年

case file　イレウス手術のタイミング

　イレウス治療において最も重要な点は**単純性イレウス**か**絞扼性イレウス**かを鑑別することである．絞扼性イレウスであれば緊急手術が必要である．白血球増加，血清LDH，CPKの上昇などの血液所見の他，最近では超音波やCT検査も有用とされている．しかしながら，手術を考慮するきっかけはやはり腹膜刺激症状の有無であろう．その意味で，発症当初よりペンタゾシンなどの強い鎮痛薬を使用すると，重要な腹膜刺激症状が隠されてしまう可能性がある．実際，そのため手術のタイミングが遅れ小腸大量切除になってしまった症例を経験している．

　単純性イレウスの痛みであればブスコパン®が効くはずであり，それにて鎮痛が得られない場合には，手術を考慮すべきであると考えている．

〈西田正人・瀬戸泰之〉

Memo

失神・意識障害

失神・一過性意識障害

鑑別診断の進め方（図）

意識障害には一過性意識障害と遷延性意識障害がある．一過性意識障害には「失神」と「失神」以外がある．「失神」とは一過性意識障害のなかで「血圧低下に伴う全脳血流低下による」ものである．「失神」はあくまでも症候群であり，疾患名ではない．「失神」の原因には**神経調節性失神**など予後良好なものと，**心原性失神**など予後不良なものがあるので，ハイリスクの「失神」を正しく鑑別診断する必要がある．鑑別診断にあたっては，まず初期評価として以下の3つを行う．すなわち，「医療面接」「身体所見」「基本的検査」である．この3つは，失神の鑑別診断初期評価における"3種の神器"とも言うべき最も大切なものである．

初期評価項目は以下の3つである．
1. 医療面接
2. 身体所見
3. 緊急検査

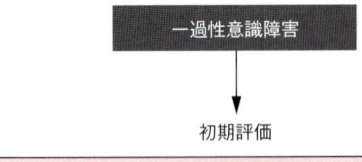

```
           ┌──────────────────┐
           │   一過性意識障害    │
           └──────────────────┘
                    ↓ 初期評価
           ┌──────────────────────┐
           │ 医療面接（患者本人と目撃者）│
           │      身体所見           │
           │      緊急検査           │
           └──────────────────────┘
                    ↓ 確定診断に必要な検査
           ┌──────────────────────┐
           │   神経調節性失神の検査    │
           │       Tilt試験          │
           ├──────────────────────┤
           │     心原性失神の検査     │
           │     心臓超音波検査       │
           │    心電図モニタリング     │
           │     ホルター心電図       │
           │     運動負荷心電図       │
           │    心臓電気生理学的検査   │
           ├──────────────────────┤
           │        その他          │
           │       血液検査         │
           │     動脈血ガス分析      │
           │       胸部X線         │
           │  頭部・胸部・腹部CT     │
           │       脳波など        │
           └──────────────────────┘
```

● 図　失神・意識障害の鑑別診断の進め方

医療面接

患者本人の医療面接と同じく，目撃者の医療面接も大変重要である．患者には一過性意識障害をきたす直前の前駆症状について詳しく面接する．胸痛や胸部圧迫感があれば心原性失神や肺血栓塞栓症を疑う．動悸や眼前暗黒感があれば不整脈のほか脳血管障害や神経調節性失神を強く疑う．冷汗，悪心，恐怖心，血の気の引く感じ，特にからだが生温かくなるような感じがあれば神経調節性失神の可能性が高い．他に，一過性意識障害の直前に何をしていたかも重要な情報になる．患者の体位についての情報が原因の特定につながることもある．既往歴やかかりつけの疾患，服薬内容のほか，患者の年齢や職業，一過性意識障害の家族歴についても重要な手がかりが得られることがあるので医療面接が必要である．目撃者の情報から，患者本人も知らない鑑別診断につながる重要な情報が得られることがある．

身体所見

受診時の血圧，脈拍，不整脈の有無，体温，脱水徴候などのバイタルサインが重要である．身体所見では，心血管系や呼吸器系，神経系の所見が特に重要である．血圧は必ず左右差の有無についても調べる．仰臥位，座位，立位での血圧の変化にも注意する．5分間の仰臥位の後，立位で1分ごとに測定した血圧が，収縮期で90 mmHg以上低下すれば起立性低血圧と診断される．聴診は胸背部のみならず鎖骨上や両側頸部で血管雑音の有無を調べる．

緊急検査

一過性意識障害の鑑別診断を進めるにあたって12誘導心電図は必須の緊急検査である．受診時12誘導心電図には異常がみられないことも多いが，ST変化やQT時間，房室ブロック，⊿波，Brugada型心電図（V_{1-3}でST上昇を伴う右脚ブロック）などの心電図異常が，一過性意識障害鑑別診断の手がかりになることがある．12誘導心電図は入院時に必須の検査である．

確定診断に必要な検査

a）神経調節性失神を疑う場合

禁忌がなければTilt試験を行うことが多い．Tilt台と呼ばれる傾斜台に患者を仰臥させ，受動的に頭部挙上する（詳細は省略）．失神が誘発されれば神経調節性失神と診断できる．イソプロテレノールなどの薬剤負荷を併用することもある．

b）心原性失神を疑う場合

心臓超音波検査が必須である．左室収縮機能低下の有無，壁運動異常の有無，心内血栓の有無，閉塞性肥大型心筋症や高度大動脈狭窄など左室流出路狭窄の有無，左房粘液腫の有無，心タンポナーデの有無などについて検査する．大動脈解離のフラップや肺血栓塞栓症を疑わせる右室負荷についても調べる．心原性失神を疑う場合は，入院させ24時間心電図モニター（ホルター心電図）を装着する．ホルター心電図は，異常所見がつかまれば有用であるが，異常所見がみつからない場合も少なくない．あまり普及していないが，症状があった際に有用な携帯型心電図記録計である．不整脈の起源と治療方法の詳細な検討のためには心臓電気生理学的検査が有用である．

c）そのほかの場合

一過性意識障害の確定診断には，胸部X線検査，血液検査，動脈血ガス分析，脳波検査，頭部や胸部や腹部などのCT検査やMRI検査など画像診断も有用である．

治療の内容

a）神経調節性失神

誘因が特定されることがあればそれを避けるように指導する．前兆がある場合がほとんどなので，前兆を自覚したら安心して座位または臥位をとるように指導する．β遮断薬の他いくつかの薬剤が有効との報告もあるが，症例によっては無効なこともある．薬剤投与に先立って，薬剤投与下でTilt試験を再度行って失神が誘発されないことを確認した方がよいかもしれない．

b）起立性低血圧による失神

薬剤が原因であれば変更・中止を考える．循環血液量減少が原因であれば原疾患に対する治療を優先する．糖尿病性神経障害や神経内科的疾患に伴うものでは，根本治療が困難であることが多いため，臥位や座位から立位になるときはゆっくりと行うなどの生活指導が必要である．

c）不整脈による失神

原因薬剤もなく，徐脈性不整脈に伴う失神と診断された場合は，ガイドラインに基づいてペースメーカーの適応になる．頻脈性不整脈が原因の場合は抗不整脈薬のほか，最近ではアブレーション治療の適応も考えられる．心室頻拍や心室細動からの蘇生例では埋え込み型除細動器（implantable cardioverter defibrillator：ICD）の適応も考慮する．

d）器質的心疾患・呼吸器疾患による失神

失神の原因となった心疾患・呼吸器疾患のついて治療を行う．器質的心疾患に不整脈が合併して失神をきたすことがある．

◆ここに気をつけよう！ 注意点の確認

☞ 神経調節性失神

最も頻度が高いとされる失神の原因である．神経調節性失神の特徴は，血管拡張による血圧低下と徐脈である．前者が優位なタイプ，後者が優位なタイプ，同時に起こるタイプの3タイプがある．血管迷走神経性失神，頸動脈洞失神，状況失神がある．筆者の経験した状況失神の例としては，タクシーの後部座席の三人がけで真ん中に座ると失神するという症例や，理容で顔剃りの刃物が触れると失神するという症例を経験したことがある．

☞ 起立性低血圧による失神

自律神経障害に伴うものとしては，Parkinson病や糖尿病性神経症などがある．薬剤誘発性のものとしては，血管拡張作用を有する降圧薬はもちろん，利尿薬などがある．現在治療中の疾患や服薬内容についての詳細な医療面接が必要である．循環血液量減少によるものとしては，消化管出血や子宮筋腫などの疾患のほか脱水や血管内から間質へ血液成分が漏れ出るアナフィラキシーなどがあげられる．

☞ 不整脈による失神

頻脈性不整脈と徐脈性不整脈がある．頻脈と徐脈の混ざった不整脈もあり注意を要する．徐脈性不整脈としては，洞不全症候群や房室ブロックがある．頻脈性不整脈としては発作性上室性頻拍や心房細動，心房粗動，心室頻拍などがある．筆者は最近，抗菌薬の服用後に心室性頻拍となったものの夫の適切な胸骨圧迫によって蘇生に成功し社会復帰した女性の症例を経験した．患者の同意を得て行った遺伝子検査の結果，遺伝性QT延長症候群を有していたことが明らかになった．ある種の抗菌薬や抗アレルギー薬，抗うつ薬など薬剤誘発性不整脈が注目されている．特に遺伝性QT延長症候群の患者では心室頻拍をきたす可能性が高まる．他に家族性QT延長症候群が知られている．すでに徐脈性不整脈の治療目的でペースメーカー植え込み手術を受けている患者でも頻脈性不整脈による失神は起こりうる．また，ペースメーカー不全も考えなくてはいけない．蘇生に成功した心室頻拍患者には，最近ではICD植え込み手術がなされる．

☞ 器質的心疾患・呼吸器疾患に伴う失神

心筋梗塞に限らず狭心症でも不整脈を伴えば失神しうる．高度の圧較差を有する大動脈弁狭窄や閉塞性肥大型心筋症も全脳の血流低下から失神をきたしうる．筆者は，急性大動脈解離に伴う失神症例を経験した．大動脈解離の激痛に伴う失神もあれば，解離が頸動脈に及んで失神することもある．心タンポナーデも失神を起こしうる．左房粘液腫も左室への血液の流入を障害すれば失神しうる．肺血栓塞栓症や肺高血圧も失神の原因として鑑別すべき疾患に挙げられる．

☞ その他

鎖骨下動脈盗血症候群や大動脈炎症候群などがある．

文献

1) Linzer, M., et al.：Diagnosing syncope. Part 1; Value of history, physical examination, and electrocardiography. Ann. Intern. Med., 126：989-996, 1997

さらに学びたいとき

- Brignole, M., et al.：Task Force on Syncope; European Society of Cardiology. Guidelines on management（diagnosis and treatment）of syncope-update 2004. Executive Summary. Eur. Heart. J., 25：2054-2072, 2004
- Linzer, M., et al.：Diagnosing syncope. Part 2; Unexplained syncope. Ann. Intern. Med., 128：155-156, 1998
- American College of Emergency Physicians. Clinical policy：critical issues in the presenting with syncope. Ann. Emerg. Med., 37：771-776, 2001

case file 意識障害をきたす症例に学ぶ

●症例1●

61歳男性．パチンコに熱中していたところ，一過性の意識障害をきたして椅子から転倒した．最初，脳神経外科に搬送され，神経学的身体所見ののち，頭部CT検査がなされた．原因不明とのことで，内科にコンサルトされた．顔色不良で，結膜は貧血様であった．心電図は洞性頻拍であった．採血ではHb11g/dLと軽度低下がみられた．患者からの医療面接で，心窩部痛の訴えがあり，同日他院で胃潰瘍の診断で内視鏡検査を受け，生検を行っていたことが判明．仰臥位から座位をとると意識障害をきたすことから，消化管出血とそれに伴う貧血が一過性意識障害の原因と判断した．緊急に上部消化管内視鏡検査を施行．出血点を認めたため内視鏡的止血術を行い止血に成功した．この症例は初めから適切な医療面接を行えば治療までの時間を間違いなく短縮できたであろう．

教訓：医療面接が重要

●症例2●

61歳女性．胸部不快感に続いて背部痛，意識障害をきたして緊急入院した．大動脈解離は必ずしも動脈瘤を伴うとは限らない．正常血管径でありながら大動脈解離をきたすこともある．単純CTでは診断を誤ることがある．禁忌がない限り，大動脈解離を否定するためには造影CTを撮るべきである．大動脈解離の典型的な症状は，疼痛が大動脈の走行に沿って移動することである．発症時に低酸素血症をきたしたり，肺水腫や急性心筋梗塞を併発していることも多く，診断が遅れることも多い．肺血栓塞栓症との鑑別に誤ると，治療を誤ることになる．

教訓：大動脈解離を念頭におく

●症例3●

72歳女性．遷延性の意識障害と痙攣重積発作のため，入院先の病院から転送された．痙攣がコントロールされたあと，患者本人に医療面接したが，数カ月前に転倒したことはすっかり忘れていた．家族も数カ月前の転倒が，今回の意識障害の原因とは思っておらず，転院当初は原因不明であった．頭部CTで慢性硬膜下血腫を認めたが，すでに吸収されつつあった．常用薬についても医療面接が必要である．他院からの処方薬のほか，最近では，民間療法など，医師が医療面接しないと患者や家族からは申し出のない場合がある．

教訓：患者以外の家族や目撃者からの医療面接も有用

●症例4●

80歳女性．2カ月以内に大動脈置換術後の既往あり，一過性の意識障害で救急車で来院した．救急車内で救急隊が脈の不整に気づいた．来院時，意識清明，12誘導心電図，頭部CT，胸部X線，血液検査で異常なし．一過性の意識障害の原因が同定できず，緊急入院とした．入院後心電図モニターにて，心室頻拍を繰り返し，その度に意識消失をみたことから確定診断に至った．脳幹梗塞や一部の脳梗塞では入院時CTで異常をみつけられない可能性がある．急性心筋梗塞の超急性期にはST上昇をみないことがある．不整脈に伴う失神発作，いわゆるAdams-Stokes症候群を疑った場合は，まずは入院させ心電図モニターを続けるべきである．

教訓：確定診断ができない意識障害患者はなるべく入院させるべきである

〈加藤　徹〉

意識障害

●初療室からの鑑別診断の進め方●

意識障害の分類

意識は，覚醒と認識機能の2つの側面からとらえると便利であり，主として前者は脳幹が，後者は大脳皮質がそれぞれ関与している．さまざまな分類の仕方があるが，ここでは簡便に，**①代謝性脳症**（中枢神経全体が広範に侵され，主として認識機能の障害が起こる）および，**②中枢神経の局所性病変**（意識の保持に関係する脳幹などの中枢神経の特定領域が侵され，主として覚醒の障害が起こる）の二者に大別し，表1に提示する．

●表1　意識障害の分類

① 代謝性脳症
1. 代謝疾患（狭義）
   糖尿病性昏睡，低血糖性昏睡，肝不全，尿毒症など
2. 内分泌疾患
   甲状腺機能異常，副腎機能異常など
3. 電解質異常
   高Na血症，低Na血症，高Ca血症など
4. 呼吸不全
   低O_2血症，高CO_2血症，溺水，窒息，蘇生後脳障害など
5. 循環不全
   うっ血性心不全，ショック，Adams-Stokes症候群，蘇生後脳障害など
6. 中毒
   吸入ガス中毒，薬物・毒物中毒など
7. 中枢神経感染症
   髄膜炎，脳炎など
8. その他
   熱中症，低体温，精神科的疾患など

② 中枢神経の局所性病変
1. 脳血管障害
   閉塞性（脳梗塞など），
   出血性（脳出血，くも膜下出血など）
2. 脳腫瘍・脳膿瘍
3. 頭部外傷
   急性硬膜下出血，急性硬膜外出血，脳挫傷，慢性硬膜下出血など
4. てんかん

意識障害の重症度の評価

日常臨床においては，意識障害の重症度評価法として，**Japan Coma Scale（JCS）**および**Glasgow Coma Scale（GCS）**（付録332頁参照）が広く用いられており，救急医療従事者は両者を的確に記載できることが望ましい．ただし，両者とも覚醒を主体とする意識障害の評価法であり，表1の分類における②中枢神経の局所性病変においては予後とよく相関するが，認識機能の障害を主体とする①代謝性脳症では必ずしもそうではない．

初療室での鑑別診断の手順（図）

1 意識障害の重症度評価，バイタルサイン・神経所見のチェック

バイタルサインを迅速にチェックしつつ，**心電図モニターやパルスオキシメーター**を装着し，異常があればこれを是正する．気管挿管，大量補液は初療室で遅滞なく行わなければならない．同時に**意識障害の重症度**を評価し，**外傷の有無および神経学的所見**をチェックする．

2 病歴の聴取

家族などから**発症様式・経過，既往歴**などを聴取する．発症様式・経過，既往歴から予想される疾患を，それぞれ表2，3に示す．病歴は鑑別診断を行ううえで最も大きな手がかりとなるものである．

3 緊急検査

初療室において，まず**動脈血ガス分析，血液検査**を行う．

動脈血ガス分析器によって，pH，PaO_2，$PaCO_2$を直接測定し，Na，K，Clなどの電解質や血糖値も同時に測定できることが多い．したがって呼吸不全，代謝性疾患などに伴う意識障害の検出に有用である．初療室に検査機器を設置し，その結果をただちに治

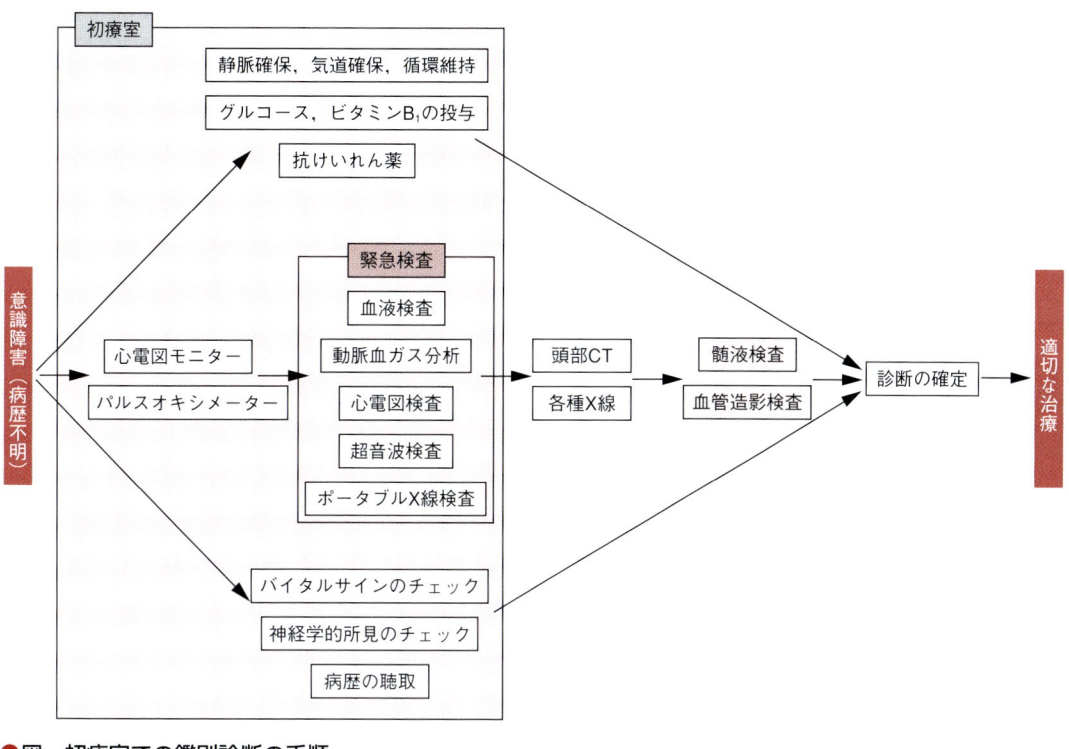

●図　初療室での鑑別診断の手順

```
初療室
 ┌─────────────────────────────────────┐
 │  静脈確保，気道確保，循環維持        │
 │  グルコース，ビタミンB₁の投与         │
 │  抗けいれん薬                        │
 │                                      │
 │  心電図モニター                      │
意識障害 │  パルスオキシメーター               │ → 診断の確定 → 適切な治療
(病歴不明)│  緊急検査                          │
 │   血液検査                           │
 │   動脈血ガス分析   頭部CT   髄液検査 │
 │   心電図検査       各種X線  血管造影検査│
 │   超音波検査                         │
 │   ポータブルX線検査                  │
 │                                      │
 │  バイタルサインのチェック            │
 │  神経学的所見のチェック              │
 │  病歴の聴取                          │
 └─────────────────────────────────────┘
```

●表2　発症様式・経過から予想される疾患

突発
　くも膜下出血や脳塞栓などの脳血管障害，急性心筋梗塞や大動脈解離などの心血管系疾患

発熱が先行
　髄膜炎，脳膿瘍，敗血症，熱中症

けいれんを伴うもの
　脳腫瘍，脳動静脈奇形，てんかん

激しい頭痛が先行
　くも膜下出血，脳出血，脳髄膜炎

周囲の状況から判断されるもの
　頭部外傷，急性中毒

●表3　既往歴から予想される疾患

高血圧
　脳血管障害
　急性心筋梗塞や大動脈解離などの心血管系疾患

腎疾患
　尿毒症，脳血管障害

心疾患
　Adams-Stokes症候群，脳塞栓，
　急性心筋梗塞

肝疾患
　肝性昏睡

呼吸器疾患
　低O_2症，高CO_2血症

悪性腫瘍
　脳転移

耳鼻科的疾患
　脳膿瘍，髄膜脳炎

代謝・内分泌疾患
　糖尿病性昏睡，低血糖性昏睡，アジソン病
　バセドウ病

大酒家
　ウェルニッケ脳症，アシドーシス，ケトーシス

頭部外傷
　外傷性てんかん，慢性硬膜下血腫

精神科的疾患
　急性薬物・毒物中毒

療内容に反映すべきであり，例えば低血糖性昏睡ではただちに50%ブドウ糖液を静注する．また慢性アルコール中毒が疑われる場合は，ビタミンB_1製剤を投与する．

同時に血液検査（血液学的検査，生化学的検査，凝固系検査など）を実施する．スクリーニング検査としてまとめて行うことが多く，ゆえに多少の無駄な検査が含まれることになる．検査室で測定することが多く，その場合結果が判明するまで30分程度の時間は必要である．初療室において検体を採取し，検査室へ提出する．結果が出るまで初療室で待機する必要はもちろんない．

超音波検査，心電図検査，ポータブルX線検査などの画像検査は，初療室においてベッドサイドで行える検査であり，必要に応じて救急処置と同時進行で行う．**患者の状態が安定してから，初めて初療室を後にして，頭部CT検査や各種X線検査などの検査室へと移送することが，大原則である**．移送の時点では，いままで得られたすべての情報を総括して，ある程度の鑑別診断が終了していることが必要である．頭部CT検査や各種X線検査などを行った後，必要に応じて頭部MRI検査，血管造影検査，髄液検査などを行ってさらに鑑別診断を進めていく．

〈森脇龍太郎〉

Memo

頭痛

● 鑑別診断の進め方 ●

診察をはじめる前に

　頭痛はありふれた症状であり，救急医療においても頻繁に遭遇する．頭痛は頭蓋内外の器質的疾患が原因である**症候性頭痛**と，器質的疾患がなく頭部組織の機能性変化が原因である**機能性頭痛**との2つに大別される．頻度は症候性頭痛より機能性頭痛が圧倒的に多く，日本人の30%が機能性頭痛で悩んでいるともいわれる．

　機能性頭痛の多くは緊急性のない良性の頭痛であるが，症候性頭痛のなかには放置すると致命的になったり，重大な合併症を引き起こす可能性のある悪性の頭痛がある．救急医療で最も大切なのは細かい鑑別診断ではなく悪性の頭痛を見逃さないことである．一般に"これまで経験したことがないような強い頭痛"，"急性・亜急性の頭痛"，"進行性に増悪する頭痛"，"発熱・悪心・嘔吐を伴う頭痛"，"意識障害を伴う頭痛"や"神経症状を伴う頭痛"は悪性の頭痛の可能性が高く精査が必要である．

　また，頭部において疼痛の起因しうる部位は頭蓋骨の外では皮膚，粘膜，筋，筋膜，神経，骨膜，靱帯，関節など軟部組織のすべてであり，頭蓋内では動脈，静脈，神経，くも膜，硬膜などである．頭蓋骨，脳実質，脈絡叢，軟膜の大部分は痛覚がない．例えば，脳腫瘍で頭痛がするのは腫瘍のために脳が変位して橋静脈が牽引されるためである．

頭痛の分類

　頭痛の分類（表）を示す．1）～4）が機能性頭痛，5）～12）が症候性頭痛である．（詳細には「国際頭痛分類第2版」参照）．

　機能性頭痛では緊張型頭痛の頻度が最も高い．悪性の頭痛として，①くも膜下出血，②無症状に経過した脳腫瘍，脳膿瘍の急性増悪，③大脳，小脳，脳幹の出血，④劇症の髄膜炎，脳炎，⑤硬膜下血腫，硬膜外血腫，⑥静脈洞血栓症，⑦解離性脳動脈瘤などがある．

医療面接のすすめ方

　頭痛の鑑別診断には医療面接が最も重要である．「**いつから**」「**どこがどのように痛いか**」「**随伴症状があるか**」を聞くことが必要．機能性頭痛はほとんど医療面接と簡単な診察で診断可能である（図）．

1 いつから頭痛が出現したか

　発症後長期間経ているものは機能性頭痛の可能性が高い．突発して瞬時にピークに達する激しい頭痛ではくも膜下出血をまず疑う．発熱を伴っていれば髄膜炎を，電撃痛では神経痛を疑う．

2 発作性か持続性か

　数時間～数日持続する発作性の頭痛であれば片頭痛を疑う．30秒以内におさまる発作性の頭痛では神経痛（三叉神経痛，後頭神経痛）を疑う．数週～数カ月持続していれば緊張型頭痛を，年単位で持続していれば心因性の頭痛を疑う．持続性の頭痛では脳腫瘍の可能性もあることを忘れずにおく．

3 1日のうちいつ痛むか

　目覚めた直後にピークのある頭痛は，脳腫瘍など頭蓋内圧の亢進する疾患でみられることがある．一般に睡眠中は低喚気に基づくアシドーシスによって軽い脳浮腫状態にあり生理的に頭蓋内圧が亢進しているが，これがさらに増強されるからである．

4 部位

　頭全体の痛みか限局性の痛みかを聞く．くも膜下出血や髄膜炎では全般的な頭痛を訴える．一側性で

発作的に起こるものは片頭痛や神経痛（後頭神経痛，三叉神経痛など）である．神経痛は必ず神経の解剖学的走行に沿って放散し，多くの場合誘因がある．歯の痛みでは稀に狭心症のこともある．眼痛，嘔気，霧視など，急激な眼圧上昇に伴う症状を認めたら緑内障の可能性がある．

5 性状

拍動性の頭痛は片頭痛でみられる．激しい頭痛は片頭痛，くも膜下出血，髄膜炎，三叉神経痛，緑内障などでみられる．特に，これまで経験したことがないような強い頭痛，ハンマーで殴られたような頭痛で嘔気，嘔吐を伴う場合はくも膜下出血を疑う．締めつけられるような頭痛は緊張型頭痛に特徴的である．

6 随伴症状

片頭痛では閃輝暗点（視野の一部や全体が眩しくなったりかすんで見えなくなったりする症状）や悪心，手のしびれなどの前駆症状がみられることが多い．嘔吐，意識障害，運動麻痺は危険な症候性頭痛のサインである．

7 家族歴・既往歴

片頭痛は家族性のことが多い．頭部外傷があれば

● 表　頭痛の分類

1）片頭痛	3．くも膜下出血	3．低酸素症と高二酸化炭素血症との合併
1．前兆を伴わない片頭痛	4．未破裂血管奇形	4．低血糖
2．前兆を伴う片頭痛	5．動脈炎	5．透析
3．眼筋麻痺性片頭痛	6．内頸動脈あるいは椎骨動脈の痛み	6．他の代謝障害に伴う頭痛
4．網膜片頭痛	7．静脈血栓症	11）頭蓋骨，頸，眼，耳，鼻，副鼻腔，歯，口，あるいは他の顔面，頭蓋組織に起因する頭痛あるいは顔面痛
5．小児周期性症候群	8．高血圧	
6．片頭痛の合併症	9．他の血管障害に伴う頭痛	
7．上記分類に属さない片頭痛	7）非血管性頭蓋内疾患に伴う頭痛	
2）緊張型頭痛	1．髄液圧亢進	1．頭蓋骨
1．反復発作性緊張型頭痛	2．髄液圧低下	2．頸
2．慢性緊張型頭痛	3．頭蓋内感染症	3．眼
3．上記分類に属さない緊張型頭痛	4．頭蓋内サルコイドーシスおよび他の非感染性炎症性疾患	4．耳
3）群発頭痛および慢性発作性片側性頭痛		5．鼻および副鼻腔
	5．髄注に伴う頭痛	6．歯，顎および関連組織
1．群発頭痛	6．頭蓋内腫瘍	7．顎関節の疾患
2．慢性発作性片側性頭痛	7．他の頭蓋内疾患に伴う頭痛	12）頭部神経痛，神経幹痛，求心路遮断性疼痛
3．上記分類に属さない群発頭痛類似疾患	8）原因物質あるいはその離脱に伴う頭痛	
4）器質性病変を伴わない各種の頭痛	1．原因物質の急性摂取または曝露による頭痛	1．頭部神経の持続性痛み
		2．三叉神経痛
1．特発性穿刺様頭痛	2．原因物質の慢性摂取または曝露による頭痛	3．舌咽神経痛
2．頭部圧迫による頭痛		4．中間神経痛
3．寒冷刺激による頭痛	3．原因物質離脱頭痛（急性使用）	5．上部後頭神経痛
4．良性咳嗽性頭痛	4．原因物質離脱頭痛（慢性使用）	6．後頭神経痛
5．良性労作性頭痛	5．原因物質による機序不明の頭痛	7．中枢性の頭痛，顔面痛（三叉神経痛を除く）
6．性行為に伴う頭痛	9）頭部以外の感染症に伴う頭痛	
5）頭部外傷に伴う頭痛	1．ウイルス感染症	8．分類11）あるいは12）に該当しない顔面痛
1．外傷後急性頭痛	2．細菌感染症	
2．外傷後慢性頭痛	3．他の感染症に伴う頭痛	13）分類できない頭痛
6）血管障害に伴う頭痛	10）代謝障害に伴う頭痛	
1．急性虚血性脳血管障害	1．低酸素症	● 1）～4）が機能性頭痛
2．頭蓋内血腫	2．高二酸化炭素血症	● 5）～12）が症候性頭痛

慢性硬膜下血腫を疑う．癌の既往があれば脳転移を疑う．痙攣の既往があれば脳動静脈奇形やてんかんによる頭痛を疑う．薬剤ではCa拮抗薬による頭痛がしばしばみられる．

● 診察のしかた

1 一般身体所見

発熱があれば髄膜炎を，血圧が高ければ脳血管障害を疑う．外傷の有無も確認する．50歳以上なら側頭動脈の圧痛の有無をみる．眼窩部の血管雑音の聴取は内頸動脈海綿静脈洞瘻を疑う．

意識障害や髄膜刺激症状（項部硬直，Kernig徴候）があれば髄膜炎，脳炎や頭蓋内病変を疑う．

2 神経学的な診察

対光反射の異常，瞳孔の左右差，複視の有無，眼底検査（うっ血乳頭の有無），視野の異常の有無，四肢・顔面の麻痺や感覚障害の有無，三叉神経や後頭神経の圧痛点の有無などをすみやかにチェックする．

● 検査

医療面接，診察で器質性疾患の疑いがある場合はまず頭部CT検査を行う．脳腫瘍や血管奇形を見逃さないために単純CTだけではなくできるだけ造影CTも行う．後頭蓋窩の病変を疑う場合は2mmないし5mmの薄いスライスが必要である．髄膜炎が疑われる場合と，くも膜下出血が疑われるがCT上出血が確認できない場合にだけ腰椎穿刺を行う．ただし，**頭蓋内圧の亢進している場合には，腰椎穿刺は脳ヘルニアをきたすので禁忌である**．血液検査，尿検査，心電図，X線，必要に応じて脳波，頭部MRI，脳血管撮影などを行って診断を確定する．緑内障を疑ったら眼圧を測定する．

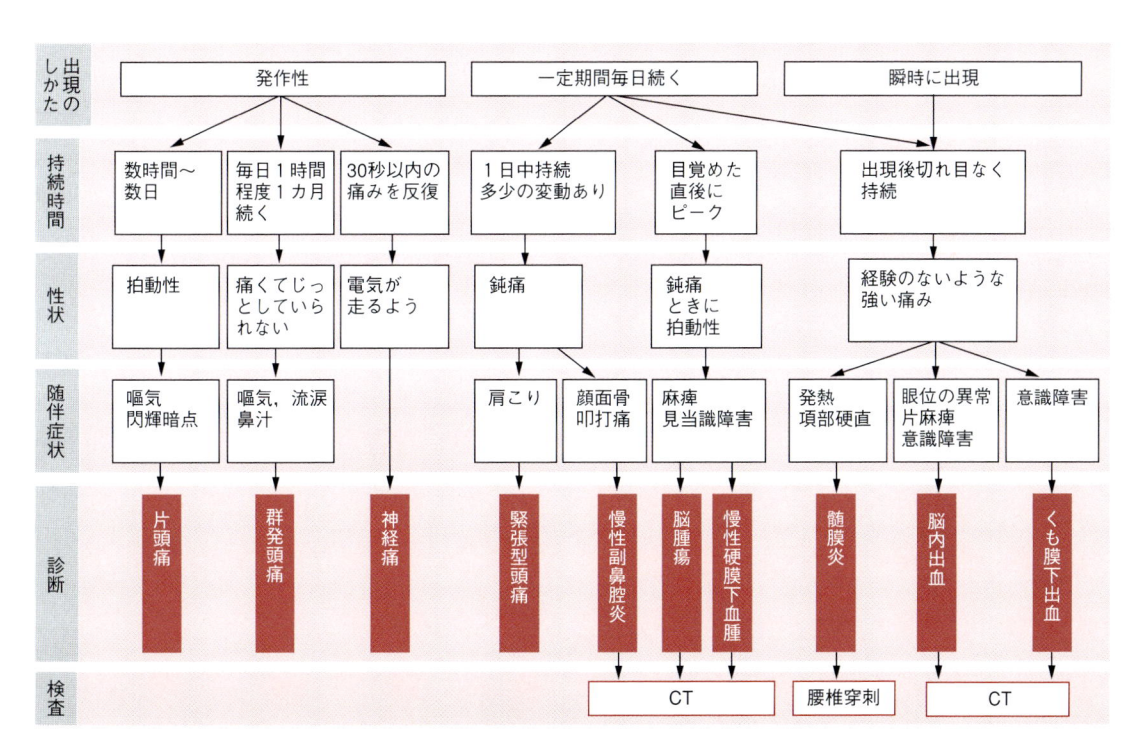

出現のしかた	発作性			一定期間毎日続く		瞬時に出現		
持続時間	数時間〜数日	毎日1時間程度1カ月続く	30秒以内の痛みを反復	1日中持続多少の変動あり	目覚めた直後にピーク	出現後切れ目なく持続		
性状	拍動性	痛くてじっとしていられない	電気が走るよう	鈍痛	鈍痛ときに拍動性	経験のないような強い痛み		
随伴症状	嘔気閃輝暗点	嘔気，流涙鼻汁		肩こり	顔面骨叩打痛 / 麻痺見当識障害	発熱項部硬直	眼位の異常片麻痺意識障害	意識障害
診断	片頭痛	群発頭痛	神経痛	緊張型頭痛	慢性副鼻腔炎 / 脳腫瘍 / 慢性硬膜下血腫	髄膜炎	脳内出血	くも膜下出血
検査					CT	腰椎穿刺	CT	

● 図　鑑別診断の概略（例外もある）

◆ ここに気をつけよう！　注意点の確認

☞ **病名診断を急いではいけない**
　救急医療の第一歩は悪性頭痛か良性頭痛かの判断である．症状のみから片頭痛と診断したら脳腫瘍だったといった非典型的な症例は数多くある．**ほんの少しでも症候性頭痛が疑われたなら最低限頭部CTは行うべきである．**

☞ **髄膜刺激兆候のない髄膜炎**
　髄膜刺激兆候がない髄膜炎はよくみられる．発熱，強い頭痛があれば髄膜炎の存在を疑うべきである．

☞ **CTは脳全体をとる**
　緊急CTで撮影からはずれた頭頂部に髄膜腫があったということがたまにある．画像診断は全体をおさえる．

☞ **一度は造影CTをとる**
　単純CTでは脳腫瘍，動静脈奇形などは診断できない．一度は造影CTやMRIを行う．

◆ おさえておきたい関連知識（キーワード＆略語）

くも膜下出血
subarachnoid hemorrhage：SAH

　脳表の動脈が破綻して出血を起こす疾患．人口10万人あたり年間20人程度の発症率．ほとんどが脳動脈瘤破裂によるが，動静脈奇形やモヤモヤ病も原因となる．非常に致死率が高いが，出血量が少なければ早期診断と適切な治療により社会復帰できる症例が多いため，決して見逃してはいけない疾患である．軽症の場合，稀にCT上描出されないことがある．その際は腰椎穿刺により確定する．

解離性脳動脈瘤
dissecting aneurysm

　比較的若年の成人にみられる．内膜の部分的破綻により，真の血管内腔から動脈壁内へ血液が漏出して形成される．椎骨脳底動脈に多く，くも膜下出血や脳虚血症状で発症する．出血例では再出血すると致命的になるのでトラッピングなど脳外科的治療が行われる．非出血例は保存的に治療される．

慢性硬膜下血腫
chronic subdural hematoma

　くも膜より外側で硬膜の内側に血腫ができる疾患．頭部外傷後数カ月で発症するが，軽微な外傷でも起こり病歴上外傷がはっきりしないことがある．高齢者に多く，頭痛，片麻痺，意識障害，認知症などを呈する．頭部CTやMRIで診断する．原則的に手術治療が行われる．

側頭動脈炎
temporal arteritis

　中高年の男性に多い自己免疫性疾患で，持続性頭痛，微熱，血沈亢進を呈する．側頭動脈生検で診断する．副腎皮質ステロイドが著効するが放置すると半数が失明する．

片頭痛
migraine

　前兆を伴うものと伴わないものがある．前兆は視覚性のものが多い．頭痛は片側性，拍動性のこ

とが多く，激しい頭痛により日常生活動作に支障をきたすことも多い．発症機序として，血管の異常反応性，神経細胞の活動の変化，三叉神経の関与などが唱えられている．セロトニンの関与が注目され，セロトニン受容体作動薬が有効である．

群発頭痛
cluster headache

男性に多く，機能性頭痛のなかで最も痛みが強い．頻度は片頭痛の10分の1以下．激しい頭痛発作が連日ほぼ決まった時間帯に30分〜2時間程度持続し，その群発期間は2〜8週間くらいである．群発は年に1回のことが多い．原因は不明．

緊張型頭痛
tension-type headache

最も頻度が高い頭痛．肉体的，精神的なさまざまな原因により筋肉が過剰な収縮を起こして生じる．後頭部を中心とする均一かつ両側性の頭痛で毎日持続する．高頻度に肩こりを伴う．

さらに学びたいとき
- 国際頭痛分類第2版　日本頭痛学会ホームページ（http://www.jhsnet.org）
- 「Evidence Based Physical Diagnosis 2nd edition」(McGee, S. R.), W. B. Saunders, Philadelphia, 2007

case file　危険な頭痛を見逃さない

　症例は48歳男性．多忙な会社員．緊張型頭痛で私の外来に通院していました．その日もいつものように後頭部の頭重感を主訴に来院．前日突然後頭部がズキンと痛んだが，鎮痛薬を服用し軽快したそうです．その日の朝も首を曲げたとき，後頭部がズキンと痛んだが，だんだん軽快してきたそうです．血圧，神経学的所見に全く異常はありませんでした．外来がとても混んでいたので診察を早く終わらせようと思っていましたが，何気なく「いつもの頭痛と比べてどうですか」と聞くと「ちょっと違います」とのことでした．念のため緊急CTを撮ってみたら，くも膜下出血でした．その後は脳外科で治療を受け社会復帰されています．一言聞いていなかったらCTは撮らなかったと思うと今でもぞっとします．頭痛もちの患者さんが頭痛を訴えたときは，必ずいつもの頭痛と違いはないか確認しましょう．

　65歳女性，慢性頭痛で来院．意識清明，髄膜刺激症状も発熱もなくCTも異常ありませんでした．腰椎穿刺を行ったところ細胞数800/μL，すべて単核球．びっくり仰天しましたが，結局梅毒性髄膜炎でした．ペニシリン大量投与により治癒しました．慢性頭痛では血清梅毒反応を1度は行っておきましょう．

〈下川雅丈〉

痙攣

● 鑑別診断の進め方

診察をはじめる前に

痙攣は単に**脳神経系の疾患とは限らない**ので注意が必要である．鑑別診断と同時並行して，気道確保，痙攣を止める治療を開始すべきことはいうまでもない．痙攣の原因疾患を表1に示す．

医療面接

痙攣発作の既往があるか，頭部外傷，脳血管障害などの既往があるか．もし，いずれかがあれば単純な痙攣発作（症候性てんかん）の可能性が高くなる．抗痙攣薬を服用しているならば，その種類，量，服薬は規則的かどうかを確認する．あらゆる疾患や服用薬が関係することがあるので，漏らさず既往歴，現在の治療内容についての情報を集めることが重要である．発作を目撃したかなど，周りの人，救急隊からの情報も集める．橋出血などにみられる間欠的，自発的な除脳硬直を救急隊が痙攣として報告することもあるので，どのような痙攣であるのかを確認する．入院中の患者であれば，治療履歴をもう一度見直してみる．痙攣してから頭部を打撲したのか，頭部を打撲した後に痙攣したのかが問題になることがある．後者であれば，外傷性の**即発性痙攣**（immediate epilepsy）ということになる．脳挫傷などがなければ，外傷性の晩期てんかんに移行することは稀といわれている．

バイタルサイン，身体所見

呼吸状態は重積状態であれば障害されていることが多い．血圧低下まで伴うことは少なく，この場合は他の原因で血圧が低下し，脳虚血により引き起こされた痙攣かもしれない．徐脈，頻脈などの不整脈による，いわゆる**Adams-Stokes症候群**により失神，痙攣を起こすこともあるので，心電図モニターはその意味でも来院後すぐつける必要がある．

高体温の場合，感染によるものもあるが，**熱中症**でも痙攣を生じることがある．

超・緊急検査

ベッドサイドですぐできる検査は動脈血ガス検査，血糖検査，電解質検査，心電図である．

呼吸抑制に伴う呼吸性アシドーシス，および代謝性アシドーシスを伴うことが多い．血圧低下を伴わなくても，痙攣により呼吸が障害されるうえに，全身の筋肉の酸素消費量が増加するため，嫌気性代謝が増加し**乳酸アシドーシス**となる．アシドーシスだけではただの痙攣か，血圧低下・ショックに続発する痙攣かは鑑別できない．ただの痙攣であれば痙攣さえ止めれば，自然に軽快するので補正を必要とすることは少ない．

低血糖でも痙攣を起こすことがあり，すぐに治療可能なので，**絶対見逃すことはできない**．低Na，低Ca，低Mg血症により痙攣を起こすこともある．

薬物による痙攣の一部（三環系抗うつ薬，覚醒剤，コカイン）は，尿による乱用薬物検出キット**Triage DOA**®（国内ではシスメックス（株）販売，保険適応外）により検出できる可能性がある．

緊急検査

通常の血液学的検査，生化学検査，尿検査が炎症反応や全身の他疾患の評価のため必要である．頭部CTは頭蓋内疾患を除外するために必須であ

● 表1　痙攣の原因疾患

1）本態性（真性，特発性）てんかん		
2）症候性（続発性）痙攣		
a. 脳器質性疾患によるもの		
	先天性奇形	くも膜嚢胞，脳動静脈奇形，水頭症など
	出生時損傷	脳出血，低酸素症など
	頭部外傷	外傷直後（immediate epilepsy），急性期（early epilepsy），慢性期（late epilepsy）慢性硬膜下血腫，頭蓋骨陥没骨折
	脳血管障害	急性期（くも膜下出血，脳出血，静脈洞血栓症など），陳旧期（脳出血，脳梗塞）
	感染症	髄膜炎，脳炎，硬膜下膿瘍，脳膿瘍，寄生虫
	脳腫瘍	髄膜腫，神経膠腫，転移性脳腫瘍
	脱髄疾患	急性散在性脳脊髄炎など
	術後	皮質切開，損傷を伴うもの
b. 脳血流低下によるもの		
	ショック	循環器疾患，敗血症，脱水など
	心肺停止蘇生後	低酸素性脳症
c. 全身疾患によるもの		
	電解質異常	低Na，低Ca，低Mg血症
	代謝異常	低血糖，高血糖，腎不全，肝不全，ポルフィリン症，フェニルケトン尿症など
	先天性疾患	ミトコンドリア脳筋症，母斑症など
	膠原病	SLE（systemic lupus erythematosus：全身性エリテマトーデス），ベーチェット病，血管炎症候群など
	感染症	HIV，マラリア脳症
	その他	熱性痙攣（小児），子癇（妊婦）
d. 中毒，環境因子によるもの		
	熱中症	
	医薬品	三環系抗うつ薬，抗精神病薬，リチウム，アルツハイマー薬（アリセプト®）
		テグレトール
		キシロカイン，β遮断薬（インデラル®）
		テオフィリン
		ペニシリン，セフェム系
		カルバペネム系抗菌薬（チエナム®，カルベニン®）
		キノロン系抗菌薬（タリビット®，クラビット®，シプロキサン®など）
		ゾビラックス®，イスコチン®，クロロキン
		抗ヒスタミン薬（レスタミン®）
		アスピリン，ボルタレン®，ポンタール®
		代謝拮抗薬（メトトレキサート，5-FU，カルモフール，テガフール），ビンクリスチン，シスプラチン，L-アスパラギナーゼ
	乱用薬	覚醒剤，コカイン，メラトニン
	工業用品	重金属（鉛など），メタノール，フェノール，クレゾール，エチレングリコール，ストリキニーネ，シンナー，アジ化Na，青酸
	家庭用品	ホウ酸，樟脳，ニコチン，カーバメート，有機リン，グルホシネート，クロロピクリン，殺鼠剤（タリウム，モノフルオロ酢酸Na），マキロン
	自然毒	銀杏（ギンナン）
3）その他		
		ヒステリー性偽てんかん

る．急性の脳血管障害ではくも膜下出血，皮質下出血が多い．脳動静脈奇形では出血がなくても痙攣の原因となる．動脈系の急性閉塞では痙攣を起こすことは比較的少ない．静脈洞血栓症などの静脈系の疾患では痙攣をしばしば起こす．陳旧性の脳出血，脳梗塞は原因となりうる．脳腫瘍も原発性，転移性を問わず当然原因となる．必要に応じ造影CT検査を追加する．

テオフィリン，リドカイン（キシロカイン®）などの中毒の場合，その血中濃度測定も有用である．テオフィリンはてんかんの素因がある場合には，血中濃度に依存せず痙攣を起こすことがある．臓器移植に用いる免疫抑制薬のタクロリムス（プログラフ®）も濃度に依存せず痙攣を起こす．アシクロビル（ゾビラックス®）は抗ヘルペスウイルス薬で痙攣を起こす脳炎の治療にも用いるが，帯状疱疹などの皮膚疾患にも処方される．腎不全患者で血中濃度が中毒域になり，痙攣発作を起こした例が報告されている．

原因が何かわからない場合は来院時の血液の血清，全血を保存しておくと，特殊な疾患，欠乏症や中毒を後で検索するのに役立つ．

すでに抗痙攣薬を服用している場合には血中濃度を測定する．低ければ，患者本人の退・休薬，体重増加，他剤との相互作用を考える．抗痙攣薬を複数服用している場合や，副腎皮質ステロイドやテオフィリンは，肝臓の代謝の関係で血中濃度を下げる原因となることがある．カルバペネム系の抗菌薬（チエナム®，カルベニン®，メロペン®，フィニバックス®）は併用するとバルプロ酸の濃度を下げることから，添付文書では併用禁忌となっている．

腰椎穿刺

発熱，**髄膜刺激症状**，炎症反応がある場合，あるいは今までの検査で原因が判然としない場合，腰椎穿刺を行う．細胞数などの一般検査とともに，細菌培養，ウイルス抗体価，ウイルス抗原PCR検査，細胞診などのための検体を採取する．

MRI検査

CTでは診断不能な病変を検出できることがある．虚血による病変のみならずヘルペス脳炎における側頭葉などの病変や，静脈洞血栓症や，小さな血管奇形などである．

脳波

本態性（特発性・真性）てんかんであるかどうかや，痙攣の病巣の部位の診断の助けにはなるが，脳の器質的疾患の病因の鑑別診断には限定的である．

治療の手順

痙攣の薬物療法の手順を表2に示す（成人の場合）．注意点を示すと，

1）ジアゼパム（ホリゾン®，セルシン®）投与により呼吸抑制，血圧低下をきたすことがあるので必要に応じ，**補助呼吸，気管挿管が必要．**

2）フェニトイン（アレビアチン®）はブドウ糖と混ざると結晶をつくるので，生理食塩液に溶かす必要があり，ゆっくり静注する（50 mg/分以下）か，100 mLに溶いて，点滴静注するが，静注前後で生理食塩液を各10〜20 mLずつフラッシュするとよい．糖を含有するメインルートはその間止めておく．静脈外に漏出すると，そのアルカリ性から軟部組織の壊死を生じるので**確実な静脈路からの投与が望ましい**．不整脈，血圧低下をきたすこと（特に急速静注の場合）があるのでモニタリング下に投与する．

3）ドルミカム®，ディプリバン®，ラボナール®は**基本的に気管挿管下，人工呼吸下に投与する．**血圧低下が起きやすいので，必要に応じドパミン（イノバン®，カコージン®）などカテコラミンを併用する．ラボナール®も組織傷害性があるので持続投与には中心静脈からの投与が安全である．

4）イソニアジド：INH（イスコチン®）中毒による

● 表2　痙攣重積の治療手順（薬物療法）

❶ ジアゼパム（ホリゾン®，セルシン®）を0.1 mg/kg（0.5〜1A）静注．無効ならば2，3回繰り返す．

❷ 未服用であれば，フェニトイン（アレビアチン®）13〜18 mg/kgを静注．250 mgずつ数時間ごとに投与し，治療域に早急に近づける．血中濃度をモニタリング．

❸ ❷の代わりにフェノバルビタール（フェノバール®）（100 mg）1Aを筋注する．ただし，やはり血中濃度を飽和させるには数回の投与が必要．

❹ ❷の代わりにバルプロ酸（デパケン®）を胃管より20 mg/kg投与する方法もある．以後20 mg/kg/日を投与．

❺ さらに重積している場合，ミダゾラム（ドルミカム®）0.2 mg/kg（0.5〜1A）を緩徐に静注．続いて，0.1〜0.2 mg/kg/時を持続静注．

❻ それでも持続する場合，または❺の代わりに，チオペンタール（ラボナール®）4 mg/kgを緩徐に静注．続いて，1〜4 mg/kg/時を持続静注．
または，プロポフォール（ディプリバン®）1〜2 mg/kgを緩徐に静注．続いて，2〜10 mg/kg/時を持続静注．
❺，❻の持続投与中に通常の抗痙攣薬（アレビアチン®，フェノバール®，デパケン®，テグレトール®，エクセグラン®などのうち通常はどれか1種類，特に難治と思われるときは複数）の血中濃度を治療域に上げる．

❼ 他の治療法で改善しない重積発作に対して，吸入麻酔薬のうち，イソフルラン（フォーレン®）が有用との報告がある．呼吸期終末濃度を0.8％で開始し，約2％まで上昇させてよい．

❽ 脳炎などで数週間にわたり，多剤を使用しても発作頻度が抑制できない難治例では，ベンゾジアゼピン系のクロナゼパム（リボトリール®）やクロバザム（マイスタン®）の併用が有効なことがある．

★ ドルミカム®，ディプリバン®，フォーレン®はいずれも保険適応外．
ただし，前2者は人工呼吸中の鎮静としての適応はある．

痙攣の場合は通常の抗痙攣薬に抵抗性で，解毒薬としてのピリドキシン，ビタミンB₆（ピドキサール®）静注投与が有効である．イスコチン®と同量か，服薬量不明の場合には5 gずつ投与する．ピドキサール®がなければ，ビタメジン®などの総合ビタミン薬でも可．銀杏（ギンナン）中毒でも同様の機序により痙攣が起こる．

〜痙攣発作は脳外科の疾患？〜
本文にも書いたとおり，痙攣といってもさまざまな原因がある．中毒や代謝性疾患や循環器疾患まで含めた広い鑑別診断能力が必要となってくる．痙攣や頭部外傷の既往がはっきりある例でなければ，むしろ内科や救命センターで初療を行うべきものだろう．縮瞳と意識障害，痙攣を脳外科医が診察し，脳幹梗塞として治療していたら翌日有機リン中毒であったことがわかり手遅れとなった例を聞いたことがある．

◆ここに気をつけよう！　注意点の確認

☞ 何度も痙攣を起こし，またか，というときも必ず頭部CT検査をしよう！
　　今回は違う病態かもしれない．

☞ 三環系抗うつ薬とベンゾジアゼピン系中毒の混合中毒の際に，ベンゾジアゼピン系の拮抗薬であるフルマゼニル（アネキセート®）を投与すると，三環系の抗うつ薬の作用が前面に出て痙攣を誘発することがある
　　添付文書では禁忌となっているので，もし不幸な結果となった場合は裁判では負けることになる．

- 夏の暑い盛りに，高体温，痙攣を主訴に来院した患者の多くは熱中症であるが，時には覚醒剤中毒のことがある

  覚醒剤は今では注射するばかりではなく，経口や鼻から吸入するタイプもあり，注射痕だけではわからない．かなり一般人にも広まっているので注意が必要．

- アレビアチン®やラボナール®が静脈外に漏れたらどうするか？

  漏れないにこしたことがないが，漏れた場合にはラインは抜去し，プロカインなどの局所麻酔薬を浸潤後，挙上，冷却する．筋内圧が上がりコンパートメント症候群を呈するようなら減張切開を考える．

- "ラボナール®は用時，蒸留水に溶解しますが"ということは溶解液は不安定ということである

  添付文書によれば「2～3時間以上経過したものは使用しないこと」とある．メーカーによれば6時間くらいは大丈夫らしい．筆者のところでは，間をとり，4時間を経過したら，交換するようにしている．

- デパケン®，セレニカ®などの徐放製剤では一定時間腸管内に停留していなければその作用を現さないことから，重症の下痢の際には血中濃度が低下する

- バルプロ酸製剤は中毒により，Reye症候群類似の脳症を伴う高いアンモニア血症を伴うことがある

◆◇◆ おさえておきたい関連知識（キーワード&略語） ◆◇◆

痙攣／てんかん
seizure／epilepsy

痙攣（seizure）は中枢神経系の発作性疾患で，ニューロンの異常放電により意識障害などの脳の機能障害を起こす．痙攣は**1回の発作の現象**を指し，頭部外傷直後や代謝異常，中毒，全身性または頭蓋内感染症などの疾患でもみられる．

てんかん（epilepsy）とは**自発性で再発作がみられる**ものをいう．急性期以後，または誘因の消失後に再発作がみられなければてんかんとはいわない．

痙攣重積
status epilepticus

痙攣が30分以上持続するか，意識が回復することなく，発作を繰り返す状態．

GCS
generalized convulsive seizure

全身性の痙攣のこと．通常意識を消失する．

Toddの麻痺
Todd's palsy

発作が収まった後で，発作の起源となる病巣近傍の巣症状が残ること．主として，反対側の麻痺だが，後頭葉の病変では一過性の視力障害が起こることがある．多くは重積状態の後に起こる．

非痙攣性発作
non convulsive seizure

痙攣自体はないが，脳内では発作を起こしている状態．

熱性痙攣
febrile seizures

38℃以上の発熱に伴って生じる痙攣であり，発熱の原因が中枢神経系の感染症に**起因しないもの**．乳幼児期（6カ月～4歳）に好発する．ほとんどが自然治癒するが，無熱性痙攣，てんかんへ発展する例がある．

PHT, PB, VPA, CBZ, ZNS

それぞれ，フェニトイン（アレビアチン®），フェノバール（フェノバルビタール®），バルプロ酸（デパケン®，ハイセレニン®，バレリン®），カルバマゼピン（テグレトール®），ゾニサミド（エクセグラン®）の略号．

横紋筋融解症
rhabdomyolysis

全身の筋肉の痙攣による筋崩壊により，血中CPKが著明に増加することがある．ミオグロビン血症・尿症により，腎不全となることがあり，十分な輸液が必要である．

無酸素-虚血後の致死的ミオクローヌス重積状態
FSM：fatal post anoxic-ischemic status myoclonus

心肺停止蘇生後に持続するミオクローヌス重積状態．しばしば死の転帰をとり，これを呈した患者で意識が回復することはきわめて少ない．バルプロ酸，クロナゼパムが有効とされるが，多剤投与しても抑制されないことも多い．**Lance-Adams症候群**は主として覚醒後にみられるaction myoclonusで，小脳失調をしばしば伴う．蘇生後に遅発性に生じることが多い．

子癇
eclampsia

てんかんなどの神経系疾患を同時に合併しない，妊婦が妊娠高血圧症候群（高血圧，タンパク尿，浮腫）に伴い痙攣を起こすことをいう．**塩化マグネシウム（マグネゾール®）**が痙攣の抑制と母体死亡率の点でホリゾン，アレビアチンに比べ有利であるという報告がある．

文献

1) 「日本医薬品集　医療薬2009年版」（日本医薬品質フォーラム　監），じほう，東京，2001
2) 「昏睡と意識障害」（井上聖啓，有賀徹，堤晴彦　監訳），メディカルサイエンスインターナショナル，東京，2001
3) 「サンフォード感染症治療ガイド2009（第39版）」（戸塚恭一，橋本正良　監訳），ライフサイエンス出版，東京，2009

---

case file: 毒にも薬にもなるキシロカイン

もう10年くらい前でしょうか．その脳外科の研修医は，今ではとある救命センターでバリバリ仕事をしています．

脳腫瘍の患者さんの血管撮影のため，頸動脈を直接穿刺し造影を行いました．今のようにDSA（digital subtraction angiography：血管撮影装置）などなく，手押しで造影剤を押し込むとともに，「ハイ」と，技師さんに合図し，カットフィルムをガシャンガシャンと撮影しました．私は現像機から次々出てくるフィルムをシャウカステンに並べ，検討しようとしたのでした．ところが，造影剤がいつまでたっても写ってこない．これは，穿刺針が動脈内に入っておらず，ことによったら，内膜下にもらしてしまったかと思い，撮影室をみに行きました．

すると，患者さんは，全身痙攣を起こしていました．よくよく確認すると，穿刺前に使用した残りの局麻用キシロカイン®を動注したのでした．幸い患者さんは大事にいたりませんでしたが，静注しても中毒量でない量であっても，直接脳血管に動注すると中毒症状が現れることが図らずもわかりました．

キシロカイン®は難治性の痙攣重積にバルビツール酸系薬とともに使用すると有効なこともあるのに，本当に毒にも薬にもなるというのはこのことです．テグレトール®も20〜30μg/mLの高濃度の中毒域（治療域は4〜8μg/mL）では，昏睡状態となります．

〈清田和也〉

めまい

● 鑑別診断の進め方 ●

めまいの訴え　内容はさまざま

　めまいは，「**自分の身体や周囲が動いていないのに動いているかのように感じる異常な感覚または平衡機能障害**」と定義される．単に"めまいがする"という表現で症状を訴える人が多いが，詳細にその内容を聞き出してみると，「周りがぐるぐる回っているような感じがする」，「自分がぐるぐる回っているように感じる」，「体がふわふわ浮いているような感じがする」，「一瞬気が遠くなって倒れそうになった」，「目の前が暗くなって気が遠のいた」，「立ちくらみがした」，「ふらついて立っていられない」などさまざまである．したがって"めまい"を主訴に来院した場合は，具体的な内容を聞き取ることが必要になる．「一瞬気が遠くなる」あるいは「目の前が暗くなる」などは，本来"めまい"とは違う症状といえるが，実際には「めまいがする」といって来院することもあるので，こういった症状を呈する疾患も"めまい"の鑑別疾患として頭に思い浮かべなければならない．一般的には回転する感覚を伴うものを"**回転性めまい（vertigo）**"，それ以外のものを"**めまい感（dizziness）**"と表現することが多い．

最初に行うのは緊急度のチェック

　"めまい"の具体的内容は先に述べたように多様である．したがって，鑑別診断のためには単に"めまい"という訴えだけではなく，具体的にその性質，発症の突然性など時間的経過，持続時間，反復性，何かを契機に起こるのか，あるいは頭痛・耳鳴り・難聴などの随伴症状があるのかなどを詳細に聞き出すことが大切となる．しかし，"めまい"を訴え救急外来を受診する患者は症状が強く，嘔気や嘔吐を伴うことが多いので，来院直後に医療面接をされることはかなり辛いのではないかと思われる．また，独歩来院ではなく救急車で搬送されることが多く，救急車内での揺れやストレッチャーでの移動で揺られるため，来院直後は症状が悪化して嘔吐が激しいこともしばしば経験されている．そこで，来院直後の症状がひどいときに詳細な医療面接を行うことは避けた方がよい．まず行うことは"めまい"を主訴に来院するなかで，**緊急を要する疾患を早期に診断**することである．緊急性の高い疾患を疑うポイントについてのみチェックする．

緊急度の判断　フローチャート（図1）

　めまいを主訴として来院する患者のなかで，最も緊急性が高いものの1つは**小脳出血**である．特に意識レベルが急激に悪化する事例では緊急手術の適応となることが多い．小脳が位置する後頭蓋はテント上に比較して容積が小さいのと，小脳が脳幹部に隣接しているという理由から，出血が少しでも増大すると容易に脳幹部が血腫によって直接圧迫されたり，大後頭孔ヘルニアを起こしたりして，急激に昏睡状態となったり，呼吸が停止したりする．**昏睡状態でも自発呼吸が残っていれば，血腫除去・外減圧手術によって大脳機能の予後は比較的良好となる**．したがって，**意識レベルの急速な悪化があるときは直ちに頭部CT検査を行う**．小脳出血以外に，脳幹出血やくも膜下出血のこともあるが，CTで容易に鑑別できるので問題ない．脳幹出血では手術適応はなく予後は不良となる．くも膜下出血では意識レベルが改善することもあり，呼吸・循環管理をはじめ，脳血管造影や手術治療など万全を尽くすよう努める．頭部CT検査で高吸収域（HDA：high density area）を

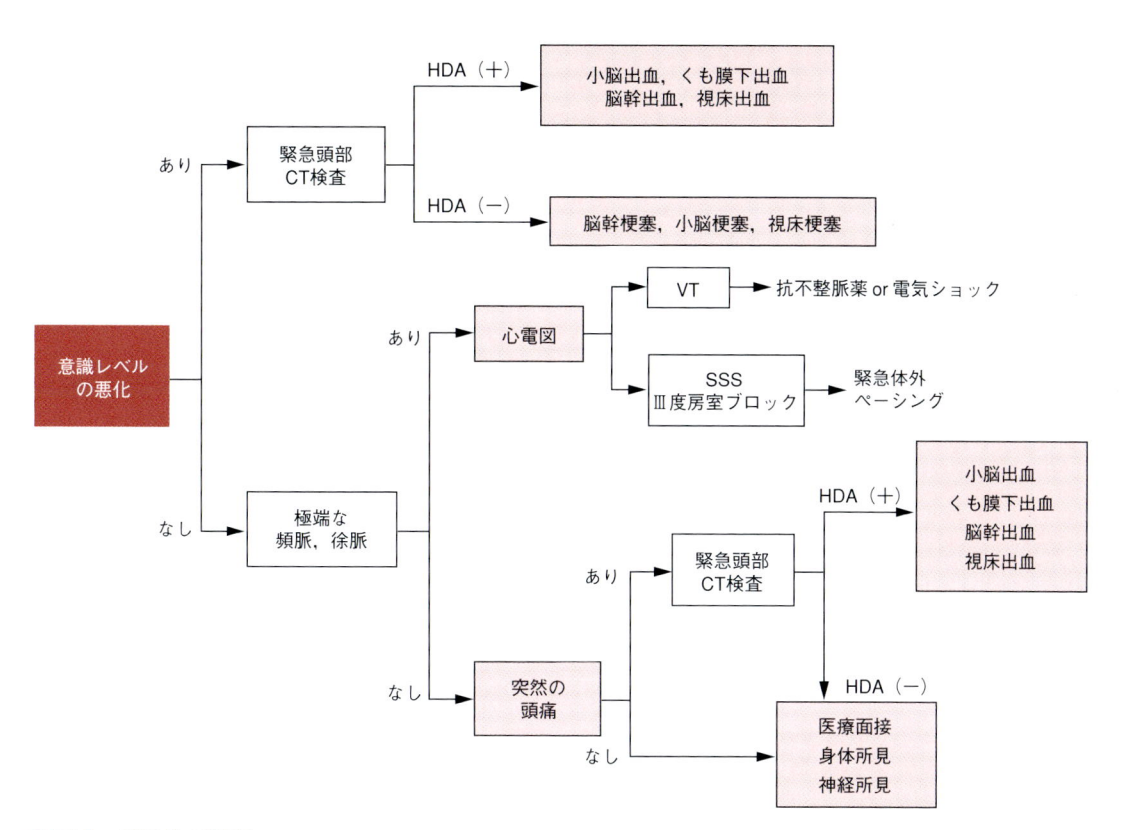

● 図1　緊急性の判断

認めない場合は，脳幹梗塞や小脳の広汎梗塞が疑われる．できればMRI検査で確認したいが，いずれにしても呼吸・循環管理が必要になることが多い．脳幹梗塞では手術適応はないが，広汎小脳梗塞による浮腫が脳幹圧迫などの原因であれば，外減圧手術を考慮してもよい．

他に緊急性が高いものの1つに**Adams-Stokes発作**がある．失神発作や立ちくらみ症状で来院することが多いが，"めまい"を主訴に来院することもある．**救急隊からの情報や来院時の脈拍観察により極端な頻脈や徐脈であったなら至急心電図検査を行うべきである．** また，症状出現時の心電図モニターも参考になるので，現場での心電図モニターを記録して持参するように救急隊員に指示することも必要である．心電図で心室頻拍（VT：ventricular techycardia）を認めれば抗不整脈薬の投与や電気ショックの適応となり，洞機能不全症候群（SSS：sick sinus syndrome）（図2）や高度房室ブロック（図3），Ⅲ度房室ブロックでは緊急体外ペーシングの適応となる．また，これらの不整脈の原疾患は急性冠症候群のことも多く，原疾患の診断治療もあわせて行っていかなければならない．

意識レベルの低下がなく不整脈も認めなければ，突然の頭痛があったかをチェックする．突然の頭痛があったなら頭部CT検査を実施し，頭蓋内出血の有無を確認する．出血性疾患であれば先ほどの治療方針に従う．出血を認めなければ椎骨動脈解離による小脳梗塞などを考慮しながら詳細な医療面接，身体所見，神経所見へと進む．

比較的緊急性を要する疾患

前述の緊急性を要する疾患以外では，"めまい"症状で緊急的治療を要するものはなく，腫瘍を除けば対症療法となるものが多い．そのなかで治療開始の時期が機能予後を左右する疾患がある．突発性難聴

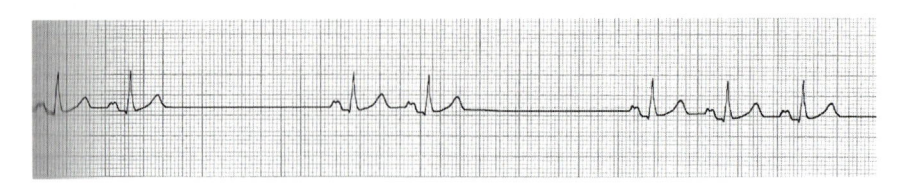

● 図2　洞機能不全症候群（SSS）
　　P波が連続して2心拍分欠落し徐脈を呈している

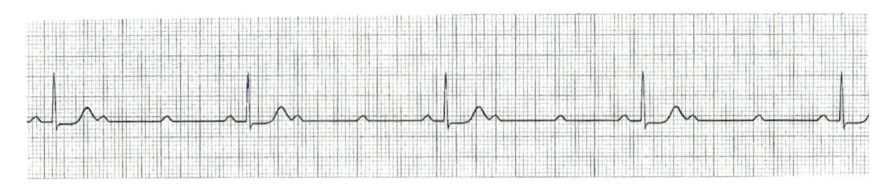

● 図3　高度房室ブロック（3：1）
　　P波3回のうち1回のみが心室に伝導されQRS波がみられる．
　　2回は心室に伝導せずQRS波が欠落している．補充収縮がなく徐脈を呈している．

では発症後早期に，遅くとも1週間以内に副腎皮質ステロイドによる治療を開始すると予後が良好になり，治療開始が遅れると不可逆的な難聴を残すことになる．突発性難聴は急速に進行する一側性の難聴で，原因不明のものをいう．回転性のめまいを自覚し，難聴に耳鳴を伴うのが特徴である．メニエール病，外傷性外リンパ瘻，ウイルス感染症，聴神経腫瘍などとの鑑別が必要だが，メニエール病との鑑別は容易でないこともある（表）．**突発性難聴を疑い鑑別診断に苦慮するときは，突発性難聴として扱い早期に治療を開始するほうがよい．**

● 表　難聴・耳鳴による"めまい"の鑑別

難聴・耳鳴を伴うめまい
メニエール病，突発性難聴，聴神経腫瘍 小脳橋角部腫瘍，内耳炎，外リンパ瘻，耳毒性薬物

難聴・耳鳴を伴わないめまい
良性発作性頭位めまい症，前庭神経炎 起立性低血圧，一過性血圧上昇 Adams-Stokes発作，脳幹・小脳血管障害 高度貧血，椎骨脳底動脈循環不全，脳腫瘍，薬物中毒

めまいの発生機序

循環器疾患では，心拍出量低下や起立性低血圧による全脳虚血症状，椎骨脳底動脈系血管障害による脳幹・小脳の梗塞や出血，一過性血圧上昇などによりめまい症状をきたす．全身疾患では，薬剤の副作用，飲酒，一酸化炭素中毒などによってめまい症状が出現することがある．これらを随伴症状や外因の評価，あるいは頭部CT検査などによって鑑別診断することはそう困難ではない．

神経系のめまいは，前庭神経系路のどの部分の障害でも回転性のめまいが出現する．末梢性が回転性，中枢性は動揺性というようには鑑別できない．また，難聴や耳鳴を伴うものも多く，鑑別は必ずしも容易ではない．しかし，突発性難聴，ウイルス感染を除けば特異的治療はなく，対症療法が中心となる．したがって，救急外来においては**緊急性が高い疾患，特異的治療が必要な疾患を見逃さない**ようにすることが肝要で，**すべての疾患について無理に鑑別診断する必要はない**と考える．

◆ ここに気をつけよう！ 注意点の確認

☞ **平時から救急隊へアドバイス**
　　めまい発作のときは直ちに心電図モニターを装着して記録を残すようアドバイス．
　　発作時にしか捉えられない不整脈があるので現場での記録が大切．

☞ **来院直後に脈拍チェック**
　　橈骨動脈をチェックするだけで極端な頻脈，徐脈をチェックできる．
　　異常を感じたらすぐに心電図モニターを装着して記録する．

☞ **嘔気，嘔吐が強いときは無理に医療面接にこだわらない**
　　こんなときは詳細な情報聴取は困難である．
　　緊急性がなければ落ち着くまで待つゆとりを．

☞ **頭部CT検査は必須**
　　妊娠早期などCT検査を躊躇する要因がない限り頭部CT検査は実施する．
　　回転性めまいが末梢性とは限らないので頭蓋内病変のチェックが必要．

☞ **できればMRI検査**
　　小さな小脳梗塞ではめまい症状しか認めないこともある．
　　めまい症状が継続しているがどうしても帰宅させるときは緊急MRI検査を行う．

☞ **症状が継続していれば入院経過観察が無難**
　　入院中にMRI，聴力検査，平衡機能検査などを行うことができる．

◆◆◆ おさえておきたい関連知識（キーワード&略語）◆◆◆

注視眼振
fixation nystagmus

検査者の指を追視させたときに起こる眼振で，眼振の速い動きの方向を眼振の方向とする．末梢性のめまいでは注視の方向を変えても，眼振の方向が一定方向に決まっていることが多い．中枢性のめまいでは注視の方向により眼振の方向も変化することが多い．例えば右注視では右方向，左注視では左方向への眼振がみられる．正常では観察されない．

自発眼振
spontaneous nystagmus

正面をぼんやり見させて眼振の有無を観察するが，一般的にはFrenzel眼鏡（強度の凸レンズと豆電球がついた特殊な眼鏡で，焦点が合わないことによってぼんやり見ることができる）をつけて行う．正常では自発眼振をみることはない．自発垂直眼振は前庭核，中脳被蓋，小脳虫部前半部の病変でみられることが多い．自発眼振のあるときにめまい感を伴うことが多く，それが頭位の変化で悪化するときは末梢性のめまいであることが多い．

耳鳴，難聴
tinnitus, deafness

末梢性のめまいには耳鳴，難聴を伴うことが多い．メニエール病，突発性難聴では耳鳴，難聴を伴うのが特徴で，良性発作性頭位めまい症，前庭神経炎では耳鳴，難聴を伴わないのが特徴である．中枢性のめまいでは耳鳴，難聴は伴わず，その病変部に関連した脳神経症状（例えば眼球運動障害など）を伴うことがある（表）．

動脈解離と解離性動脈瘤
artery dissection, dissecting aneurysm

動脈壁の内膜と中膜の間が解離すると，内膜が血管腔側に膨らみ血管の閉塞をきたす．これを厳密には動脈解離という．中膜と外膜の間が解離すると，外膜が血管外側に膨らみ囊状となり，くも膜下出血を起こすことがある．これは解離性動脈瘤という．椎骨脳底動脈系に発症することがほとんどで，半数はくも膜下出血で発症し，激しい頭痛を伴う．3分の1は脳梗塞で発症し，局所神経所見やめまい，嘔吐症状を呈する．めまいの鑑別診断として椎骨脳底動脈解離を忘れてはならないが，診断は容易ではない．まず，本症を疑うことが大切である．

case file めまいをきたす症例に学ぶ

下血による貧血

バス旅行中にめまい発作が何回かあり，バスから降りて帰宅途中にふらついて歩けなくなり，救急車を呼んだ68歳の女性．救急室へ搬入されて話を聞き始めた．顔色は蒼白だったが意識は清明だった．何となく便の臭いが漂っていたが，歩けなくなったときに便失禁してしまったと，申し訳なさそうに患者がいった．まずはその始末を先にしようと思い看護師に指示した．看護師が清拭をしてオムツをあてようとしていた．そのとき目に入ったのは大量のタール便だった．高度の貧血がめまい感の原因だった．長期にわたる下血，あるいは急激な下血による高度の貧血．はっきりとした自覚症状がないまま，めまいや意識消失で発症することもよくある．

MRI検査で小脳梗塞

めまいで救急搬送された59歳男性．身体所見は異常なく，神経所見はめまい感の自覚症状以外には客観的所見は異常なし．頭部CT検査でも異常なく末梢性めまいと判断し，めまいが改善しないので耳鼻科へ入院を依頼した．3日後，耳鼻科の先生に「頭部のMRI検査をしたら小脳梗塞で，神経内科へ転科したぞ！」と怒られた．「たまに"めまい"しか症状がない小脳梗塞があるんだよ」と神経内科の先生に優しく教えられた．

〈輿水健治〉

発　熱

● 鑑別診断の進め方 ●

診察をはじめる前に

発熱は日常臨床において高頻度に遭遇する症候であり，原因はきわめて多岐にわたる（表1）．その鑑別診断は臨床上非常に重要であり，ともすれば臓器別の専門性にとらわれがちな今日の医療にあって，すべての診療科にまたがる総合的な医学知識が必要である．

とりあえずの処置

基礎疾患の治療が一義的であることを銘記すべきである．安易な解熱薬や抗菌薬の使用により熱型が修飾され診断が遅れたり，起炎菌の同定が困難となることもある．さらに解熱薬自体の副作用［非ステロイド系抗炎症薬による腎障害，脳症（特に小児）や薬剤アレルギーの誘発，副腎皮質ステロイドによる感染症増悪，消化性潰瘍，糖尿病誘発など］もありうるので注意を要する．

しかし熱射病や悪性症候群による高体温など，積極的に体温低下をはかることが治療上重要な場合もある．また意識障害や脱水による循環障害，痙攣などがみられるときには，全身管理を最優先に行うことはいうまでもない．

鑑別診断の実際

発熱患者の診療にあたっては，まず第一に**"感染症かそれ以外の原因か"** を考えるのが原則である．感染症は頻度が高く，迅速な対応を必要とすることがあり，適切な治療により治癒する可能性が高いからである．

● 表1　発熱の原因

1．感染症 　一般細菌，ウイルス，リケッチア，クラミジア，結核，真菌，原虫など
2．悪性腫瘍 　悪性リンパ腫，白血病，固形癌など
3．膠原病 　全身性エリテマトーデス（systemic lupus erythematosus：SLE），成人発症Still病，結節性多発動脈炎（periarteritis nodosa：PN）など
4．アレルギー性疾患 　薬剤アレルギー，過敏性肺臓炎など
5．代謝異常 　甲状腺機能亢進症，貧血，妊娠など
6．吸収熱 　手術・外傷・消化管出血後など
7．体温調節機構の異常 　脳出血，脳腫瘍，熱射病，本態性高体温症など
8．詐熱

以下の点に注意しながら問診，診察，検査を行う．

1　発熱の持続期間

1～2週以内の比較的最近の発症の場合は，感染症では一般細菌やウイルス，その他では薬剤アレルギーなどを疑う．3～4週以上の長期にわたる場合は，感染症では結核（特に粟粒結核）や心内膜炎などの亜急性感染症，その他では悪性腫瘍，膠原病などの可能性を考える．

2　熱型

診断の助けになることもあるが，絶対的なものではなく目安にすぎない．

　稽留熱：日差1℃以内．［→ 大葉性肺炎，腸チフス，脳炎，髄膜炎］

弛張熱：日差1℃以上，かつ37℃以下にならない．
　　　　　［→ 多くの細菌感染症，膠原病，悪性腫瘍］
間欠熱：有熱期と無熱期を繰り返す．［→ マラリア，回帰熱，悪性リンパ腫，粟粒結核］

3　病歴

1) **海外渡航**：渡航先（流行地），現地での生食，STD（sexually transmitted disease：性行為感染症）感染の機会を聴取．［→ マラリア，デング熱，A型肝炎，腸管感染症（腸チフス，コレラ，ビブリオ），STD］

2) **ペットの飼育**：飼育時期（自宅の周辺に原因があることもあり，引越し時期なども考慮する）と発病との時間的関係や発熱の日内変動を聴取．
　鳥類［→ オウム病，鳥飼い病］，**犬・猫**［→ トキソプラズマ，回虫症］，**齧歯類**［→ チフス，ツツガ虫病］

3) **服薬**：服薬開始時期と発病との時間的関係を聴取．典型的には服薬開始直後でなく数日以降に発症する．drug fever（薬剤熱）はあらゆる薬剤で起こりうる．

4) **職歴**：家畜（ブルセラ症），種々の過敏性肺臓炎

5) **最近の抜歯・手術・外傷・妊娠中絶**：膿瘍形成，（弁膜症のある患者で）感染性心内膜炎

4　随伴症状

随伴症状を発見できれば，これに対する集中的なアプローチ（画像診断や生検など侵襲的な検査）を行うことにより診断に結びつくことが多いので，非常に重要である（表2）．

5　診断のポイント

1) **結核**：胸部X線（気管支結核では正常．粟粒結核では初期に所見に乏しいことがあり，再検査が必要），ツベルクリン反応，喀痰，胃液の結核菌培養（塗抹，培養，PCR）．粟粒結核が疑われる場合は骨髄・肝生検にて肉芽腫の証明．最近，結核菌に特異的な抗原を用いたクオンティフェロン®TB-2Gという結核感染診断法が実用化された．ツベルクリン反応のようにBCG接種の影響を受けず，より確実な結核診断が可能である．

2) **深在性膿瘍**：腹痛，腰痛，叩打痛．CT，超音波検査などの画像診断．ガリウムシンチで隠れた膿瘍が発見されることもある．穿刺により起炎菌や薬剤感受性を知る．

3) **感染性心内膜炎**：弁膜症患者の歯科処置（抜歯，歯石除去）後など．僧帽弁逸脱症では患者が気付いていない場合もある．心雑音．血液培養陽性．超音波検査にて弁の疣贅形成を検索．

4) **伝染性単核球症**：若年（20歳代まで），後頸部リンパ節腫脹，扁桃腫大．血液検査で異型リンパ球増加，肝機能障害．EBウイルス（Epstein-Barr virus）抗体検査で抗VCA-IgM抗体陽性（稀），抗VCA-IgG抗体陽性かつ抗EBNA抗体陰性．

5) **悪性リンパ腫**：CT，超音波検査（表在リンパ節腫脹がなくとも深部リンパ節腫大，肝脾腫を検索）．リンパ節以外にもあらゆる臓器に発症しうる．血清LDH，可溶性IL-2受容体高値．リンパ節生検にて確定．

6) **成人発症Still病**：多関節痛，一過性の紅斑様皮疹．赤沈亢進，白血球数増加，血清フェリチン著明高値．リウマチ因子陰性．

7) **SLE**：皮疹（蝶形紅斑），多関節痛，自己抗体（抗核抗体，抗DNA抗体など）陽性，補体低値，白血球数減少．

8) **血管炎症候群（PN，大動脈炎症候群）**：多発神経炎，血尿．P-ANCA，C-ANCA陽性，大動脈・頸動脈MRIにて動脈壁の異常．

9) **血栓性血小板減少性紫斑病（TTP）**：5徴候（発熱・溶血性貧血・血小板数減少・腎障害・精神症状）．von Willebrand multimer解析．

10) **肺血栓塞栓症**：長期臥床・術後患者，ロングフライト症候群．突然の胸痛，血痰，呼吸困難．SpO_2低下，心電図上右心負荷．肺血流シンチ，肺血管造影にて確定．

11) **詐熱**：脈拍増加や炎症所見がない．監視検温，電子体温計では正常．

● 表2　随伴症状による発熱の鑑別診断

	感染症（細菌性，結核性，ウイルス性）	悪性腫瘍	膠原病・アレルギー性疾患	その他
呼吸器症状（咽頭痛，咳嗽，膿性痰，血痰，胸痛，呼吸困難）	気管支炎，肺炎，肺化膿症，胸膜炎，膿胸	原発性・転移性肺癌，癌性胸膜炎	SLE，胸膜炎，間質性肺炎	肺血栓塞栓症
消化器症状（腹痛，下痢，便秘，腹部腫瘤）	腹膜炎，胆嚢炎，急性膵炎，急性肝炎，虫垂炎，憩室炎，肝膿瘍，腎周囲膿瘍，感染性腸炎，腸結核	消化器癌，腎癌，卵巣癌，悪性リンパ腫	ベーチェット病，血管炎症候群	潰瘍性大腸炎，Crohn病，虚血性腸炎
神経症状（意識障害，麻痺，頭痛，複視，耳鳴）	髄膜炎，脳炎，敗血症，副鼻腔炎，中耳炎，川崎病	脳腫瘍，癌性髄膜炎	SLE，血管炎症候群，サルコイドーシス，ベーチェット病，Reye症候群	脳血管障害，内分泌疾患（甲状腺機能亢進など），熱射病，TTP（thrombotic thrombocytopenic purpura：血栓性血小板減少性紫斑病）
皮膚症状（発疹，紅斑，皮下出血）	麻疹，風疹，川崎病，帯状疱疹，猩紅熱，多型性浸出性紅斑	皮膚癌，癌の皮膚転移，悪性リンパ腫，白血病	薬疹，SLE，皮膚筋炎，成人発症Still病，サルコイドーシス，ベーチェット病	
筋肉・関節症状（疼痛，腫脹，発赤）	化膿性関節炎，敗血症，リウマチ熱		関節リウマチ，SLE，成人発症Still病，多発性筋炎	
肝脾腫	肝炎，肝膿瘍，伝染性単核球症，敗血症，腸チフス，感染性心内膜炎，粟粒結核	悪性リンパ腫，白血病	SLE	
リンパ節腫大	伝染性単核球症，結核，STD	悪性リンパ腫，癌転移	SLE，薬剤性	

◆ここに気をつけよう！　注意点の確認

☞ 悪寒戦慄

急激な体温上昇に際し悪寒戦慄を伴うことがある．特に細菌感染症では他の基礎疾患に比し著明なことが多い．これにより血清CPK値が高値となることもあるので，筋疾患と誤らないこと．

☞ 全身状態

高熱の場合，感染症では明らかな重篤感が認められることが多いのに対して，薬剤アレルギーなどでは全身状態がきわめて良好なことがある．

☞ 薬剤

薬剤が投与されていれば可能な限り中止する．薬剤アレルギー（drug fever）の除外と，抗菌薬を中止した状態で血液培養などを再検査するためである．培養検査は1回では不十分であり，繰り返して施行することが重要である．

☞ **CRP**

感染症では通常重症度に応じた高値をとる．アレルギーや腫瘍熱ではCRPが発熱に不相応な低値にとどまる場合がある．

☞ **生検**

骨髄生検は比較的侵襲も少なく粟粒結核や造血器腫瘍の診断に有用であるので，積極的に施行してよい．また画像診断により臓器腫大がみられた場合には，可能な限り生検（場合により開腹生検）を行う．

☞ **他科受診**

意外な場所に感染巣が存在することがあるので，特に症状がない場合でも各科の専門医に診察を依頼する（耳鼻科，婦人科，歯科など）．

☞ **治療の必要性**

当面治療が必要かどうかを再考する．微熱のみで病状が重篤でない場合は，とりあえず経過観察とするのがよい場合も多い．原因不明のまま軽快したり，経過とともに基礎疾患が明らかとなる場合もある．

☞ **診断的治療**

治療が必要と判断される場合は，まず広域スペクトラムの抗菌薬（ペニシリン系，セフェム系）を投与し，熱型を観察する．不応の場合は抗結核薬を投与する．結核菌以外の菌（一般細菌，非定型抗酸菌）でも反応がみられることがあるので，安易な診断は禁物である．

☞ **解熱薬**

さらに不応の場合は，病状に応じ解熱薬（非ステロイド系抗炎症薬，副腎皮質ステロイド）を投与することもあるが，対症療法にすぎないことを銘記すべきである．基礎疾患をマスクしたり増悪させたりする可能性や，解熱薬の副作用も少なくないことから，極力行わないようにする．やむを得ず投与した場合でも，その後の原因検索を怠ってはならない．発熱の原因が判明しており，かつ発熱以外に病勢を判断するための指標（炎症反応やX線など）が存在する場合には，発熱による消耗を防ぐため解熱薬を投与することが多い．

☞ **無熱の感染症**

発熱とは逆であるが，高齢者や副腎皮質ステロイド投与中の患者では，明らかな感染症が存在するにもかかわらず発熱がみられないことがある．倦怠感，食欲低下，精神症状，糖尿病などの持病の悪化をみた場合，その背景に感染症が隠れていることもあるので注意を要する．

おさえておきたい関連知識（キーワード&略語）

発熱と高体温

発熱は腋窩温で37℃以上をいう．口内温はこれより0.2〜0.4℃高く，直腸温は0.4〜0.6℃高い．特に海外の論文を読むときに注意が必要である．また発熱はあくまで病的現象であり，生理的現象である高体温とは区別する．

高体温の原因としては，運動・入浴・食事後（0.2〜0.3℃程度上昇），排卵後の黄体期（卵胞期に比べ0.3〜0.5℃上昇），妊娠初期（4カ月くらいまで），小児（成人より0.5℃程度高い），本態性高体温（生来"平熱"が高い）などがある．

発熱の機序

感染に伴いリンパ球やマクロファージからTNF, IL-1, IL-6などの炎症性サイトカインが分泌される．これらは血管内皮細胞からのプロスタグランジンE_2（PGE_2）を促進させる．PGE_2が視床下部に存在する体温中枢に働き，体温設定が高めに"リセット"されるため発熱が起こるとされている．

いわゆる"腫瘍熱"の機序は明らかではないが，悪性リンパ腫などリンパ網内系腫瘍では，腫瘍細胞が炎症性サイトカインを分泌しているためと考えられる．

不明熱
fever of unknown origin：FUO

① 3週間以上続く発熱，② 38.3℃（101°F）以上の発熱が数回以上，③ 1週間の入院検査でも原因不明，の3条件を満たすものが不明熱と定義される[1]．現在では原因の特定が困難な高熱患者に対して広く用いられることもある．その原因の40%が感染症で，膠原病，悪性腫瘍がそれぞれ20%ずつ，その他（薬剤アレルギーなど）が10%とされる．精査によっても原因不明の"本当の"不明熱もあるが，ある追跡調査によると多くは数カ月以内に自然軽快しており，何らかのウイルス感染である可能性が高い．

drug fever

漢方薬，民間薬，健康補助食品などを含む，あらゆる薬剤がアレルギー性の発熱の原因になりうる．薬剤開始後，数日以降に発熱がみられることが多い．これは薬剤の抗原により感作される時間と考えられる．しかし過去に投与の既往があればすでに感作が成立しているので，（再）投与直後に発熱することもありうる．皮疹，肝機能障害，好酸球増加があれば疑いやすいが，認められないことも多い．drug feverの可能性が否定できないなら，とにかくあらゆる薬剤を極力中止することにつきる．DLST（drug-induced lymphocyte stimulation test：原因薬剤によるリンパ球刺激試験）が参考になる場合もあるが，偽陰性が多い．薬剤の試験的再投与（チャレンジテスト）は侵襲が大きいので，安易に行うべきではない．

詐熱

患者が故意に水銀温度計を振ったり摩擦するなどして発熱を装うもので，ヒステリーや過換気症候群を伴うこともある．高体温にもかかわらず頻脈や発汗がなく，CRPなどの炎症所見もみられないような場合は一応疑ってみる．電子体温計の使用，監視検温（医療従事者立会いのもとでの検温），ビデオ監視などを行うが，診断は精神科医の助言のもとに慎重に行う必要がある．

プロカルシトニン
procalcitonin：PCT

プロカルシトニンは，カルシトニンの前駆タンパクとして甲状腺のC細胞において生成されるアミノ酸116個よりなるペプチドである．通常は甲状腺での生成が主であるが，細菌感染による敗血症においては，TNF-αなどの炎症性サイトカインにより誘導され，肺・小腸を中心として産生され，大量に血中に分泌される．そのため，ウイルス感染や膠原病などによる発熱との鑑別に有用とされている．敗血症を含む細菌性感染症と非細菌性感染症との鑑別に有用であるという報告もあり，細菌性敗血症では血清プロカルシトニン値が0.5 ng/mL以上，重症細菌性敗血症では2.0 ng/mL以上を目安とする．また市中肺炎患者の重症度の判定に重要であるという報告もある．しかしながら，日本では2006年2月から保険適応となった新しい検査法であり，今後の研究の集積が必要である．

文献

1) Petersdorf R. O., Beeson P. B. : Fever of unexplained origin : report on 100 cases. Medicine, 40 : 1-30, 1961

case file 発熱をめぐる2つのシーン

シーン1 あなたは民間一般病院の今夜の当直医である．午前2時に呼び出しの電話．寝ぼけまなこで救急室に行くと患者は48歳の女性で，3日前から38℃の熱が下がらないという．熱の他には軽度の頭痛があるくらいで，所見に乏しい．カルテをみると昨晩も救急外来を受診しており，感冒薬の処方を受けている．「うーん，単なる風邪でも3日くらい熱が続くことはあるよなあ．それにしても昼間来てくれればいいのに…」と思いつつ，解熱薬の坐薬で様子をみるようにと帰宅させる．3日後，その患者が意識不明となり運び込まれる．ウイルス性脳炎であった．

―― その場で的確な診断を下せと要求するのは少し酷ではある．しかし，連夜にわたって救急外来を受診していること自体「ひょっとして何かあるかもしれない」と感じれば，せめて翌朝の外来受診を強く勧めるべきだったかもしれない．結核をはじめ感冒様症状で発症する重篤な疾患は実に多い．

シーン2 あなたは大学病院の研修医である．3カ月続く不明熱の40歳男性患者を受け持った．他院2カ所の入院精査にもかかわらず原因不明で熱も下がらないという．よく診ると下腿にサーモンピンクの紅斑．検査結果も"成人発症Still病"の診断基準に合致，副腎皮質ステロイドで著明に改善する．「不明熱の鑑別診断ができれば医者として一人前」といわれるくらいで，達成感に浸れる瞬間である．患者からは「さすがに大学病院」と感謝の言葉で鼻高々．

―― 本当に「さすが…」なのであろうか？
不明熱の鑑別診断は多岐にわたる疾患の除外が中心である．そのほとんどを前医でやっていただいたことを忘れてはならない．また経過中に典型的な症状が出揃い，確定診断に至ることも多い．後でみる医者の方が「有利」なのは当たり前なのである．

〈森脇龍太郎〉

Memo

急性中毒

鑑別診断の進め方

診察をはじめる前に

急性中毒の大部分は薬物や毒物による自殺企図であるが，就労中に発生する有毒ガスの吸入なども増加傾向にある．**中毒起因物質の同定**が重要であることはいうまでもないが，それは1つとは限らず，むしろ複数であることが多く，注意が必要である．

なお，日本中毒情報センターでは24時間体制で診療情報の提供を行っているので，困った時は連絡をとるとよい [TEL：029-851-9999/072-726-9923（有料）].

鑑別診断および中毒物質同定のポイント

意識障害を主訴として来院する場合は，急性中毒であることすら全く不明であることも多く，その場合はまず急性中毒を疑うことである．急性中毒であることが判明している場合は，患者本人や関係者から摂取した中毒起因物質やその量・時間などをできるだけ詳しく聴取する．しかし，初療時には中毒起因物質は不明のことが多く，表1にあげる手がかりとなる臨床症候を念頭において，意識，バイタルサイン，神経学的所見，瞳孔反射，特有な臭い，動脈血ガス分析，血液学的検査・血液生化学的検査などを評価することが重要である．また**血液，尿，胃内容物**などは**保存**しておく（後に分析が必要な場合がある）．

治療

対症療法は中毒治療の基本であり，まず気道確保および呼吸・循環の管理を最優先に行う．輸液に反応しない低血圧では，ドパミンなどの血管収縮薬を用いるが，α遮断薬（フェノチアジンなど）や三環系抗うつ薬による急性中毒では，ノルエピネフリンが推奨される（ドパミンは不整脈を誘発することがある）．

1 中毒物質の吸収阻害

a）催 吐

意識障害が軽度の場合は，コップ1杯程度の水を飲ませながら催吐させることもあるが，実際はあまり行われない．

b）胃洗浄

一般的には**経口摂取後1時間以内に開始**する（ただし，フェノチアジンや胃内で塊を形成するものは例外）．十分に太いチューブ（セイラムサンプ®32Fr以上）を経口的に胃内に挿入する．**左側臥位**で微温湯200mL程度を注入・排泄を行い，排液が透明になるまで繰り返す（おおむね10L以上）．意識障害がある場合は気管挿管をあらかじめ行っておく．**石油生成物，強酸・強アルカリ，腐蝕性物質などでは胃洗浄は禁忌**．

c）活性炭・下剤

活性炭50～100gをクエン酸マグネシウム（マグコロール®），ソルビトール（D-ソルビトール®）などとともに投与する．通常1回投与すれば十分であるが，繰り返し投与が有効な場合もある（詳細は日本中毒学会ホームページを参照のこと）．

d）腸洗浄

β遮断薬，Ca拮抗薬，リチウム，テオフィリンなどの徐放性の薬剤を摂取した場合は，ポリエチレングリコール液を用いた腸洗浄を考慮する．

2 中毒物質の排泄促進

a）強制アルカリ利尿

サリチル酸塩，バルビタールなどの弱酸性物質の

● 表1 中毒起因物質の手がかりとなる臨床症候

臨床症候	代表的薬剤	備考
意識障害—昏睡	バルビタール，ベンゾジアゼピン，エタノール，環状抗うつ薬，麻薬，各種吸入ガス	気道確保が重要．誤嚥に注意．頭部CT検査
興奮	交感神経作用のある薬剤（交感神経刺激薬，アンフェタミン，エフェドリン，テオフィリン，コカイン，カフェイン，マジックマッシュルームなど），アトロピン，抗ヒスタミン薬，トルエン	大量では意識障害．頭部CT検査
痙攣	交感神経作用のある薬剤，フェノチアジン，リチウム，環状抗うつ薬，カルバマゼピン，リドカイン，イソニアジド，フェニトイン，NSAIDs，有機リン，有機塩素，グルホシネート，低酸素状態（一酸化炭素，シアン，硫化水素，窒息・誤嚥など）	抗痙攣薬は中毒起因物質によって感受性が異なる．頭部外傷にも注意
縮瞳	コリンエステラーゼ阻害薬（有機リン・カーバメート，神経ガスなど），交感神経遮断薬（クロニジン，フェノチアジンなど），麻薬，バルビタール系，ニコチン，ベンゾジアゼピン	頭部CT検査
散瞳	交感神経刺激作用のある薬剤，抗コリン作用のある薬剤（アトロピン，抗ヒスタミン薬など），ボツリヌス毒，チョウセンアサガオ	頭部CT検査
頻脈	抗コリン作用のある薬剤，環状抗うつ薬，交感神経作用のある薬剤，低酸素状態	ECG (electrocardiogram：心電図) モニタリング．β遮断薬
徐脈・房室ブロック	有機リン・カーバメート，ジギタリス，β遮断薬，Ca拮抗薬，抗不整脈薬，環状抗うつ薬，リチウム	ECGモニタリング．アトロピン，イソプロテレノール，心室ペーシング
QT時間の延長・torsade de pointes型心室頻拍	抗不整脈薬（特にClass Ⅰa群），環状抗うつ薬，フェノチアジン，有機リン・カーバメート，タリウム，クロロキン	使用する抗不整脈薬には注意が必要．オーバードライブペーシング
心室性不整脈	抗不整脈薬，交感神経作用のある薬剤，抗コリン作用のある薬剤，キニン，環状抗うつ薬，フェノチアジン，ジギタリス，有機溶剤，有機リン・カーバメート，抱水クロラール，クロロキン	使用する抗不整脈薬には注意が必要
肺水腫	アスピリン，エチレングリコール，吸入ガス，パラコート，有機リン・カーバメート，環状抗うつ薬，麻薬，ヒ素	遅発性もある
代謝性アシドーシス	アニオンギャップの増大（アスピリン，イソニアジド，一酸化炭素，シアン，硫化水素，エチレングリコール，メタノールなど），アニオンギャップが正常（アセタゾラミド，トルエン，リチウムなど）	腸管壊死では難治性
メトヘモグロビン血症	アニリンおよびその誘導体，亜硝酸塩および硝酸塩，ニトロベンゼン，ニトログリセリン，窒素酸化物，塩素酸塩，リドカイン，クロロキン，スルホンアミド，フェナセチン	メチレンブルー
高体温	抗コリン作用のある薬剤，MAO阻害薬，アンフェタミン，フェノチアジン，環状抗うつ薬	悪性症候群，悪性過高熱を鑑別
低体温	バルビタール，アルコール，麻薬，環状抗うつ薬	長時間放置例
呼吸抑制（末梢性）	ボツリヌス毒，フグ毒，有機リン・カーバメート，ニコチン，神経筋遮断薬	機械換気
呼吸抑制（中枢性）	バルビタール系，ベンゾジアゼピン系，エタノール，環状抗うつ薬，麻薬	意識障害は必発
流涎	有機リン，抗コリン薬，毒キノコ類	口腔内も観察
皮膚色，皮膚の着色	鮮紅色（一酸化炭素），紫色（メトヘモグロビン血症），青緑色（パラコート・ジクワット）	口腔内も観察
臭気	ビターアーモンド臭（シアン化合物），ニンニク臭（ヒ素，タリウム），腐乱臭（硫化水素），アセトン臭（アセトン，クロロホルム），クレゾール臭（石炭酸，クレゾール），洋ナシ臭（抱水クロラール），靴磨き臭（ニトロベンゼン）	口腔内も観察

急性中毒に対して，重炭酸ナトリウムを半生理食塩液に加えて投与し，尿量に応じてフロセミド，マンニトールなどを適宜投与することがある．なお今日では，強制酸性利尿は推奨されていない．

b）血液浄化療法

血液透析（hemodialysis：HD），持続的血液濾過透析（continuous hemodiafiltration：CHDF），活性炭による血液吸着（direct hemoperfusion：DHP），血漿交換（plasma exchange：PE）などがある．①強力な対症療法にもかかわらず臨床的な改善がない，②血中濃度が致死量に達している，③遅発性の致死的効果が考えられる，④腎不全や肝不全の存在によって中毒物質のクリアランスが著明に低下している，などで考慮する．

3 特殊な解毒薬・拮抗薬の投与（表2）

摂取中毒物質が判明している場合は投与可能．

4 精神科医へのコンサルテーション

自殺企図の場合は，全身状態の改善後に必ずコンサルトして，退院後の取り扱いを決定する．

● 表2　代表的な特殊解毒薬

毒物・中毒物質	特殊解毒薬・拮抗薬
アセトアミノフェン	N-アセチルシステイン
抗コリンエステラーゼ薬	硫酸アトロピン，PAM
一酸化炭素	100%酸素，高圧酸素（HBOT）
硫化水素	亜硝酸アミル，亜硝酸ナトリウム
シアン化合物	亜硝酸アミル，亜硝酸ナトリウム，チオ硫酸ナトリウム
エチレングリコール，メタノール	エタノール
錐体外路症状	塩酸ジフェンヒドラミン
重金属（ヒ素，銅，金，鉛，水銀など）	キレート薬（BAL，EDTA-CaNa$_2$，D-ペニシラミン）
鉄	メシル酸デフェロキサミン
ベンゾジアゼピン	フルマゼニル
イソニアジド（INH）	ピリドキシン
メトヘモグロビン血症	メチレンブルー
アヘン類	ナロキソン
ワーファリン®	ビタミンK，新鮮凍結血漿

PAM：pralidoxime，HBOT：hyperbaric oxygen therapy，BAL：British Anti-lewsite，EDTA：ethylenediamine tetraacetate

◆ここに気をつけよう！　注意点の確認

☞ **自殺企図患者に対して，精神科医のコンサルトなしに絶対に退院させてはならない**

たとえベンゾジアゼピン系薬剤のみの急性薬物中毒で，症状が軽微であっても，精神科医へのコンサルトなしに帰宅させてはならない．今度は飛び下りで心肺停止に至って担ぎ込まれることもある．

☞ **複数の薬物，毒物の摂取はむしろ当たり前**

精神科医から処方されている抗精神病薬を大量に服用したという情報で搬入された患者が，ニコチン様作用である縮瞳，著明な徐脈，流涎，ムスカリン様作用である線維束攣縮を呈していた．家族からよく話を聞いてみると実は有機リン系殺虫剤のボトルも空になっていたことが判明した，というようなことは日常よく経験する．

☞ **環状抗うつ薬中毒では，心電図が改善した後でも突然死が認められる**

　急性期にQRS幅やQT間隔が延長して，難治性不整脈を呈することがあるが，その明らかな改善が認められても油断してはならない．というのは改善数日後に突然死を起こす例が報告されているからである．ただし，急性期に心電図異常が全く認められなかった場合の，数日後の突然死の報告は今のところないようである．

☞ **有機リン系殺虫剤中毒では，重症度はさまざまである**

　現在日本で発売されている有機リン系殺虫剤は，数十種類もある．人体への毒性もさまざまである．最近は弱毒性のものが多いが，われわれの検討では，EPN（イーピーエヌ®）が遷延性意識障害，遅延神経障害などの合併症が多く，また死亡率も高いため，現状では最も危険な有機リン系殺虫剤の1つであろう．

☞ **吸入ガス中毒では，遅発性に肺水腫が起こってくることがある**

　ガスの吸入直後は無症状であっても，数時間以上を経過して劇的な肺水腫を呈する場合がある．その数時間以上のタイムラグを起こす機序としては，例えばNO_xガス吸入においては，その大部分を占めるNO_2が水に難溶性であるため，末梢気道あるいは肺胞内に容易に到達し，ゆっくりと水と反応して硝酸や亜硝酸が生じて急性肺障害が起こるためと考えられている．つまり，吸入ガス中毒では初療時に無症状であっても，安易に帰宅させてはならない．

◆◆◆ おさえておきたい関連知識（キーワード&略語）◆◆◆

乱用薬物スクリーニング検査キット トライエージDOA®

　近年，覚醒剤や麻薬などの不法薬物の乱用が蔓延し，大きな社会問題になっている．トライエージDOA®は，8種類の乱用薬物を同時に簡便に検出できる簡易薬物検出キットである．本キットはわずか0.14 mLの尿を使用して，11分間という短時間で判定することができる．ほぼクレジットカードのサイズで携帯可能な使い捨てキットという利点があり，警察の捜査現場，研究機関での薬物検出，病院の救急医療などでの使用されている．検出できるのは，**フェンシクリジン（幻覚剤），ベンゾジアゼピン，コカイン，メタンフェタミン，大麻，モルヒネ，バルビタール，三環系抗うつ薬の8項目**である．モノクローナル抗体を使用しているので，高い特異性が得られ，また操作コントロールが組込まれているので高い信頼性が得られる．皆さんの救急室にも置くことを勧める．

選択的セロトニン再取り込み阻害薬
selective serotonin reuptake inhibitor：SSRI

　ここ数年間で，SSRIと呼ばれる新しいタイプの抗うつ薬がうつ病治療の主流となりつつある．これらは環状抗うつ薬で問題となっていた副作用が少ないのが特徴で，また**大量に摂取した場合も重篤な中毒作用も少ないとされる**．日本では今のところ**フルボキサミン（デプロメール®，ルボックス®），パロキセチン（パキシル®），セルトラリン（ジェイゾロフト®）**が発売されている．

1）中毒症状

　症状は比較的軽症である．興奮，傾眠・昏迷，運動失調，めまい，振戦，妄想・幻覚などの中枢神経症状が起こるが，痙攣は稀である．また悪心，嘔吐などの消化器症状も認められる．頻脈がしばしばみられるが，心電図変化や不整脈などの心血管症状はほとんどない．三環系抗うつ薬と同時に摂取すると，その血漿中の濃度を上昇させることがある．セロトニンの放出を促進させる薬剤

［アンフェタミン，コカイン，SSRI，三環系抗うつ薬，スマトリプタン（イミグラン®），アマンタジン（シンメトレル®），レボドパ（ドパストン®，ドパール®），ブロモクリプチン（パーロデル®），L-トリプトファン，モノアミン酸化酵素（MAO）阻害薬など］と一緒に摂取した場合は，多動，意識障害，発汗，高体温，反射の異常亢進，眼振，ミオクローヌスなどとして出現する**セロトニン症候群**が発症することがあり，致死的な場合もある．

2）治療

摂取後1時間以内に初療できた場合で，特に意識障害を認めるときは，胃洗浄を行って活性炭を投与する．心血管系および中枢神経系合併症は稀であり，ほとんどの場合は対症療法で十分である．拮抗薬はない．

ボディ・パッカー
body packer

ラテックスやプラスチック製の容器にコカインやヘロインを詰め込んだものを飲み込んで，密輸入しようとする者をボディ・パッカーと称する．容器が破れた場合には，薬物が放出されて死に至ることもあり，その疑いがあれば腹部X線検査を行うが，X線CT（造影は不要）の方が検出されやすい．容器が破裂すると急死することもあるので，このような患者はICU管理とし，活性炭および植物性（非鉱物性）の緩下剤を投与して経過観察する．腸閉塞を合併する場合は外科的手術の適応となる．

メトヘモグロビン血症
methemoglobinemia

メトヘモグロビン（Met-Hb）とは，鉄がFe^{3+}で存在するために，酸素運搬能をもたない異常ヘモグロビンである．亜硝酸塩，ニトロプルシド，ニトログリセリン，アニリン，ニトロベンゼンなどによってメトヘモグロビン血症が起こり，組織の低酸素状態に起因するさまざまな症状を呈する．

具体的には，頭痛，倦怠感，意識障害，呼吸困難，頻脈，めまいなどである．

1）診断

PaO_2が正常であるにもかかわらず，全身性のチアノーゼ（Met-Hb濃度：15％以上を示唆）が認められ，酸素投与に反応しない場合は，メトヘモグロビン血症を疑う．Met-Hb濃度の測定を行って診断が確定される．Met-Hb濃度50％以上は重症で，中枢神経系の抑制，痙攣，昏睡，不整脈などが認められ，70％を超えると死亡することが多い．

2）治療

100％の酸素投与を行う．摂取後1時間以内に初療できて，かつ昏睡や痙攣が存在する場合は，気道を確保したうえで胃洗浄を行い，引き続いて活性炭を投与する．低酸素症の症候があるか，Met-Hb濃度が30％を超える場合は，**1％メチレンブルー**（日本では院内製剤で対応する）1～2 mg/kgを5分以上かけて静注する．低酸素症の症候が持続する場合は，1時間後に同量を再投与し，その後4時間ごとに全量が7 mg/kgとなるまで使用する．

経皮的心肺補助法
percutaneous cardiopulmonary support：PCPS

大腿動静脈穿刺法あるいはカットダウン法を用いて，経皮的に脱血および送血カテーテルを挿入し，遠心ポンプと人工膜型肺を用いた閉鎖回路をつないで，心肺補助を行う方法である．ここ数年日本でも飛躍的に普及しつつある．急性中毒における適応としては，表3のような報告例があるが，今後その適応は拡大されると思われる．

● 表3　急性中毒に対するPCPSの適応

心筋障害	ジゴキシン，ベラパミル，ニフェジピンなど
心室性不整脈	環状抗うつ薬，トリカブト（アコニチン）など
呼吸不全	炭化水素，アスピリン，有機リンなど

さらに学びたいとき

- 「イラスト＆チャートでみる急性中毒診療ハンドブック」（相馬一亥 監），医学書院，東京，2005
- 髙久史麿，和田政 監訳：中毒．「第11版ワシントンマニュアル」，p832-884，メディカル・サイエンス・インターナショナル，東京，2008
- 日本中毒学会ホームページ (http://jsct.umin.jp/)

case file　アジ化ナトリウム中毒とPCPS

ケーススタディ（case：中毒②）に取り上げたアジ化ナトリウム中毒症例ですが，なぜPCPS（peri-cutaneous cardiopulmonary support：経皮的心肺補助装置）を行わなかったのかと疑問に思った方がいらっしゃるのではないでしょうか？　本症例の心筋障害が可逆性か不可逆性かはわかりませんが，不可逆性であるという証拠はないのですから，心筋障害が改善してくる可能性もあるわけです．ですから，心筋障害が改善するまでの時間稼ぎの意味で，PCPSを実施する価値はあると思われます．実際は「あれよあれよ」という間に心停止してしまったので，PCPSまで考える余裕がなかったというのが実情なのでしょう．次回もし同様の症例に遭遇した場合は，無効かもしれませんがぜひ行ってみたいと考えています．

〈森脇龍太郎〉

精神疾患

鑑別診断の進め方

はじめに

ここでは救急や夜間当直などの際に遭遇する可能性が高く，対応に難渋することの多い精神疾患のうち，不穏状態を呈する疾患の特徴や鑑別について述べる．

パニックの特徴と鑑別

身体に危急存亡の危機が迫ったとき，生体がパニックに陥るのは正常な反応である．身体的には交感神経優位の状態となり，精神的には恐怖感が出現する．いずれも現在起きている状況から生体を退避させることを促す，"警報"反応である．危機が迫っていないにもかかわらず，この反応が誤って出現した状態がパニック発作である．**パニック状態の患者では，正常範囲内のPCO_2を危険域と判断し，"警報"機構が誤作動している可能性が示唆されている**．いわば"水がないのに溺れている状態"にあるといえる．そう考えれば動悸，窒息感，発汗，胸痛等々と「このままでは死んでしまう」という耐えがたい恐怖感が現れるのは至極当然のことである．一方本当に身体の危機的状況が起きる身体疾患では当然"警報"が鳴り響く，つまりパニック発作に類似した症状を呈することがあり，鑑別を必要とする．

1 パニック発作の診療の要点①

救急におけるパニック発作の診療の要点の第1は，**身体的救急を要する疾患とパニック発作をいかに鑑別するか**，ということである．表1はパニック発作と鑑別を要する主な身体疾患である．すべてを短時間で鑑別するのは実際的ではないが，少なくとも初回の発作時には身体所見，既往歴の聴取，胸腹部単純X線，心電図（ECG：electrocardiogram），血液生化学一般，血糖，血液ガスなどの検査を行うことが望ましい．低血糖，離脱（アルコール，精神安定剤）などとの鑑別は意外に失念しやすい．甲状腺機能，カテコラミンを測定しておいてくれると次の担当医が大変助かる．2回目以降の発作でも，**症状が今までと異なっているときや，持続時間が長いときには労を厭わず検査を行うべきである．パニックは身体疾患と合併することも多いのである．**

2 パニック発作の診療の要点②

要点の第2は，**パニックをいかに重症化させないか**，である．発作は通常は短期間で収まるものであり，患者が実際に外来を訪れた際には，パニック状態を脱していることが多い．わずかな時間を惜しんで休養をとっている救急担当医にとってみればうんざりする患者であろう．パニック発作と

● 表1　パニック発作と鑑別を要する疾患

心・血管系	虚血性心疾患，不整脈 うっ血性心不全，起立性低血圧，解離性大動脈瘤
呼吸器系	肺血栓塞栓症，気管支喘息，自然気胸
代謝内分泌系	甲状腺機能亢進症，低血糖，褐色細胞腫
神経系	側頭葉てんかん，椎骨脳底動脈循環不全症
薬物の影響	降圧薬，気管支拡張薬，アルコール離脱 カフェイン，ニコチン，覚醒剤

見当がついた時点で診察をうち切ってしまったり，「気のせいです」の一言で済ましてしまう医師もいる．しかしここでの対応を誤ると，パニック発作が頻回に出現する"パニック障害"へ移行しやすい．初期治療への導入が失敗したために，いたずらに神経症化，難治化してしまった症例は数多い．大切なことは，**医師も患者もパニック発作は，特に初期の発作の段階では，純粋に身体的な疾患でありヒステリーなどの神経症ではない，という認識を共有すること**である．器質的な原因が認められないことを告げられると，多くの患者は（その周囲の人も），パニックを自分の「心の弱さ」のせいにする．また医療従事者もときにその考え方を助長する発言をすることがあるが，これは絶対にしてはならない．「パニックは"身体の非常ベルが勝手に鳴ってしまった状態"である」「発作を確実に止める方法があり，**生命にはかかわることは決してない**」「誰にでも起こりうる身体的な疾患で，『**気のせい』や『心の弱さのせい』では決してない**」「原因がわからないことが多いので，今はあれこれ詮索しない方がいい」「**有効な薬物治療法が確立されている**ので心配いらない」等々を説明することが大切である（ついつい「ストレスを減らすように云々」といいたくなる．もっともなことだが，やめておこう．今この本を読んでいるおそらくはオーベンにこきつかわれている研修医のあなたが，「ストレスを減らして」「無理をしないように」できるだろうか？　自分にできないことは他人に要求するものではない）．

一方「カフェインの摂取は控えてください」というのは有効なアドバイスである．実際の効果もあるが「自分で症状に対処する実行可能な手段がある」ということ自体に治療的な効果がある（紙袋呼吸法も同様）．外来でソラナックス®錠を内服させ，効果を実感してもらうのも有効である（不安が強ければ，セルシン®注10mgの緩徐な静注も可である）．そのうえで精神科ないしは心療内科の受診を勧め，帰宅させる際にも頓用としてソラナックス®錠を処方してもらえば大変助かる．この手間を惜しむと，また1人難治のパニック障害患者が増え，夜中に当直医が叩き起こされる頻度が確実に増すことになる．

※「パニック発作の症状」「パニック発作に特徴的な所見」に関してまとめた表は97頁参照のこと

せん妄状態の特徴とその鑑別

せん妄は"認知障害を伴った意識障害"と定義される状態であり，多くは身体的な背景をもち，重篤化した身体疾患はすべてせん妄の原因となりうると考えてよい．この場合最良の方策は，当然原疾患の治療である．

患者は開眼し，呼びかけに答え，体を動かすことができる（動かしすぎるくらいだ）が，病室を自宅と思いこみ，深夜にこれから出勤するのだと言い張るなど明らかに見当識を失っている．医師の後ろの暗闇に向かって怒鳴りつけ，体についた見えない虫をとり続けるなど，幻視，幻触などの幻覚を体験し，不穏状態となる．あなたが外科の研修医ならば，術後数日の患者が深夜にIVH (intravenous hyperalimentation：高カロリー輸液法) ラインを引き抜いて立ち上がろうとし，制止しようとする看護師に殴りかかろうとするところを見たことがあるかもしれない．このような症状が**数時間～数日単位の短期間出現し，1日のうちでも動揺する**．回復すると健忘を残すのが普通である．

総合病院の精神科に対する他科からの依頼のうち，抑うつ状態と並んで最も多いのがこのせん妄状態への対処である．もっと端的にいえば，「なんでもいいからこの患者をおとなしくさせてくれ」というものである．高力価の抗精神病薬を使用することで患者は「おとなしく」なるだろう．しかし**鎮静はあくまでも対症療法である**．原疾患の他にせん妄を起こしうる原因は隠れていないだろうか？　見落としがちなのが薬剤と栄養障害である．せん妄の原因となりうる薬剤は意外なほど多い（表2）．IVHや流動食に頼っている患者の栄養は足りているだろうか（表3）．投与していても吸収で

● 表2　せん妄状態を起こしうる薬剤

抗不整脈薬	リスモダン®，キシロカイン®，メキシチール®
抗コリン薬	アーテン®，レスタミン®，三環系抗うつ薬
降圧薬	カプトリル®，レニベース®
抗痙攣薬	アレビアチン®，フェノバール®，リボトリール®，ダイアモックス®
β遮断薬	インデラル®
ジギタリス製剤	ジゴシン®，ラニラピッド®
ドパミン作動薬	シンメトレル®，パーロデル®，イーシー・ドパール®
H_2受容体拮抗薬	ザンタック®，ガスター®
プロトンポンプ阻害薬	オメプラール®
免疫抑制薬	サンディミュン®
抗悪性腫瘍薬	オンコビン®，ビンブラスチン®，5-FU®
インターフェロン製剤	スミフェロン®
リチウム	リーマス®
交感神経刺激薬	ジプロフィリン，コカイン
麻薬系鎮痛薬	ソセゴン®，アンペック®
NSAIDs	ボルタレン®，インテバン®
GABA作動薬	ベンゾジアゼピン薬剤一般
抗菌薬	タリビット®，クラビット®，バクシダール®，クラリス®
鎮咳薬	リン酸コデイン，ブロン®液
感冒薬	カフコデ，PL®顆粒（中のプロメタジン）

きない場合もありうる．

　せん妄の原因を探ることなく鎮静させるのは重大な医療過誤への第一歩である（コラム「不穏状態への対処」も参照）

● 表3　せん妄を起こしうる栄養障害

- チアミン，ニコチン酸，ビタミンB_{12}欠乏
- 低血糖
- 低酸素
- 電解質バランス障害
  　Na, K, Cl, Ca, Mg, Pなど
- アルコール離脱

◆ここに気をつけよう！ 注意点の確認

☞ 紙袋呼吸は有効か

　　PCO_2の低下はパニック症状を悪化させることが知られている．そこでパニックの過呼吸に対し，紙袋を口にあて呼気を再吸気する方法が推奨されている．しかし再吸気できない装置を用いたプラセボ群でも症状の改善は認められており，紙袋呼吸の効果は患者が"自己コントロール感"を高めるといった心理的な要素の強いものと考えられる．一方，高CO_2血症もまたパニックの増悪因子であることから，長期間紙袋呼吸をすることは症状を悪化させる危険性がある．再呼吸により，低O_2血症をきたすこともあるので紙袋呼吸をするときはSpO_2モニターを装着する必要がある．さらに海外の症例だが，パニックの既往のある患者の呼吸困難感に対し紙袋呼吸を行わせたところ，実際には肺血栓塞栓症が起こっていたため換気不全が進行し死亡した，という報告もある．患者の自己コントロール感を高めるためには，"穴のあいた紙袋"を使用するのが安全だろう．

☞ 第2世代抗精神病薬とせん妄

　　現在精神科領域では精神病性障害の治療はリスパダール®やジプレキサ®などの第2世代抗精神病薬（second generation antipsychotics：SGA）が主流となっている．これらの薬剤は，効果はセレネース®と同等で，錐体外路症状やQT延長などの副作用が少なく安全性が高い．せん妄に対する効果もすぐれており，例えばリスパダール®を術後に少量（1 mg）投与することによってせん妄を予防する効果があることが報告されている．服用しやすい液剤（リスパダール®）や口腔内崩壊錠（リスパダール®，ジプレキサ®）もあって重宝である．今後外科や内科でもハロペリドール（セレネース®）などの旧来の抗精神病薬にとってかわるものと思われる．ただしそれぞれの薬剤の特性も知っておきたい．

☞ SGAの副作用

・リスペリドン（リスパダール®）

　　振戦などの一般的な錐体外路症状こそ少ないが，アカシジアはやや目立つ印象がある．リスパダール®が入ってからむしろ落ち着かない，というときはたいていこれである．

・ジプレキサ（オランザピン®）

　　体重増加や耐糖能異常が起きることがあり，糖尿病患者には禁忌となっている．もっとも連用しなければ大きな問題にはならないのだが，禁忌となっている以上，糖尿病患者には使用できない．ちなみに禁忌となっているのは日本だけである．

☞ SGAと高齢者

　　2005年にSGAを高齢の認知症患者に投与すると非特異的な死亡率が増加するという報告がJAMA（the Journal of the American Medical Association）に発表され，FDA（food and drug administration：アメリカ食品医薬品局）が警告を発した．そのため一時，高齢者に対してSGA使用がしにくくなり，病院によってはリスパダール®で落ち着いている高齢患者をセレネース®に切り替える，などというナンセンスな事態も起きた．しかしその後，死亡率の増加は旧来の抗精神病薬でも同様にみられることが明らかとなり，「高齢者に対しては，抗精神病薬は使わずに済ますにこしたことはないが，もし必要ならば第2世代抗精神病薬の方がまし」というのが現在のコンセンサスとなっている．

おさえておきたい関連知識（キーワード＆略語）

パニック発作，パニック障害
panic attack, panic disorder

器質的原因が認められないにもかかわらず，動悸，発汗，呼吸困難感，胸痛，悪心などの身体症状と死や発狂の恐怖が急速に出現する不安状態をパニック発作と呼ぶ．発作が単発で終わる場合もあるが，頻回に出現するようになった状態がパニック障害である．予期不安や広場恐怖を伴うことが多い．

予期不安
expectation anxiety

パニック発作を繰り返していると，しだいに患者は「発作がまた起こるのではないか」と恐れるようになる．この恐れの感情を予期不安と呼ぶ．予期不安はパニックの出現を容易にし，その結果さらに予期不安が強まるといった悪循環に陥りやすい．

広場恐怖
agoraphobia

パニックを体験した患者が，助けを期待できない孤立した状況を恐れること．電車，長い橋，渋滞した高速道路，エレベーターなどが対象となることが多い（狭くても「広場」恐怖である）．特急列車は怖いが，発作が起きてもすぐに降りられるから各駅停車は大丈夫，という例が典型．

ヒステリー
hysteria

心的葛藤が"身体症状に転換される"転換ヒステリーと，"意識の一部が解離する"解離ヒステリーに分類される．前者では心的葛藤によってさまざまな身体的症状が産出される．パニック様の転換ヒステリーは存在するし，慢性化したパニック障害がヒステリー様に転化していく例はあるが，多くのパニック発作，特に発症間もないものは決してヒステリーではない．

過換気症候群
hyperventilation syndrome

パニック発作のうち，呼吸促迫が目立つ一群が過換気症候群と呼ばれる．その結果PCO_2分圧の低下をきたし，パニック症状を増悪させることがある．その一方でより転換ヒステリーに近い（つまり心的葛藤の産物）として過換気を起こす例もあり，混乱を招いている．対処法として紙袋呼吸法があるが，これについては前頁の「ここに気をつけよう！」を参照．

離脱症状
withdrawal symptoms

身体依存を形成する物質の摂取を中断することによって生じる種々の症状．ちょっとしたいらいら感，不眠などの精神症状，発汗，便秘などの自律神経症状から，せん妄，痙攣発作など多岐にわたる．アルコール，ニコチン，カフェイン，各種薬剤などの中断で起きる．

リープマン現象
Liepmann's symptom

アルコール離脱状態の患者を閉眼させ，眼瞼を軽く圧迫しながら暗示を与えると，暗示したままの幻視が見える現象（「人の顔が見えてきます」「鳥が飛んでいるのが見えますね」等々）．軽度の意識障害により被暗示性が亢進したために起こる現象と考えられる．

振戦せん妄
delirium tremens

アルコール離脱症状のうち，粗大な振戦とせん妄を主体とするもの．構音障害，運動失調，発汗，頻脈，発熱などの身体症状と，小動物が見えるという幻視や虫が体を這う（蟻走感）といった幻触などの精神症状からなる．患者が普段行っている言動を繰り返すのを作業せん妄という．

アカシジア
acathisia

抗精神病薬を投与することにより，主に下肢に"むずむず感"が生じ，じっとしていられなくなる現象．夜間に増強し，不安感が強く，歩行や足踏みで軽快する．せん妄と誤診されることがあり，抗精神病薬が追加されるとさらに悪化する．減薬するか，抗パーキンソン薬であるアキネトン®などを追加すると軽快する．β遮断薬（インデラル®など）も効果があるとされている．

さらに学びたいとき
- 「こころの110番―外来における対応のポイント―」（瀧健治 監），永井書店，大阪，2002
- 「日常診療に役立つ神経・精神疾患のみかた」（川畑信也 著），中外医学社，東京，2007
- 「精神科診療トラブルシューティング」（朝田隆，山口登，堀孝文 編），中外医学社，東京，2008

---

memo 不穏状態への対処

本院で精神科の臨床研修を行っている初期研修医は，普段は野戦病院のような忙しさで内科，外科，救急などを走り回っている．そんな彼らがよく尋ねる質問がある．

「不穏状態の患者さんには何を使ったらいいでしょう」

患者さんが不穏状態になる，というのは決してめずらしいことではなく，研修医が対処を迫られる，という場面は誰もが経験することだろう．忙しいなか，たいていはオーベンの指示で抗精神病薬，例えばセレネース®の点滴などで対応しているようである．こういった質問には質問で返すようにしている．

「熱のある患者さんがいるんだけど，どうしよう？とりあえずカロナール®出しときゃいいかな？」

すると多くの研修医は「この人何いってるの」という表情で，

「いやあ，熱の原因を調べるのが先でしょ」と答える．できる研修医はここではっと気がつく．

そう，発熱状態も不穏状態と本質的には同じなのである．何かよくないことが体に起こっていて，その表現（presentation）として発熱なり不穏が起こっているのだ．だから「どうしたらいいか＝対処」の前に「何が起こっているか＝原因」を知るべきであるというのが，正しい考えの筋道なのだ．

不穏状態の背景にはGCS（glasgow coma scale）では評価できないようなごく軽度の意識障害が隠れていることが多い．そして意識障害は紛れもなく脳という臓器の障害のpresentationである．不穏状態はいわば「脳の悲鳴」なのである．presentationの原因を考えないことは，悲鳴に耳を塞ぐことに等しい．

原因は多種多様であるが，少なくとも薬物の影響と未知の身体疾患の可能性は常に頭に入れておいてほしい．入院して禁煙したことによって血中濃度が変化する薬剤（例えばテオドール®）がある．なんらかの疾患による掻痒感は熟眠を妨げ，不穏状態の原因となる．

ただし臨床の現場では原因が直ちに明らかになることは多くはない．状況によっては「原因は特定できないけれど熱による患者の苦痛や消耗を考えると，一時的にカロナール®で解熱する」という判断が十分に妥当性を有することはある．同様に「原因のわからない不穏状態に抗精神病薬で対処する」という解決策も状況によっては「あり」である．しかしそれは「熱が出たからカロナール®」と同程度の妥当性しかないことを銘記しておいてほしい．

〈馬場淳臣〉

第3章

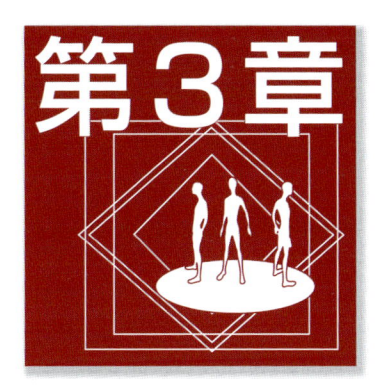

救急医療における検査・治療手技

- 心肺蘇生法
- 気管挿管
- 気管切開
- 中心静脈カテーテル挿入
- バルーンカテーテル挿入法
- 胸腔ドレナージ
- 腰椎穿刺
- 救急時輸液
- 血液型判定・交差試験・輸血

心肺蘇生法

はじめに

　脳に流れる血流が，3〜4分途絶えるだけで脳は不可逆的損傷を受けるとされている．10分途絶えれば，脳幹を含めた大部分が不可逆的損傷を受ける．つまりいったん心停止が起きたら，少なくとも4分以内に心肺蘇生（CPR：cardio pulmonary resuscitation）が開始されなければ意識が戻ることなく，10分を超えてからどんなに効果的なCPRを施行しても，その患者は脳死に至るということである．

　救急隊が現場に到着するまでの時間は平成20年度で平均約7分である．この間に，心肺蘇生法が開始されていないと脳の損傷は避けられない．ここ数年間であらゆる公共の場にAEDが設置された．しかし，救命率が飛躍的に向上したという事実はない．それではいったい何を行えばよいのか？

　非医療従事者が，目撃した心停止に対して，容易にCPRを開始することができる環境をつくること（蘇生教育）．実践的には胸骨圧迫の質を向上させることである．

●心肺蘇生のABCD●

　心肺蘇生法はよく，A，B，C，Dの順で行えと書かれている．ガイドライン2005（G2005）でも，**A：Airway**（気道確保），**B：Breathing**（換気），**C：Circulation**（循環），**D：Defibrillation**（除細動）または **Differential Diagnosis**（鑑別診断）と書かれている．

　図1-1〜1-3は病院での心肺蘇生（A・B・C・D）に必要な器材である．

> **必要な器材**
>
> [挿管セット] ●バイトブロック ●喉頭鏡（一般成人では#3があればOK） ●固定用テープ ●スタイレット（図1-1のように先端部分を曲げておくと挿管しやすい） ●挿管チューブ（成人男性 $\phi 8.0 \sim 8.5\,mm$，成人女性 $\phi 7.0 \sim 7.5\,mm$） ●バッグ&マスク
>
> [静脈確保セット]（CPR時の輸液は糖質の含まれない細胞外液成分を選ぶ）●生理食塩液 ●ラクテック® ●ソルラクト® ●リンゲル液 ●ヴィーン®F（他）
>
> [CPR時に使用する薬品]

　主な手順に関しては，他書にまかせ，そちらで勉強することをお奨めする．今回は実際の事例を元に，G2005での変更点を説明する．

> **事例1**
>
> 　大学病院の当直をしているとき，夜中に看護師から緊急コールがかかった．患者の様子が変だという．ベッドサイドに行ってみると，意識混濁，下顎呼吸をしている．血圧は測定不能，モニターを観察していると，突然心停止（asystole）に陥った．慌てて，上司の先生をコールし，上級医師が来るまでモニターをみながら観察していた．

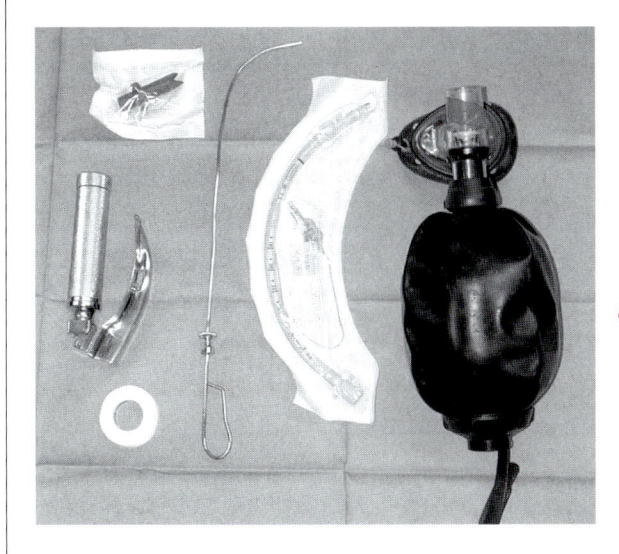

● 図1-1 挿管セット
左上からバイトブロック，喉頭鏡（一般成人では#3があればOK），固定用テープ，スタイレット（写真のように先端部分を曲げておくと挿管しやすい），挿管チューブ（成人男性φ8.0〜8.5mm，成人女性φ7.0〜7.5mm），バッグ・バルブ・マスク（BVM）

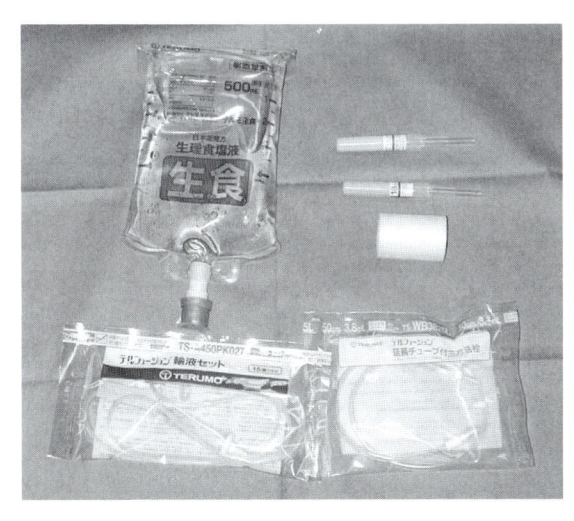

● 図1-3 CPR時に使用する薬品

● 図1-2 静脈確保セット
CPR時の輸液は糖質の含まれない細胞外液成分を選ぶ：生理食塩液，ラクテック®，ソルラクト®，リンゲル液，ヴィーン®F，他

第3章 検査・治療手技

心肺蘇生法

事例1の検証

　　研修医といえども，応援を呼んだ後は1人でもCPRを開始しなければならない．心停止を判断したなら，絶え間なく，効果的な胸骨圧迫を行うことが重要であり，次の処置までの時間を稼ぐことができる．もし，急な出来事で対応法に迷った場合はまず，胸骨圧迫だけは開始するべきである．
　　G2000からG2005への変更時に胸骨圧迫中断時間を最小限にするための戦略が立てられた（表1）．

● 表1　胸骨圧迫中断時間を短縮する戦略

	G2000	G2005
吸気時間	2秒	1秒
循環の確認	息，咳，動，脈	脈
圧迫の位置確認	剣上突起2横指上	乳頭間線上
圧迫：換気	15：2	30：2
除細動の回数	3回	1回
除細動後の確認	心電図と脈	なし

☞ 吸気時間の短縮

1秒かけて軽く胸の挙上が分かる程度で吹き込む．本来，G2000において2秒で吹き込む目的は，過度の吸気圧による胃膨満を防ぐためである．しかし，時間をかけると換気量も多くなり，胸骨圧迫中断時間も長くなることから今回の変更となった．本来の目的を忘れず，**1秒間で勢いよく吹き込むわけではないことを理解すべきである．**

☞ 予備知識（ポイント）

医療従事者であれば，急変時に呼吸，循環をしっかりと観察するべきであるが，非医療従事者の場合は，正常ではない呼吸が胸骨圧迫の開始のサインである．

救命の連鎖

救命の連鎖（図2）が強固な社会，病院ほど心血管系疾患の予後がよいといわれる．この連鎖の最初の輪を立ち上げるためには，院外でも院内でも同様に，まず，人と必要な物品を集めないとリーダーシップを発揮することはできない．

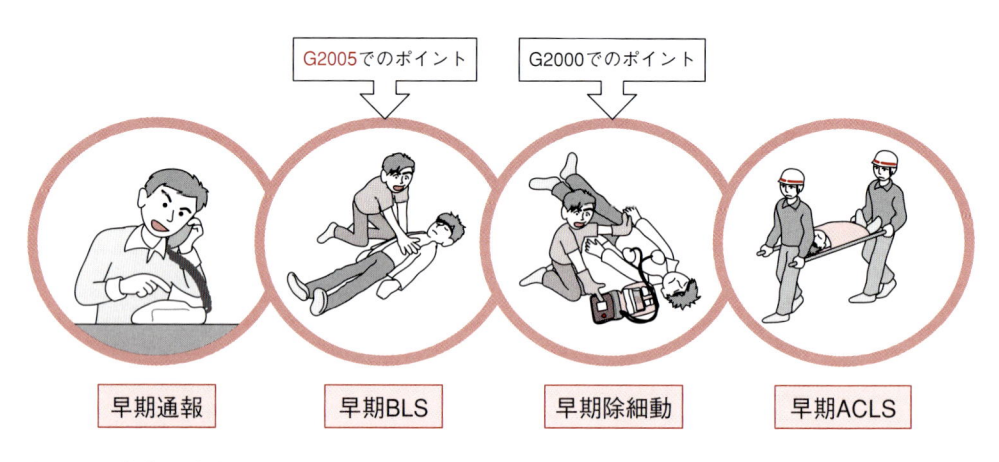

● 図2　救命の連鎖
BLS：basic life support，一次救命処置
ACLS：advanced cardiovascular life support，二次救命処置

事例2

　病院で当直をしていると，救急隊から心肺停止（CPA：cardiopulmonary arrest）患者受け入れ要請の連絡があったので，特定行為を指示して待機していた．当直医は自分1人，当直外来看護師も1人だけである．処置台に移し，救急救命士により挿入されたLT（ラリンジアルチューブ）での換気状態を確認もせず抜去．自分で気管挿管を行い，レスピレーターを装着，呼吸回数を20回/分に設定した．胸骨圧迫は救急隊に続けてもらい，看護師にモニター装着を指示，自分はルート確保を行った．モニター上，VF（ventricular fibrillation：心室細動）であったので，胸骨圧迫と人工呼吸を一時中断し，周囲の安全を確認したうえで，360Jで電気ショックを施行．心電図，脈拍の確認を行わず，直後に胸骨圧迫を再開し，2分間継続した．

事例2の検証

1）心肺蘇生時の気道確保

　BLSにおける気道確保の基本は「頭部後屈・顎先挙上」もしくは「下顎挙上」である．

☞ 気管挿管は気道確保の1つの手段である

　事例2において最も問題とされる点は，救命士により挿入されたLTの換気状態を確認もせず，気管挿管の手技に時間を費やした点である．気道確保にはさまざまなデバイスが用いられるが，今回用いられたLTを含め，LM（ラリンジアルマスク），コンビチューブは救命士により多用されている（図3）．G2005でもこれらデバイスによる気道確保の場合は確実な気道確保とみなし，気管挿管と同等の扱いとなっている．また，心肺蘇生時にBVM（図4）より気管挿管が予後を改善するというエビデンスはない．したがって，気管挿管以外のデバイスで気道確保されて来院した場合，換気が十分に可能かどうかを確認

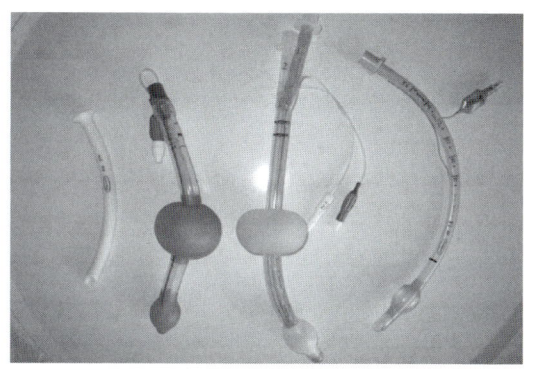

● 図3　各種Airwayデバイス
左から経鼻エアウェイ，ラリンジアルチューブ，コンビチューブ，挿管チューブ

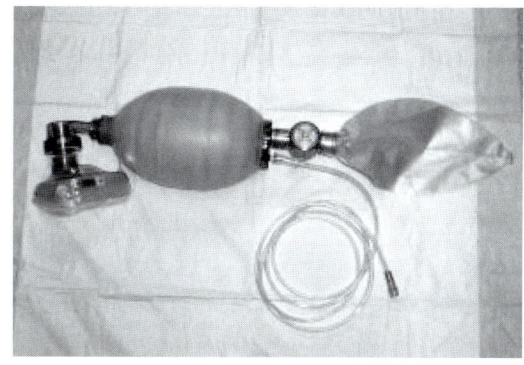

● 図4　BVM（バッグ・バルブ・マスク）

● 表2　気管挿管はいつするのか？

- マスクで換気ができないとき
- 蘇生が長引いたとき
- 患者を搬送するとき
- 挿管に熟達した人がいるとき
- その他

→要するに必要と感じたら挿管すればよい

第3章　検査・治療手技

心肺蘇生法

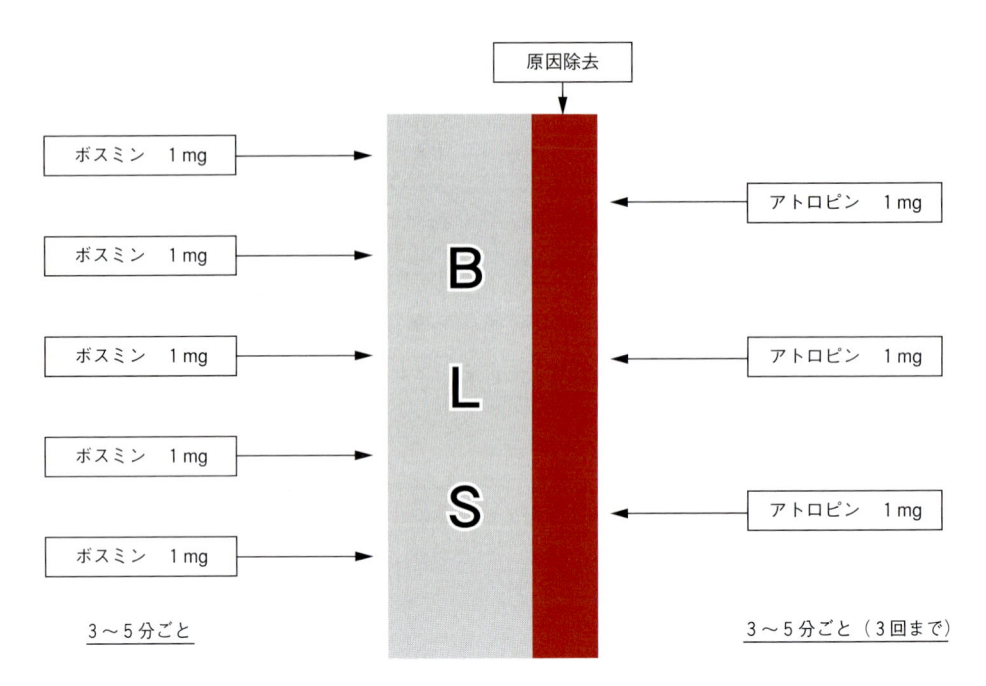

●図5　PEA／心静止の治療
　VFも含めて，心停止には何らかの原因がある．CPRを継続しながら，原因検索を行い，その解除に努める．
　PEA（pulseless electrical activity：無脈性電気活動）

し，次に必要な処置を迅速に行うことを心がけなくてはならない．それでは，挿管はどのような場合に考慮すべきかを表2に示す．

2）過換気を避ける

　気管挿管後の換気回数が12回と30回で比べると予後が全く異なった．過換気で胸腔内圧が上がり，心臓に血液が戻ってこないことが原因と考えられる．事例2での換気回数は1分間に20回，これでは過換気になるので，10回程度が適切である．

3）ガイドラインは変更しても除細動の重要性は変わらない

　救急隊が現着時にVFを確認した場合，その時点で除細動を実施している．したがって，病着時には除細動後の心電図波形であることが多い．院内でも，VF，無脈性VT（ventricular tachycardia：心室性頻拍）の唯一の治療法は除細動であり，除細動の重要性を否定しているわけではない．気管挿管などの処置に時間は割かず，モニター上VFを確認したら除細動を考慮する．しかし，難治性のVFでは，他の心停止と同様に原因検索とその解除を念頭に置くべきである（図5）．

4）除細動後はすぐに胸骨圧迫を開始

　除細動直後には刺激伝導系の回復がみられても，心筋収縮は不十分であり，有効な心拍出量が得られていることはほとんどない．したがって，直後からCPRを開始し，2分後もしくは明らかな体動がみられたら確認を行う．

5）効果的な胸骨圧迫とは？

　1分間に100回程度の力強く，胸郭をしっかりと元の位置に戻す胸骨圧迫を絶え間なく継

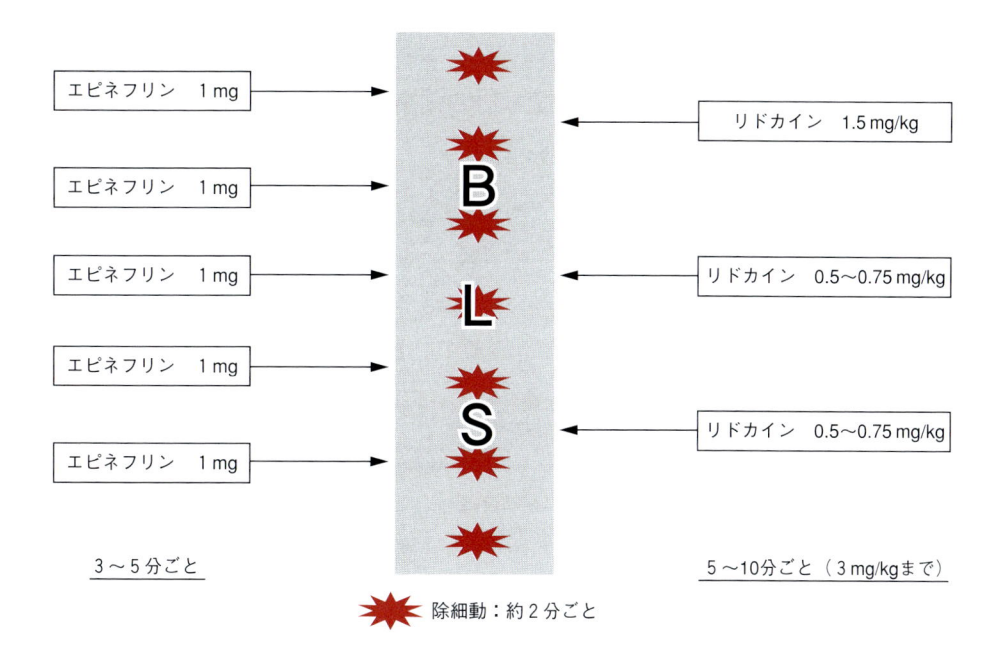

```
エピネフリン 1 mg  →  ★                ←  リドカイン 1.5 mg/kg
                      ★
エピネフリン 1 mg  →  B
                      ★
エピネフリン 1 mg  →  L                ←  リドカイン 0.5〜0.75 mg/kg
                      ★
エピネフリン 1 mg  →  S
                      ★
エピネフリン 1 mg  →                   ←  リドカイン 0.5〜0.75 mg/kg
                      ★

   3〜5分ごと                            5〜10分ごと（3 mg/kgまで）
            ★ 除細動：約2分ごと
```

● 図6　VF / 無脈性VTの治療
除細動が最も効果的な治療法であるが，それと並行して薬剤投与を実施する．Drug-Shockの概念はない．
VF（ventricular fibrillation：心室細動），VT（ventricular tachycardia：心室性頻拍）

続することである．力強くといえども，人の個体差は大きく，最低限4〜5 cm沈むことを目標とし，疲れる前に交代しなくてはならない．

6）Drug-Shockの概念はない

これまでVF/VTの治療で重視されていたDrug-Shockの概念がなくなった．ショックはCPR 2分ごとに，エピネフリン投与は3〜5分ごとに，"非同期"で行う．薬剤投与は蘇生において味付け程度にしかならない（図6）．

● 代表的な失敗の原因と対処法 ●

● 換気がうまくいかない場合

換気がうまくいかない場合，ほとんどの原因は気道確保がうまくいっていないことに起因する．うまくいかないからといって，バッグを強い力で押すと胃の中に空気を送り込む結果になる．もう一度両手できちっと気道確保を行い，マスクをしっかり顔にフィットさせてバッグは誰か他の人（あるいはベンチレーター）に押してもらう．

● 薬物投与の末梢ルート確保

・薬物投与の末梢ルート確保を，手背や足背の細い血管に確保する医師をときどき見かける．CPR中にそんな末梢に血流があるとは到底考えられない．できるだけ太く中枢に近い部分に18G以上の留置針を確保するべきである．
・第一選択は肘静脈で，普段は採血にのみ使用する血管を狙う．もし，細い血管から薬

物を静注する場合は，静注後，20～30mLの輸液をフラッシュして流すことで薬液をすばやく中枢血管に送ることができる．

● **さらに学びたいとき**

- 「救急蘇生法の指針 2005（医療従事者用）[改訂第3版]」（日本版救急蘇生ガイドライン策定小委員会 編），へるす出版，東京，2007
- 「AHA心肺蘇生と救急心血管治療のためのガイドライン2005 日本語版」（日本蘇生協議会 監），中山書店，東京，2006

topic　胸骨圧迫のみのCPRでいいのか？

　アメリカ心臓協会は，突然に発症した成人の心停止症例において，心停止の場面を目撃した救助者がCPRの訓練を受けていない場合，あるいは訓練を受けていても胸骨圧迫の中断を必要最小限に留めた人工呼吸を行う自信がない場合には，胸骨圧迫のみのCPR（Hands-only CPR™）を積極的に推奨するとする声明を出した．しかし，国内では積極的に推奨せず，2010年に出される次期ガイドラインを待っている状態である．つまり，蓄積されたエビデンスは十分ではなく，成人であり，目撃者があるなどの特定条件下ではHands-only CPR™が適応できるだろうが，現時点ではすべての対象に推奨できない．もちろん幅広いCPR施行者に躊躇なく手を出してもらうためには，可能な限り簡素化した蘇生法を普及することは重要な課題である．

＜髙本勝博・上原　淳＞

Memo

気管挿管

気管挿管とは

気管挿管は，患者の急変時や人工呼吸管理を要する集中治療の際に最も確実な気道確保の手段であり，何としても習熟しておく必要がある．手技とともにその適応についても十分に理解しておかなければならない（表1）．気道や呼吸の問題のみならず，重症のショックや高度の意識障害の場合にも適応となる．

気管挿管に先だって，**患者の臨床状態，呼吸状態，血行動態，挿管困難の程度の評価をする**．そして鎮静薬，鎮痛薬，場合によっては筋弛緩薬の適応，妥当性を判断する必要がある．

気管挿管には大別して経口挿管と経鼻挿管があるが，**緊急時には原則として迅速に行える**（喉頭鏡による直視下での）**経口挿管を行う**．ただし，下顎骨折，多量の口腔内出血，頚髄損傷，頚部後屈困難など通常の経口挿管が困難な場合には，他の挿管法や外科的気道確保を考慮する．

以下に経口気管挿管について具体的な準備，手技の流れを示すが，いろいろな想定を考えて成書でも勉強しておくとよい．

必要な器材・試薬

- 換気用のバッグ・マスク呼吸回路 ● 喉頭鏡[*1] ● 気管チューブ[*2] ● スタイレット
- 局所麻酔薬スプレー ● 気管チューブ固定具[*3]
- 鎮静薬（ドルミカム®，ディプリバン®など）
- 筋弛緩薬（サクシン®，マスキュラックス®など） ● 麻薬（フェンタニル®など）
- カフ用シリンジ ● マギール鉗子 ● CO_2検知器（もしくはCO_2モニター）
- 食道挿管検知器

※これらは大体緊急用カートには備わっているものだが，各自が日頃からその所在を把握しておくべきである．

● 準備

▶ 感染予防のために**スタンダードプリコーション**をする．手袋，マスク，ゴーグル（またはフェイスシールド）を装着．

[*1] **喉頭鏡**
一般成人で#3のブレード（挿管困難の患者では#4が必要なことも）

[*2] **気管チューブ**
挿管チューブの径/経口挿管での固定
成人男性：φ8.0〜8.5 mm/23 cm前後　成人女性：φ7.0〜7.5 mm/21 cm前後
体格も考慮して適宜変更

[*3] **気管チューブ固定具**
バイトブロックと固定用テープを用いて固定する方法もあるが，AHA（American Heart Association）のガイドライン2005では気管チューブ固定具の使用が望ましいとされている．

● 表1　気管挿管の適応

A：airway　気道の問題	
気道の維持，用手的な気道確保が困難な場合 　気道狭窄，閉塞 　原因：舌根沈下，分泌物，血液，浮腫，外傷などさまざまなものを含む 　気管内吸引を目的にすることも	
B：breathing　呼吸の問題	
無呼吸・呼吸不全の場合，十分な酸素化と換気ができない場合 　疾患，外傷を問わない 　人工呼吸管理をして呼吸仕事量の軽減をはかることも	
C：circulation　循環の問題	
ショック，循環動態が不安定な場合 　急変，心停止の可能性も考慮して	
D：dysfunction of central nervous system / Disability　中枢神経障害	
高度の意識障害の場合：GCS 8点以下，JCS30以上が目安 　二次性脳損傷の回避をめざす	
その他：全身麻酔	

▶ 心電図モニター，パルスオキシメーター，自動血圧計などのモニタリングを行う．
▶ 適切な体位のための枕やタオルなどを用意．
▶ 喉頭鏡の電球がしっかり点くことを確認．
▶ 気管チューブのサイズを選び，チューブのカフの空気漏れがないことを確認．その後空気は完全に抜く．
▶ 気管チューブにはあらかじめスタイレットを通しておく（先端部分の彎曲を強めにしておくと挿管しやすい/ホッケーのスティックのイメージ）．スタイレットの先端が気管チューブの先端より出ないようにする．
▶ 気管チューブのカフ部に潤滑剤を適宜塗布．

手　順

❶ 術者は患者の頭側に立つ．ベッドの高さを調節．
　　↓
❷ 体位を整える
　・仰臥位．頸椎損傷が否定的であれば患者の後頭部の下に枕やタオルなどを入れて[*4]，軽く頭部を後屈させ前頸部を進展させておく（sniffing position："臭いをかぐときような姿勢"）．
　・**肩の下に枕を入れない！**
　　↓
❸ 静脈ルート確保，バッグ・マスク換気
　・100％酸素を投与して十分に酸素化し，静脈路を確保する．

[*4] 頸椎損傷の可能性がある，または高い場合はこの体位をとらず，介助者が患者の頭部を愛護的に固定したうえで挿管する．

● 表2　気管挿管時の使用薬剤

局所の鎮痛・感覚消失
局所麻酔薬のスプレー（キシロカイン®スプレー）適宜噴霧　過量にならないように注意

鎮静薬
ミダゾラム（ドルミカム®）0.1〜0.2 mg/kg　急速静注（効果が出るまで数分ごとに） 　作用発現が早い，短時間作動性，フルマゼニル（アネキセート®）で拮抗される，鎮痛効果なし プロポフォール（ディプリバン®）2.0〜2.5 mg/kg　0.5 mg/kg/10秒の速度で 　作用発現が早い，短時間作動性，鎮痛効果なし

鎮痛薬
フェンタニル　0.5〜2.0μg/kg　急速静注（効果が出るまで数分ごとに） 　作用発現が早い，短時間作動性，ナロキソンで拮抗される

筋弛緩薬
スキサメトニウム（サクシン®）1〜1.5 mg/kg　急速静注 　作用発現が早く持続時間が最短→安全性が高い，脱分極性の筋弛緩薬→筋線維束攣縮，嘔吐のリスク．高カリウム血症・頭蓋内圧上昇・眼圧上昇・悪性高熱症にも注意 ベクロニウム（マスキュラックス®：要溶解）0.1〜0.3 mg/kg　急速静注 ロクロニウム（エスラックス®：液体で溶解不要）0.6〜1 mg/kg　急速静注 　上記2剤は非脱分極性の薬物で筋線維束攣縮は起こらない，効果の発現は緩徐 　スキサメトニウムに比べて作用時間は長い

その他
リドカイン（キシロカイン®）1〜1.5 mg/kg　急速静注（喉頭鏡を使用する2〜3分前に投与） 　交感神経反応予防，気道反射を抑えて気管攣縮を予防，頭蓋内圧上昇を予防

- 患者の状態に応じて鎮静薬，鎮痛薬，筋弛緩薬を検討する（表2）．心肺蘇生などの緊急時には薬剤の投与を待たずにそのまま挿管へ．**筋弛緩薬は，自発呼吸がなくなるうえに嘔吐することもあるので安易に投与しない**．（筋弛緩薬を投与するなら換気や吸引の準備をしっかり整えてから投与すること）
- バッグ・マスク換気を行い，十分に酸素化する．吸引はいつでもできるように準備．
- 胃内容逆流防止のため，意識が消失したらすぐに介助者が輪状軟骨部を圧迫する．（**cricoid pressure／Sellick手技**）

↓

❹ **開口，喉頭鏡挿入**
- 右手の拇指と示指を交差させるようにして歯にあてがい（クロスフィンガー法；がまぐちを開けるような感じ），または下顎を押し下げて大きく開口させる．
- 義歯があれば前もって取り除いておく．
- 術者の利き手によらず**常に左手**で喉頭鏡を持って口腔内に挿入．
- 口腔内に唾液，喀痰，吐物が多いときは適宜吸引する．

↓

❺ **喉頭展開〜挿管の大切なポイント！**
　（一般的な曲型ブレードの場合）
- ブレードを舌の右側に沿って挿入．
- 舌を左側によけて舌根と喉頭蓋の付け根の間まで[*5]，つまり喉頭蓋谷までブレードを進める（図1）．

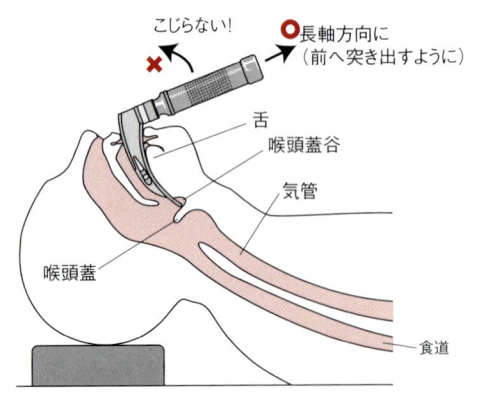

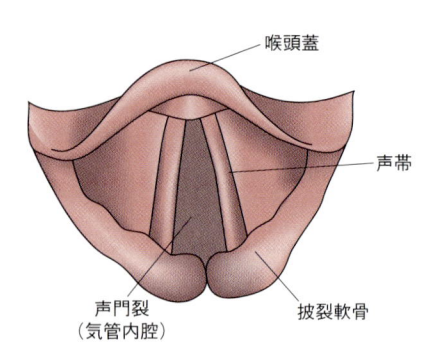

● 図1　喉頭鏡挿入

● 図2　喉頭展開／声門確認

- 喉頭鏡をその取っ手の方向（長軸方向）に挙上すると喉頭蓋がもち上がり，喉頭が展開される．
- 喉頭鏡は上顎・歯を軸にしてこじるように回転・回旋させると，うまく喉頭展開ができず，また歯牙，歯茎，口唇を損傷する．
- 喉頭鏡はあくまで**長軸方向に，前方に突き出すような感じで挙上．こじらない！**

↓

❻ 声帯・声門確認

- 喉頭展開がうまくできると声帯・声門が確認できる（図2）．この後はできるだけ声門から目を離さないようにする．
- 声門が見にくい，直視できない場合は，介助者が輪状軟骨部付近をつまみ，頸椎に向かって後方に，上方に，さらに頸部の右側へ偏移させるように圧迫すると声門が見えやすくなる[*6]．
- 介助者に右口角を広げてもらったりすると直視しやすくなることもある．
- 介助者がいなければある程度は自分1人でやらなければならないが，介助者がいる場合には適宜指示を出して，自分が挿管しやすいように動いてもらうとよい．

↓

❼ 挿管

- 右手で気管チューブを持ち，**声門を直視下に確認しつつ**，右口角からチューブを気管内に挿入する．
- 置いてくるように丁寧に，そしてやさしく挿管できれば理想的である．
- チューブ先端が声門を越えたらすぐにスタイレットは抜去する．

↓

*5
　直型ブレードは喉頭蓋の下方に挿入する．
*6
　BURP（backward, upward, rightward pressure）テクニック

❽ 固定
- 挿管後，カフを空気漏れしない最低の圧で膨らませる．カフ圧計があれば適切な圧で膨らませることができる．
- バッグで換気しながら**胸部の挙上を確認．心窩部，胸部で聴診**して食道挿管や左右差がないこと，片肺挿管ではないことを確認．前胸部だけでなく，側胸部でも聴診するとわかりやすい．
- **呼気終末CO_2検知器**（もしくはCO_2モニター），**食道挿管検知器**を使用して食道挿管ではないことを確認．
- 換気に伴う気管チューブの曇り（結露）を確認．
- 自発呼吸があるなら気管チューブを通して呼吸を確認．
- 気管チューブ固定具を用いて確実にチューブを固定する（バイトブロックと固定用テープで固定する方法もある[*3]）．
- 固定までは気管チューブの位置が変わらないように，しっかりと手でチューブを把持しておく．
- テープで固定する場合，**可動性のない上顎への固定が基本**となる．
- 気管挿管直後には**バイタルサイン，SpO_2を確認**する．

↓

❾ 気管内吸引，胃管挿入
- 挿管後，必要に応じて気管内の痰，吐物，血液などを吸引する．
- 挿管前のバッグ・マスク換気で胃内には空気が貯留していることが多いので，胃管を挿入して胃内の空気，胃内容物を吸引する．

↓

❿ 最終チェック
- X線で気管チューブの先端位置（深さ），肺野の状況（無気肺，気胸などの有無など）を確認する．
- X線写真上，気管チューブの先端が**胸鎖関節の高さ〜気管分岐部の2cmほど口側**にあればよい．

● **迅速気管挿管法**（rapid sequence intubation；RSI）

薬剤投与によって入眠，筋弛緩，直視下経口気管挿管をひと続きに連続して行う方法．嘔吐・誤嚥と薬剤投与後に認識された予想外の挿管困難のリスクを念頭におく必要がある．

●代表的な失敗の原因と対処法●

● **挿管困難**
- 一般に出歯の人，頸部が太く短い人，下顎の小さい人，頸部の可動域制限がある，開口障害，顔面外傷，鼻出血，口腔内出血，咽頭出血時などは挿管が難しいことが多い．
- 低酸素血症，高二酸化炭素血症に陥らぬよう気管挿管は迅速に行う必要があるが，挿管に手間取って（30秒が目安）**SpO_2が低下したら無理をせずに挿管をいったん中断し，**

バッグ・マスク換気を行い，仕切り直してから再度挿管を試みる．
- どうしても気管挿管できない場合には，まず術者を交代してみる．それでも挿管できなければ，気管支ファイバー，ビデオ硬性挿管用喉頭鏡（エアウェイスコープ®），気管チューブイントロデューサーなどを用いた挿管や外科的気道確保（輪状甲状靱帯切開，気管切開など）も考慮する．
- 心肺蘇生術の施行時でも**気管挿管による胸骨圧迫の中断を最小限にする**よう努める．気管挿管のための胸骨圧迫中断は10秒以内が目標である．

● **食道挿管**
- 挿管後に換気しても胸部が挙上しない，換気時にいびきのような音がする，腹部が膨満する，SpO_2が改善しないなどが認められたら，チューブの食道への誤挿入が強く疑われる．CO_2検知器（もしくはCO_2モニター），食道挿管検知器を使用するとさらにわかりやすい．
- 直ちに正しく気管へ挿管し直さないと危険である．喉頭展開をしっかり行い，声門を直視下に確認しつつ挿管する．
- 対処法は挿管困難と同様である．

● **片肺挿管**
- 普通の操作でもチューブの位置は上下に動く．深くなりすぎると片肺挿管となり，換気が不十分になったり，対側肺の無気肺を引き起こしたりする．
- 挿管後には胸部の聴診を必ず行い，呼吸音に左右差がないことを確認する．挿管チューブは固定するまでしっかり把持し，固定は確実に行う．気管チューブの先端位置をX線像で確認する．

● **その他**

【患者側の問題】

① **嘔吐**

吸引を挿管前から準備．輪状軟骨の圧迫を行うなど，胃内容物の誤嚥を予防する．

② **口唇損傷，歯牙損傷，声帯損傷**

正しい喉頭展開，愛護的な操作を心がける．脱落した歯牙は回収する．出血の気管内への垂れ込みに注意して吸引．

③ **気管損傷**

スタイレットは先端がチューブより出ないようにし，チューブが声門を越えたらすぐに抜去する．カフを膨らませすぎないようにする．

④ **気管支攣縮**

必要に応じてリドカインの投与（表2）

⑤ **気胸**

過換気にしない．気道内圧が過度に高くならないように留意する．

【術者側の問題】

⑥ **（術者が）手を噛まれる**

適切な鎮静をしてから挿管操作を行う．術者は必ず手袋を装着．

さらに学びたいとき

- 公文啓二：気管挿管．救急医学，24（10）：1122-1129，2000
- 「FCCSプロバイダーマニュアル」〔FCCS運営委員会，JSEPTIC（日本集中治療教育研究会）監〕，メディカル・サイエンス・インターナショナル，東京，2009
- 「外傷初期診療ガイドライン 改訂第3版」（日本外傷学会，日本救急医学会 監），へるす出版，東京，2008
- 「ECC（救急心血管治療）ハンドブック2005」（岡田和夫，笠貫宏，中澤誠，宮坂勝之，監），中山書店，東京，2005

---

memo　気管挿管の練習？？

皆さんは気管挿管の練習，トレーニングはどうしているのでしょうか？

私の場合，研修先の病院で，何度か麻酔科医について挿管の経験をさせてもらいました．麻酔の導入後で筋弛緩薬も投与されており，喉頭展開のしかた，実際の挿管を学ぶことができ，大変役に立ちました．その後はもう実践あるのみで，一例一例を真剣に無我夢中でやることで気管挿管という手技の基礎を身に付けたと思っています．

麻酔科の研修で気管挿管はできるでしょうし，練習用の人形を使うのもよいでしょう．とにかく，気管挿管が必要な患者には，慌てずに落ち着いて，だけど速やかに行えるような自信をもっていたいものです．実際の医療の現場では，患者さんに対して練習などはなく，あるのは本番だけなのですから．

〈野村智久〉

Memo

気管切開

● 適 応 ●

1) 上気道の狭窄，閉塞がある場合
2) 顔面，口腔内，咽喉頭部の損傷，あるいはそれらの部位の手術のため，気管挿管ができない場合
3) 2週間以上の長期気管挿管を要し，しかも人工呼吸離脱や抜管のめどが立たない場合

● 禁 忌 ●

気管切開をする部位に，感染症や悪性腫瘍がある場合には，原則としてそれらが取り除かれるまでは施行しない．

● 注 意 ●

1) **小児**では，気道狭窄による抜管困難症をきたす危険性が高いため，避けたほうがよい．
2) 甲状腺腫のある患者や，気管切開を施行する部位に**手術痕がある患者**，**出血傾向の強い患者**では，適応の決定や手技を慎重に行う必要がある．

● 手 技 ●

標準的な手法で，① **外科的に気管を開窓する方法**（standard open tracheostomy）と，外科的手技を必要とせず，② **経皮的に気管切開チューブを挿入する方法**（percutaneous dilational tracheostomy）がある．

1. 外科的に気管を開窓する方法（standard open tracheostomy）

必要な器材

- それぞれの施設で組まれている気管切開セット ● 電気メス ● 気管切開チューブ
- 固定用紐

※また，心電図，血圧，パルスオキシメータなどのモニタリングを施行しておいた方が安全である．

手 順

❶ 仰臥位で肩枕を入れ，頸部を軽く伸展させる．
↓
❷ 触診で輪状軟骨，第1・第2気管軟骨間または第2・第3気管軟骨間を確認しマーキングする（図1）．

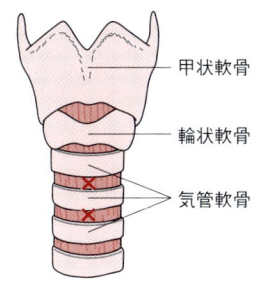

● 図1　気管切開部

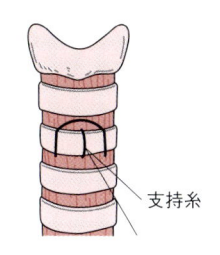

● 図2　逆U字切開法

甲状軟骨
輪状軟骨
気管軟骨
支持糸

❸ マーキングしたところを中心に前頸部を消毒し，滅菌覆布で清潔術野を確保する．

❹ 局所麻酔薬を皮膚切開部と気管前面までよく浸潤させる．

❺ マーキングした部位を中心に3～4cm皮膚を横切開する．

❻ 皮下組織と浅頸筋膜を鉗子で縦に切開し，これを左右に広げると，線維性の結合組織（正中縫線）と左右の胸骨舌骨筋・胸骨甲状筋が露出する．浅頸筋膜上には前頸静脈があるので損傷しないように注意するが，手技の遂行上障害となる場合には結紮切離する．

❼ 正中縫線を鉗子で縦に切開し，筋鉤で左右に広げると気管前筋膜に覆われた気管と甲状腺峡部がみえる．

❽ 気管前筋膜を切開し，甲状腺峡部の下端を口側に筋鉤で圧排すると気管前面に到達する．下甲状腺静脈があれば，これを外側によけるか結紮切離する．

❾ 気管切開は第2，3，4気管輪の範囲である．この際，誤って輪状軟骨や第1気管輪を切開すると，術後気管狭窄をきたす可能性があるので注意する．

❿ 気管を切開する前に必ず止血を確認しておく．

⓫ 気管の切開法には縦切開，十字切開，逆U字切開などがあるが，比較的多く使われるのは逆U字切開法（図2）である．

⓬ 切開する前に逆U字の先端となる部位に丸針で支持糸をかける．これを軽く牽引しつつ尖刃刀で逆U字に開窓する．すでに気管挿管されている場合は，開窓後に気管内チューブを開窓部位より頭側に引き抜いてもらう（この時点では完全には抜去しない）．

⓭ 気管内チューブが抜けたのを確認し，直ちに気管切開チューブを挿入する．

⓮ カフをすばやく膨らませ，チューブからの空気の出入りを確認するとともに呼吸音を聴診し，気道が確保されていることを確認する．気道が確保された後に経喉頭の気管内チューブを完全に抜去する．

⓯ 操作中に気管内腔に流入した血液をサクションにて吸引する．

⓰ 皮膚縫合は切開創の両端のみを縫合するか，開放にしておく．気管切開チューブの紐による固定はややきつめ（指が1本入る程度）とする．

⓱ 術後は胸部X線撮影，血液ガス分析を行い，気管切開チューブの位置の確認と，気胸，無気肺などの肺合併症の有無を確認する．

2．経皮的に気管切開チューブを挿入する方法（percutaneous dilational tracheostomy）

1）ダイレーティング鉗子を用いた方法

必要な器材

- Portex経皮的気管切開キット
- ダイレーティング鉗子付のキット
- 気管切開チューブ
- 固定用紐

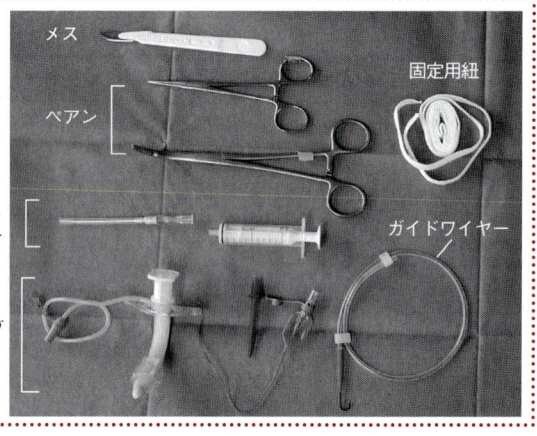

※また，トラブル発生時に外科的に気管を開窓する方法に切り替える場合があるために，外科的方法の物品もすぐに用意できるようにしておく．

※モニター類に関しては，外科的方法と同様，施行しておいた方が安全である．

手順

❶ 仰臥位で肩枕を入れ，頸部を軽く伸展させる．

❷ 第1・2気管軟骨間または第2・3気管軟骨間にマーキングする．

❸ マーキングしたところを中心に前頸部を消毒し，滅菌覆布で清潔術野を確保する．

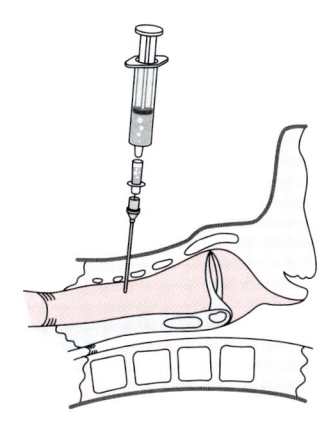

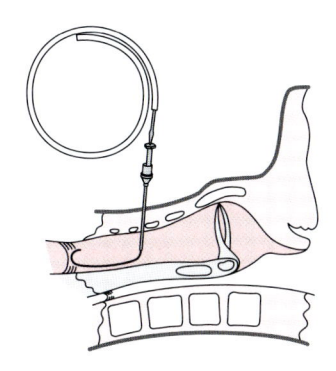

● 図3　シリンジ内に空気が引けるまで挿入　　● 図4　気管内にガイドワイヤーを挿入

❹ 局所麻酔薬を皮膚切開部と気管前面までよく浸潤させる．

↓

❺ 気管挿管されている場合には，喉頭鏡を用い，声門直上にカフがくるように気管内チューブを引き抜く．

↓

❻ マーキングした部位に，気管切開チューブが挿入できる十分な大きさ（1.5〜2cm程度）の皮膚切開を行う．

↓

❼ 正中線を維持しながら，皮下組織および広頸筋を鉗子を用いて鈍的に剥離する．

↓

❽ 触診によりめざす輪状軟骨間の正中位を確認後，シリンジのついた外筒付の穿刺針を，やや尾側に傾けながら穿刺する．

↓

❾ 気管を突き破った後，シリンジ内に空気が吸引される深さまで穿刺し（図3），内針を引き抜き，シリンジにて空気が吸引されるのを確認後，ガイドワイヤーを気管内に10cm以上挿入する（図4）．

↓

❿ 外筒を抜き，ダイレイターをガイドワイヤーを通して挿入し，穿刺孔を広げる．

↓

⓫ ダイレイターを抜き取り，ダイレーティング鉗子をガイドワイヤーを通じて気管内に挿入し（図5），徐々に広げ気管切開チューブを挿入できる程度に拡大し（図6），広げた状態のまま鉗子を気管内から抜く．

↓

⓬ 気管切開チューブをガイドワイヤーを通じて気管内に挿入し（図7），ガイドワイヤーを引き抜く．

↓

⓭ 気管切開チューブが気管内に挿入された後の処置に関しては，外科的に気管を開窓する方法の⓮以降と同様である．

● 図5 ダイレーティング鉗子を気管内に挿入　　● 図6 ダイレーティング鉗子で気管切開部を広げる

● 図7 ガイドワイヤーを通じて気管切開チューブを気管内に挿入

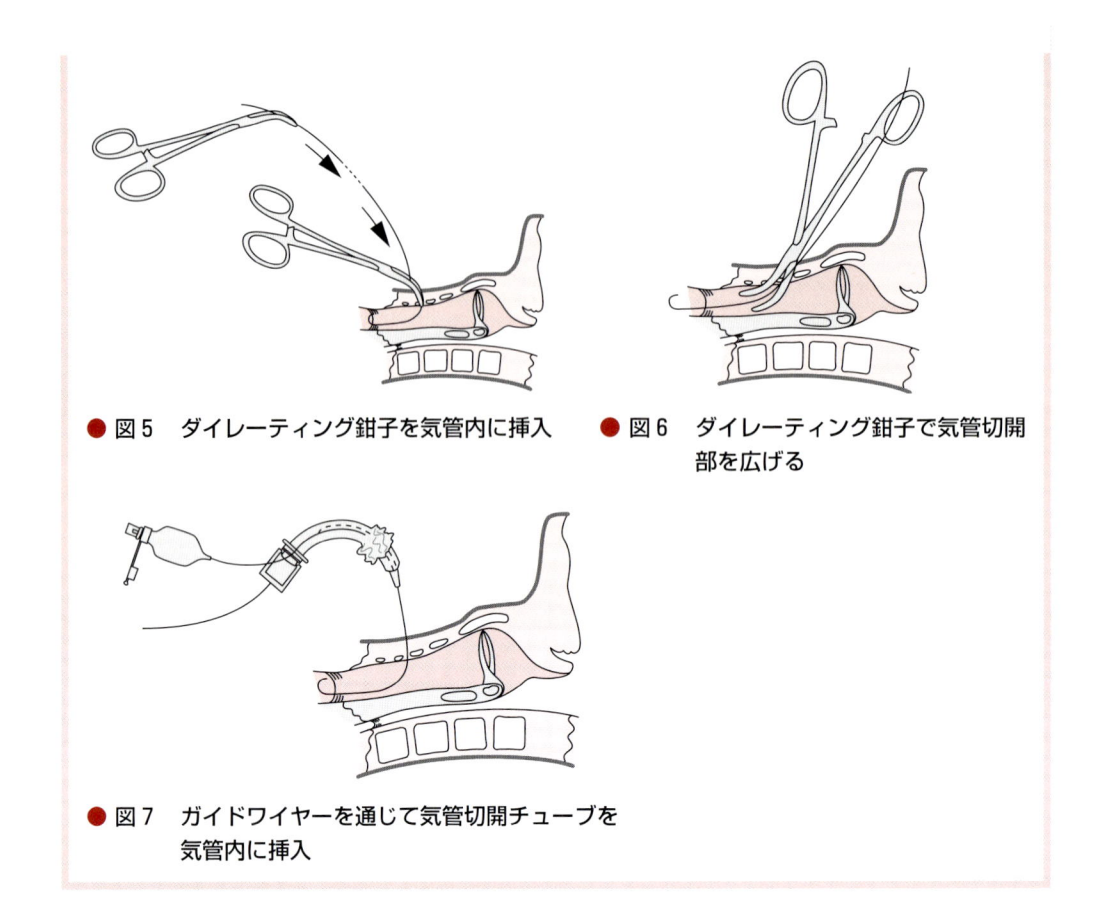

2）ロングダイレータを用いた経皮的気管切開

必要な器材

- ウルトラパーク経皮的気管拡張キット®
- 気管切開チューブ

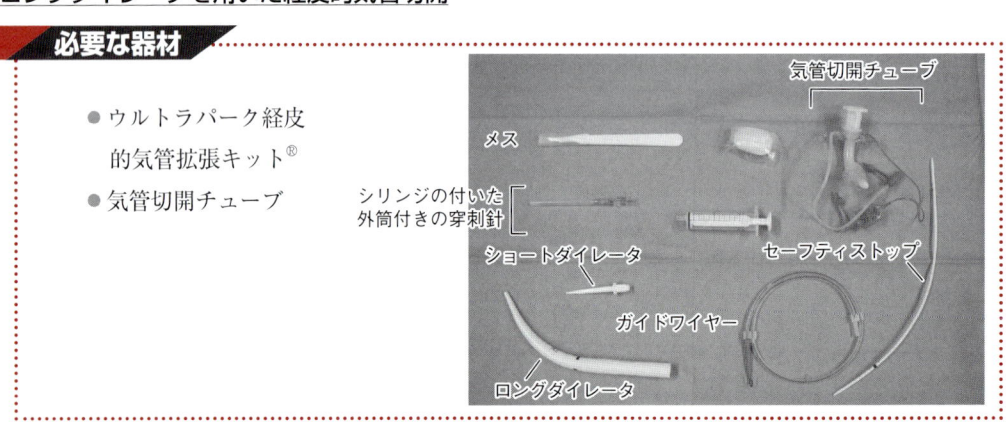

気管切開チューブ
メス
シリンジの付いた外筒付きの穿刺針
ショートダイレータ
セーフティストップ
ガイドワイヤー
ロングダイレータ

　1）の方法と基本的には同様である．
　❿までは同様の手技を行う．
　1）の⓫の部分で，まずガイドワイヤーを通じてセーフティストップ（図8）を挿入し，次に気管をダイレーティング鉗子を用いて広げるのではなく，太いロングダイレータを用いて広げる（図9）．
　⓬以降も1）と同様である．

● 図8　セーフティストップを気管内に挿入　　　● 図9　ロングダイレータで気管切開部を広げる

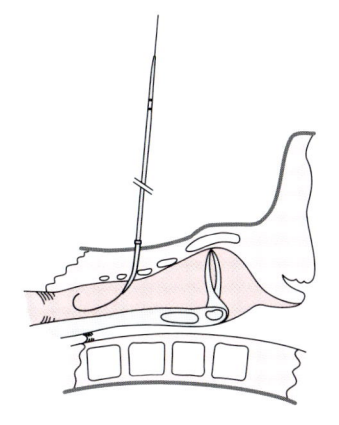

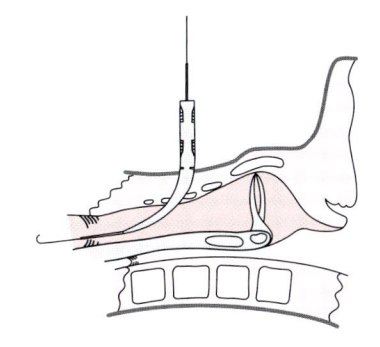

3. 外科的に気管を開窓する方法と，経皮的に挿入する方法の違い

　経皮的手技の方が，手技自体が簡便であり，かかる時間も短いために患者にかかる侵襲は少なくてすむ．また，術者による個人差も少ない．合併症の発生率は，当施設においては感染，出血に関してはやや多いと思われるが，文献的にはほとんど差がない．そのため，経皮的手技を導入している施設においてはこの方法が主流である．

　ただ，経皮的手技において，手技中に何らかのトラブルが生じた場合には，外科的に気管を開窓する方法へ緊急的に変更する場合があるために，**術者は外科的方法を身につけた者が行うべきである**．

● 起こりうる合併症とその対策 ●

　気管切開の合併症には術直後に起こる早期合併症と，気管切開チューブの留置が長期化して起こる晩期合併症がある．

1）早期合併症

- **術後出血**：もっとも多い早期合併症である．特に出血傾向のある患者などで起こりやすい．対策としては，鈍的な剥離操作を可及的に避け，電気メスにて丁寧に切開を進め，視野に出てくる静脈は結紮切離しておくことである．また，切開した気管壁からも思わぬ出血を招くので注意する．
- **気胸**：下方に向かって剥離しすぎたり，穿刺針を正中よりずれて穿刺した場合に起こしうる合併症である．気管切開後は頻回に呼吸音を聴取することと，必ず術後の胸部X線撮影を行い，すぐに確認することが大切である．気胸を起こしてしまっていたら，直ちに胸腔ドレナージを施行する．
- **無気肺**：気管を切開した際に起こった出血が，凝血塊として気管内に残り，それが気管切開チューブ挿入時に下気道に押しやられて起こすことが多い．術後の呼吸音を聴取することと，血液ガス分析ならびに胸部X線撮影で確認する．無気肺がみつかったときには，気管支ファイバーによる無気肺の解除を検討する．
- **皮下膿瘍**：皮膚を密に縫合することによって，出血がドレナージされずに残ってしまい，

皮下膿瘍を形成してしまう場合がある．気管切開部周囲に発赤，腫脹，熱感が認められた場合には，気管切開チューブを一時的に通常の気管挿管に戻し，局所の洗浄を数日間行い，感染が落ち着いた後に再び気管切開チューブに入れ替えるべき場合もある．

2）晩期合併症

- **上気道狭窄**：最も多い晩期合併症であり，カフによる圧迫，気管切開の位置，炎症などいくつかの原因により発生する．適切な手技が狭窄のリスクを下げるのに不可欠である．
- カフによる長期圧迫などにより気管壁が壊死に陥り，食道や無名動脈と瘻孔を形成する場合がある．**気管無名動脈瘻孔**の場合，気管切開チューブを抜くと鮮血が噴出してくる．そのときには，気管切開チューブを再挿入しカフを膨らませて止血を図ると同時に，無名動脈のより近位の部分を胸骨縦切開にて確保し，出血のコントロールをしなければならない．こういった合併症は，いったん起こってしまうと対処が困難なため，起こさないように日々カフ圧が高くないかをチェックする必要がある．

文　献

1) 寺井親則：気管切開．救急医学，25：264-265，2001
2) 木村昭夫：気管切開．救急医学，24：1134-1139，2000

---

one point　肥満患者における気管切開の工夫

　近年，食生活の欧米化に伴い肥満化が進んでいる．自然と入院患者においても肥満患者が増加している．当然肥満患者にも気管切開を行わなくてはいけない状況が出てくるが，肥満患者の頸部は脂肪によって太く気管切開が困難である．気管切開術としては，外科的に気管を開窓する方法にて直視下に気管を観察しながら行った方が安全である．

　入れるチューブとしては通常の気管切開チューブを挿入した場合には気管から皮膚までの距離が長いために抜けやすくなってしまい危険である．そのために長さの調節できる気管切開チューブが開発されており（アジャストフィットチューブなど），これを挿入するのが安全である．

　ただ，さらに問題となるのは状態がよくなり気管切開が不要になった場合である．通常の場合だとスピーチカニューレに入れ替えればよいのだが，肥満患者の場合にはこれも距離が短いために抜けやすく危険を伴ってしまう．気管切開チューブには市販されているものがあるが，スピーチカニューレにおいてはそのようなものは開発されていない．そのために当施設においては小児用気管内チューブを適当な長さに切断し，それにスピーチカニュレから，羽とスピーチバルブを分離し組み込んで，羽からチューブが抜けないように固定する．これを用いることによって長さを調節できるものを使用している．

　肥満患者においてはこのような工夫が必要となってくる．

〈山口　充〉

中心静脈カテーテル挿入

はじめに

中心静脈カテーテルは，高カロリー輸液，中心静脈圧測定，薬剤投与の確実なルートなどとして頻用され，臨床的に非常に有用であるが，穿刺に関連してさまざまな合併症をきたす可能性があり，ときに致死的ですらある．したがって，適応を十分に吟味して，**不必要な穿刺は極力避けるべきである**．また，リスクファクターを把握して，穿刺部位による合併症[1]を考慮に入れ，**患者や家族へ十分説明**したうえで行う．

中心静脈カテーテル挿入（central venous catheterization：**CVC**）は，解剖学的目印（目的とする静脈との位置関係を示す視覚的あるいは触覚的目印）を目安にして盲目的に行われてきた（**landmark法**）が，解剖学的偏位がなければ，かなりの確率で成功裏に終わるはずである．しかしそれでもlandmark法によるCVCの失敗は20%にも達するといわれており[2]，近年**エコーガイド下のCVC**が急速に普及してきた．

2001年Agency for Health Research and Quality（AHRQ）のメタアナリシスによる報告[3]では，リアルタイムエコーガイド下CVCは，landmark法のCVCに比べて穿刺成功率が高く，成功するまでの静脈穿刺回数が少なく，合併症の頻度も低かったという．この報告を受けて，欧米ではすでにCVCはエコーガイド下にて行うことが常識となっており，日本でも医療機器が充実している施設ではCVCの第1選択はエコーガイド下穿刺となっていると思われる．しかしエコー装置が常に使用可能とは限らず，エコーガイド下穿刺法のみ知っておけば十分というものでは決してない．解剖およびそれを基にした伝統的なlandmark法についてまず理解することが重要であり，本項ではあえてエコーガイド下穿刺法についてはリファレンス「さらに学びたいとき」に任せることとする．本項を十分理解したうえで，これらのリファレンスを熟読し，ぜひエコーガイド下穿刺法も自分のものにしてほしい．

● 準備・器材 ●

ガイドワイヤーなどの挿入に伴って不整脈や気胸などによる呼吸状態の悪化の可能性があるため，最低でも心電図やパルスオキシメーターのモニタリング下に行うべきである．また緊急時の蘇生に必要な薬品・器材も準備しておく．

中心静脈穿刺時の清潔操作のレベルは，手術手技と同等の清潔操作が必要とされ（**マキシマムバリアプレコーション**），**空気清浄環境の下で，滅菌手袋，長袖滅菌ガウン，大きな滅菌ドレープを用いて行い，帽子やマスクの着用も必須**とされる．

必要な器材

- 中心静脈穿刺キット
- 大きな滅菌ドレープ
- 局所麻酔薬
- ヘパリン加生理食塩液，など

●具体的手順と注意点●

アプローチ部位としては，**鎖骨下静脈，内頸静脈，外頸静脈，大腿静脈**などを使用する．救急領域では，①アクセスがよい，②重篤な合併症が少ない，などの理由で右内頸静脈が好んで選択される．

1. 内頸静脈穿刺（図1）

手 順

❶ 通常は右側を選択する．頭を左側に向け，頸はやや後屈させ，軽いTrendelenburg体位とする．
↓
❷ 胸鎖乳突筋の鎖骨枝，胸骨枝，および鎖骨でできる三角形の頂点付近より皮膚を穿刺する．
↓
❸ 総頸動脈を利き手でないほうの手で触知ながら，その外側を乳頭方向に向かって45°程度の角度で1～2cm穿刺すると内頸静脈に到達する．

内頸静脈の拍動が視診にて観察される場合は，皮膚穿刺部位はその直上でよい．なお，左内頸静脈穿刺は，胸管が内頸静脈と左鎖骨下静脈の合流部（静脈角）に注ぐため，なるべく避けたほうがよい．やむなく施行する場合，あまりに深くあるいは外側を穿刺しないように注意する．

2. 鎖骨下静脈穿刺（図2）

手 順

❶ 通常は右側を選択し，体位は内頸静脈穿刺時と同じである．
↓
❷ 鎖骨下静脈および鎖骨下動脈は，ともに鎖骨と第1肋骨の間を通り，第1肋骨に付着する前斜角筋の前後に位置する．前斜角筋が第1肋骨に付着する部分は結節状となっており，胸鎖乳突筋の鎖骨頭の後方から内下方に示指を挿入すると，触知することが可能である場合が多く，ここがdeep landmarkとなる．ゆえにこのdeep landmarkが触知可能な場合は，そのやや前方に向かって刺入すればよいわけであるが，触知できない場合は胸骨上切痕をめざして進入していくことになる．皮膚の刺入部は，鎖骨の中間部よりやや外側で鎖骨のやや下方がよいが，あまり厳密に考える必要はない．
↓
❸ その後は鎖骨下に接するように，なるべく角度を浅くして（20°以下）挿入すると，気胸などの合併症は回避できる．

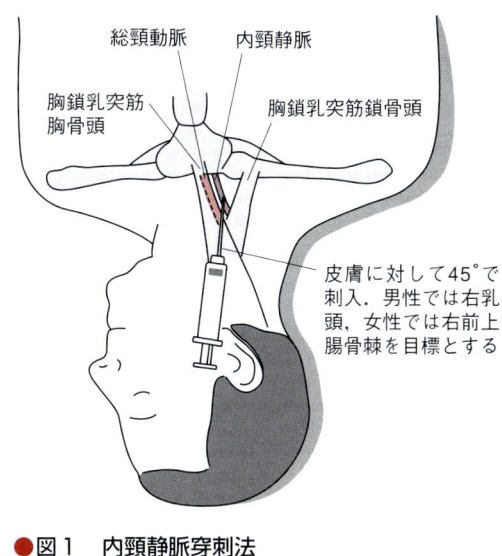

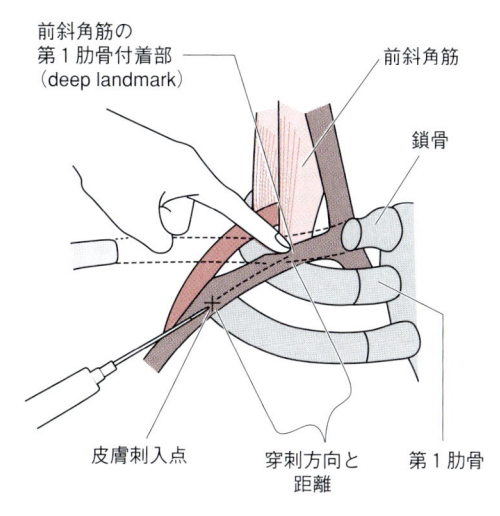

●図1　内頸静脈穿刺法
文献4）より転載

●図2　鎖骨下静脈穿刺法
文献4）より転載

　もし片側のアプローチに失敗したら，反対側からのアプローチは避けたほうがよい．両側の気胸を起こすと致命的である．鎖骨下静脈穿刺は，出血傾向がある場合や重症呼吸不全・心不全患者やhigh PEEP（positive end-expiratory pressure：呼気終末陽圧換気）を必要とする患者では，動脈穿刺による圧迫止血ができないこと，気胸を合併すると厄介であることなどの理由で避けた方がよい．**またガイドワイヤーの内頸静脈への迷入を避けるためには，穿刺針の先端が鎖骨下静脈に入った後，反対側を向いていた頸部を穿刺側に戻したり，肩関節を頭側に押し上げるなどの処置を行ったうえでガイドワイヤーを挿入するとよい**．ガイドワイヤーを通して留置したカテーテルが内頸静脈に迷入したと考えられる場合は，助手に内頸静脈付近に膜型聴診器で音を聞いてもらいながら速やかに血液や生理食塩液を注入する．それによって雑音が聴取される場合は，内頸静脈にカテーテルが迷入している．その場合はもう一度ガイドワイヤー挿入からやり直す．なお鎖骨上アプローチは，さらに気胸の発生頻度が高く，ほとんど用いられない．

3．外頸静脈穿刺

　外頸静脈は頸上部で胸鎖乳突筋の表層を内側から外側へ斜めに横切った後，深層に入って行って鎖骨下静脈にやや鋭角に合流する．したがって穿刺が容易で気胸の危険がなく，止血が容易であるなどの利点があるが，カテーテルを進めるのが困難であることが多いとされ，あまり好んでは用いられない傾向にある．しかし，Seldinger法を用いて，ガイドワイヤー挿入時に肩を持ち上げたり（いかり肩の姿勢），頸の位置を穿刺側に十分旋回するなどの方法によってほぼ問題は解決される．外頸静脈は周囲の組織とほとんど結合していないため可動性が大きく，太い針で穿刺すると逃げられやすい．**左手の示指または中指で鎖骨上部をしっかり押さえて静脈を怒張させ，中枢側の皮膚を母指でやや引き気味に押さえることでテンションをかけて固定し，針はやや寝かせて穿刺する．**ガイドワイヤーはJ部分を内側に向けて

●図3 大腿静脈穿刺法
文献4）より転載

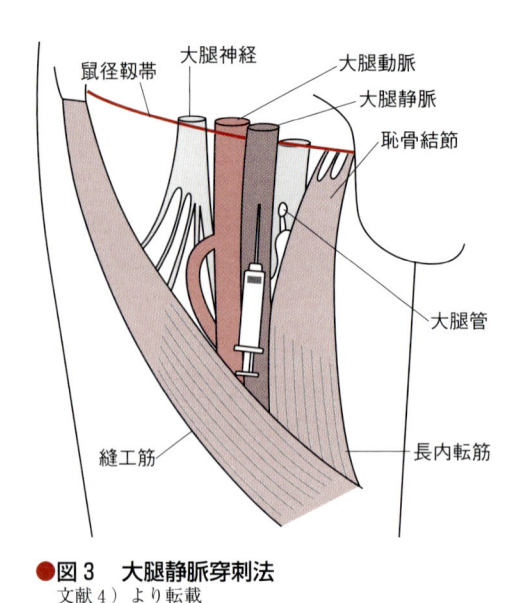

挿入するのがコツである．**外頸静脈が怒張している場合は，挿入が容易**であり，動脈穿刺や気胸の可能性のないことから，筆者はむしろ第1選択と考えている．

4．大腿静脈穿刺（図3）

右鼠径部が好んで用いられる．大腿静脈は鼠径靱帯より末梢側で大腿血管鞘の中にあり，外側から大腿神経，大腿動脈，大腿静脈の順に並んでいる．大腿動脈は上前腸骨棘と恥骨結合を結ぶ線上の内側1/3の部分にあり，大腿静脈はその内側1cm程度のところを並走している．下肢を少し外転させ，鼠径靱帯より3～4cm尾側より穿刺する．大腿動脈を外側に圧排するようにして針を進めると，通常は2cm程度で大腿静脈に当たる．**大腿静脈からのカテーテル留置は，感染や静脈血栓の可能性が高く，長期間留置には適さない．**

●具体的手技●

ガイドワイヤーを介して挿入する方法（Seldinger法）および外套針（カニューレ）を介して挿入する方法とがあるが，合併症の少なさ，手技的容易さなどから最近は前者が主流となってきている．

1．Seldinger法

手　順

❶ 穿刺するルート全体を十分に局所麻酔した後，穿刺針に注射器をつけて，軽い陰圧をかけながら挿入する．

↓

❷ 持続的に血液の逆流が認められたら，針の先端は確実に血管内にあるが，それを確認し

た後にガイドワイヤーを針内に挿入する．もし抵抗があればガイドワイヤーを抜去し，針に注射器をつけて血液の逆流を確認し，確実に針先が血管内にあるかどうかチェックする．

↓

❸ ガイドワイヤーを抜去する際にも抵抗がある場合は，抜去に伴う塞栓を避けるため，ガイドワイヤーと針を一緒に抜去する．

↓

❹ ガイドワイヤーが確実に血管内に留置されたら，針を抜去し，カテーテルの通過を容易にするため，刺入部の皮膚に小切開をおく．

↓

❺ ダイレーターをガイドワイヤーを通して挿入してルートを拡大した後，カテーテルをガイドワイヤーを通して挿入し，ついでカテーテルを残してガイドワイヤーを抜去する．

2．外套付きカニューレ穿刺法

手 順

❶ 途中まではSeldinger法と同様である．

↓

❷ 持続的に血液の逆流が認められたら，針全体を2～3mm進め，利き手ではないほうの手で外套をしっかりと固定して，利き手で内針を抜去する．

↓

❸ 残った外套に注射器をつけて，血液が十分逆流することを確認したら，外套の内側からカテーテルを挿入する．

●合併症●

気胸，**空気塞栓**，**不整脈**，**血管損傷**（動脈瘤，血胸など），**感染**などがある．それぞれに対する対策については「さらに学びたいとき」を参照のこと．

●ワンポイントアドバイス●

- 心肺蘇生中の薬剤投与ルートは末梢静脈で十分であるが，確保できない場合は大腿静脈からのアプローチをまず行う．鎖骨下静脈や内頸静脈は，心肺蘇生の妨げになるので行わない方がよい．
- 空気塞栓防止のため，中心静脈に挿入された針やカテーテルには必ず「ふた」をしなければならない．針には注射器をつけ，カテーテルはキャップや指先で覆う．
- ある程度試みてもうまくいかない場合は（救急現場では10分が限度），潔く他の術者と交代する．

文　献

1) McGee D. C. & Gould M. K.：Preventing complications of central venous catheterization. N. Engl. J. Med., 348：1123-33, 2003
2) Sznajder J. I., Zveibil F. R., et al.：Central vein catheterization. Failure and complication rates by three percutaneous approaches. Arch. Intern. Med. 146：259-261, 1986.
3) Rothschild J. M.：Ultrasound guidance of central venous catheterization. Evidence Report/Technology Assessment, No 43. Making health care safer. A critical analysis of patient safety practices. Agency for Healthcare Research and Quality（AHRQ），2001, pp245-253.
4) 森脇龍太郎：中心静脈穿刺（中心静脈測定など）．「みてわかる臨床力アップシリーズ　診察・検査」（名郷直樹 監），125-129, 羊土社, 東京, 2007

● さらに学びたいとき

- 「必ず上手くなる！ 中心静脈穿刺 部位別穿刺法のコツと合併症回避のポイント」（森脇龍太郎，中田一之 編），羊土社, 東京, 2007
- 「超音波ガイド下中心静脈穿刺法マニュアル」（須加原一博 編），総合医学社, 東京, 2007

＜森脇龍太郎＞

Memo

バルーンカテーテル挿入法

●バルーンカテーテル挿入の適応●

救急医療の現場での膀胱へのバルーンカテーテル留置の主な適応としては，以下の場合が考えられる．

1）前立腺疾患，神経因性膀胱等の下部尿路疾患に伴う尿閉患者に対し，一時的に尿流を確保する場合．
2）救急および集中治療の必要な患者において，輸液管理，循環動態を知るうえで，経時的な尿量の測定が必要な場合．

必要な器材

- バルーンカテーテル（成人では18Fr前後が望ましい．ラテックスアレルギーの有無を確認し，必要ならシリコン製を準備，図1）
- 蓄尿バッグ（図1）
- 消毒薬（イソジン®液）
- オリーブ油もしくは局所麻酔薬入りゼリー（キシロカイン®ゼリーもしくはベノキシール®ゼリー．局所麻酔薬に対するアレルギーの有無を確認）
- 滅菌ゴム手袋
- 鑷子（ピンセット）
- 滅菌蒸留水（バルーン注入用）
- 注射器（10 mL）
- 固定用テープ
- （膀胱洗浄セット）

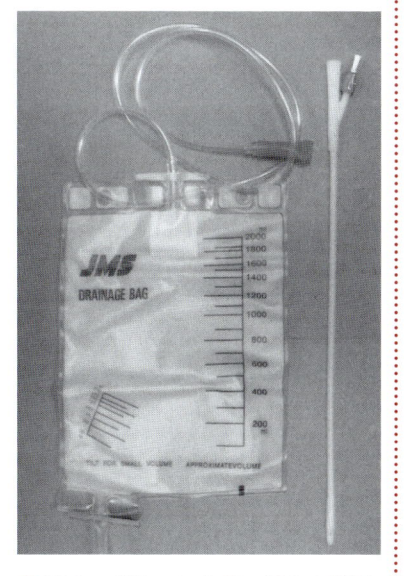

● 図1 バルーンカテーテルと蓄尿バッグ

手 順

（成人男性の場合）

❶ 患者を仰臥位とし，患者の右側に立つ．滅菌ゴム手袋を装着し，以後の操作を無菌的に行う．

↓

❷ 左手第3，4指で陰茎冠状溝部を左右から把持し，陰茎亀頭部を消毒する．

↓

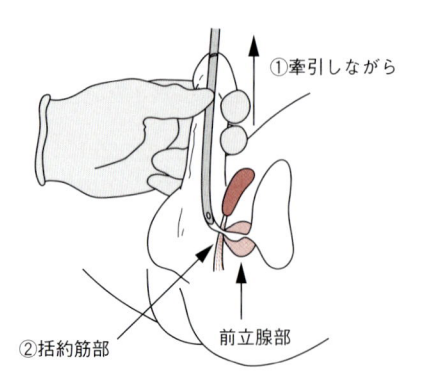

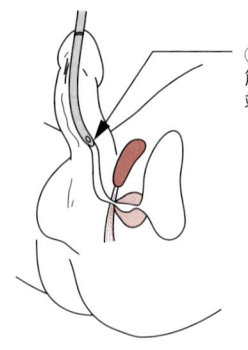

① 牽引しながら
③ 屈曲があると括約筋部でカテーテル先端に力がかからない
② 括約筋部
前立腺部

● 図2　バルーンカテーテル挿入の要点

❸ 左手第1，2指で外尿道口を開き，**陰茎を腹壁に垂直方向に牽引しながら**（図2①），オリーブ油もしくは局所麻酔薬入りゼリーを十分に塗布したバルーンカテーテルを右手で鑷子を持ってゆっくり挿入していく．

❹ **尿道括約筋部ではやや抵抗**（図2②）があり，不快感や疼痛を訴える場合があるが，深呼吸をさせできるだけ腹壁の緊張をとるようにしながら押し進める．カテーテル先端が尿道括約筋部を越えると抵抗は減弱する．

❺ さらにカテーテルを進めると尿の流出を認めるが，**バルーン部分が膀胱内に完全に入るまで十分に挿入**したところで，バルーンに滅菌蒸留水を注入する．

❻ 蓄尿バッグに接続し，バルーンの止まる位置まで軽く牽引し，外尿道口部にガーゼを巻き**陰茎陰嚢角の圧迫を避ける**ため下腹部にテープ固定する．

（女性の場合）
　女性看護師の立ち会いのもとに行うように配慮する．
　小陰唇を開き外尿道口を消毒した後，オリーブ油もしくは局所麻酔薬入りゼリーを塗布したカテーテルを挿入する．高齢女性の場合，腟の萎縮により外尿道口が退縮し確認できない場合があるが，腟前壁中央を腟壁に沿わすようにカテーテルを進めることで挿入できる場合がある[1]．

●代表的な失敗の原因と対処法●

● 挿入できない場合
・**陰茎の牽引が足らない場合**（図2③）がある．尿道壁に緊張を加え屈曲をとるために行うので，ある程度の強さが必要である．

- 挿入できないからといってバルーンカテーテルの太さを細いものにすると，コシがなくかえって困難なことが多い（**ある程度の太さが必要**）．
- 陰茎を牽引しながら，尿道内に**局所麻酔薬入りゼリーを直接15〜20 mL注入する**ことにより，尿道を拡張し疼痛を軽減することにもなり，挿入が容易になる場合が多い．
- **尿道外傷，前立腺疾患，尿道や前立腺の手術の既往**がある場合には，患者が意識していなくても狭窄の可能性があり，尿道造影あるいは内視鏡検査により確認する必要がある．無理に挿入しようとすると，尿道を突き破り偽尿道をつくってしまう場合もある．狭窄が強い場合には泌尿器科医の応援が必要となるが，応援が得られない場合には，超音波下に膀胱穿刺する方が安全である．

● 尿道内でバルーンを膨らませることによる尿道の損傷

- バルーンカテーテルを挿入した際，**必ず尿の流出を確認**後，さらに**バルーン部分が膀胱内に完全に入るまで挿入したところでバルーンに滅菌蒸留水を注入**する．十分に挿入したと思っても尿の逆流がみられない場合には，バルーンを膨らませる前に**スムーズに膀胱洗浄ができることを確認**する．

文 献

1) 新井 学，他：B．器械的検査法［尿道カテーテル］．臨床泌尿器科60（4）：91-93，2006

one point　バルーンカテーテルが抜去困難な場合

　これまで何度か，挿入したバルーンカテーテルが抜けないという問い合わせを受けたことがある．

　バルーンカテーテルのバルブ部を切断したり，注水用ルーメンから尿管カテーテルのマンドリンなどを挿入して注入液の排出を試みるなど，いろいろな方法でバルーンの抜水を計ったものであるが，超音波診断装置が普及した今日では，やはり超音波下にバルーンを穿刺するのが最も確実な方法と考える．恥骨上縁約2横指の部分で，22G程度の穿刺針を用いて行う場合が多いと思われる．

　この際，操作を安全かつ容易に行うために重要なことを述べておきたい．すなわち，前もってカテーテルより200cc程度の生理食塩液を膀胱内に注入し，膀胱を拡張させておくことと，もしバルーン内への注水が可能ならさらに注水し，標的であるバルーンを大きくしておくこと，軽くカテーテルを牽引して膀胱頸部に固定して行うことで容易に施行することができる．

　バルーンカテーテルが挿入できずにやむを得ず膀胱穿刺を行う場合にも，膀胱内に尿が充満し，腹壁と膀胱壁の間に腸管などが存在しないことを確認してから行うことが重要である．

〈林　隆則〉

胸腔ドレナージ

必要な器材

1. ドレナージチューブ（アーガイル製ソラシックカテーテルまたはトロッカーカテーテルなど）
2. ドレナージバッグ（製品によって構造が異なるので注意）（図1）
   蒸留水（water sealおよび吸引圧設定用）
3. 局所麻酔薬および注射器
4. メス（尖刃）
5. 曲ペアン鉗子
6. ケリー鉗子
7. 縫合セット：持針器，鉤付きピンセット，はさみ，角針，絹糸（1-0以上）
8. 覆い布（穴あき），消毒薬，ガーゼ

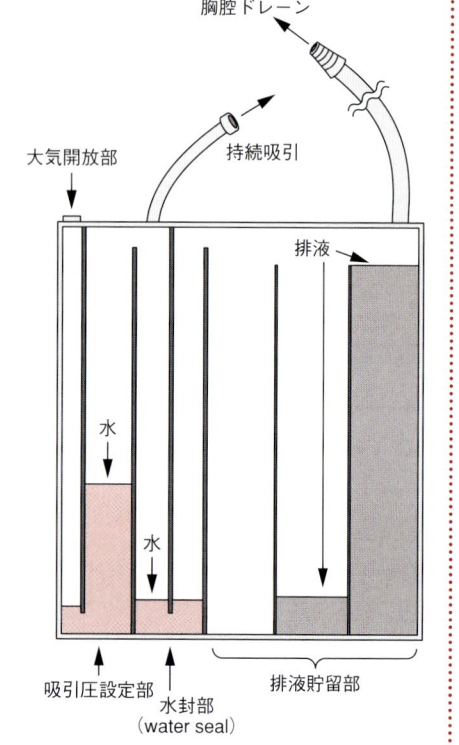

● 図1　ドレナージバッグの基本構造

外傷症例では，気胸が主体であっても閉塞を防ぐためにドレーンの太さは28 Fr以上とする．自然気胸では16〜20 Fr．ケリー鉗子は曲ペアン鉗子でも代用できるが，肥満や血腫で皮下が厚い場合には，長さが不十分である．

手順

❶ **体位**：仰臥位で挿入側の上肢は挙上するが，無理ならば30°程度の外転位とする．

❷ **挿入位置**：第5肋間，前腋窩線が基本的な挿入部．または，第4〜6肋間，前〜中腋窩線に挿入．挿入肋間と皮切線をマジックインクなどで上肢挙上後にマークする（挙上でマーク位置がずれるため）．

❸ **消毒**：皮切部を中心に鎖骨中線，腋窩まで広く消毒する．

❹ **局所麻酔**：皮切部皮下，肋骨骨膜，胸膜近傍に十分に局所麻酔薬を浸潤する．

↓

❺ **皮切**：挿入部より1肋骨分足側，肋骨と平行に3〜4 cmの皮切をおく（図2）．

↓

❻ **剥離**：ペアン鉗子にて皮下組織を剥離，肋骨に達する．肋骨表面をたどって**肋骨上縁より**（**下縁には肋間動静脈がある**）**肋間に進む**（図3）．鉗子にて胸膜を貫き，肋間筋を肋骨の走行方向に十分広げる．指を挿入し癒着のないことを確認する．

↓

❼ **挿入**：ケリー鉗子でドレーン先端を把持，**胸壁に沿わせて肺尖部に向けて挿入する**．

↓

❽ **固定**：1-0以上の太い絹糸で縫合固定．

↓

❾ **接続**：ドレーンバッグに外れぬようにしっかりと接続する．接続部は太い絹糸か固定用バンドで結紮する．

↓

❿ **管理**：挿入後に位置をX線撮影で確認．−15から−20 cmH$_2$Oの持続吸引を行う．自然気胸などでは適宜陰圧を減らす．呼吸音，胸郭運動，皮下気腫の変化を追う．凝血による閉塞防止のために時々チューブをしごき，呼吸性変動を確認する．ドレーンバッグは製品によってデザイン，配置が異なるので説明書きを読むこと．

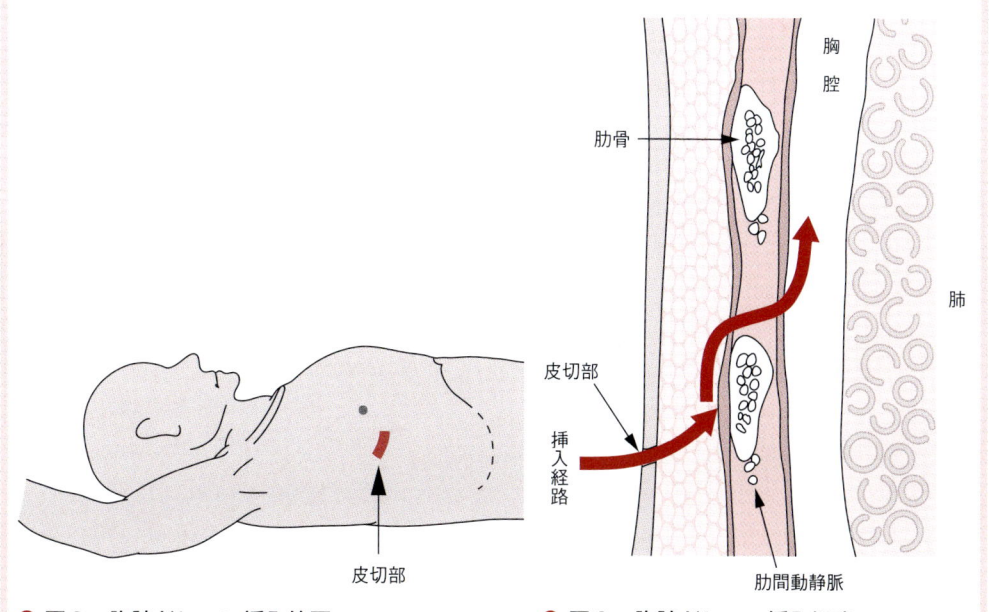

↓

⓫ **抜去**：24時間排液量が100 mL以下で空気の漏れがなければ，半日ほどwater sealとするかドレーンをクランプし，X線撮影で肺虚脱がないことを確認，抜去する．水平マットレスに太い糸で縫い，**深吸気で呼吸を止めるか呼気中に抜去**（**胸腔内を陽圧にする**）．同時に結紮するか，軟膏をつけたガーゼで圧迫閉鎖する．原則として創感染が疑われる場合には縫合閉鎖を行わない．

● 図2　胸腔ドレーン挿入位置

● 図3　胸腔ドレーン挿入経路

●代表的な失敗の原因と対処法●

● 胸腔外への挿入
多発肋骨骨折や胸壁内血腫が多い場合など，胸郭の損傷が強い場合に起こしやすい．挿入路を鉗子でしっかりと広げる必要がある．挿入直後に液体が排出されるか，空気であればドレーン内が曇るので，よく観察すれば胸腔内か否か判別できる．少量の血液の流出では胸壁内の血腫の場合があるので，胸腔内にある根拠とはならない．**接続直後にwater seal部の呼吸性変動がない場合も胸腔外と考え，挿入し直すべきである．**

● 肺損傷
癒着があるのに内筒針付きのドレーン（トロッカーカテーテル）を盲目的に挿入した場合に起こしやすい．X線で肺が完全に虚脱していることが確認でき，慣れた医師が用いる場合以外には使用しない方がよい．損傷を起こさなくとも，葉間に入ってドレナージ不良の原因にもなるので，**鉗子で誘導して確実に挿入すべきである．**

● 横隔膜損傷
第7肋間以下で挿入すると危険である．第6肋間であっても，肥満や腹満があり横隔膜が挙上している患者では挿入方向によっては損傷しうる．この合併症もトロッカーカテーテルを盲目的に挿入することで起きる．

● 創感染
救急外来で緊急に挿入する場合などでは清潔操作が不十分になりやすい．**挿入部に感染を認めた場合には，直ちに抜去する．**抜去時に縫合すると，膿瘍になり胸腔内に炎症が波及，膿胸となる．イソジンゲル®など軟膏で閉鎖し圧迫しておけば数時間で空気の交通はなくなる．

〈小野一之〉

Memo

腰椎穿刺

● 腰椎穿刺の意義 ●

腰椎穿刺には，救急医療では2つの使い方・意義がある．すなわち
1）下半身麻酔法としてのいわゆる"**ルンバール**"**麻酔**
2）脳炎・髄膜炎などの検査法としての**腰椎穿刺**である．

適応について，1）について説明は必要なかろう．2）について救急外来では，髄膜炎を疑ったらCTで頭蓋内圧亢進所見のないことを確認後，施行することが多い．CTではわかりにくいきわめて微量のくも膜下出血を発見することもある．

必要な器材

- 腰椎穿刺針（麻酔用ならディスポの21 G～25 Gスパイナル針，検査なら専用のディスポ針に三方活栓，ガラス注射器がセットになったものがある，図1）
- 局所麻酔薬 適宜〔1％リドカイン（キシロカイン®）やメピバカイン（カルボカイン®）など．5～10 mLで十分〕と注射器．針は22～23 Gの長針（カテラン針）．
- 消毒セット，滅菌手袋（髄腔の扱いは超清潔操作を要する！）

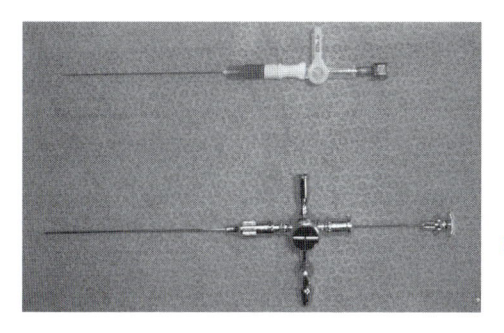

● 図1 腰椎穿刺針（検査用）
上はディスポ針
下はリユーザブル針

手 順

【正中法】

❶ 患者を側臥位とし（術者が右効きなら左向き側臥位），両下肢をできるだけ抱え込み，頭は臍を見るようにして背中を丸めさせる（図2）．
↓
❷ 腸骨稜の高さにある第4腰椎（L4）/第5腰椎（L5）または第3腰椎（L3）/第4腰椎（L4）を同定．ここを中心に腰背部を3回消毒する．
↓
❸ まず局所麻酔薬を局注，続いて同部位から本穿刺針を穿刺する．
↓

● 図2　患者の体位
頭を前屈させ，両膝をかかえ込んでもらい，できるだけ"背中を丸く"してもらう

● 図3　腰椎穿刺の刺入部

A点：傍正中法での刺入部
B点：正中法の刺入部

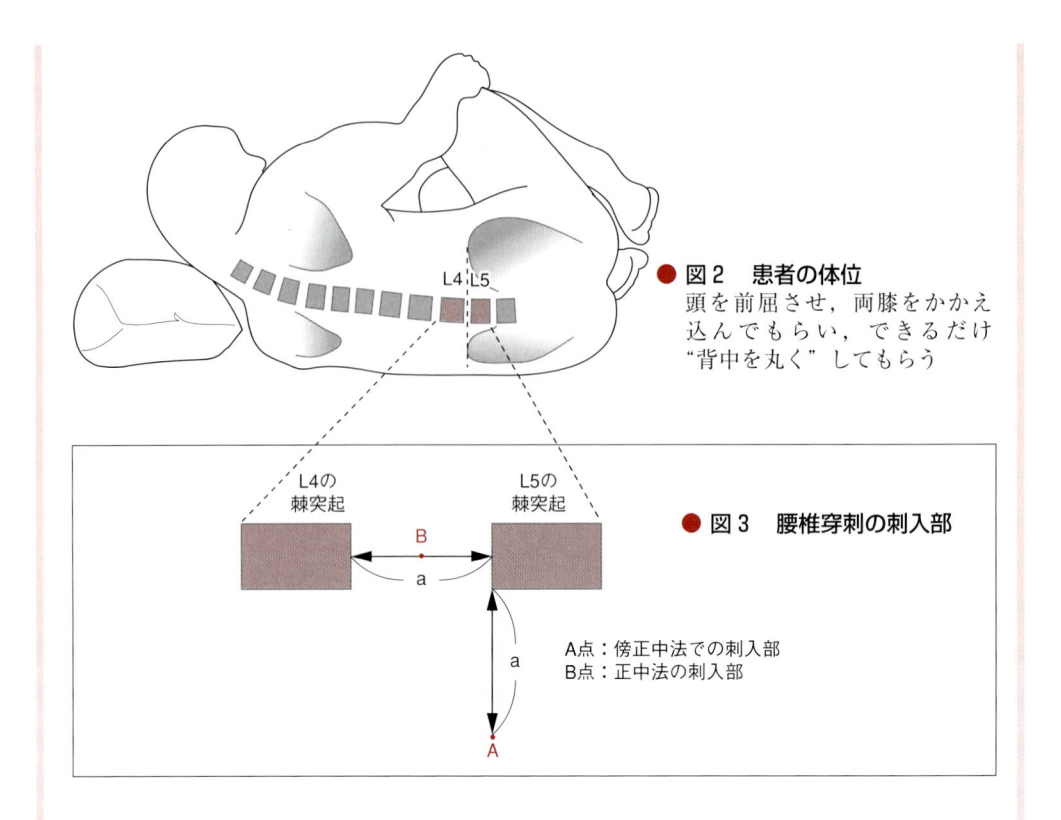

↓

❹ 穿刺の場所は図3のようにL4とL5またはL3とL4の棘突起の真ん中（必ず正確に！）とし，**皮膚に垂直に**（これも必ず正確に！），針をゆっくりと慎重に進める．

↓

❺ 体格にもよるが3〜6cmで多少の抵抗を感じたあと，「すっ」と抜ける感じが得られる．ここでゆっくりと本穿刺針の内筒を抜くと髄液が流出してくる．

↓

❻ 麻酔ならば脊椎麻酔用ブピバカイン（マーカイン®）など2〜3.5 mLを，数秒かけて注入する〔注：ブピバカイン（マーカイン®）にはバイアルに入った局所麻酔用もあるが，これには防腐剤が入っているので，**腰椎麻酔には必ず"脊椎麻酔用"と明記された4 mL入りのアンプルを使うこと**．患側が下になっていれば高比重を，上なら等比重のブピバカイン（マーカイン®）を使用〕．

↓

❼ 検査なら三方活栓にガラス筒をつけて初圧を測定の後，髄液を採取し検査に提出，終圧を測定し抜去する．

●適　応●

発熱，頭痛，嘔気，嘔吐があり項部硬直などの髄膜刺激症状が疑われるもの．頭部CTで説明できない意識障害があり，薬物中毒や精神疾患が除外できる場合は髄膜炎や脳炎の可能性を常に考え，腰椎穿刺を考慮する（実は，筆者は不穏，興奮を呈する脳炎の患者を精神病と見誤りそうになったことが何度かある．腰椎穿刺はありがたい検査だとつくづく思う）．

●禁　忌●

- 頭蓋内圧亢進症状のあるもの．これは頭部CTで除外可能．
- 穿刺部位に褥創などの汚染創のあるもの（医原性の髄膜炎をつくってしまう）．
- ジピリダモール（ペルサンチン®），クロピドグレル（プラビックス®），少量のアスピリン製剤（バイアスピリン®，バファリン81®）などの抗血小板薬を内服している場合，抗凝固療法中の患者．脳梗塞や心血管手術の既往のある患者では内服の可能性が高く要注意（脊髄内や硬膜外に血腫をつくり医原性の脊髄損傷をつくってしまう可能性あり！）

●代表的な失敗の原因と対処法●

● うまく穿刺できない時

一般に"正中法"を第1選択とするが高齢者では腰椎の変形のために骨に当たってしまい，穿刺できないことも多い．その場合，"傍正中法"でほぼ100％に穿刺可能である．各人少しずつ癖があるのだが，筆者の方法は以下のとおりである．

手　順

【傍正中法】
図3のようにL4とL5の棘突起間の距離（a）を正確に触診，これに等しい距離をL5棘突起の頭側縁から下におろす．

↓

この点（図3のA点）から針を刺入し，本来正中法の穿刺位置であるB点の奥，皮膚から3〜6cmくらいのところをめざして針を進める．L4/L5またはL3/L4で成功しなければL5/S1で同様に穿刺すれば成功する．

それでもうまくいかないときは潔く上級医師に交代してもらおう（熱くなりすぎて何回も穿刺すると馬尾神経の損傷や脊柱管内の出血をきたす可能性がある．武士は引き際も大切である）．

さらに学びたいとき

- 「「こだわり」の局所麻酔」（高崎真弓 著），メディカルサイエンスインターナショナル，東京，2002
- 「一気に上級者になるための麻酔科のテクニック」（四緯東州 著），三輪書店，東京，2008

memo 不穏・興奮 → まずhypoxia

　不穏，興奮状態の患者さんをみると誰でも精神病やヒステリーなどを疑いたくなるものである．しかし，不穏・興奮をみて，われわれ救急医が真っ先に疑うべきはhypoxia（酸素欠乏症）である．

　例えば機械的に窒息すると，ひとしきり大暴れしてからぐったりする（ぐったりしてからでは遅いのだが）．将棋中に様子がおかしくなった，という高齢の患者さんは，救急隊現場到着時に大暴れしており，血圧や酸素飽和度の測定もできない状態で，複数の隊員がなんとか患者さんを押さえつけて救急車に収容，ERに搬送された．来院後の検査で心筋梗塞 → 肺水腫と判明，肺水腫によるhypoxiaのため大暴れしていたのであった．緊急心臓カテーテル治療で救命できたが危ないところであった．

　不穏・興奮 → まずhypoxia．それがなければCTなどで精査のうえ，腰椎穿刺にて脳炎・髄膜炎も鑑別されたし．

<篠原一彰>

Memo

救急時輸液

はじめに

限られた紙面に本来大冊におよぶ輸液療法のエッセンスを盛り込むことは不可能である．また輸液療法の本質には安直な公式のようなものはなじまない．ここでは重症救急疾患に対する輸液療法という手探りの治療手段に関して"誤ったイメージ"をもつことのないようにするために必要な注意点につき主張したい．

● 輸液療法の目的 ●

重症の救急患者には必ずといってよいほど輸液療法が行われ，実際そのような患者の大部分は輸液療法を必要としている（もちろん，ここでいう輸液とは経静脈的輸液のことを指す）．しかし，輸液とは盲目的にルーチンで行うべきものではない．輸液療法を行うには明確な理由ときちんとした基本姿勢（診療態度）が必要である．

その理由とは

❶ 循環血液量の著しい減少がある
❷ 電解質異常の補正を要する
❸ 酸塩基平衡の異常（多くは代謝性アシドーシス）がある
❹ 血清浸透圧の異常がある
❺ 薬剤を緊急に静脈内投与する必要がある
❻ 血中の薬剤や毒物，尿路内の細菌のコロニーを強制利尿で排泄促進したい
❼ 患者が経口摂取もしくは経管栄養をできない
❽ 薬物の毒性を軽減するために輸液が必要

などである（❼❽は救急時輸液の範囲外である）．

▶ これらのどれを目的として輸液を行うのかをあらかじめきちんと認識したうえで輸液療法を開始しなければならない．輸液の目的が曖昧なようではどのような輸液製剤を選択すべきかが決まる道理がない．しかし後述するように，目的意識をもつこととは必ずしも初期方針が完全に正しいことを要求するものではない．**ある病態評価に対して特定の目的をもって輸液を開始し，輸液に対する患者の体の反応が期待どおりであるか否かを再評価すれば，初期評価のずれは修正しうる．**

▶ 現実問題としては救急患者に対しては来院後，バイタルサインの評価と並行して末梢静脈路を確保して細胞外液投与を開始するのがルーチンとなっていることが多かろうが，そのような作業を進めつつも頭の中では常に患者の体のニーズが何であるかを探り輸液の目的を明確に認識するよう努めなければならない．

● 輸液ルートの確保 ●

▶ 輸液を開始するにはルートを確保しなければならないが，末梢静脈路にするか中心静脈路にするか，どの静脈からアプローチするかといったことは，患者の病態やvolume status（血管内容量）に応じて判断することが必要である．経験の浅い医師にとっては静脈ラインを確保するという"行為"自体が一大事になりかねないため，あくまで目的達成のための手段にすぎないはずの静脈路確保があたかも治療のゴールのようになってしまう危険がある．四苦八苦して中心静脈路を挿入したら疲れてしまって一休み，というのでは何にもならない．

▶ 緊急時輸液の大半は末梢静脈路で事足りる．**最初の１本は取りやすいところから速やかに取ることが重要である．**著しい循環血液量減少の場合や代謝性アシドーシスのため努力呼吸になっている患者にいきなり中心静脈路確保をしようとすることは空気塞栓のリスクが高く，賢明でない．

● 輸液療法のイメージ ●

▶ ルートが確保されたらどのくらいの輸液速度で開始するかを決めなければならない．決めるということは"選択する"ことであり，あらかじめ正解があるわけではない．ここであらかじめ断っておきたいのは，患者の初療の段階で最適な輸液製剤・輸液経路・輸液速度がすべて正確にはじきだされるようなことはない，ということである．輸液療法における最も誤ったイメージとは頭の中であれこれと理屈を考え計算をすれば，あるいは立派な輸液療法の成書をひもとけば理想的な輸液プランをあらかじめつくってしまえると思い込むことである．重症患者に対する正しい輸液療法の姿とは，

● 患者の病態・volume statusの評価　→　"妥当な輸液"の開始
　　　　　　　　　　　　　　　　　　　→　再評価・軌道修正
　　　　　　　　　　　　　　　　　　　→　再々評価・軌道修正

ということの繰り返しであり，ジグザグに軌道修正を繰り返しながら目標とする状態へ近づけていくのが正しい方法である．

▶ したがって，最初に輸液メニューを決めて指示を出したらしばらく患者をみに行かないような医師はそもそも輸液療法を行う資格がない．一方で最初の輸液を生理食塩液にするか１号液にするか，それとも蒸留水に食塩液や糖液を混ぜてつくるべきか，といたずらに思案に時間をかけることもあまり意味がない．患者の体内の総水分量・総Na量・総K量などの過不足は容易に推定できるものでなく，患者の体の真のニーズを正確に知ることは大変困難である．

▶ したがっておおまかな評価（例えば高張性脱水であるとか）をつけて"妥当"と思われる輸液療法（例えば半生食や１号液）を開始し，患者の反応（時間尿量や酸素化能，データの推移など）を注意深く追跡するうちにどうやら患者の体の内部はこんな状況らしいと見当がついてくる，というのが輸液療法の現実である．人体はいわばブラックボックスであり，外から加えた刺激に対する反応を観察して内部の様子をうかがい知るという手法は実はまさに"自然科学的"手法そのものだともいえる．

▶ このようなイメージをもつことは輸液製剤の種類や成分を細かく覚えることや投与する水分量やNa量などを1 mEq単位まで細かに計算することよりはるかに重要である．繰り返すが，考え抜いたメニューで輸液を始めて放っておくぐらいなら，初期輸液方針の根拠が多少不足していても絶えず患者の反応をみて修正していく態度の方が輸液を行う医師の態度としては正しいのである．

☞ 考えても決まらない場合には"とりあえず"はじめてみよ．しかるのちに"きちんと"再評価し修正せよ．

輸液に対する反応から心疾患がみつかった症例

> 66歳，男性．工芸品の職人で病院や健診には縁遠かった．2〜3日前から風邪気味で体調が悪く食事や水分がとれず，臥床がちであった．深夜になっていよいよトイレに立ち上がることもできなくなったため，家族に連れられて某個人病院の夜間外来に来院した．一見して皮膚は乾燥してツルゴールは低下しており，病歴からも脱水が考えられた．初診医はざっと身体所見を取って脈がやや遅いのが気になったが，乳酸リンゲル液に糖液を加えて4〜5時間で3本（1,500mL）投与するよう指示した．輸液開始後しばらくは患者もいくらか楽になったようなことを語っていたが，2時間ぐらい経ったところで患者が"どうも息が苦しい"と訴えて起き上がるようになった．改めて診察すると努力呼吸をしており，聴診では軽度ながらcoarse crackle（水泡音）が聴取された．拘束の技師を呼んで胸部X線撮影をしたところCTR（cardiothoracic ratio：心胸郭比）は50％以下であるにもかかわらず明らかな肺門中心影を伴う肺うっ血像を呈していた．心電計を病棟から借りて12誘導心電図を行ってみると，胸部誘導全般に著しいST上昇がみられⅡ・Ⅲ・aV$_F$にreciprocal changeを伴っていた．ここに及んで患者の病態は実は無痛性の広範前壁急性心筋梗塞であることが判明した．

この症例はやや特殊な症例ではあるが，夜間外来で検査手段も限られたなかでとりあえず脱水補正目的で開始した輸液に対する思わぬ反応から心疾患がみつかったという実例である．**輸液に限らず何らかの処置・投薬を行った場合には期待した通りの効果が得られたかどうか再評価して，ねらい通りでなかった場合には軌道修正するか病態評価そのものを再考することが重要**であることを知ってほしい．

●重症患者にバランスシートが必要となる理由●

▶ 普通に暮らしている健康人が水分バランスを意識することはまずない．喉の渇きに応じて水分をとっていれば自動的に水分バランスがつき，体重は変わらない．健康人にバランスシートをつけたとしたら数百mLぐらいのプラスバランスになって，むしろ体重一定から考えると不感蒸泄や感蒸泄（発汗など）がこのぐらいあるのかと実感するという具合である．一般に心機能が正常で血管系が正常で腎機能が正常であれば，輸液をしても尿量が増加して収支がついてしまう（もちろん過剰な輸液をすれば多少の浮腫は生じる）．

▶ ではなぜ重症患者ではバランスシートが必要になるのであろうか？　ここで認識しておくべき一般論のイメージは，**人体に外傷や炎症（ときには薬剤）などの強い侵襲が加わると体液の分布が変わる**ということである．細胞外液がサードスペースに移行（fluid sequestration）するとか，水が逃げるとか，non-functional ECF（extracellular fluid：非機能的細胞外液）が増加するとかさまざまに表現されるが，要するに水分やNaをどこかにしまいこんで利用不可能になってしまうことであり，水分必要量が大幅に増加してバランスシ

ート上は大きくプラスバランスになるのが常である．米国が度重なる戦争から学びとった知見はまさにこのことであった．戦傷で出血した患者に出血量と同量の輸血をしても患者の循環は改善せず急性腎不全が多発した．患者の循環血液量を元の状態にするには同量の輸血に加え出血の2倍量の細胞外液が必要であることがわかった．外傷による大量出血に対する蘇生輸液が推定出血量の3倍量の細胞外液投与を基本とするのはこのためである．

▶ したがって多発外傷や重症急性膵炎，敗血症の患者に対して尿量・バイタルサインを維持すべく輸液を続けると必ず1日水分収支がプラス数千mLになり，最初の数日で体重が10kg以上増加することも稀ではない．血管内に投与された輸液のうち血管内にとどまるのはせいぜい3割であり侵襲が強ければさらにその割合は低下する．したがって重要臓器の循環維持は浮腫・肺うっ血と背中合わせになる．腎臓と肺は利害が対立するといってもよい．つまり**重症患者に対する蘇生輸液は陽圧［特にPEEP（positive end-expiratory pressure：呼気終末陽圧換気）］による呼吸管理を前提とすべきものである**．重症患者を一般病床で管理しようとした場合，肺うっ血・低酸素血症を恐れるあまり輸液を絞ってしまい，出るはずもない尿量を維持すべく利尿薬を多用してさらに循環血液量不足を悪化させてしまうことが起こりがちである．"救急・ICUの医者はとかく輸液を入れすぎである"という批判がしばしばなされるが，それはそもそも呼吸管理を視野にいれずに重症者の輸液管理をしようとする立場と呼吸管理を前提として管理をしようとする立場の違いを示しているにすぎない．肺と腎が二律背反になったとき，肺をメカニカルサポートしつつ腎の要求を満たす輸液を行うのが重症者管理として当然の方向性である．

▶ かくして重症患者はいったん水分過剰状態になる．原因となる侵襲が除去されるにつれ，箪笥貯金のひもがゆるんで経済市場に資金が出回るように水とNaが再び血管内に戻ってくるようになり，いわゆるrefillingの段階となる．循環血液量は増加して（心・腎機能に問題がなければ）急速な尿量の増加，尿比重の低下に至るが，心腎いずれかに問題があるかrefillingの速度が速ければ陽圧換気下でも肺うっ血が進む．バランスシート上はマイナスバランスに転じ，自由水クリアランスはプラスに転じる．利尿薬の出番はむしろこの時期にあり，余剰の水分およびNaの排泄を手助けすることが役割となる．蓄積した水分が除去されれば自ずから水分バランスがつくようになり，根本的病態が解決されていればバランスシートはいずれ不要となる．

このような大きな流れが，重症者輸液管理のいわば大局観である．

●病態に応じた初期輸液療法の例●

上部消化管出血による出血性ショックの症例

> 50歳，男性．特記すべき既往歴なし．事務仕事中に突然鮮血を吐血し，当院へ救急搬送された．来院時患者はぐったりしており顔色不良で全身発汗を認めた．呼吸数は30回/分であった．橈骨動脈の脈拍は触知困難であったが血圧を測定すると140/70mmHgであり心拍数は140回/分に及んだ．Blanch test（爪を蒼白になるまで圧迫した上で圧迫解除する．refillまで2秒以内が正常）は明らかに延長していた．

治療

　酸素投与開始，血液ガス分析を含めた採血を施行するとともに末梢静脈ラインを確保して細胞外液の急速負荷を開始した．処置と並行して内視鏡室の手配をした．5 P'sのそろった明らかなショックであるから蘇生輸液によるショックの早期離脱が急務であるが，それとともに出血源に対する確実な止血処置が行われないと出血の増悪を招きかねないからである．経鼻胃管を挿入して繰り返し胃洗浄を行うも洗浄液の色は薄くならず出血は活動性と考えられた．当初140mmHg台であった血圧は処置開始後70mmHg台に下降し，細胞外液2,000 mLを急速負荷してようやく血圧を90〜100mmHgに回復することができた．しかしながら輸液速度をゆるめると血圧が下がってしまうため，輸液負荷を続行しつつ内視鏡室へ患者を移送した．ショックの症状はいくらか軽快し，問いかけに対する患者の反応もはっきりしてきた．緊急内視鏡所見では胃内は洗浄液で希釈された血液が充満して真っ赤であり，凝血塊はみられなかった．体上部大彎寄りに出血部位が同定され，エピネフリン局注および露出血管に対するクリッピングにて止血が施行された．露出血管には潰瘍底を伴わず，いわゆるDieulafoy潰瘍と考えられた．止血後循環動態は安定し，特に脈拍がはっきりと減少して120回/分前後になった．時間尿が安定して1 mL/kg/時を越えるようになるまでに約5,000mLの細胞外液が投与された．血中ヘモグロビン値は7g/dLまで下降したが輸血を回避することができた．輸液量を1 mL/kgに絞ってからも尿量は時間ごとに増加して3〜4 mL/kg/時に達し尿比重は1.010未満に低下して明らかなrefillingの状態となった．胸部X線像では若干のうっ血像が出現し，40%O₂マスク（8L/分）下でSpO₂ 95%と若干の酸素化能低下をみたが，心機能に問題なく利尿が良好についたためループ利尿薬は投与しなかった．約2日のうちに初期の水分蓄積を解消してバランスシート不要の状態になった．

本症例のポイント

❶ 出血性ショックの治療は，蘇生輸液と止血処置の同時進行．どちらが欠けてもいけない．
❷ 輸液速度を落とすと血圧が下がるような場合は活動性出血ありと判断せよ．
❸ 止血が達成されれば，"逃げた"水が"戻ってくる"．このダイナミックな水の移動を体感せよ．

アナフィラキシーショックの症例

　52歳，男性．急性心筋梗塞でPTCA（percutaneous transluminal coronary angioplasty：経皮的冠動脈形成術）を受け，3カ月後のフォローアップ冠動脈造影を受けた．検査は問題なく終了し，ヘパリンの中和目的でプロタミンを投与したところ，患者は気分不快を訴えて嘔吐，さらには喘鳴をきたした．救急スタッフが呼ばれて造影検査室に到着した時点では，患者はあえぎ呼吸を呈しており，顔面および前胸部に著しい発赤を認めた．末梢の動脈はよく触れるが血圧は60mmHgであった．

治療

　プロタミンによるアナフィラキシーショックと考えられ，直ちに気管挿管・人工呼吸を開始するとともに乳酸リンゲル液の急速投与，エピネフリンの皮下注射，副腎皮質ステロイドの静注，ヒスタミンH₁およびH₂受容体拮抗薬の投与を行った．しかし全身の発赤はどんどん広がり腫れ上がって顔貌も変わってしまった．細胞外液3,000 mL/時の負荷にても血圧は70mmHgにとどまったため，ノルアドレナリン0.5 μg/kg/分の持続投与を開始して90〜100mmHgに昇圧しつつICUに収容した．3,000 mL/時の輸液負荷後にもかかわらず，中心静脈圧は0 mmHg，超

音波検査で下大静脈径は2mmに虚脱しており，胸部X線上CTRはAP撮影で46％，血管内の水分が血管外に大量にシフトしてしまった状況であった．肺動脈カテーテルによる評価では著しい循環血液量不足，極度の末梢血管抵抗低下（SVRI 400）を認めた．300 mL/時の輸液負荷とノルアドレナリン持続静注にて循環維持，尿量維持しつつフェンタニール/ミダゾラム併用持続鎮静下に人工呼吸管理を続行した．全身紅斑は数時間持続し徐々に消退傾向となった．

翌日からrefillingの徴候が出現し，中心静脈圧の上昇，肺動脈楔入圧の上昇，心拍出量の増加，血圧の上昇，尿量の増加（2〜4mL/kg/時）をみたが，心筋梗塞後の心臓であるため肺動脈楔入圧の上昇が著しく，X線上も明らかな肺うっ血をきたし，血液ガス上の酸素化能も低下した．この時点までに約6,000 mLの水分蓄積があったため，増加している尿量をさらに増やすべく積極的にループ利尿薬を投与して"水引き"を行った．この間はPEEP 5〜10 cmを用いた陽圧管理で酸素化を維持し，3日間かけて水分蓄積を解消したのち抜管した．幸い，ショックによる心筋虚血の増悪，臓器不全を生じることはなかった．

本症例のポイント

① アナフィラキシーショックは体内水分分配が動く極端な例である．
② 全身浮腫の状態にもかかわらず，血管内はカラカラであることが特徴．
③ 前負荷，後負荷ともに極端に不足するため，両者へのサポートが必要である．

糖尿病性ケトアシドーシスの症例

25歳，女性．特記すべき既往歴なし．1カ月ほど前から異常に痩せてきたように両親が感じたらしい．この頃からたまに吐くことがあった．1週間前からは食事がとれず，食べてもすぐ吐いてしまうため大量の紅茶をつくって自室に置き，そればかり飲んでいたとのこと．夕方，腹痛を自覚したがそのまま就寝し，深夜になって腹痛が増強して動けなくなり次第に意識混濁に及んだため救急隊要請となった．

治療

来院時の患者の状態を評価する

- 意識障害　E2V2M1（GCS），腹部を圧迫すると顔をしかめる
- 低体温（31.4℃）
- 低血圧　72/44 mmHg
- 高血糖　BS　1,169 mg/dL・高浸透圧　Posm 339 mOsm/L
- 著しい代謝性アシドーシスおよび代償性過換気
    pH 6.862　PaCO$_2$ 11.1 mmHg
    PaO$_2$ 136 mmHg　BE（base excess：過剰塩基）：out of range
- 尿中ケトン陽性（＋＋＋）
- 感染徴候陽性　WBC45,600/μL　CRP 12.6 mg/dL

などの異常所見がみられ，糖尿病性ケトアシドーシスと診断した．

著明な脱水と高浸透圧血症，グルコース利用障害が存在し，輸液療法による是正が必要であった．血糖の補正による高浸透圧の是正を急ぐと，脳浮腫による頭蓋内圧亢進および血液濃縮による血栓症，極度の低K血症などを招く危険があるため，生理食塩液の急速負荷（500〜1,000 mL/時）による低容量血症の離脱を優先した．Kについては5.5mEq/Lと一見高K血症のようであるが，実は著しい代謝性アシドーシスによる細胞外K漏出をみているにすぎず，体内総

K量はすでに不足していると考えられた．アシドーシスの補正，インスリン投与により極端に低下することが予測されたため，5～10mEq/時の補給を行った．血清K値は下降し，3.0～3.5mEq/Lで推移した．インスリンの持続静注は微量持続注入用シリンジポンプにて5単位/時から開始して12時間程度かけて血糖値を300mg/dL以下に下げることを目標とした．頻回に血液ガス，血糖値，電解質，血中尿中ケトンのチェックを行った．ほぼ半日で低容量血症と高浸透圧血症を是正したが，ケトーシスの改善のためにはグルコースとインスリンの両方が必要であり，血糖値が300mg/dLを切った時点でグルコースの投与（5g/時相当から）を開始しインスリン投与量を調節した．血中ケトン体が正常域になったのは約30時間後であり，BEの改善はさらに遅れた．糖尿病性ケトアシドーシスに対する重炭酸の適応は少なくともpH≧7.0においては否定的であり，治療開始時に100mEq用いたのちは投与しなかった．

患者はⅠ型糖尿病であることが判明した．炎症のfocus（病巣）としては背部に径10cm大の皮下膿瘍が見つかり，糖尿病に伴う易感染性によると考えられた．1,000kcal/日のグルコース投与に対してインスリン必要量30～40単位に落ち着いた時点で内分泌科に転科転床となった．

📖 本症例のポイント

❶ 糖尿病性ケトアシドーシス（DKA：diabetic ketoacidosis）ではグルコース利用障害によるアシドーシス，高浸透圧血症，脱水が存在する．

❷ 血糖値の補正ばかりを優先するとかえって血管内脱水を増悪して臓器障害や脳圧亢進をまねく危険がある．数千mLの体液不足が考えられるので生理食塩液の急速負荷による循環維持を第一に考えるべきである．

❸ 体内総K量は不足していながら，極度のアシドーシスのために，見かけ上高K血症を呈することがある．治療に伴い著しい低K血症をきたすことがありうるので注意が必要である．

●外傷による出血性ショックに対する輸液療法の考え方の変遷●

内科的疾患に対する輸液療法はそれ自体が決定的治療手段たりうる場合が多いが，こと外傷に関して（とくにショックを伴う外傷に対する輸液に関して）は概念の変遷があり輸液療法の位置づけが変わってきている．したがって外傷による出血性ショックに対する輸液については少々紙面を割いて論ずる必要があると考える．

外傷によって大量出血をきたしている患者を救命するために必要なこととは

1） 出血点を見出し出血を止めること
2） 十分量の細胞外液を急速投与して循環血液量を回復させること

の2点であることは明白である．しかし近年，この2つの要素にどう重み付けするか，どちらを先に実施するかといったアプローチの違いによって治療がうまくいったり，かえって具合が悪くなったりするなど治療の行方が分かれることが知られるようになった．この問題を考える鍵となる考え方とは

❶出血が起こると抵抗血管を収縮させて出血を止めようとする生体反応が必ず生じ，小血管からの出血は一時止血される．

❷輸液がなされて循環血液量が増加すると収縮していた抵抗血管が開いて再出血が生

じる．
というものである．つまり

輸液 → ‥‥ → 再出血

という図式が治療のあり方に影響してくるのである．

　かつては出血性ショックを呈した外傷患者に対しては何よりまず急速輸液を行ってショック状態からの離脱をはかることを最優先する考え方が主流であった．この考え方に基づくかぎり，患者の到着次第太い輸液ルート 2 本を確保して推定出血量の 3 倍量の乳酸加リンゲル液を急速投与することについて診療現場には何ら迷いは存在しなかった．

　ところがパラメディック先進国である米国において躯幹の鋭的損傷患者に現場で急速輸液をしてから搬送すると病院到着時には出血のコントロールが困難になり，かえって患者の予後を悪くするという衝撃的な報告がなされた．外傷診療において**輸液が有害に働く可能性**が示されたのである．たしかに外傷による出血性ショックの患者に急速輸液をして正常血圧まで回復させたあと止血手術にもちこむまで手間どると，それまで自然止血されていた部分の血管が開いて思わぬ急速出血を起こしてくることがあるという事実は誰しもときに経験するところではあったが，輸液が有害に働くなどという結論はなかなか受け入れがたいものであった．しかしこの報告は止血をせずに輸液をし続けることはザルに輸液を注ぐことと同じ，いやそれどころか，それよりもっと悪い（ザルの目をさらに大きくする）ことなのだという教訓を示唆していた．さらに "輸液優先・止血後回し" がはっきり有害であるということが，躯幹の鋭的損傷（stab injury）のみならず鈍的損傷（blunt injury）の一部についてもあてはまることが示されるようになると外傷診療の現場は大いに困惑し，大局観の修正を迫られることになった．

　あちこちで交わされた激論の内容は，当初は "止血処置優先かショック離脱優先か" という二者択一式の議論であったが，これは救急搬送体制や医療機関の手術室，外傷外科医や放射線科医の配備などについて地域や施設ごとに前提条件が異なりすぎて有益な議論につながらなかった．現実的な対応として，（蘇生輸液先行を是認したうえで）正常血圧をめざした輸液法は再出血を招く過剰輸液たりうるので，手術的止血に持ち込むまでの間はある程度低血圧を容認した輸液法にとどめるという考え方（hypotensive resuscitation）が提唱されたりもした．かような議論にはいずれも決め手を欠き，診療現場にはある種の "迷い" がもたらされることとなった．

　こうした流れの中で守るべき重要な態度は「shock reversal（ショックの離脱）ができたといって一息ついてはならない」，「一刻も早く確実な止血処置に入らなければ "再出血" が起こってくるに違いない」という危機感を持つことであり，早期止血術の重要性を再認識することであった．ショックの離脱のみでは患者は助からない，ショックの離脱と早期かつ確実な止血がそろってはじめて救命が可能になるという，当たり前といえば当たり前の認識に改まったのであった．

　外傷学用語で蘇生輸液に対する responder という概念があり，バイタルサインの異常（頻脈，低血圧）を示した外傷患者に蘇生輸液（細胞外液 1,000～2,000 mL）を行うと脈拍や血圧が改善して安定する場合をさす．たしかに，鈍的外傷で出血部位が閉鎖性の四肢長管骨骨傷

（例えば大腿骨骨幹部骨折と脛腓骨骨折の合併など）に限られるような場合には牽引処置により骨折部を安定させることができればresponderのまま安定することが期待できる．しかし躯幹の体腔内の出血（腹部実質臓器損傷や骨盤骨折など）の場合には初療室での輸液で血圧が立ち上がっていてもX線検索やCT撮影などを行っているうちにたいてい再び血圧下降を生じて輸血手配や手術手配にあわてるはめになる．Responderやnon-responderといった区別は輸液負荷という入力に対して患者の体がどう反応するかを見て重症度，処置の切迫度，対応の仕方を判断するものであるからresponderと判断した場合にはともすれば止血処置に邁進する勢いを失いがちになる危険がある．躯幹を含む多発外傷の患者は一見responderに見えても早期止血を怠るといずれdeterioration（悪化）をきたす（non-responderになってしまう！）という意味でそもそもはじめからtransient responderと考えて対処すべきなのである．

これまでの議論を整理すると

> **A.** 外傷により出血性ショックに陥っている患者に対してショックを離脱するに必要なだけの輸液をすること
> **B.** ショックを離脱し，かつ循環動態がほぼ正常化するまで輸液を行うこと
> **C.** 外科的に確実な止血処置を行うこと

という要素にわけた場合，**A→C→B**の順もしくは（**A**かつ**C**）→**B**が望ましく，**A→B→C**は危険な場合があり，**A→B**（without **C**）は有害であるという結論である．**C→A→B**についてはよほど迅速に処置が流れないかぎりショックの遷延による臓器障害は必発であろうから現実的には選択肢からはずれると考えられる．

このような概念自体は頭の中で受容することは可能であろうが，現実的な診療現場の諸条件の中で診療にどう生かすべきなのであろうか．**A**と**C**の間の時間は"可能な限り短く"すべきであるが，実際にどれだけ短縮できるかは施設ごとに違いが出ることは当然であるから，時間短縮に限界がある場合にはそこを埋める工夫が必要である．その1つが一時止血手段（もしくは出血量軽減手段）であり，その選択肢としては

> **a）** 輸液による血管拡張に拮抗する薬剤（バソプレシンなど）の投与
> **b）** 局所圧迫処置，四肢骨折の牽引処置，（不安定型骨盤骨折に対する）シーツラッピングなどの一時固定処置，（出血の著しい頭皮裂創に対する）早期創縫合処置
> **c）** 大動脈遮断法
>   **c-1**：大動脈閉塞バルーン（intra-aortic balloon occlusion; IABO）カテーテルの挿入
>   **c-2**：緊急室開胸術による胸部下行大動脈遮断（aortic cross clamping）
> **d）** IVR（interventional radiology：経カテーテル動脈塞栓術）

などがある．

b） はごく一般的な方法であり，**c）**，**d）** は施設ごとの事情に応じて用いられる．**d）** は損傷によってはdefinitive care（根本的治療）たりうる．**a）** は最近論文報告がみられるようになってきた方法でありまだ一般的とはいえない．そして**c）** は派手な処置ではあるが本質的にはあくまで"時間稼ぎ"の処置に過ぎず，その驚くほどの昇圧効果にあぐらをかいて止血術導入を遅らせると悲惨な結末を招きかねない．

このように外傷による出血性ショック（uncontrolled traumatic hemorrhagic shock）に対する輸液療法はもはや輸液療法単独としては成立しえず，種々の治療手段を駆使した治療戦

略（treatment strategy）の中で位置づけられなければならなくなっている．同様のことは非外傷性の出血についてもあてはまり，とくに上部消化管出血による出血性ショックの患者の診療にあたっては止血手段（内視鏡，IVR，外科手術）の選択や切り替えのタイミングを含めて外傷の場合と同様に迅速な判断が求められる．個々の処置そのものに埋没しがちな術者とは別にdecision teamが必要とされる所以である．

　これまでに述べたことは主として止血法との連動の上での輸液のタイミングと量の問題であった．外傷性脳損傷合併例や腸管の虚血—再灌流障害の問題との関連で輸液製剤の選択（高張Na液の使用，膠質液の使用）や腹膜灌流（ショック後腸管障害に対して腹膜透析液を用いてperitoneal resuscitationを行うことにより再灌流障害を軽減せしめる方法）など現在も議論の種は尽きないが，これらについては専門書に譲ることにせざるを得ない．

●輸液に関する重要ポイント●

1) **輸液を行う目的をはっきり認識して行うこと**．目的が特にないということであれば輸液療法自体がその患者にとって不要である．
2) **目的に合った輸液製剤を選んで"妥当"な輸液速度で開始する．そして必ず再評価・修正を繰り返すこと**．軌道修正なき輸液療法はありえない．
3) "心疾患の患者には必ず5％ブドウ糖液を使用すべきで細胞外液は禁忌，脳外科的患者には5％ブドウ糖液は禁忌"などというステレオタイプな考え方は輸液の本質からはずれる．心機能の保たれた心筋梗塞の患者に対して再灌流後冠動脈再閉塞防止目的で生理食塩液を急速負荷することもある．
4) 輸液療法における誤りは，製剤の選択の不適切さよりも**投与速度・総投与量の誤り**であることの方が多い．
5) **循環血液量の減少のある患者では基本的に細胞外液で開始するのが妥当**である．
6) 電解質の補正を要する場合ではKの異常（高K血症・低K血症）が圧倒的に多い．
7) **血清K値の一般的な動き**について認識しておくこと．
    a) アシドーシスで上昇しアルカローシスで低下する
    b) グルコース，インスリン投与により低下する
    c) 外傷性脳損傷や脳卒中などで低下する
    d) 腎機能障害・乏尿で上昇し，ループ利尿薬投与で低下する
    e) 透析患者では透析から次回透析まで直線的に上昇する
    f) 下痢により低下する

   a) b) c) は細胞内外でのシフトによるもので体内K総量は不変．一方，d) e) f) は体内総量自体が増減する．前者ではover-correctionに注意が必要．
8) 代謝性アシドーシスは放置すると心停止のリスクを高める．しかし代謝性アシドーシスに必要な治療とは（pHが7.0を下回るような場合を除いて）重炭酸の投与ではなく，原因に対する治療（病態に応じて循環血液量の回復，低体温の是正，痙攣の静止，インスリンの投与，ビタミンB_1の補充など）である．

9) **代謝性アシドーシスの成因**として救急領域で重要なものの代表は
    - 循環不全・低酸素血症・壊死（腸管虚血など）：乳酸アシドーシス
    - 代謝障害：ケトアシドーシス
    - 中毒（サリチル酸・メタノール・エチレングリコールなど）

    などである．

10) **緊急に薬剤投与を行う必要のある病態の代表**は
    - 全身性痙攣（決して痙攣させたままにしてはならない！　直ちにジアゼパムの静注を行って"止める"）
    - うっ血性心不全（利尿薬の投与）
    - 来院時心肺停止（エピネフリン，バソプレシン，抗不整脈薬）
    - 低血糖
    - くも膜下出血（脳動脈瘤再破裂防止のための緊急降圧）
    - 急性大動脈解離（緊急降圧・モルヒネによる鎮痛）

    などである．

11) 輸液ルートを確保する手技で最も重要なことは，**末梢静脈に短時間に確実にラインをとれること**である．

12) 輸液ルート確保において最も危険な落とし穴は，（特に中心静脈路確保において）ルート確保という行為自体に埋没して元来の目的を見失うことである．

13) **輸液ルートの位置と採血の位置の選択には注意が必要**．左手首の静脈から3号液を輸液しながら左尺側皮静脈から採血したために異常高血糖と誤解し，高用量のインスリンを静注（もしくは皮下注）してしまったとうような事例は，実は少なからず存在する．

14) 輸液と尿量の関係について考えるうえでのチェックポイントは
    - 患者に過大侵襲（外傷・出血・炎症など）が作用していないか
        → あれば必ず水分蓄積が生じ，輸液量 ＞ 尿量となる．
        　去れば一般的には輸液量 ≦ 尿量となる．
    - 患者の前負荷・心機能・血管系・腎機能に問題はないか
        → 前負荷：循環血液量の過不足
        　心機能：虚血性心疾患，弁膜症など
        　血管系：動脈硬化・解離など
        　腎機能：種々の腎障害

    いずれかに問題があれば尿量が輸液量に見合わない状況になりうる．

15) **輸液を介しての肺と腎の関係**

    一般的には輸液は程度の差こそあれ"肺うっ血・酸素化能低下"につながる．したがって腎血流維持（重要臓器血流維持とほぼ同義）を目指すと肺に負担がかかる．侵襲の程度が大きければ，当然肺への負荷が大きくなり陽圧による人工呼吸管理の必要性が生じる（著しい脱水の場合には輸液負荷によりむしろ換気血流比が改善して酸素化能が改善するが，循環血液量が正常かそれ以上の場合は一般に輸液をすると酸素化能は低下する傾向にあると考えてよい）．

16) 肺うっ血を恐れるあまり，過大侵襲を受けた患者に"水を絞る"管理をしようとするのは誤りである．呼吸管理の可能な病床に移すべきである．

17) 患者の血行動態をおおまかに把握する際には，**前負荷・心機能・後負荷の3要素に分けて考えるのが簡便である**．この3要素を評価するために肺動脈カテーテルなどのモニターが必要かというと必ずしもそうではなく，視診・触診だけでもかなりのことがわかる．特に末梢が締まっているか開いているかは，見た目の色と触った時の温かさ（冷たさ）で容易に判断がつく．正常な反応であれば，脱水になれば外頸静脈（前負荷）は虚脱し末梢は締まって冷たくなる．循環血液量が足りて外頸静脈に張りが出てくると四肢末梢は開いて温かくなる．病的状態，例えば**うっ血性心不全では外頸静脈は張っているのに末梢が締まって冷たく，敗血症性ショックでは外頸静脈は虚脱しているのに末梢は開いて赤く温かくなる．**

18) 実施した輸液内容を掌握するには，**例えば8時間で自由水が何mL，Naが何mEq，Kが何mEq，グルコースが何g入ったというような捉え方が重要**である．特に細かい補正を要することの多いKについては，だいたいどのくらいのKを足せば妥当な上昇が得られるかという"感覚"を身につけるうえでこのような習慣づけが役に立つ．

〈稲川博司〉

血液型判定・交差試験・輸血

はじめに

　Landsteinerが「血清と血球の凝集反応から血液型を区別できる」と報告してからおよそ110年が過ぎた．ABO式血液型の概念は医療関係者以外にもよく知られている．一方，この「決まりきった事象 = 血液型」への医師の関心度は低い．以前，医療過誤防止の観点から，研修医がもつ輸血に関する知識や手技を再確認してみたことがある．その結果は残念ながらABO血液型判定でさえあやふやであった．教科書や講義からの知識はあっても，血液型判定の手技や交差適合試験の実技の指導を受けていないのが原因であろう．「研修中いつかは教えてもらえるであろう」と思っているうちに，突然，自分が緊急輸血をしなければならない場面に直面するものである．筆者の病院では5～6年生の学生の時期と研修医に以下の内容を実習形式で指導している．読者の皆様には本項で，血液型および交差試験と血液製剤の使用方針について再確認することをお願いする．

● 血液型判定 ●

ABO式血液型判定

　ABO式血液型の判定はベッドサイドで行う場合が多い．また，医師に要求される血液型判定法は「オモテ検査」のみであり，試験管法で行う「ウラ検査（222頁参照）」は検査室において技師が行うのが一般的である．したがって，ここでは簡便な「ガラス板法」による「オモテ検査」を記す．この手技はどの診療科の医師にも必須のものである．

必要な器材・試薬

（図1参照）
- 抗A血液型判定用抗体（青色）「抗A抗体・ネオ，国際試薬など」
- 抗B血液型判定用抗体（黄色）「抗B抗体・ネオ，国際試薬など」
- ウェル（くぼみ）のついた凝集判定プラスチックプレート
  　　最近ではガラス板法の名前の由来となった「ガラス板」よりも取扱いしやすい凝集反応検査用「プラスチックプレート」が多用されている．
- 筆記用具（油性ペン）
- 「コの字棒」（図2）あるいはこれに類するもの．竹串，竹ひご（1検体当たり2本）など

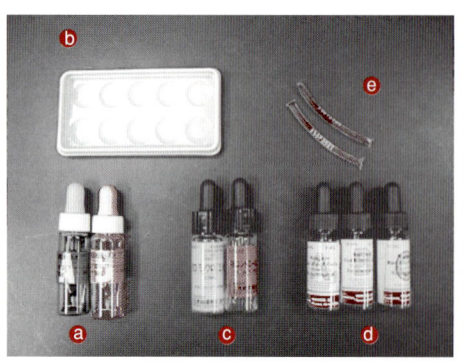

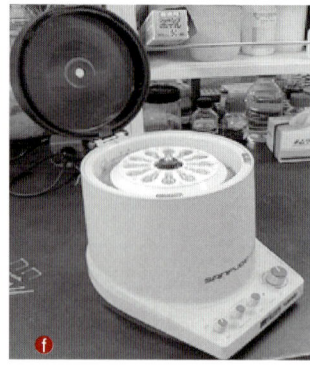

● 図1 血液型判定に必要な器材・試薬
　a) 抗A抗体，抗B抗体
　b) 凝集反応検査用プラスチックプレート
　c) 抗D抗体，コントロール試薬
　d) 標準血球A_1，B，O
　e) 日赤供給血液製剤のセグメント（検査用に個別番号がうってある）
　f) 卓上低速遠心機

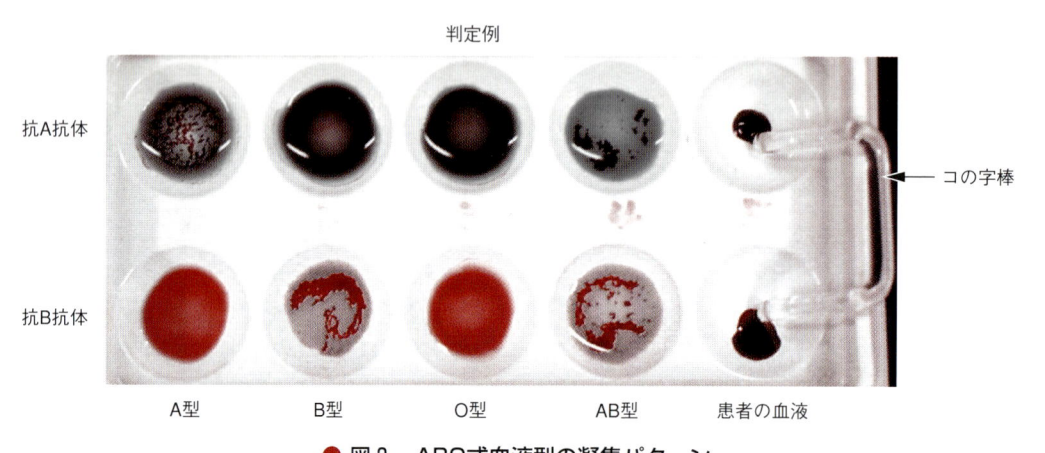

● 図2 ABO式血液型の凝集パターン

手 順

（図3参照）

❶ **患者誤認防止のため，担当医が患者から直接採血**して，その血液の一部を用いる．血液ガス分析用の血液，血算用の血液（の一部）でも可．

↓

❷ 判定後の取り違えや記載ミスを防ぐために，1回に1人の患者の判定を行う．伝票，記録用紙，プレートなどに患者の氏名（不明の場合には事前の取り決めによるIDに相当するもの）を事前に記入しておく．

↓

❸ 抗A抗体，抗B抗体を隣り合うウェル（くぼみ）にそれぞれ1滴ずつ入れる．

↓

❹ その隣りのウェルに血液を1滴ずつ入れる．この際，直接抗体の入ったウェルに血液を入れると多すぎる（棒の先につけて移すほどの少量がよい）．

↓

❺ 棒（コの字棒，竹串）に血液をつけて，隣の抗血清の入ったウェルに移す（竹串の場合，抗A抗体，抗B抗体ごとに棒を換える）．

↓

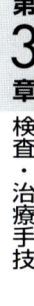

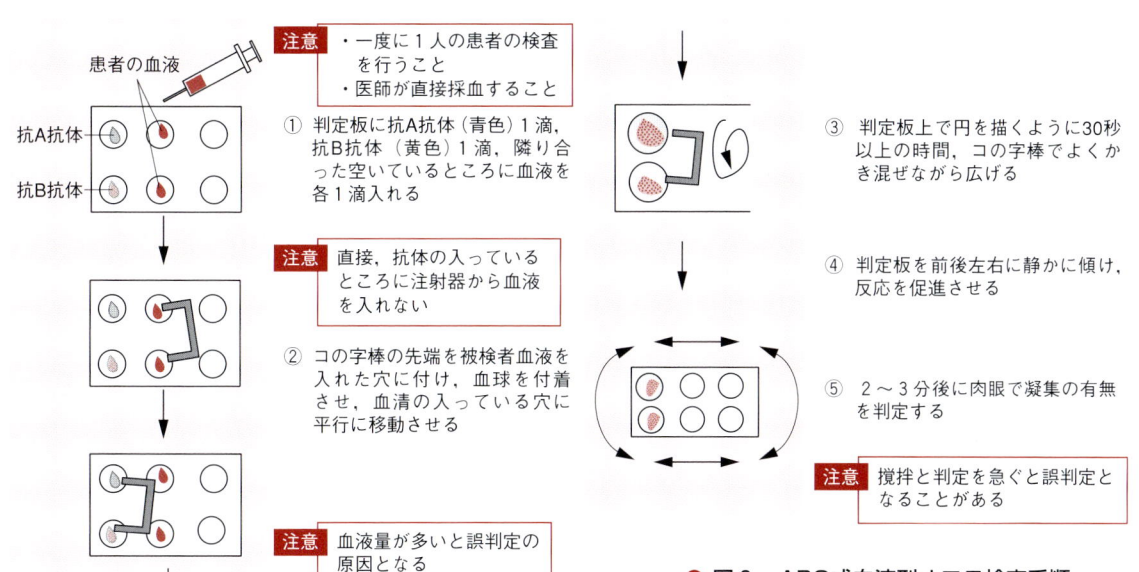

注意
・一度に1人の患者の検査を行うこと
・医師が直接採血すること

① 判定板に抗A抗体（青色）1滴，抗B抗体（黄色）1滴，隣り合った空いているところに血液を各1滴入れる

注意 直接，抗体の入っているところに注射器から血液を入れない

② コの字棒の先端を被検者血液を入れた穴に付け，血球を付着させ，血清の入っている穴に平行に移動させる

注意 血液量が多いと誤判定の原因となる

③ 判定板上で円を描くように30秒以上の時間，コの字棒でよくかき混ぜながら広げる

④ 判定板を前後左右に静かに傾け，反応を促進させる

⑤ 2〜3分後に肉眼で凝集の有無を判定する

注意 撹拌と判定を急ぐと誤判定となることがある

● 図3　ABO式血液型オモテ検査手順

❻ 30秒間，棒で撹拌して，血液を広げる．その時点で最終判定とせず，2〜3分後に判定する．

❼ 図2に全例を示す．抗A抗体のみに凝集反応を示せばA型である．同様に抗B抗体のみに凝集反応を示せばB型である．抗A抗体と抗B抗体に凝集反応を示せばAB型で，凝集がなければO型である．

●代表的な失敗の原因と対処法●

実際の失敗例を示すので，自分ではありえないと思わずにここから学んでほしい．

- 血液を注射器から直接ウェルに滴下すると血液が多くなり，判定ができなくなる．もともと，抗A抗体と抗B抗体はそれぞれ1滴で4〜8％の赤血球浮遊液1滴（約40μL）に反応するように濃度が調整されている．
- あやふやな記憶で血液型を判定してはならない．例えば，青い液が凝集ならA型などとは覚え込まずに，その都度，抗血清のビンのラベル表記で確認する．
- 看護師が採血した別人の検体で判定してしまうことがあるので，医師が自分で採血することを原則とする．
- **前医や患者本人の血液型申告を鵜呑みにして判定すると，判定を誤ることがある．**
- **撹拌や判定の時間が短いと，AB型をA型などと判定してしまう．**

参考事項（医師が行うことは少ないので簡略化して記す）

ウラ検査は被検血清中の抗A抗体，抗B抗体の有無を標準血球を用いて調べる検査である．時間外診療では医師が行う施設もあるので，その手順を一応記しておく．遠心後の判定の仕方は後述の交差適合試験と同じである．

手 順

❶ 試験管3本にA血球，B血球，O血球と記入する．

↓

❷ それぞれに標準血球試薬（A_1血球，B血球，O血球）（図1）を1滴入れる．

↓

❸ 上記❶：患者血清を2滴ずつ入れて混和後，卓上遠心機（図1）で3,000 rpm15秒遠心して，凝集の有無で判定する．判定表を以下に記す．

オモテ検査		ウラ検査			判定	日本人の頻度
抗A抗体	抗B抗体	A型血球	B型血球	O型血球		（約%）
+	0	0	+	0	A型	40
0	+	+	0	0	B型	20
0	0	+	+	0	O型	30
+	+	0	0	0	AB型	10

+：凝集あり，0：凝集なし

Rh式血液型判定

Rh式血液型は40種類以上もの抗原から構成されているが，輸血に関する重要な血液型抗原の表現型はC, c, D, E, eであり，赤血球膜上に存在する．そのうち，**D抗原陽性者を慣習的にRh陽性（日本人では99.5%），陰性者をRh陰性（0.5%）**と呼ぶ．抗D抗体を保有するD（－）患者に，万一 D（＋）血が輸血されると，重篤あるいは致命的な輸血副作用を引き起こす．また，輸血により抗D抗体を産生したD（－）の女性がD（＋）の児を妊娠すると，第1子から重篤な新生児溶血性貧血を発症する．したがって，緊急の場合を除き，特に出産可能な女性に対しては，輸血時までには患者のRhD型の検査を必ず行う．

手 順

❶ 試験管に抗D抗体，コントロール試薬（1%アルブミン）（図1）と記入し準備する．

↓

❷ 両方の試験管に患者赤血球浮遊液（交差適合試験の項に記してある）を1滴入れる．

↓

❸ 抗D抗体側に抗D抗体試薬を1滴入れる．コントロール試薬側には1%アルブミンを1滴入れ混和する（コントロール試薬側の反応は陰性と予想される）．

↓

❹ 3,000 rpm15秒遠心して凝集の有無でD抗原が陽性か陰性かを判定する．判定の仕方は後述の交差適合試験と同じである．

● 交差適合試験 ●

交差適合試験は，受血者と供血者の血清と赤血球を試験管内で反応させ，互いに反応する抗体が存在するか否かをみる検査である．交差適合試験の主試験は，患者（受血者）血清と供血者血球との反応性を，副試験は受血者血球と供血者血清の反応性をそれぞれ検査するものである．したがって，現在血液センターから供給されている（不規則抗体検査陰性の）赤血球濃厚液製剤では副試験の意義は薄い．それぞれの検査で，凝集または場合によっては溶血の有無により適合性を判定する．

必要な器材・試薬

- 記録用紙（血液製剤発注用紙兼交差試験申し込み書）　● 血液バッグのセグメント
- 容積5 mL程度の小試験管　●（小型）卓上（低速）遠心機
- 筆記用具（油性ペン）　● パスツールピペットあるいはディスポーザブルピペット
- 生理食塩液　● はさみ　● アルコール綿

手順

（図4参照）

【 交差適合試験：生理食塩液（生食）法の主試験と副試験 】

❶ 患者交差試験用血液を2,000 rpm 10分間遠心して，血清を分離．沈澱した血餅から赤血球2滴（約40〜80μL）を生理食塩液約1 mLの入った試験管に入れて，患者赤血球浮遊液をつくる．

↓

❷ また，供血者赤血球浮遊液を以下のようにしてつくる．血液バッグのセグメント（図1）と同じ認識番号を試験管に書いて，それぞれに1 mLの生理食塩液を入れる．セグメントの赤血球が沈んでいる方の末端を斜めに注意深くハサミで切り，血液2滴を生理食塩液を入れた試験管に滴下し4〜8％供血者赤血球浮遊液をつくる．ハサミの刃は検体ごとにアルコール綿やキムワイプなどで拭く．

↓

❸ 主試験用1本，副試験用1本の試験管にセグメントと同じ番号を書く．患者自己対照（コントロール）の試験管も置く．

↓

❹ 図4のように血清，赤血球浮遊液を滴下する．血清はセグメントの血清側の末端を斜めに注意深くハサミで切り血清2滴を試験管に滴下する．

↓

❺ 混和後，3,000 rpm 15秒間遠心し，凝集の有無を判定する．

↓

❻ 緊急輸血の場合以外は引き続きブロメリン法やクームス法を行う．これらの方法は成書に譲る．

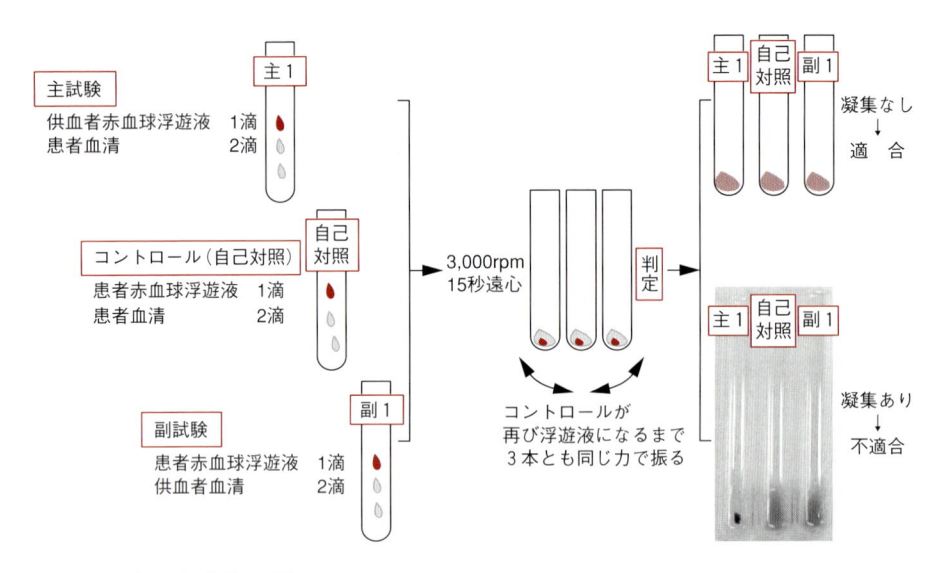

● 図4　交差適合試験の手順
ここでは写真の主1のみ凝集している例を示している

●代表的な失敗の原因と対処法●

- 使用赤血球血液製剤の単位数が増えると試験管数が増えて取り違えや，検体の入れ間違えが起こるので，試験管にセグメントの番号を事前に油性ペンで記入しておく．
- 使用赤血球血液製剤の単位数にかかわらず，自己対照（コントロール）を1本準備する．自己対照が凝集する場合には，非特異的反応や自己抗体による反応が想定される．以後は（輸血認定）検査技師に相談する．
- **凝集が認められた場合には，血液バッグを選んだ時点で血液型を間違えている可能性があるので再確認を要する．**
- 赤血球浮遊液を用いるところを，希釈していない血液そのものを滴下してしまう誤りに注意．

●輸　血●

主に，救急医療での輸血療法を記載する．

1．輸血前検査

外傷，出血，吐血，下血，血圧低下，腎障害，肝障害，周産期の救急患者と外科処置を行う予定の患者は血液型（ABO，Rh）検査は必須である．実際に輸血するかどうかを判断するするためには，まず病態を把握する必要がある．表1に輸血前に把握すべき患者の所見を列記した．表2には臨床症状から推定される出血量を記した．

● 表1　献血前に把握すべき事項

病歴
- ☑ 1. 基礎疾患の有無
- ☑ 2. 輸血歴の有無
- ☑ 3. 妊娠歴（出産歴）

身体所見
- ☑ 1. 意識レベル
- ☑ 2. 血圧
- ☑ 3. 体温
- ☑ 4. 脈拍数
- ☑ 5. 呼吸数
- ☑ 6. 体重
- ☑ 7. 身長
- ☑ 8. 浮腫の有無
- ☑ 9. 眼瞼結膜蒼白
- ☑ 10. 皮膚所見（紫斑）

検査所見
- ☑ 1. 血液型（ABO式, Rh式）
- ☑ 2. 血算（血小板数も含む）
- ☑ 3. 電解質
- ☑ 4. 出血時間
- ☑ 5. 凝固能（PT, APTT）
- ☑ 6. 血清アルブミン濃度
- ☑ 7. BUN, クレアチニン
- ☑ 8. 肝機能
- ☑ 9. 不規則抗体スクリーニング
- ☑ 10. 動脈血ガス分析
- ☑ 11. 胸部X線写真
- ☑ 12. 心電図
- ☑ 13. フィブリノーゲン
- ☑ 14. 中心静脈圧
- ☑ 15. 酸素飽和度（モニター）

その他
- ☑ 1. 尿量
- ☑ 2. 輸血の同意の有無（輸血拒否の可能性）
- ☑ 3. 吐血, 下血の量

● 表2　臨床症状と推定出血量

程度	臨床症状	出血予想量（体重60kg男性の場合）
	なし	500mL以下（慢性出血では1,000mL以下）
	ごく軽度の立ちくらみ（血圧・脈拍数正常）	急性出血では約600mLまで
軽度	軽度の頻脈 軽度の血圧低下 手足が冷たい	500〜1,000mL
中等度	頻脈（100回/分以上） 収縮期血圧90〜100mmHg 不安・発汗・蒼白	1,000〜1,500mL
重症	頻脈（120回/分以上） 収縮期血圧70mmHg以下 極度に蒼白・四肢冷感	2,000mLまで
	意識混濁 呼吸浅迫 無尿 脈拍が触れにくい 収縮期血圧60mmHg以下	2,000mL以上

2．血液製剤の発注

　輸血が必要と判断したら交差適合試験用の採血を行い，血液製剤発注（一般に交差適合試験依頼書と共通）の伝票とともに検体を提出し，患者（または不可能な場合は家族）から輸血の承諾書を得る．前述の病態あるいは出血量から想定して，必要な血液製剤の単位数と種類を発注する．発注書には輸血を必要とする病名などを記載しなければならないが，そこには単に「出血」「手術」などと書くよりも，例えば「肝破裂」「腹部動脈瘤手術」とより具体的に書く．また，今後の血液製剤の追加発注の可能性の有無も輸血部（や検査部）に連絡した方がよい．これは，全国的に血液製剤供給量が減っているために，院内に在庫を十分置くことが困難になってきたためで，何らかのアピールがなければ「在庫のための補充」を行わない場合があるからである．GVHD（graft versus host disease：移植片対宿主病）予防のために放射線照射済製剤を選択する．

　輸血する際には，凝集塊を取り除くフィルターを輸血回路に取り付けるのでこれを準備する．なお，**2008年より日赤から供給されている製剤は，白血球が除かれているか，または，混入が少ないので，白血球除去フィルターを用いる必要はなくなった**．

3．輸血開始

　輸液と輸血のスケジュールを表3に示した．1,000mLまでの出血は通常輸血は行わず，輸液で代用できる．2,000〜3,000mLまでの出血に対しては，等量の赤血球製剤で対処する．さらに大量輸血が行われると凝固因子や血小板の減少に伴う出血傾向が起こるので新鮮凍結血漿や**濃厚血小板製剤（病院内での在庫はなく，血液センターから取り寄せるために時間がかかる）**を用いることになる．

　輸血開始に際しては**2人で血液製剤（番号）と患者（氏名）と交差適合試験依頼書の結果**

● 表3　出血量に応じた輸液・輸血のスケジュール

出血量 (循環血液量比体重60kgの男性)	輸　液	輸　血
600〜800mL (15〜20%)	乳酸リンゲル液，酢酸リンゲル液など 1,200〜2,400mL	なし
800〜2,000mL (20〜50%)	乳酸リンゲル液，酢酸リンゲル液など 800〜2,400mL HES，デキストラン　500mL	赤血球濃厚液 3〜5単位
2,000〜4,000mL (50〜100%)	乳酸リンゲル液，酢酸リンゲル液など 800〜2,400mL HES，デキストラン　500mL *注1 等張アルブミン製剤 *注2	赤血球濃厚液 5〜15単位
4,000mL以上 (100%以上)	乳酸リンゲル液，酢酸リンゲル液など 800〜2,400mL HES，デキストラン　500mL *注1 等張アルブミン製剤 *注2	赤血球濃厚液 15単位以上 新鮮凍結血漿 *注3 濃厚血小板製剤 *注4

HES：hydroxyethylstarch（ヒドロキシエチルデンプン）
＊注1：出血性ショックにおいて人工膠質液を1,000mL以上使用する必要がある時には等張アルブミン製剤を併用する
＊注2：人血清アルブミン1回20〜50mL（4〜10g），加熱人血漿1回250〜500mL．投与量は急性の病態では3.0g/dLを目標とする
＊注3：生理的な止血効果を期待するための凝固因子の最少血中活性値は20〜30%である．凝固因子の血中活性値を20〜30%上げるためには体重60kgの患者では新鮮凍結血漿LRが480〜720mL単位必要となる．したがって実際の投与量はこれより少なくなる
＊注4：血小板数を5万/μL以上に維持する．血小板製剤は2単位で$4×10^{10}$個の血小板を含む

（番号）を読み合わせをする．ネームバンドやベッドネームカードも併用して確認する．輸血開始後から15分間は副作用の発生率が高い時間帯なので十分に観察する．

4．緊急輸血

　救急医療の現場では血液型不明で出血性ショック状態（例えば出血量2,000mL以上で血圧が60mmHg以下で意識がなく，出血が続いている場合）の緊急輸血時には血液型を合わせずに，O型の赤血球濃厚液輸血を行う場合がある．これは"超"緊急O型輸血と呼ばれ学会でも認めている．

　しかし，血液型判定にかかる時間は3分以内，生食法による交差試験を行っても10単位（5パック）を輸血認定技師は5分程度で完了する．したがって，緊急時でもできる限り，補液を開始し，昇圧薬を投与している間に血液型を判定して，血液型の一致した製剤を輸血することに努める．現実的には，はじめの数単位分の輸血はABO式血液型一致を伝票上で確認して（いわゆるペーパークロスマッチ）交差適合試験を行わずに払い出された製剤で輸血

---

memo　緊急度に応じた交差試験の選択

　通常の交差適合試験を全て行うと30分程度かかる．それでは間に合わない緊急赤血球輸血の場合，医師は患者の病態に応じて以下の3方法からひとつを選ばなければならない．検査室では緊急度を把握できないからである（カッコ内は要する時間）．

1. 「緊急O型輸血」：血液型検査と交差試験なし．O型赤血球濃厚液の確認と払い出し（3分間）．
2. 「ペーパークロスマッチ輸血（施設によってはノークロスマッチとも呼ぶこともある）」：血液型検査（3分間），血液型一致赤血球製剤の確認と払い出し（3分間）．
3. 「生食法交差試験（まで）」：血液型検査（3分間），生食法交差試験（5〜10分間），適合血の確認と払い出し（3分間）．

を開始して，数単位の輸血の間に生食法の交差試験を進めてもらうのがよいであろう．当然，時間のかかるブロメリン法やクームス法は後追いで検査してもらうことになる．

　緊急に大量輸血すると，冷たい血液による低体温障害，全血輸血による低Ca血症，高K血症，アシドーシスなどが問題になる．

5．輸血事故と輸血副作用の原因と対処法

　輸血事故として最も重要なのは異型輸血である．輸血学会のアンケート調査によると，原因として頻度が最も高いのは患者と血液製剤の取り違えである．これを防ぐ対策として，輸血は原則として医師が行う（輸血開始は必ず）．さらに，スタッフとともに以下の5点を守ることを勧める．

1. 医師による血液型検査と技師による検査のダブルチェックの順守
2. のべ3回の患者氏名，血液型，血液製剤番号の照合・確認
   - 1回目　血液の受け渡し時（輸血部において）
   - 2回目　輸血準備時（ナースステーションにおいて）
   - 3回目　輸血実施時（ベッドサイドにおいて）
3. 照合・確認は1人では行わない
4. 原則として血液製剤を病棟に保管しない
5. 輸血開始後の観察を怠らない

6．輸血副作用発生時の対策

1）急性溶血性副作用

　異型輸血（同種抗体）による即時型血管内溶血は死に至る病態である．この原因の多くはABO式血液型違い輸血である（200～500 mLの輸血で死亡率27.1％）．重症度は不適合輸血の血液型の組合わせと輸血量（5～20 mLでも症状出現）によって異なる．表4に症状を列記する．

● 表4　ABO異型輸血の症状

- 輸注部位（静脈）付近の熱感
- 顔面紅潮，やがて蒼白，不穏状態
- 胸内苦悶，呼吸困難，頻脈，腹痛，腰痛
- 発熱，悪寒・戦慄，嘔吐，失禁
- チアノーゼ
- 血圧低下，ショック → 死亡
- 血色素尿症 → 乏尿，無尿 → 死亡
- DIC → 死亡

2）処置と対策

1) 直ちに輸血を中止し，輸血セットを交換して，生理食塩液または細胞外液類似輸液剤の点滴に切り替える．
2) バイタルサインのチェック．尿量，尿の色，呼吸，血圧（初期には上昇する例もある），脈拍などを厳重に監視する．
3) 次に起こりうる可能性のあるショック状態やDIC（disseminated intravascular coagulation：播種性血管内凝固）あるいは腎不全に備える対策をとる．

4）ショック状態からの離脱のために麻酔科医，救命救急センター医師の助力を請う．
　　　5）輸血によってのみ救命しうる（原疾患の）病態の場合には，適合血の輸血を行う．
　　　6）輸血していた製剤は血液型と輸血量の再確認のために必要であるから保存する．

3）遅発性溶血性副作用

　　　輸血後5～10日後に発熱，黄疸，溶血を呈する．同種抗体の同定と薬剤性肝障害，肝炎などとの鑑別診断を行う．

4）非溶血性副作用

　　　悪寒，発熱，アナフィラキシー症状，アレルギー症状などがある．症状に応じて，抗ヒスタミン剤，ステロイド剤の投与，あるいは輸血の中止の対策をとる．

5）その他の重篤な副作用

　　　輸血後GVHD，輸血関連急性肺障害，急性心不全，肺水腫が起こり得る．

結　び

　　　輸血療法は医師の裁量で行われる，「小さな移植医療」である．血液成分はドナー由来の生きた細胞であり有限のものであることは忘れてはならない．

● さらに学びたいとき

- ABO不適合輸血の治療指針，日本輸血・細胞治療学会
  （http://www.yuketsu.gr.jp/manual/main.html）
- 「輸血療法の実施に関する指針」および「血液製剤の使用指針」の改定について，厚生労働省
  （http://www.mhlw.go.jp/new-info/kobetu/iyaku/kenketsugo/5tekisei3.html）
- 「よくわかる輸血学」（大久保光夫，前田平生著），羊土社，東京，2005
- 「血液製剤の考え方，使い方」（大久保光夫　著），中外医学社，東京，2008

memo How much blood products are ?

　血液製剤にも薬価があるが，日本赤十字社からの供給であるから薬価差益など存在しない．貴重で高価な血液製剤が適正に患者に投与されて，効果を発揮すればよいが，例えば投与されずに無駄になった場合にはドナーも日赤も病院も損益を被ることになる．2008年（平成20年）4月の主な血液製剤の薬価を参考のために記しておく．

- 照射濃厚血小板「日赤」20単位　　154,523円
- 照射赤血球濃厚液LR2　　　　　　 17,234円
- 新鮮凍結血漿LR2　　　　　　　　 17,414円

〈大久保光夫〉

第4章

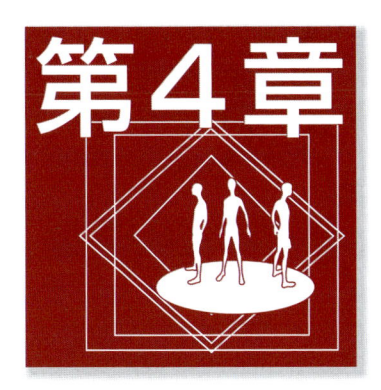

一目でわかる全身管理の基本

呼吸管理の基本−酸素療法から機械換気（人工呼吸）まで

循環管理の基本

体液・電解質管理の基本

体温管理の基本

救急時の抗菌薬の使い方

呼吸管理の基本
酸素療法から機械換気（人工呼吸）まで

● 酸素療法について ●

1）酸素療法の適応
どんな状態のときに開始すべきか？その目標値は？

- ▶ PaO_2が60mmHg以下では，体の細胞が必要とする酸素を十分供給できない状態になる（呼吸不全状態）．この状態は組織（細胞）で，酸素を利用して生命活動に必要なエネルギーを産生する代謝経路（TCA回路）が十分に働かなくなる状態であり，やがて生命に危険な状態をきたす．

- ▶ したがって，救急の場では常に60mmHgを越えた状態を維持するように対応する．病態の急変により，低酸素血症の出現が考えられる状態の際には，あらかじめ酸素投与を行うことも重要である．

- ▶ 例えば心筋梗塞や狭心症の場合，早期に組織の低酸素状態を防ぐため，PaO_2が60mmHg以上でも酸素投与をおこない，酸素飽和度96％を目処に対処する．

- ▶ さらに，意識レベル低下や呼吸中枢の機能低下も疑われるような症例では，酸素吸入だけでなく，後述する人工呼吸の開始も考慮すべきであり，初期の対応が重要である．

- ▶ 一方，病態が安定した後は，高濃度酸素投与による酸素毒性（活性酸素等の産生）も考慮すべきであり，酸素投与量はPaO_2で60～65mmHg，酸素飽和度で90～92％を目標に，酸素投与量を調節する．

- ▶ 酸素療法が必要となる疾患は，心疾患（心不全等），肺疾患（肺癌，肺気腫，間質性肺炎,肺血栓塞栓症等）が中心である．

- ▶ 病状安定時の酸素療法は，安静時PaO_2 60mmHg以下が適応であり，歩行時に55mmHg未満，酸素飽和度で88％未満になる場合も労作時酸素療法の適応となる．

2）酸素療法の実際

❶ 鼻カニューラ

特徴 酸素療法でもっとも簡便な方法が鼻カニューラによる酸素投与である．酸素ボンベもしくは酸素流出バルブから酸素を供給させ，酸素は水の中を通して湿気を与えた後に鼻カニューラで患者に吸わせる（低流量の酸素投与では水を通す必要はない）．

【鼻カニューラでの酸素投与量と吸入酸素濃度の割合】

鼻呼吸をした場合		
	1 L/分	24％
	2 L/分	28％
	3 L/分	32％

（流量が1 L/分増すごとに吸入酸素濃度は4％増加する）

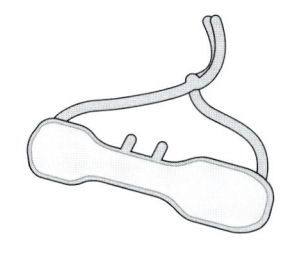

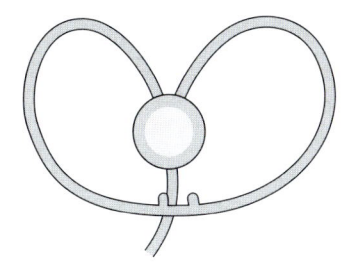

● 図1　リザーバー付鼻カニューラ
　　左は通常のオキシマイザー，右はペンダント型オキシマイザー

▶ リザーバー付鼻カニューラ（オキシマイザー）（図1）
横に酸素を蓄積する袋があり，吸気時以外の酸素を貯留し，吸気時の酸素濃度を通常の鼻カニューラよりも上げることができる．ペンダント型の袋に酸素を蓄積するタイプのペンダント型オキシマイザーもある．
酸素投与量が0.5L，1L，2L/分でそれぞれ28％，32％，36％の吸入酸素濃度となり，消費酸素量を減らすことができる．

▶ 呼吸同調デマンドバルブ
吸気時のみ酸素を流す機械であり，鼻カニューラのみと比べて酸素消費量を3分の1程度に減らすことができる．

❷ **酸素マスク**（図2）
特徴　顔面を被うマスクで酸素投与する方法であり，圧迫感はあるものの，口呼吸であっても吸入酸素濃度が安定している利点がある．
種類　コネクターの変更で吸入酸素濃度を一定にできるベンチュリーマスクと酸素流量しか決定できないタイプとがある．前者のほうが患者の吸入酸素濃度の調節ができる点で利点があるが，マスクによる酸素療法全体の欠点としてはマスクの密着具合や患者の換気パターンで容易に変化するため，吸入濃度が不安定になりやすい点があげられる．
効果　単純酸素マスクの酸素流量と吸入酸素濃度の概算では，5～6L/分で40％，6～7L/分で50％，6～8L/分で60％程度になるという報告がある．

❸ **リザーバー付酸素マスク**（図2）
特徴　マスクの下にリザーバーバッグがあり，酸素をためておくことができる．通常のマスクでは無駄になっている呼気時に流れる酸素をリザーバーに蓄え，吸気の際に，より高濃度の酸素が吸入できる．吸気時のバックのしぼみ具合をみて，酸素流量を調整する．バックが半分くらいしぼんでいるのがよい．
適応　この方法では吸入酸素濃度は不明であり，あくまで高濃度酸素投与が必要な重症のⅠ型呼吸不全患者に使用する．癌の末期患者などで使用する場合には，CO_2ナルコーシスによる呼吸抑制，病状急変の可能性も考慮し，患者家族にその必要性とともに危険性も伝えておく．

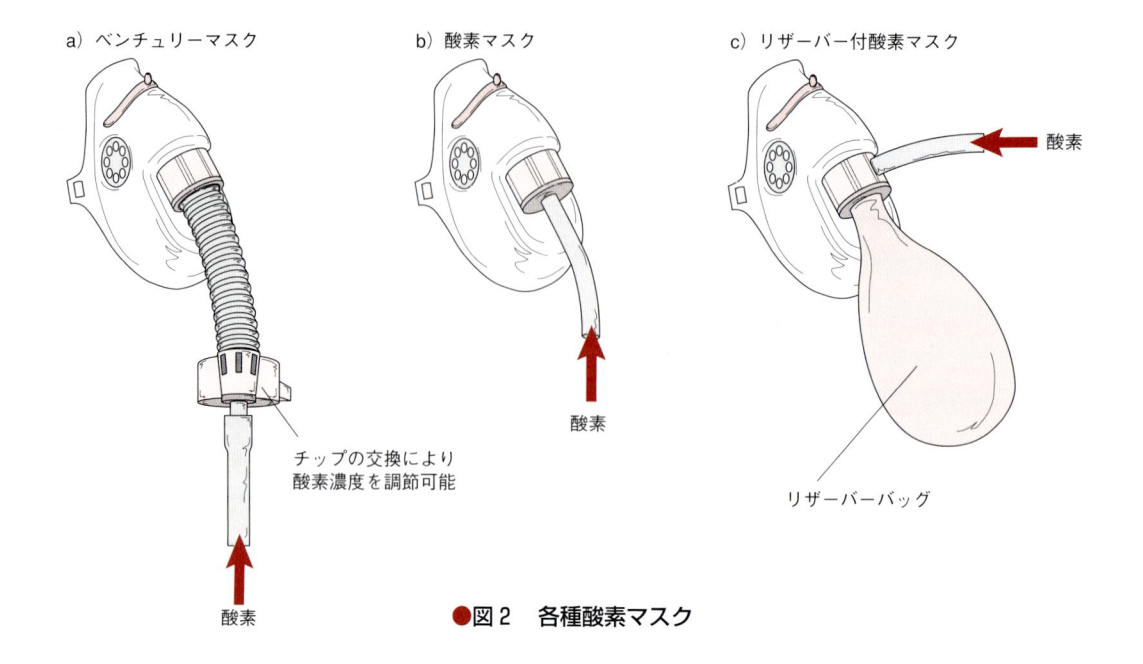

a）ベンチュリーマスク　　b）酸素マスク　　c）リザーバー付酸素マスク

←酸素

チップの交換により酸素濃度を調節可能

酸素

リザーバーバッグ

酸素

●図2　各種酸素マスク

Advice

- リザーバー付酸素マスクと鼻カニューラを併用することで100％近い酸素濃度にすることが可能である．
- Ⅰ型呼吸不全とⅡ型呼吸不全とは？
  安静時室内気でのPaO$_2$が60mmHg以下（酸素飽和度が90％以下）を呼吸不全と呼ぶ．呼吸不全が1カ月以上持続する場合が慢性呼吸不全であり，さらにPaCO$_2$が45mmHg以下の場合をⅠ型呼吸不全，45mmHgを超える場合をⅡ型呼吸不全と呼ぶ．Ⅱ型呼吸不全は肺胞低換気の存在を示している．拡散障害，シャント，換気血流比の不均等ではⅡ型呼吸不全にはならない．
- 健常人の予測酸素分圧
  臥位ではPaO$_2$＝（100−0.4×年齢）mmHg
  立位ではPaO$_2$＝（100−0.3×年齢）mmHg
- 酸素療法の際は必ず，酸素療法開始前のPaCO$_2$を確認し，高濃度酸素投与によるCO$_2$ナルコーシスをきたさないように注意すべきである．進行した肺気腫患者ではしばしば高CO$_2$血症を伴う．PaCO$_2$≧55mmHgでpH低値の患者では，高濃度酸素の吸入はCO$_2$ナルコーシスをきたす危険性が高い．その症状は，呼吸抑制や傾眠傾向，意識障害，頭痛，振戦（手などのふるえ，ぴくつき），発汗，顔面潮紅などである．肺気腫のほか，陳旧性肺結核，慢性気管支炎，神経筋疾患，原発性肺胞低換気などでも生じる．必ずPaCO$_2$を確認すること．呼吸困難が強い患者に対して不用意に高濃度の酸素投与を行うことは危険である．
- 慢性疾患では，PaCO$_2$が60mmHg未満であれば，CO$_2$ナルコーシスはまず出現しない．
- 高濃度酸素投与により肺に酸素毒性が出現するため，必要以上の酸素投与は行わないよう注意する．患者にとって必要な酸素濃度とはPaO$_2$＞60mmHgであり，SpO$_2$で90％以上を維持することが重要である．

● 人工呼吸について ●

1）人工呼吸のタイプと換気モード

従量式と従圧式人工呼吸の違い

▶ 死亡率，酸素化能，呼吸仕事量に有意な差はない．従圧式の方が，気道内圧が低く，ガス分布がより均一，患者と機械換気の同期が容易である．ウィーニングは従量式より早い，という利点がある．

▶ 従量式の方が1回換気量や分時換気量を確保できるという利点がある．

人工呼吸の換気モード

❶ CMV（controlled mechanical ventilation：調節機械換気）

すべての吸気に強制換気を用いる場合や自発呼吸がみられない場合，あるいは意識レベルを低下させて人工呼吸管理する場合に用いる．

❷ IMV（intermittent mandatory ventilation：間欠的強制換気）

1分間当たり設定回数の強制換気を行うもので，自発呼吸があれば，それに同調（synchronize）させるSIMV（synchronous intermittent mandatory ventilation）が多く用いられる．

❸ PSV（pressure support ventilation：左補助換気）

原則として自発呼吸がある患者に対して用いる方法で，吸気時に気道内圧を高めることで呼吸をサポートする人工呼吸である．

❹ NPPV（noninvasive positive pressure ventilation：非侵襲的陽圧換気法）

主に顔面を覆うマスクを装着し，気道内圧を高める（4～20 cmH_2O）ことで呼吸を補助する方法である．気管挿管による人工呼吸を開始する前段階で使用することで，病状の改善が期待される．ただし呼吸管理は，気管挿管による人工呼吸には及ばない．改善が不十分であれば，ただちに挿管による人工呼吸に移行する．

2）人工呼吸の適応

▶ 自発呼吸では，**酸素投与によっても酸素分圧が60 mmHg以下になる，あるいは高炭酸ガス血症を呈し，酸素投与によりCO_2ナルコーシスを引き起こす危険があるような場合**には人工呼吸の適応となる．最近は気管挿管による人工呼吸の前に，NPPVが用いられることもある．**NPPVの導入は早めに検討・実施すべきである．**開始60分以内に$PaCO_2$の上昇や意識レベルの低下を認める場合は，侵襲的人工呼吸の開始を検討する．

▶ 侵襲的人工呼吸開始の基準は，①自発呼吸が努力性の頻呼吸（>35/分）もしくは減少（<6/分）している場合，②酸素投与でもPaO_2が60 mmHg以下の場合，③$PaCO_2$が急性では50 mmHg以上の場合，COPDなどの慢性呼吸器疾患では70 mmHg以上の場合，などである．

▶ 人工呼吸が自発呼吸と調和できない場合も多く，人工呼吸の開始に際しては患者の意識レベルを低下させ，ときに筋弛緩薬を併用する．この際，血圧の低下や全身状態の変化をきたす場合もある．人工呼吸が長期に及ぶと肺炎合併の頻度が増す．実施前に患者家族に人工呼吸の必要性と合併症について十分説明することが必要である．

3）人工呼吸の設定

従量式の初期設定

・モード ：SIMV	・吸入気酸素濃度（FIO_2）：1.0
・呼吸回数 ：15回/分	・1回換気量 ：8 mL/kg（理想体重）
・PEEP（positive end-expiratory pressure：呼気終末陽圧）	：5 cm H_2O
・トリガー感度 ：－1 cm H_2O	
・吸気呼気比（I/E比）：1：2〜3（COPDでは1：4〜5）	
・分時換気量 ：5〜10L/分を目標に	

▶ 15分以上の安定呼吸下で血液ガスを測定し，再設定を行う．

気道内圧が30 cmH_2Oを超えないように1回換気量を調整．

ARDS（acute respiratory distress syndrome：急性呼吸窮迫症候群）では1回換気量を6 mL/kg（理想体重）で設定し，換気回数を増加させることでpH≧7.3を目標にする．I/E比を1：1に変更する．

PaO_2が70mmHg以上となる最低のFIO_2に修正する．（修正）$FIO_2 = 70 \div PaO_2$

▶ 気道内圧が高くなるとさまざまな機序で肺傷害が生じるため，気道内圧を30 cmH_2O以下になるよう換気量を調節する．換気量の減量に伴う高炭酸ガス血症は容認する方向にある（permissive hypercapnia*）

従圧式の初期設定

・吸入気酸素濃度（FIO_2）：1.0	・呼吸回数 ：成人：心拍数÷5/分
・吸気時間 ：1秒	・PEEP ：5 cmH_2O
・駆動圧 ：20 cmH_2O	・トリガー感度 ：－1 cmH_2O

▶ 15分以上の安定呼吸下で血液ガスを測定し，再設定を行う．

吸入気酸素濃度（FIO_2）を，PaO_2が100mmHgになるように修正する．

（修正）$FIO_2 = 100 \div PaO_2$

駆動圧を$PaCO_2$が40mmHgになるように修正する．

（修正）駆動圧 $= 20 \times PaCO_2 \div 40$（cm$H_2O$）

（ただし，気道内圧は30 cmH_2O以下であり，次にPEEPを上げる）

4）患者および家族への説明

患者の病状および人工呼吸開始の必要性を十分理解してもらう．

【 人工呼吸開始に伴う危険性の説明 】
- 胸腔内圧の上昇，静脈灌流の低下，心拍出量の低下（血圧低下）
- 圧外傷（気胸）
- 薬剤による肝障害，腎障害
- 肺炎の合併

上記のような合併症には十分な注意を払いつつ患者管理をし，**可能な限り早く抜管する**方針であることを伝える．

---

* permissive hypercapnia
気道内圧の上昇による肺傷害を避けることを目的とし，そのために高二酸化炭素ガス血症を容認する方針をいう．その際は，急激なpHの低下とならないよう注意が必要であり，補正に際しては，pHで7.15〜7.2を目標に，重炭酸Naでゆっくりと補正すべきである．

● 表　RASS法

スコア	用語	説明	刺激内容
＋4	好戦的な	明らかに好戦的な，暴力的な，スタッフに対する差し迫った危険	観察
＋3	非常に興奮した	チューブ類またはカテーテル類を自己抜去，攻撃的	観察
＋2	興奮した	頻繁な非意図的な運動，人工呼吸器ファイティング	観察
＋1	落ち着きのない	不安で絶えずそわそわしている，しかし動きは攻撃的でも活発でもない	観察
0	意識清明な落ち着いている		観察
−1	傾眠状態	完全に清明ではないが，呼びかけに10秒以上の開眼およびアイ・コンタクトで応答する	呼びかけ刺激
−2	軽い鎮静状態	呼びかけに10秒未満のアイ・コンタクトで応答	呼びかけ刺激
−3	中程度鎮静	呼びかけに動きまたは開眼で応答するがアイ・コンタクトなし	呼びかけ刺激
−4	深い鎮静状態	呼びかけに無反応，しかし身体刺激で動きまたは開眼	身体刺激
−5	昏睡	呼びかけにも身体刺激にも無反応	身体刺激

5）鎮静の目的とその評価

人工呼吸の際に，患者の苦痛を軽減し安静を得させるため，様々な鎮静剤を投与する．鎮静薬は，過少投与では，人工呼吸と自発呼吸があわない現象（ファイティング）や，患者の安静が保てない場合，さらには自己抜管の危険性もある．一方，過剰投与で人工呼吸が長期に及ぶと，四肢の廃用萎縮，人工呼吸器関連肺炎，褥瘡や深部静脈血栓症の合併の危険が高くなるなどの問題がある．本人が苦痛を感じない最低限の鎮静が理想である．鎮静レベルの評価法として，Richmond Agitation-Sedation Scale（RASS法）が知られている（表）．

● RASS法

ステップ1：30秒間患者を観察する．観察によりスコア0〜＋4を判定する．

ステップ2：

　1）大声で名前を呼ぶか，開眼するように言う．

　2）10秒以上アイ・コンタクトができなければ繰り返す．

以上2項目（呼びかけ刺激）によりスコア−1〜−3を判定する．

　3）動きが見られなければ，肩を揺するか，胸骨を摩擦する．

これ（身体刺激）によりスコア−4，−5を判定する．

RASS法による判定は，数時間毎に実施して鎮静レベルを評価することが望ましい．

6）鎮静薬投与

❶ プロポフォールによる方法

ミダゾラムに比べて調節性に富んでおり，耐性も少ない．脂肪乳剤のため汚染による細菌増殖の危険があるので，12時間で残液を廃棄する．

> 軽度鎮静　0.3〜3 mg/kg/時　　中等度鎮静　3〜6 mg/kg/時

❷ **ミダゾラムによる方法**
　　　導入時には0.03～0.06 mg/kgを1分以上かけて静注し，維持量として0.03～0.18 mg/kg/時で持続静脈内投与を行う．

❸ **デクスメデトミジン（プレセデックス）による方法**
　　　鎮静と鎮痛作用を有する選択的α2刺激薬であり，通常持続静注で用いるが，急速飽和を行う場合は6 μg/kg/時の投与速度で10分間静脈内へ持続注入する（初期負荷投与量；約1 μg/kg）．以後は0.2～0.7 μg/kg/時程度で持続注入する．24時間以内の投与とされている．

❹ **鎮痛薬の併用について**
　　　人工呼吸中の患者の痛みに対しては，鎮静薬は効果がない．そのため，鎮痛薬である麻薬系（モルヒネなど）を加えることで，患者の安静を保てることがある．
　　▶ モルヒネによる方法
　　　鎮静効果も期待して用いる場合は，5～10 mgの静脈内投与をおこない，作用時間は4,5時間持続する．腎機能障害がある場合は作用の遷延化に注意する．

7）人工呼吸管理中の注意点

❶ **人工呼吸器関連肺炎（ventilator associated pneumonia：VAP）**
- ▶ 人工呼吸開始48時間以上経過して出現する肺炎をいう．人工呼吸を3日続けると気管支粘液輸送が障害され，肺炎合併の危険性が増す．
- ▶ チューブ内腔からの誤嚥が最も大きな原因と考えられている．
- ▶ 経鼻挿管よりも**経口気管挿管の方が肺炎合併の危険性は低い**．
- ▶ 口腔内の消毒が推奨されている．
- ▶ 消化管の菌量減少を目的とした抗真菌薬や抗菌薬の投与は推奨されていない．
- ▶ 気管内吸引システムは閉鎖システムを利用すれば，連日新たなサクションチューブを使用するのと同様の効果があり，経済的である．
- ▶ **人工呼吸開始後3日以内の肺炎は黄色ブドウ球菌，4日以上経過すると緑膿菌**が起炎菌として頻度が高い．

❷ **気胸，気縦隔**
- ▶ 気道内圧が40 cmH$_2$O以上まで上昇すると肺に圧傷害が出現して，気胸や気縦隔を合併しやすくなるので注意する．

❸ **低血圧**
- ▶ 陽圧換気により胸郭外から右房に流入する静脈灌流が抑制されるため，心拍出量が低下し，低血圧を生じる．
- ▶ 心機能の低下した患者や脱水傾向の患者で血圧の変化が目立つ場合が多い．
- ▶ PEEPを5 cmH$_2$Oまで低下させるか，補液により最低血圧を維持させることが重要である．しかし，ARDSの患者では肺内の血管透過性が亢進しており，補液により肺水腫の増悪をきたす可能性があるので注意が必要である．

❹ **消化管出血**
- ▶ 48時間以上の人工呼吸ではストレス性潰瘍による消化管出血の頻度が増す．
- ▶ ことに高CO$_2$血症下の換気では，胃液からの酸排泄が高まり，胃潰瘍が生じやすくなる．

▶ H_2遮断薬やプロトンポンプ阻害薬の投与は胃液のpHを上げる反面，肺炎合併に悪影響が出る可能性も示唆されている．消化管出血の危険性が高くない患者の予防的な胃粘膜保護ではアルサルミン液の有効性が示唆されている．

❺ 栄養管理

▶ 成人で1,600〜2,000 Cal/日の投与で十分である．さらにCO_2の負荷を避けるためにもカロリーの半分は脂肪乳剤を用いることが勧められる．

▶ 異化の進んでいる重症例ではタンパク必要量は正常のときよりも増加しているが，大量のアミノ酸投与は酸素消費量，分時換気量を増し，呼吸筋の疲労を起こす．したがって，正常人では **1〜1.5 g/kg/日を目安にする**．

▶ 可能な限り経管栄養を用い，注入時は可能であれば上体を挙上させる（30〜40°）．

❻ その他の管理

▶ 貧血管理：酸素輸送能を維持させるため，貧血が目立つ場合は輸血も検討する必要がある．

▶ 不整脈管理：呼吸不全では低酸素，アシドーシスや利尿薬による低K血症など不整脈を誘発する因子が多い．循環動態への影響が危惧される場合には対応を検討する．

8）ウィーニング開始の条件および方法

▶ 人工呼吸からの離脱（weaning，ウィーニング）は，呼吸状態が安定し，**FIO_2が0.4以下，PEEPが5 cmH$_2$O以下で，SaO_2が90%を越えている状態であれば検討する**．

▶ 呼吸回数（/分）÷1回換気量（L）が100以下であればウィーニングを開始する．

▶ ウィーニングの方法には，on-off法，SIMV法，PSV法がある．**1日1回のon-off法が簡便で，抜管の判定がしやすいとされている**．

▶ 抜管前のステロイド投与（メチルプレドニゾロン20 mgを4時間ごと，計4回）が，喉頭浮腫などによる再挿管を予防したとする報告があり，少量のステロイドは好ましい可能性がある．少量の利尿薬の静脈注射も有効である．

▶ 抜管後，呼吸状態が悪化する危険性があるため，抜管は必ず午前中に実施する．呼吸状態の悪化傾向（努力呼吸，喘鳴，呼吸困難のほか，心拍数，呼吸回数にも注意）がわずかでもみられる場合は直ちにNPPVを開始する．それで改善が不十分な場合は再挿管を考慮すべきである．

❶ on-off法

人工呼吸器を一時的に取り外して自発呼吸とする．このとき"Tチューブ"と呼ばれる器具を介して酸素を供給しながら観察する方法である．1日1回，2時間以下の時間，自発呼吸にしたのち，血液ガスでPaO_2，$PaCO_2$やpHの変動を確認する．大きな変動を認めない場合は抜管可能と判断する．患者の状態によるが，最初は5分程度から開始する場合もある．30分の自発呼吸で抜管可能かどうかが判断できるという報告もある．

❷ SIMV法

設定呼吸回数を次第に減少させていき，自発呼吸を促す方法である．

❸ PSV法

圧補助とPEEPを設定して自発呼吸への圧補助のみで十分な換気ができることを確認して次第にその圧を下げていく方法であり，5 cmH$_2$Oまで下げられれば抜管は可能である．

〈三宅修司〉

循環管理の基本

● 血圧，脈拍の異常 ●

1．血圧の異常

● 高血圧緊急症 ●

高血圧緊急症は急性の臓器障害が進行している病態であり，急性大動脈解離，悪性高血圧，高血圧性脳症，肺水腫を伴う高血圧性心不全，急性心筋梗塞，脳血管障害，褐色細胞腫クリーゼ，子癇などが含まれる．薬剤は**静脈内投与**が多いが，即効性があり，短時間作用型の薬剤が好ましい．

高血圧緊急症に使用される静注薬を以下に記載した（　　　　は薬剤投与法の例）

❶ **プロプラノロール（インデラル®）-β遮断薬**

> インデラル®　4～6時間ごとに0.1 mg/kgを目安に2～10 mg　徐々に静注

禁忌 ＊気管支喘息，糖尿病性ケトアシドーシス，代謝性アシドーシス，高度徐脈（洞不全症候群，房室ブロック），うっ血性心不全，未治療の褐色細胞腫など

❷ **ニカルジピン（ペルジピン®）-Ca拮抗薬**

> ペルジピン®　0.5～6 μg/kg/分　持続静注

禁忌 ＊頭蓋内出血で止血が完成していない患者，脳卒中急性期で頭蓋内圧亢進，高度大動脈弁狭窄・僧帽弁狭窄，肥大型閉塞性心筋症，心原性ショック，重篤な急性心筋梗塞など

❸ **ジルチアゼム（ヘルベッサー®）-Ca拮抗薬**

> ヘルベッサー®　5～15 μg/kg/分　持続静注

禁忌 ＊重篤なうっ血性心不全，高度徐脈（洞不全症候群，房室ブロック），心原性ショックなど

❹ **ニトロプルシド（ニトプロ®）-硝酸薬**

> ニトプロ®　0.5 μg/kg/分で開始し，10分ごとに増量可　最大3 μg/kg/分　持続静注
> （5％ブドウ糖液500 mLに50 mgを溶解し，100 μg/mLとする）

禁忌 ＊脳の高度循環不全，甲状腺機能不全など

❺ **ニトログリセリン（ミリスロール®）-硝酸薬**

> ミリスロール®　0.05～0.1 μg/kg/分で開始し，5～15分ごと増量可　持続静注

禁忌 ＊閉塞隅角緑内障，心原性ショック，頭部外傷，脳出血など

1）急性大動脈解離

収縮期血圧100〜120 mmHgを目標に下げる．

急性期はニカルジピン，ジルチアゼム，ニトロプルシド，ニトログリセリンなどの持続静注を使用するが，dp/dt（動脈圧変化率）を抑える目的でβ遮断薬を併用する．

疼痛の緩和には，**塩酸モルヒネ**（塩酸モルヒネ®）を静注する．

> 塩酸モルヒネ®　5 mg静注(小柄な者・高齢者では2.5 mg)　●必要があれば15分ごとに追加投与

注意
* **大動脈解離は死亡率が高く**，迅速な診断と治療が要求される．大動脈解離が疑われた時点で血圧管理を施行しながら，診断のための検査を行う．
* 近位の解離（Stanford type A）および臓器合併症のある遠位の解離（Stanford type B）では緊急手術を要する．遠位の解離で臓器合併症がなく，逆行性解離もなければ，通常内科的に治療する．

2）悪性高血圧，高血圧性脳症

悪性高血圧は眼底の網膜出血，乳頭浮腫，滲出性病変を伴う．

拡張期血圧 120 mmHg以上と定義されるが，この状態が持続すると**急性腎不全**が進行し，また**心不全，高血圧性脳症，脳出血を発症する危険性があり予後は悪い**．

高血圧性脳症では脳浮腫に伴い，不穏，悪心・嘔吐，視力障害，意識障害，痙攣発作などが生じる．迅速な降圧を要するが，**急激な降圧は臓器虚血から，脳血管障害，心筋梗塞，腎不全などを生じる危険性があるため下げすぎないよう注意**する．

薬剤はニカルジピン，ジルチアゼム，ニトログリセリン，ニトロプルシドなどの静注薬が使用される．

3）急性心筋梗塞

高血圧は左室仕事量，心筋酸素消費量を増大させ，梗塞巣を拡大させる．また，左室瘤形成や心破裂の危険性があるため，**収縮期血圧100〜120 mmHgを目標**に降圧する．

急性期にはニトログリセリン，ニトロプルシドの持続静注を使用することが多いが，経口薬が使用できる場合は，心不全の合併や高度な徐脈がなければβ遮断薬も投与される．また，ACE阻害薬（ACE-I），アンジオテンシンⅡ受容体拮抗薬（ARB）の投与は予後改善効果が期待される．冠攣縮が関与する場合にはCa拮抗薬を使用する．

4）脳血管障害

急性期の降圧

脳出血，くも膜下出血では降圧し，**脳梗塞では降圧しないことが原則**である．

降圧の開始血圧の指標については未だ十分なエビデンスはないが，降圧薬が必要な場合には，ニカルジピン，ジルチアゼムなどの点滴静注が使用される．ただし，急激な降圧や**頭蓋内圧を上昇させる危険性**があることに注意が必要である．またニカルジピンは**頭蓋内出血で止血が完成していない患者，脳卒中急性期で頭蓋内圧が亢進している患者**には禁忌とされている．

❶ 脳梗塞

急性期で**血栓溶解療法**を行う場合（適応は発症3時間以内）は**180/105未満**にコントロールする．**血栓溶解療法の適応のない例では降圧治療は禁忌**である．通常，脳循環の自動調節能は高血圧が持続した場合，正常血圧の者に比し，高い血圧で維持されている．したがって降圧により，脳血流減少をきたすことになる．特に，脳梗塞では虚血部で自動調節能が障害

され，脳血流は血圧依存性となり，降圧により脳血流の著明な減少をきたす．さらに降圧により梗塞巣が拡大する危険性もある．

ただし，20分以上の間隔をおいて少なくとも2回測定し，**収縮期圧 220 mmHg以上，拡張期圧 120 mmHg以上の場合**は，**降圧前値の85～90％を目標**に降圧する（脳浮腫の悪化，出血性梗塞の予防のため）．

❷ 脳出血

収縮期圧180 mmHg以上，拡張期圧105 mmHg以上，または平均血圧130 mmHg以上が20分以上持続した場合，**降圧前値の80％を目標に降圧する．降圧薬の種類で推奨できるものはなく**，必要な場合には禁忌を念頭に置き注意して使用する．

❸ くも膜下出血

降圧治療開始の血圧レベル，降圧目標についてのエビデンスはない．

通常，収縮期圧 100～120 mmHg以下にコントロールする．

5）褐色細胞腫クリーゼ

カテコラミンの過剰分泌による血圧上昇であり，α遮断薬であるフェントラミン（レギチン®）2～5 mgを5分ごとに静注する．同時にドキサゾシン（カルデナリン®）などのα遮断薬内服を開始する．頻脈を伴う場合にはβ遮断薬が有効であるが，必ずα遮断薬投与後に使用する．

> 注意　＊ニフェジピン（アダラート®）舌下は通常行わない．これは，過度の降圧や反射性頻脈をきたすことがあり，また，脳卒中や心筋梗塞の危険性があるためである．

● 低血圧 ●

ここではショックについて述べる．ショックは心拍出量低下または血管の虚脱のため，重要臓器への十分な血流が得られず，臓器障害をきたす．

【 ショックの診断基準 】
- 収縮期血圧90 mmHg以下，または通常の血圧より30 mmHg以上の低下
- 意識障害（興奮または錯乱状態）
- 四肢冷感と冷汗
- 乏尿（尿量20 mL/時未満）

ショックは以下の4つに分類される．

いずれのショックにおいても，ショックの治療と同時に原疾患の治療が必要であるが，ここではショックの急性期の治療について簡単に記述する．

❶ distributive shock（血流分布異常性ショック）

敗血症性ショック，アナフィラキシーショック，神経原性ショックが含まれる．vascular tone（血管緊張）の低下による．

治療 ▶ 急速な輸液に加え，ノルアドレナリンを積極的に使用する．アナフィラキシーショックではエピネフリンを投与する．また，脊髄損傷における徐脈では硫酸アトロピンの静注を行う．

❷ **obstructive shock**（閉塞性ショック）

肺血栓塞栓症，大静脈閉塞，大動脈解離，心膜炎（心タンポナーデ）などが含まれる．

治療 ▶ 十分な輸液，ノルアドレナリン，ドパミンを投与することに加え，原疾患の治療を要する．

❸ **hypovolemic shock**（低容量性ショック）

出血，熱傷，嘔吐・下痢などによる水分喪失が原因である．

治療 ▶ 十分な輸液が第一である．出血による場合には輸血も考慮する．

❹ **cardiogenic shock**（心原性ショック）

種々の心疾患により起こるが，心臓のポンプ失調が原因であり，治療に難渋することが多く，また**死亡率も高い**．心原性ショックについては後に述べる．

2．脈拍の異常

これは不整脈の項で詳しく述べる．

循環器疾患は，基礎疾患および重症度により治療法は異なる．本項では多くの心疾患で合併しやすい心不全（急性期）および主な不整脈の急性期の治療法について述べる．

● 心不全 ●

1）症状

急性心不全と慢性心不全に分類されるが，表1に両者の違いを示す．

2）治療

心不全はときに急速に悪化し死に至ることがあるため，迅速な診断と治療が要求される．**ショック，致死性不整脈の合併**などに常に注意しながら，診療を進めていく．心不全が疑われたときはベッド上**半座位**を保持し，診断と治療を並行して進める．医師が複数で手分けして処置することが望ましい．中等度〜高度の急性心不全および急性増悪した慢性心不全では原則として集中治療室への入院を要する．

● 表1 急性心不全と慢性心不全の相違点

急性心不全	慢性心不全
突然に発症することが多い	数カ月に渡り経過することが多い
著明な呼吸困難，または起坐呼吸	運動耐容能低下
ピンク色の泡沫状の痰の喀出	疲労感
皮膚・顔面のチアノーゼ	労作性呼吸困難
血圧低下	体重増加
冷汗	乏尿
意識障害（精神不穏，意識低下など）	浮腫
	頸静脈怒張
	肝・脾腫大

● 図1　心不全の病態

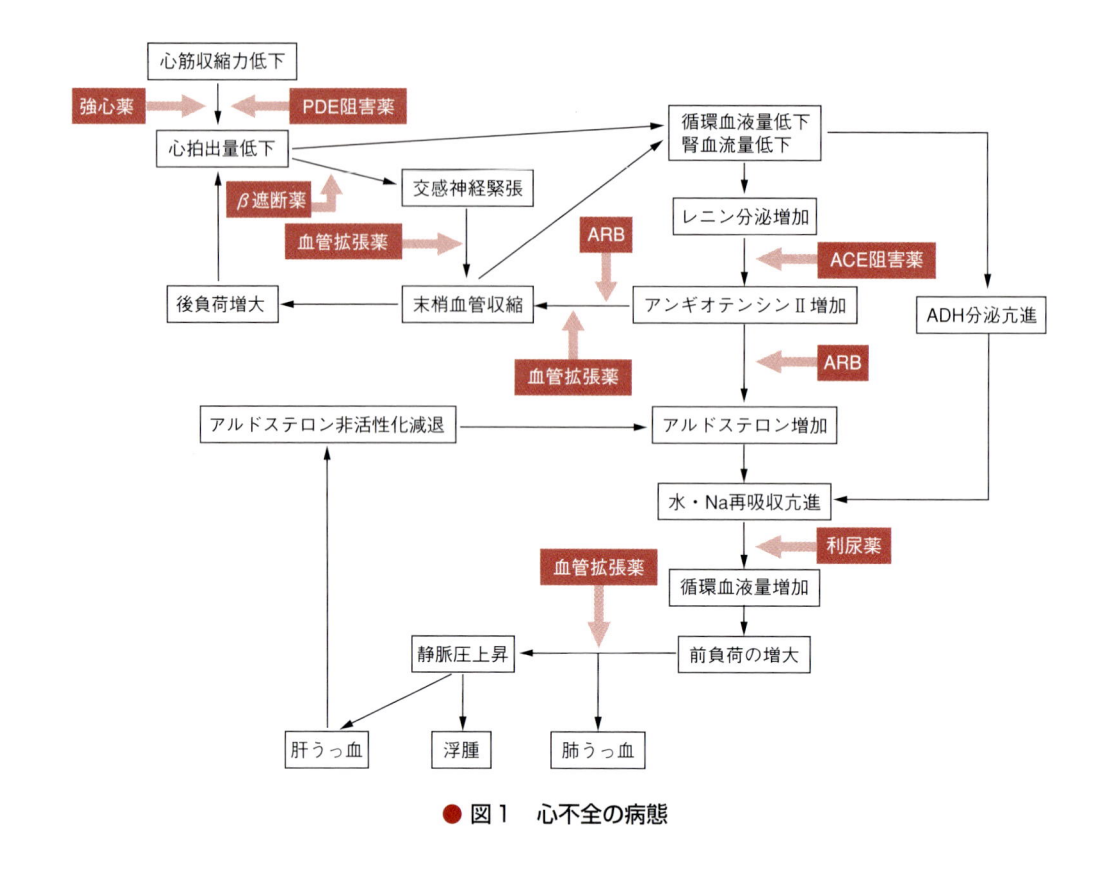

　心不全の病態を図1に示す．心室充満圧や心房圧が上昇するため，左心不全は主に肺うっ血の結果，呼吸困難をきたす．また，右心不全では体うっ血をきたし，肝うっ血や全身浮腫を生じる．拡張不全による心不全では，左室拡張期充満圧が上昇し肺うっ血をきたし，血管拡張薬，利尿薬が有効であるが，強心薬の効果は期待できない．心不全急性期の治療指針を図2に示す．

1．薬物療法

　心不全は主として，薬物治療であるが，原疾患の治療が可能な場合には同時に行う．また，薬物抵抗性の心不全では非薬物治療を併用する．左室拡張終期圧（肺動脈楔入圧または肺動脈拡張期圧で代用）および心係数は心機能の評価に有用であり，**Forrester分類**は治療の指標と効果判定に役立つ．したがって，**重症肺水腫や心原性ショックでは，血行動態把握のため，スワン・ガンツカテーテルを考慮するべきである**．

1）スワン・ガンツカテーテル（図3）

　スワン・ガンツカテーテルには3内腔があり，バルーン膨張用の内腔，肺動脈測定用の内腔（カテーテル先端に開孔）および右房圧測定・心拍出量測定用の内腔（先端より30cmの部位に側孔）に分かれている．鎖骨下静脈，内頸静脈，大腿静脈よりアプローチし，先端を左右肺動脈どちらかの末梢で，バルーンを拡張させたときに肺動脈楔入が認められるところまで挿入する．心拍出量測定は**熱希釈法**による．さらに，もうひとつ内腔がついているカテーテルもあり，これは薬剤の持続静注用に使用されることが多い．以下にスワン・ガンツカ

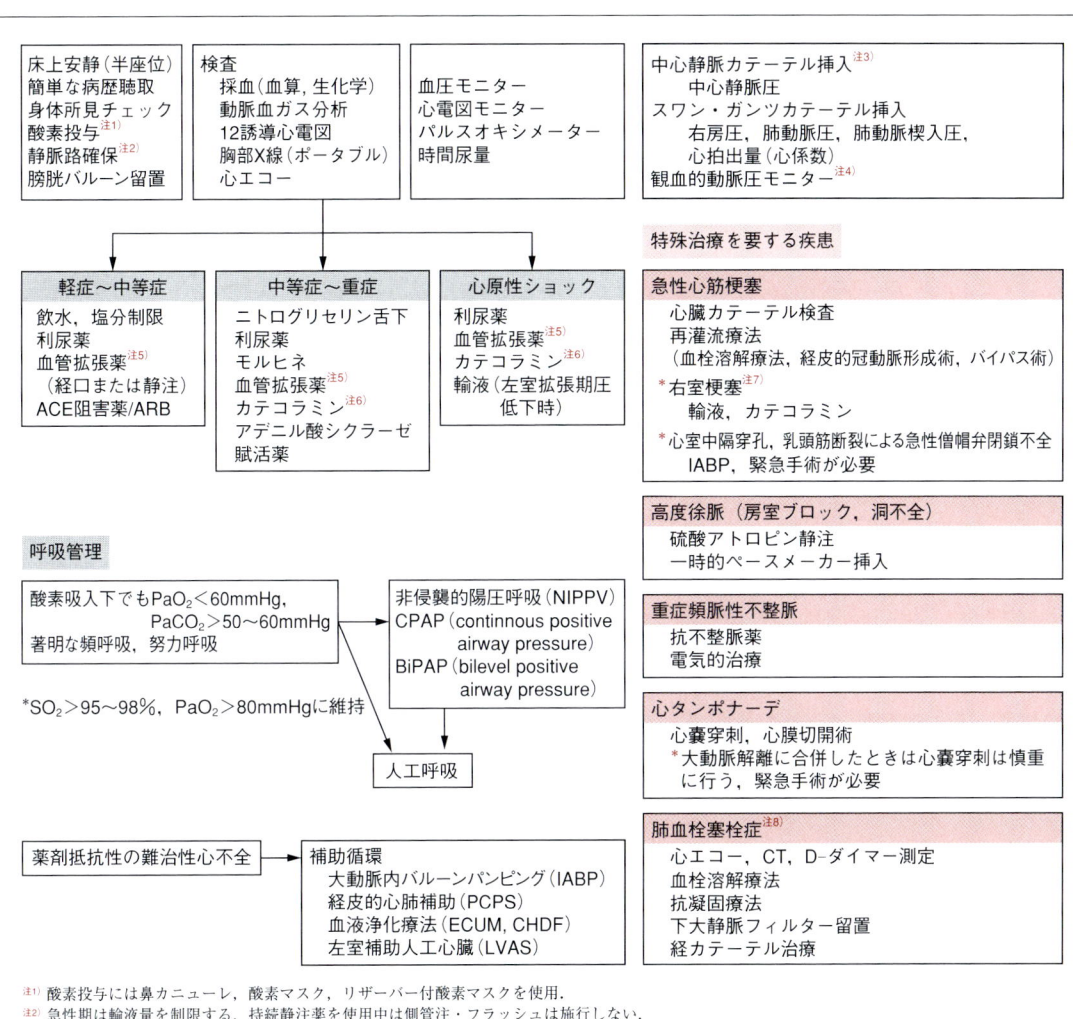

```
┌─────────────────┐ ┌─────────────────┐ ┌─────────────────┐ ┌─────────────────────────────┐
│ 床上安静(半座位) │ │ 検査            │ │ 血圧モニター    │ │ 中心静脈カテーテル挿入(注3) │
│ 簡単な病歴聴取  │ │ 採血(血算,生化学)│ │ 心電図モニター  │ │   中心静脈圧                │
│ 身体所見チェック│ │ 動脈血ガス分析  │ │ パルスオキシメーター│ │ スワン・ガンツカテーテル挿入│
│ 酸素投与(注1)   │ │ 12誘導心電図    │ │ 時間尿量        │ │   右房圧,肺動脈圧,肺動脈楔入圧│
│ 静脈路確保(注2) │ │ 胸部X線(ポータブル)│ │              │ │   心拍出量(心係数)          │
│ 膀胱バルーン留置│ │ 心エコー        │ │                 │ │ 観血的動脈圧モニター(注4)   │
└─────────────────┘ └─────────────────┘ └─────────────────┘ └─────────────────────────────┘
```

特殊治療を要する疾患

軽症〜中等症
飲水, 塩分制限
利尿薬
血管拡張薬(注5)
 (経口または静注)
ACE阻害薬/ARB

中等症〜重症
ニトログリセリン舌下
利尿薬
モルヒネ
血管拡張薬(注5)
カテコラミン(注6)
アデニル酸シクラーゼ
賦活薬

心原性ショック
利尿薬
血管拡張薬(注5)
カテコラミン(注6)
輸液(左室拡張期圧
低下時)

急性心筋梗塞
心臓カテーテル検査
再灌流療法
 (血栓溶解療法, 経皮的冠動脈形成術, バイパス術)
*右室梗塞(注7)
 輸液, カテコラミン
*心室中隔穿孔, 乳頭筋断裂による急性僧帽弁閉鎖不全
 IABP, 緊急手術が必要

高度徐脈(房室ブロック, 洞不全)
硫酸アトロピン静注
一時的ペースメーカー挿入

重症頻脈性不整脈
抗不整脈薬
電気的治療

呼吸管理

酸素吸入下でもPaO$_2$<60mmHg, PaCO$_2$>50〜60mmHg
著明な頻呼吸, 努力呼吸
→ 非侵襲的陽圧呼吸 (NIPPV)
CPAP (continnous positive airway pressure)
BiPAP (bilevel positive airway pressure)
→ 人工呼吸

*SO$_2$>95〜98%, PaO$_2$>80mmHgに維持

心タンポナーデ
心嚢穿刺, 心膜切開術
*大動脈解離に合併したときは心嚢穿刺は慎重に行う, 緊急手術が必要

肺血栓塞栓症(注8)
心エコー, CT, D-ダイマー測定
血栓溶解療法
抗凝固療法
下大静脈フィルター留置
経カテーテル治療

薬剤抵抗性の難治性心不全 → **補助循環**
大動脈内バルーンパンピング(IABP)
経皮的心肺補助(PCPS)
血液浄化療法(ECUM, CHDF)
左室補助人工心臓(LVAS)

注1) 酸素投与には鼻カニューレ, 酸素マスク, リザーバー付酸素マスクを使用.
注2) 急性期は輸液量を制限する. 持続静注薬を使用中は側管注・フラッシュは施行しない.
注3) 持続点滴の必要な薬剤の種類が多い, もしくはカテコラミンなどが大量に必要なときは中心静脈カテーテルの挿入が望ましい. また中心静脈圧のモニターも治療の指標になる.
注4) 観血的動脈圧モニターはショックや血行動態が不安定なときに施行する.
注5) 血管拡張薬には硝酸薬, カルペリチド(hANP), アデニル酸シクラーゼ賦活薬などがあり, 病態に応じて使用.
注6) ドパミン>15μg/kg/分で改善されないときはIABPを考慮する.
注7) 特に, 下壁梗塞でショックを合併しているときは右室梗塞を疑う. 下壁梗塞のときは右側胸部誘導(V_3R, V_4R)も記録する. 利尿薬, 硝酸薬, カルペリチドなどは原則禁忌.
注8) 肺血栓塞栓症でショックの場合は補液, カテコラミンに加え, PCPSを使用することがある.

● 図2　急性心不全の治療のフローチャート

テーテルの適応と合併症(表2, 3)を示す.

2) Forrester分類(331頁参照)

肺動脈楔入圧:PCWP (pulmonary capillary wedge pressure, 正常<18mmHg)と心係数:CI (cardiac index, 正常>2.2L/分/m^2)により, I群からIV群に分かれる. PCWP>18mmHgでは肺うっ血, CI<2.2L/分/m^{2}では末梢循環不全が示唆される. 心拍出量は心筋収縮力, 前負荷, 心拍数で規定される.

I群:PCWP<18mmHg, CI>2.2L/分/m^2
安静, 経過観察.

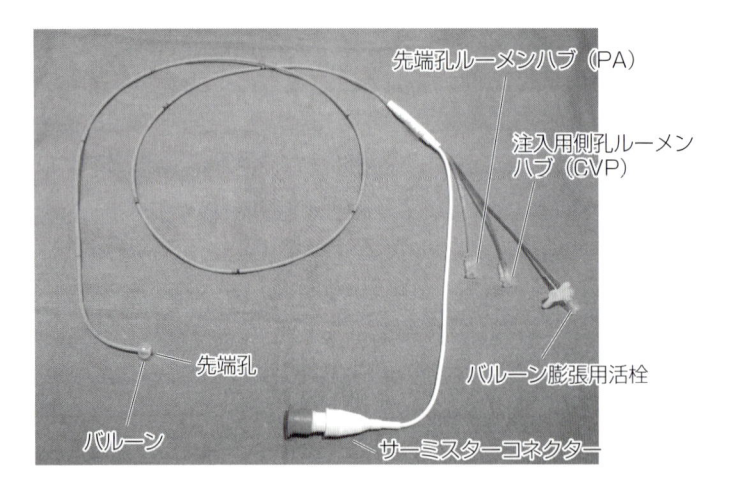

● 図3　スワン・ガンツカテーテル
文献1）より転載

● 表2　スワン・ガンツカテーテルの適応
1. 急性心不全，心原性ショックの管理
2. 心タンポナーデ
3. 血行動態の把握が難しい場合
4. 原因不明の肺水腫

● 表3　スワン・ガンツカテーテルの合併症
1. 血栓性静脈炎
2. 感染
3. バルーンの破損
4. 肺血栓塞栓症，肺動脈の損傷
5. 不整脈

Ⅱ群：PCWP＞18mmHg，CI＞2.2L/分/m^2
主に利尿薬，血管拡張薬が使用される．

Ⅲ群：PCWP＜18mmHg以下，CI＜2.2L/分/m^2
輸液をするが，改善が得られない場合は，カテコラミンを投与する．また，徐脈が認められる場合はペースメーカーを考慮する．

Ⅳ群：PCWP＞18mmHg以下，CI＜2.2L/分/m^2
最も重症であり，心原性ショックが含まれる．カテコラミン，血管拡張薬，利尿薬などで効果が得られない場合は大動脈内バルーンパンピングなどの非薬物治療を併用する．

● 心不全で使用される薬物 ●

（　　　は薬剤投与法の例）

心不全では腸管の浮腫により，経口薬の反応性が悪いため，通常即効性のある注射薬を使用する．

1）利尿薬

心不全では第一選択薬．

| フロセミド（ラシックス®）10〜20 mg静注　　反応が弱いときは倍々で増量 |

副作用 ＊低K血症，高尿酸血症．
注意 ＊効果が得られないときは持続静注で使用することもある．

2）血管拡張薬

❶ 硝酸薬

硝酸イソソルビド（ニトロール®）は主に静脈を拡張させ，前負荷を軽減する．ニトログリセリン（ニトロペン®，ミオコール®，ミリスロール®），ニトロプルシド（ニトプロ®）は後負荷も軽減する．

| ニトロペン® 1錠舌下（1T＝0.3 mg）　　必要なら5〜10分ごとに3〜4回追加投与 |

| ミオコールスプレー®　　1噴霧（0.3 mg） |

| ミリスロール® 0.05〜0.1 μg/kg/分で開始し，5〜15分ごとに0.1〜0.2 μg/kg/分ずつ増量可　持続静注 |

副作用 ＊急激な血圧低下，頻脈，頭重感．
禁忌 ＊閉塞隅角緑内障，高度貧血．

| ニトロール®　1〜8 mg/時　持続静注 |

副作用 ＊血圧低下，紅潮，めまい，頭痛．
禁忌 ＊心原性ショック，右室梗塞，閉塞隅角緑内障，高度貧血．

| ニトプロ®　初回0.1 μg/kg/分で開始し，10分ごとに増量可（最大3 μg/kg/分）　持続静注 |

副作用 ＊血圧低下，紅潮，頭痛，悪心・嘔吐．
禁忌 ＊甲状腺機能不全，高度貧血，大動脈弁狭窄，肥大型閉塞性心筋症．
注意 ＊高血圧性急性左心不全では後負荷とともに前負荷も軽減するニトロプルシド，ニトログリセリンやCa拮抗薬の点滴静注に加えフロセミドを併用する．

❷ 心房性ナトリウム利尿ペプチド（hANP：human atrial natriuretic peptide）：カルペリチド（ハンプ®）

利尿作用，血管拡張作用，RAA（renin-angiotensin-aldosterone）系抑制作用，交感神経抑制作用がある．

| ハンプ®　0.025〜0.2 μg/kg/分　持続静注 |

副作用 ＊血圧低下，徐脈，紅潮．
禁忌 ＊重篤な低血圧，ショック．
注意 ＊配合禁忌がある．低血圧では慎重投与．症例によっては低容量からの開始が好ましい．

❸ ホスホジエステラーゼ（PDE：phosphodiesterase）Ⅲ阻害薬

心筋収縮力増大と血管拡張作用があり，肺うっ血および心拍出量低下が認められる場合に補助的に使用される．

● 表4　各カテコラミンの作用の比較

カテコラミン	心拍出量	肺動脈楔入圧	腎血流量	末梢血管抵抗	心拍数	動脈圧
ドパミン						
低用量	↑	↓↓	↑↑	↓	→	→〜↓
中用量	↑↑	↓↓	→	→	↑	↑
高用量	↑	↑↑	→	↑↑	↑	↑↑
ドブタミン	↑↑	↓	↑	↓	→	→〜↑
ノルアドレナリン	→	↑↑	↓↓	↑↑	→	↑↑

ミルリノン（ミルリーラ®）50 μg/kg 緩徐静注（10分）この後0.25〜0.75 μg/kg/分　持続静注

オルプリノン（コアテック®）10 μg/kg 緩徐静注（5分）この後0.1〜0.3 μg/kg/分　持続静注

副作用 ＊不整脈，頻脈，血圧低下，血小板減少．
禁忌 ＊肥大型閉塞性心筋症．
注意 ＊効果が得られないときは中止．はじめから持続静注で使用することも多い．

3）塩酸モルヒネ（塩酸モルヒネ®）

急性肺水腫で呼吸困難の改善効果がある．交感神経の著しい緊張を緩和することによって，細動脈・体静脈を拡張させ後負荷および前負荷を軽減する．心不全初期には有用である．

塩酸モルヒネ® 2〜5 mg　緩徐静注　必要なら15分ごとに追加投与可

副作用 ＊呼吸抑制，血圧低下，せん妄．
禁忌 ＊脳内出血，意識低下，気管支喘息，慢性閉塞性肺疾患．

4）ジギタリス

強心効果は弱く，急性心不全ではあまり使用されない．通常，心房細動に対し心拍数のコントロール目的で使用される．

ジゴキシン（ジゴシン®）0.125〜0.25 mg 緩徐に静注　効果不十分のときは追加投与（計0.75〜1.0 mg）

副作用 ＊高度徐脈，多源性心室性期外収縮，悪心，食欲不振，視覚異常，せん妄．
禁忌 ＊房室ブロック，洞不全症候群，肥大型閉塞性心筋症，WPW（Wolff-Parkinson-White syndrome）症候群の心房細動．
注意 ＊腎機能低下例では減量して使用．

5）カテコラミン

ドパミン（イノバン®，カタボンHi®）は第1選択で使用することが多い．低用量では腎血流の増加作用があるとされる．また，大量投与では昇圧作用がある．ドブタミン（ドブトレックス®）は，昇圧作用は弱いが，左室末期圧低下作用を有する．ドパミンと併用することも多く，特に重症心不全，心原性ショックでは相乗効果が得られる．ノルエピネフリン（ノルアドリナリン®）は昇圧作用が強く，ドパミン（およびドブタミン）で昇圧効果が得られない場合に併用する．3者の比較を表4に示す．

カタボンHi®（600 mg/200 mL）0.5〜20 μg/kg/分　持続静注

> ドブトレックス®（600 mg/200 mL） 0.5～20 μg/kg/分　持続静注
>
> ノルアドリナリン®　5 A（10A）＋5％ブドウ糖液95 mL（90 mL） 0.03～0.3 μg/kg/分 持続静注

副作用 ＊頻脈，不整脈，血圧上昇，四肢冷感．

6）アデニル酸シクラーゼ賦活薬：塩酸コルホルシンダロパート（アデール®）

強心作用，血管拡張作用があり，強心作用はホスホジエステラーゼⅢ阻害薬より強い．

> アデール®　0.1～0.5 μg/kg/分　持続静注　72時間以内

副作用 ＊動悸，頻脈，不整脈，頭痛，熱感．
禁忌 ＊肥大型閉塞性心筋症，大動脈弁/僧房弁狭窄症．

2．非薬物治療

薬物抵抗性の難治性心不全や心原性ショックに対し，大動脈内バルーンパンピング，心肺補助装置，限外濾過法が使用される．状況によってははじめから薬物治療と併用することもある．

1）大動脈内バルーンパンピング：intraaortic balloon punping（IABP）

IABPは簡便な補助循環装置であり，図4のように，大腿動脈よりアプローチし，左鎖骨下動脈分岐部直下の下行大動脈内に留置する．拡張期（diastole）にバルーンを膨張させることによって，拡張期圧を上昇させて冠血流を増加させる（**diastolic augmentation**）．また，収縮期にはバルーンを急速に収縮させることにより，左室の後負荷を減少させ，心筋酸素消費量を減少させる（**systolic unloading**）．IABPの適応と禁忌，合併症を表5～7に示す．

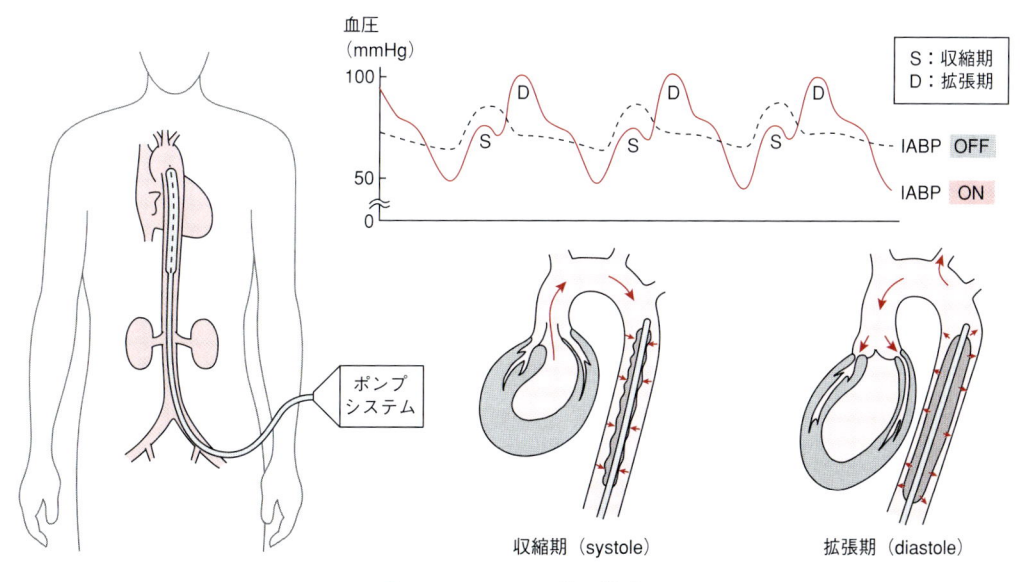

● 図4　IABPの作用機序

● 表5　IABPの適応

1. 心原性ショック
2. 薬物抵抗性の難治性心不全
3. 重症虚血性心疾患における心臓カテーテル中の管理
4. 開心術後の低心拍出量症候群
5. 薬物抵抗性の狭心症，切迫梗塞
6. 虚血に伴う薬物抵抗性の重篤な不整脈
7. 心筋梗塞に伴う心室中隔穿孔，乳頭筋断裂

● 表6　IABPの禁忌

1. 大動脈弁閉鎖不全
2. 大動脈瘤，大動脈解離
3. 血液凝固異常
4. 大動脈の著明な石灰化および動脈硬化性変化，閉塞性動脈硬化症

● 表7　IABPの合併症

1. 動脈壁の損傷，解離，穿孔，仮性動脈瘤
2. 血栓塞栓症
3. 挿入部下肢の虚血
4. 感染
5. 穿刺部位の出血

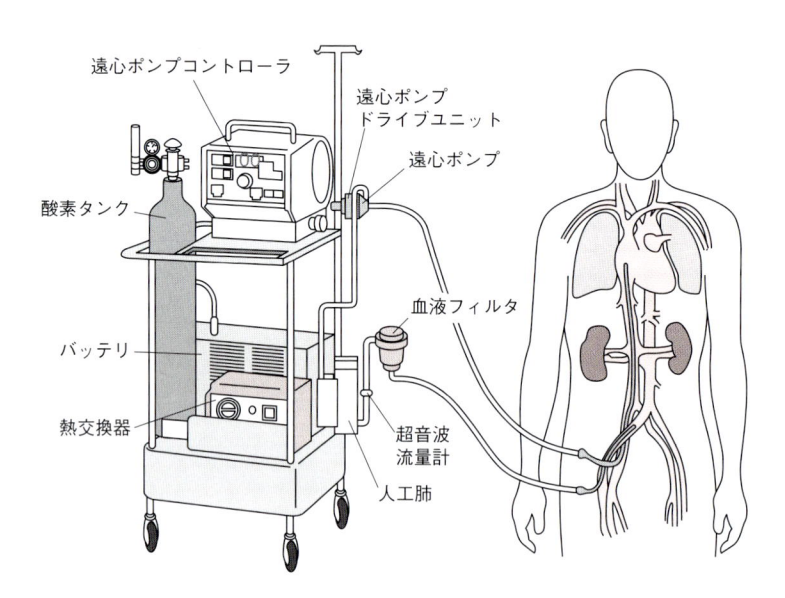

● 図5　PCPSのしくみ

2）心肺補助装置：percutaneous cardiopulmonary support（PCPS）

　内科的，外科的治療やIABPに反応しない**急性発症の重症心肺機能不全**に対し，PCPSは全身循環維持を簡便に行うことができる．大腿静脈より右心房に挿入したカテーテルより脱血し，酸素化した血液を大腿動脈に返血することにより両心室の補助を行う（図5）．PCPSの適応と合併症を表8，9に示す．

3）血液浄化療法

　著明な肺水腫において，利尿薬，ドパミン，心房性Na利尿ペプチドなどの薬剤で利尿が得られない場合には体外循環による除水が使用される．特に，腎機能障害により，薬物で利尿が得られないときには有用である．

　従来より限外濾過法（extracorporeal ultrafiltration method：ECUM）を用いて除水が行わ

● 表8　PCPSの適応

心肺停止状態，心原性ショック状態に対する緊急循環維持
重症心不全：急性心筋梗塞，劇症型心筋炎，心筋症，開心術後など
Supported PTCA（percutaneous transluminal coronary angioplasty：経皮的冠動脈形成術），心大血管手術時の補助手段，肺血栓塞栓症
急性呼吸不全における呼吸補助，呼吸器系手術時の補助手段

● 表9　PCPSの合併症

出血，血栓塞栓症
挿入部下肢の虚血，血管損傷
溶血，腎不全など

れている．ECUMは血圧低下，心拍出量減少など血行動態の悪化をきたしやすいので注意を要する．

　また心不全悪化の一因と言われているサイトカインの除去も対象とした持続性血液濾過透析（continuous hemodiafiltration：CHDF）も行われている．ただし，血圧が80 mmHg以下の場合には，循環血液量は低下し，十分な濾過が得られず，また体外循環の開始に伴い，さらに血圧が低下する危険性があるため，血圧を安定させることが先決である．

● 不整脈 ●

　抗不整脈薬を表10に示す．また，図6には緊急治療（不整脈の停止）を要する頻脈性不整脈の治療法を示す．心機能，基礎心疾患，および年齢，体格，肝機能，腎機能などを考慮し個々の症例で薬剤の種類および投与量を使い分ける必要がある．一般に**高度心機能低下例にはslow kinetic（低解離速度）のNaチャネル遮断薬は禁忌**であり，また**心抑制のある薬剤（β遮断薬，Ca拮抗薬など）も使用を控えることが望ましい**．

　電解質は補正をする．特に，血中Kは**4.0≦K＜5.0 mEq/L**に維持する．

> 注意　＊Kの急速補正をするときは末梢静脈からの投与では静脈炎，血管痛を生じるため，中心静脈からの投与を行う．投与速度は20 mEq/時以内にとどめる．また，アルカローシスがあるときはKClを投与する．

　直流通電（DC：direct current）は意識があるときには，チオペンタールナトリウム（ラボナール®），プロポフォール（ディプリバン®）などの静脈麻酔下で行うが，呼吸抑制，血圧低下に注意する．静脈麻酔には下記のいずれかを用いる．

ラボナール® 250 mg ＋ 5％ブドウ糖液 25 mL（1 mL＝10 mg）　2〜5 mg/kg静注

ディプリバン® 2〜2.5 mg/kg（0.5 mg/kg/10秒の速度で就眠が得られるまで静注）

1．頻脈性不整脈

● 心室性不整脈 ●

1）心室細動（VF：ventricular fibrillation）

　直流通電（DC）で停止不能または繰り返し除細動が必要な場合はアドレナリン（ボスミン®，エピネフリン注0.1％シリンジ®），ニフェカラント（シンビット®），アミオダロン（ア

● 表10　抗不整脈薬

	薬剤（一般名）	薬剤（商品名）	Naチャネル	投与量・投与法（静注）	投与量・投与法（経口）	心外副作用
Ⅰa群	キニジン	キニジン®	M		200〜600 mg　分1〜3	血球減少，めまい，頭痛，悪心・嘔吐
	プロカインアミド	アミサリン®	M	200〜1,000 mg iv（50〜100 mg/分）	250〜500 mg 3〜6時間ごと	消化器症状，SLE症状，無顆粒球症，発熱
	ジソピラミド	リスモダン®	S	50〜100 mg（1〜2 mg/kg） iv（≧5分）	300 mg　分2〜3	口渇，排尿障害，無顆粒球症
	シベンゾリン	シベノール®	S	1.4 mg/kg iv（2〜5分）	300〜450 mg　分3	血液障害，肝機能障害，口渇，排尿障害
	ピルメノール	ピメノール®	S		200 mg　分2	排尿障害，消化器症状
Ⅰb群	リドカイン	キシロカイン®	F	50〜100 mg（1〜2 mg/kg） iv（1〜2分）持続静注：1〜4 mg/分 div		中枢神経障害，悪性高熱
	メキシレチン	メキシチール®	F	2〜3 mg/kg or 125 mg iv（5〜10分）持続静注：0.4〜0.6 mg/kg/時 div	300〜450 mg　分3	消化器症状，口渇，振戦，眠気，頭痛，めまい，肝機能障害
	アプリンジン	アスペノン®	M	1.5〜2 mg/kg div（5〜10 mg/分）	40〜60 mg　分2〜3	肝機能障害，中枢神経障害，顆粒球減少，痙攣，めまい
Ⅰc群	ピルジカイニド	サンリズム®	S	0.75〜1.0 mg/kg iv（10分）	150 mg　分3	消化器症状
	フレカイニド	タンボコール®	S	1〜2 mg/kg iv（10分）	100〜200 mg　分2	中枢神経障害，消化器障害，視覚異常，過敏性症状
	プロパフェノン	プロノン®	M		450 mg　分3	肝機能障害，めまい
Ⅱ群	プロプラノロール	インデラル®	(F)	2〜10 mg iv（5〜10分）	30〜90 mg　分3	気管支喘息，耐糖能障害
Ⅲ群	アミオダロン	アンカロン®	(F)	初期投与：125 mg div（10分）負荷投与：750 mg（5A）+5%ブドウ糖液500 mL 33 mL/時で6時間，以後17 mL/時×18時間で持続投与	導入期：400 mg 1〜2週間維持期：200 mg　分2	肺線維症，甲状腺機能異常，肝機能障害，角膜色素沈着
	ソタロール	ソタコール®			80〜320 mg　分2	肝機能障害，頭痛，めまい
	ニフェカラント	シンビット®		0.3 mg/kg iv（5分）持続静注 0.4 mg/kg/時 div		肝機能障害，口渇，下痢
Ⅳ群	ベラパミル	ワソラン®	(F)	2.5〜5 mg iv（≧3分）	120〜240 mg　分3	悪心，肝機能障害
	ジルチアゼム	ヘルベッサー®		10 mg（0.25 mg/kg） iv（3分）		顔面紅潮，頭痛，嘔気，肝障害
	ベプリジル	ベプリコール®	(F)		100〜200 mg　分2	肝機能障害，消化器症状，白血球減少症，排尿障害
その他	ATP	アデホス®		10〜20 mg iv（急速静注）		悪心，頭痛
	アトロピン	アトロピン®		0.5〜1.0 mg（極量2.0 mg）　iv		口渇，排尿障害，眼症状
	ジゴキシン	ジゴキシン®		0.25〜0.5 mg	0.125〜0.25 mg　分1	胃腸障害，視覚異常，せん妄
	硫酸マグネシウム	マグネゾール®		1〜2 g iv（5〜10分）		

iv：静注，div：点滴静注，（　）：注入速度を示す．以下に主な注意点を記載した．
＊Naチャネル遮断薬ではチャネルからの解離速度（kinetic）も示した（S：slow，M：intermediate，F：fast）．
＊キニジン，ジソピラミド，シベンゾリン，ピルメノールにはM2受容体拮抗作用もある．
＊キニジンは100〜200 mgを試験投与し，副作用が出現した場合は中止．試験投与は必ず，血圧，心電図モニター下で施行．
＊Ⅰa群，Ⅲ群の薬剤の他ベプリジルはKチャネル遮断作用からQT延長を生じるため経時的モニターが必要．QT延長例では禁忌．
＊急性心筋梗塞ではベラパミル，ジルチアゼムは陰性変力作用のため慎重投与．
＊β遮断作用はβ遮断薬のほかにプロパフェノン，ソタロールも有する．アミオダロンのβ遮断作用は弱い．β遮断作用を有する薬剤およびATPは気管支喘息，冠攣縮性狭心症には禁忌
＊陰性変力作用はβ遮断薬，Ca拮抗薬，Naチャネル遮断薬（特にslow kinetic drug）に認められる．心機能低下例では一般に禁忌．
＊陰性変時作用のあるβ遮断薬，Ca拮抗薬，アミオダロン，ソタロールはⅠ度およびⅡ度Wenckebach房室ブロックには禁忌．Ⅱ度Morbitz，Ⅲ度房室ブロックではほとんどすべての薬剤が禁忌．
＊SLE（systemic lups erythematosus：全身性エリテマトーデス）

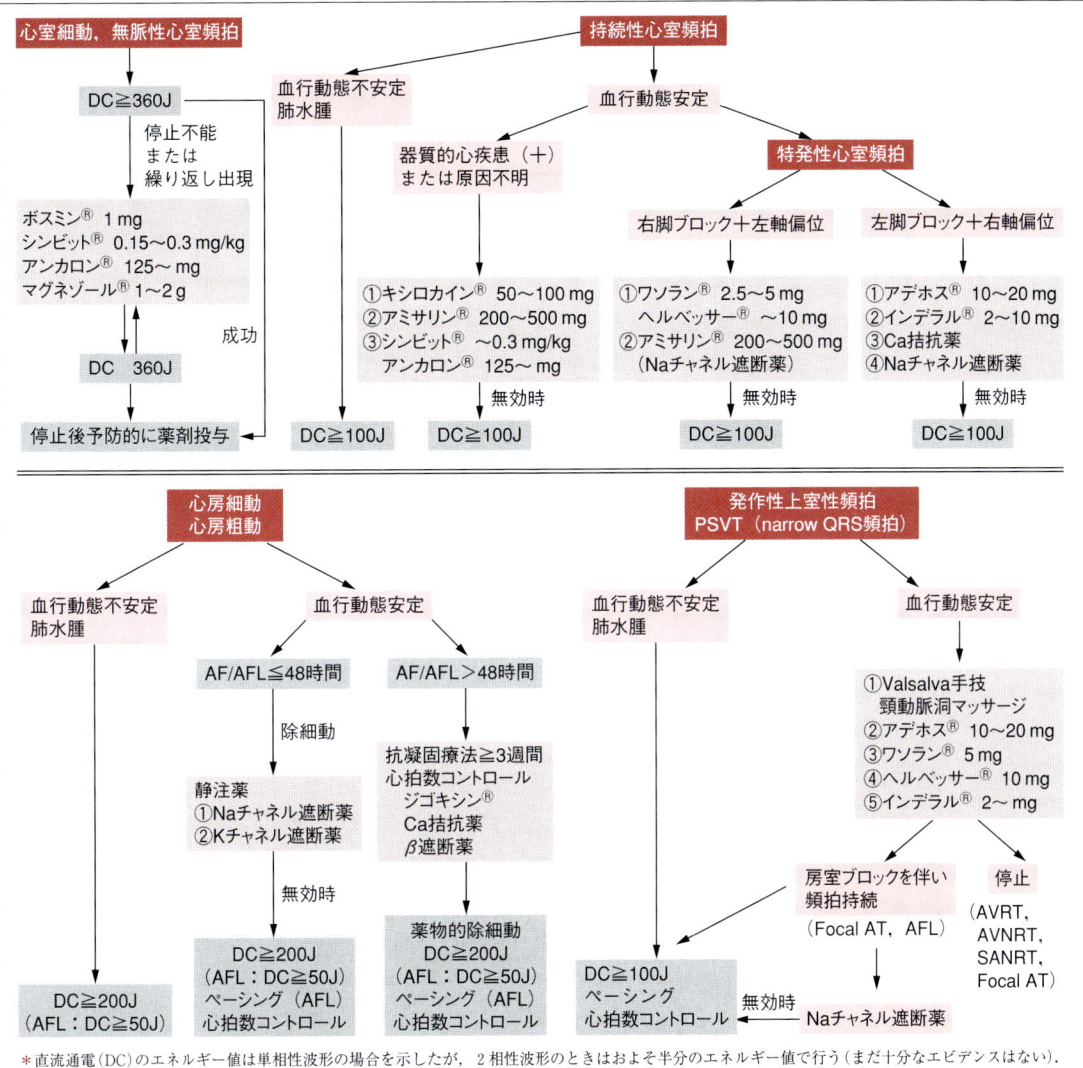

● 図6 頻脈性不整脈の治療指針

ンカロン®），硫酸マグネシウム（マグネゾール®）などの静注後，再度DCを施行［ACLS (advanced cardiovascular life support：二次心肺蘇生法）に従って治療］．シンビット®とアンカロン®は通常どちらか一方を使用するが，ボスミン®とシンビット®，アンカロン®とマグネゾル®という組み合わせで併用する場合もある．

ボスミン®　1 mg　静注

> シンビット® 0.15 mg/kg 緩徐静注（5分かけて） 無効時0.15 mg/kg 追加：有効時はその後0.2 mg〜/kg/時 持続静注（効果がなければ最大0.4 mg/kg/時まで漸増）

> アンカロン® 125 mg〜 緩徐静注（10分かけて） その後持続投与（表10参照）

> マグネゾール® 1〜2 g 5〜20分で静注

　予防にニフェカラント，アミオダロン，リドカインを第1選択で使用することが多いが，無効時は他の薬剤を選択する．心機能低下例や不明のときは心抑制のある薬剤は避ける．

注意　＊VFの停止前にリドカインを使用すると除細動閾値が上昇するので停止した後に使用する．

2）心室頻拍（VT：ventricular tachycardia）

❶ 単形性心室頻拍

　規則的で幅広いQRS波形を呈する．頻拍中はP波が同定できず，上室性頻拍と鑑別困難なことも多い．**鑑別できないときは，心室頻拍として治療**する．

注意　＊脚ブロック，変行伝導を伴う上室性頻拍との鑑別にはValsalva手技，頸動脈洞マッサージなどの迷走神経刺激，ATPを使用することもある．

① 血行動態不安定・肺水腫に伴うVT

　直ちにDCを行う．

② 血行動態の安定したVT

a）器質的心疾患に伴うVT，または原因不明のVT

　心抑制の少ない薬剤を選択する．通常，リドカイン（キシロカイン®），メキシレチン（メキシチール®），プロカインアミド（アミサリン®）を投与するが，無効例にはニフェカラント（シンビット®），アミオダロン（アンカロン®）も使用される．2〜3種類の薬剤で停止しない場合は**DCを考慮**する．

b）特発性心室頻拍

▶ 右脚ブロック＋左軸偏位（上方軸）

　左室起源で脚枝やその分枝が関与するCa電流依存性のリエントリーである．Ca拮抗薬が有効であるが，無効時にはNaチャネル遮断薬も使用される．

▶ 左脚ブロック＋右軸偏位（下方軸）

　右室流出路起源で通常遅延後電位によるトリガードアクティビティである．左室流出路起源の場合もある．ATP（アデホス®），β遮断薬，Ca拮抗薬が有効であるが，無効時にはNaチャネル遮断薬も投与される．

❷ 多形性心室頻拍

　血行動態不安定なときはVFと同様，非同期下で高エネルギーDCを施行する．

　薬剤ではβ遮断薬，アミオダロン（QT延長のないとき）などが使用されるが，QT延長を伴うとき（Torsades de pointes）はリドカイン，メキシレチンは使用可能．また，硫酸マグネシウムを併用することが多い．徐脈または長い休止期が先行する場合にはペーシングも有効．**Ⅰa群，Ⅲ群の薬剤のほかアプリンジン，ベプリジルもQT延長を生じるため禁忌**である．

　後天性QT延長をきたす原因には，薬剤性のほか，徐脈，電解質異常，心筋虚血などがある．薬剤の服用歴の聴取も大切である．

● 上室性頻脈性不整脈 ●

1）洞性頻脈

疼痛，発熱，貧血，脱水，ショックなどが原因である．原因を除去することで改善され，β遮断薬などの薬剤は不要である．ただし，甲状腺機能亢進症では，甲状腺機能のコントロールができるまで，頻脈は持続し，ときに心房細動を合併するためβ遮断薬が使用される．特殊な頻脈として，Inappropriate sinus tachycardia（IST：不適切洞頻脈），postural orthostatic tachycardia syndrome（POTS：体位性起立性頻拍症候群）がある．

2）心房細動（AF：atrial fibrillation）

治療法は，①カルディオバージョン＋洞調律の維持と，②心拍数コントロール＋抗凝固療法に分かれる．カルディオバージョンは薬物的，電気的に行う．

一般に1年以上持続，左房径5cm以上，過去2回の電気的カルディオバージョン歴のある例では電気的カルディオバージョンの適応はなく，心拍数コントロールおよび必要に応じ抗凝固療法を併用する．心拍数は安静時60～80/分を目標にβ遮断薬，Ca拮抗薬，ジギタリスにてコントロールする．ただし，ジギタリスは交感神経亢進時には効果が弱い．心機能低下例や心不全合併例には陰性変力作用のあるCa拮抗薬，β遮断薬は制約があるが，ジギタリスでの効果が不十分な場合には少量のβ遮断薬を併用する．

① 血行動態が維持できない場合（ショック，肺水腫など）

電気的カルディオバージョン

② 血行動態が安定

a）AFの持続が発症48時間以内

自然停止も多く，無症状のときは心拍数のコントロールのみ施行する．症状があるときはまず薬物的カルディオバージョンを試みる．薬剤は主にNaチャネル遮断薬が使用されるが，心機能低下例ではニフェカラントやアミオダロンの静注も使用される．

b）AFの持続が発症48時間以上

心拍数コントロールと3週間以上の抗凝固療法後，待期的に電気的カルディオバージョンを行う．

ただし，**経食道エコーで左房内血栓が認められなければ早期の電気的カルディオバージョンが可能**である．薬物では，静注，経口ともにNaチャネル遮断薬およびKチャネル遮断薬が使用される．また心機能低下例では，アミオダロン，ソタロール，ベプリジルも使用されるが，ソタロールはβ遮断作用を有するため注意を要する．

> 注意
> ＊**WPW症候群に伴うAF**ではジゴキシン，Ca拮抗薬，β遮断薬など**房室結節伝導を抑制する薬剤は禁忌**．Naチャネル遮断薬などを使用．薬剤抵抗性のときは電気的カルディオバージョンを行う．
> ＊甲状腺機能亢進症に伴うAFでは甲状腺機能亢進症のコントロールを優先し，通常β遮断薬を使用する．甲状腺機能が正常化すると心房細動が自然停止することも多い．
> ＊洞不全症候群ではペースメーカー植え込み後に抗不整脈薬を使用する．
> ＊AFでは心房筋の電気的リモデリング，線維化を抑制するためACE-IやARBが併用される．

3）心房粗動（AFL：atrial flutter）

発作性上室性頻拍との鑑別が難しいときは，迷走神経刺激やATPなどで房室伝導を抑制するとF波が同定しやすくなる．

① 血行動態が維持できないとき
　　DC. 特に1：1房室伝導では緊急を要する.
② 血行動態が安定している場合
- ジゴキシン，Ca拮抗薬，β遮断薬の静注にて4：1房室伝導/心室レート<100/分を目標に心拍数コントロールを行う．心房粗動も血栓の原因になり得るため，48時間以上持続している場合には心房細動に準じて抗凝固療法を行う．
- 停止にはKチャネル遮断作用のあるプロカインアミド，ニフェカラント，アミオダロンの静注などが使用されるが，1：1房室伝導をきたす可能性があるため房室伝導を抑制する薬剤をあらかじめ投与する．薬剤による停止が難しい場合には心房ペーシング，電気的カルディオバージョンの適応である．予防にはKチャネル遮断薬が有用であるが，Naチャネル遮断薬も使用される．また，カテーテル・アブレーションにより根治が可能である．

4）発作性上室頻拍（PSVT：paroxysmal supraventricular tachycardia）

房室結節リエントリー性頻拍（AVNRT：atrioventricular nodal reentrant tachycardia）と房室リエントリー性頻拍（AVRT：atrioventricular reentrant tachycardia）が90％程度を占めるが，他に心房頻拍（AT：atrial tachycardia），洞結節リエントリー性頻拍（SANRT：sinoatrial nodal reentrant tachycardia）などがある．

① 血行動態不安定・肺水腫
　　電気的カルディオバージョン
② 血行動態安定
- 迷走神経刺激：Valsalva手技，頸動脈洞マッサージ，冷水への顔面浸水
- 薬剤（静注）：ATP, Ca拮抗薬（ベラパミル，ジルチアゼム），β遮断薬（プロプラノロール），Naチャネル薬など
- 薬剤抵抗性の場合：ペーシング，電気的カルディオバージョンを使用するが，無効時は心拍数コントロールをする場合がある．

注意
＊頸動脈洞マッサージ：左右交互に1回5秒間圧迫する．必ず頸動脈洞の触知，血管雑音の有無を確認する．触知微弱，血管雑音を聴取する場合は行わないこと．
＊Focal ATなどで自動能を機序とする場合には電気的治療は無効であり，薬剤による停止が困難な場合がある．頻拍を停止できないときは房室結節遮断薬にて心拍数コントロールを行う．

2．徐脈性不整脈

洞不全症候群，房室ブロック，徐脈性心房細動がある．

高度徐脈による失神，眼前暗黒感，心不全症状を有する場合，またⅡ度高度房室ブロック，Ⅲ度房室ブロックの場合には恒久性ペースメーカーの適応．

緊急治療を要するときは，①硫酸アトロピン0.5～1.0 mg静注（極量2 mg），②経皮ペーシング，③経静脈的ペーシングを行う．

文献

1) 足利貴志：肺静脈カテーテル（Swan-Ganzカテーテル）挿入法と評価．「ビジュアル基本手技5 必ず上手くなる！中心静脈穿刺」（森脇龍太郎，中田一之 編），114，羊土社，東京，2007

さらに学びたいとき

- 日本循環器学会ガイドライン
  http://www.j-circ.or.jp/guideline/index.htm
- 脳卒中治療ガイドライン
  http://www.jsts.gr.jp/jss08.html
- 「AHA心肺蘇生と救急心血管治療のためのガイドライン日本語版 2005」(日本蘇生協議会 監)，中山書店，東京，2006
- Douglas P. Zipes, et al.：ACC/AHA/ESC 2006 Guideline for management of patients with ventricular arrhythmias and the prevention of sudden cardiac death. Circulation, 114：e385-e484, 2006
- Valentin Fuster, et al.：ACC/AHA/ESC 2006 Guideline for the management of patients with atrial fibrillation-Executive summary. Circulation, 114：700-752, 2006
- Carina Blomström-Lundqvist, et al.：ACC/AHA/ESC 2006 Guideline for the management of patients with supraventricular arrhythmias-Executive summary. Circulation, 108：1871-1909, 2003

---

case file　高齢者の失神

　高齢者の失神というと，脳血管障害を連想しがちであるが，脳血管障害で失神のみが出現することは少ない．症例は85歳男性で，高血圧で加療中，失神発作が出現した．諸検査では失神の原因がわからず，一過性脳虚血発作として治療されていた．しかし，経過中，失神発作を3回繰り返したため当科受診．頸動脈洞マッサージにて3.7秒の心停止に伴い，眼前暗黒感が出現し，頸動脈洞症候群と診断された．本例はペースメーカー植え込みを施行し，以降，発作はなく，経過良好である．

　失神発作の原因のひとつに神経調節性失神がある．このなかで血管迷走神経性失神と頸動脈洞症候群が大きな割合を占める．血管迷走神経性失神は幅広い年齢層に出現する．これに対し，頸動脈洞症候群は高齢男性に多く，高血圧，冠動脈疾患の合併が多い．

　失神の原因として，不整脈，心疾患をはじめ他疾患の鑑別は必要であるが，高齢者の失神では，頸動脈洞症候群も念頭におくことが大切である．

〈山分規義〉

Memo

体液・電解質管理の基本

● 必要な器材 ●

図1に体液・電解質管理をするためのベッドサイドの器材一式を示した．これに，血液ガス分析装置，電解質分析装置，浸透圧比重計がそろえば，もう体液・電解質管理は完璧…というのは，よくあるモニター症候群（？）に陥ったレジデントの言葉であるが，実際にはこれらの器材すべてが必要だというわけでは毛頭ない．

ではまず体液・電解質管理に不可欠な器材から順にみていこう．

❶ 尿量計，尿比重計

▶ 体液・電解質管理の基本中の基本は，正確な水分出納を把握すること（**バランスシートの作成**）である．水分出納のうち，"出（output）"として，まず頭に浮かぶのが尿量であろう．時間尿量と尿比重をチェックすることが第一歩である．

Advice
- ここで忘れてはならないことは，時間尿量と尿比重は，両者がそろってはじめて体液管理のうえで意味のあるデータになるということ（263頁「代表的な失敗の原因と対処法」参照）．
- 腎障害がないほとんどの患者において，時間尿量，尿比重のデータのみで循環血漿量の過不足を判断し，体液・電解質管理を大禍なく行うことができる．

❷ 輸液ポンプ

▶ 水分出納の"出（output）"の部分で，時間尿量が問題となるような精密な水分管理を必要

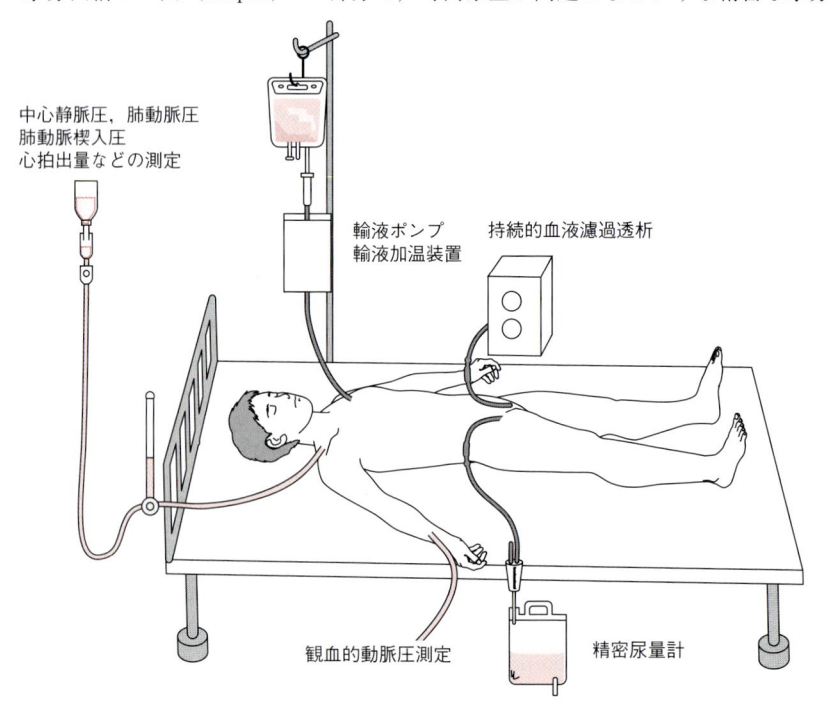

● 図1　体液・電解質管理ICUの図

とする症例では，当然"納（input）"の部分でも同レベルの精密さが要求される．この場合，時間輸液量の設定できる輸液ポンプを全輸液経路に用いることになる．

> **Advice**
> ● ここで注意しなければならないのは，輸液ポンプの方式（機構）によって精度が1桁〜2桁異なる点である．新生児のように0.1mL/時の増減が問題となる症例では，シリンジポンプを使用するべきだろう．

❸ 体温計および輸液加温装置

▶ これまでにあげた機器は，いずれも体液・電解質の量的な管理に必要な機器である．体液管理にはもうひとつの重要な側面がある．それは体液の温度すなわち（深部）体温の管理である．全般的な体温管理については「体温管理」の項（264頁）に詳しく述べられているので，ここでは輸液管理と体温の問題にしぼって述べることにする．

▶ 通常の輸液管理では，輸液の温度や体温変化に注意が必要となるのは長時間にわたる手術中の輸液ぐらいのものだが，救急領域では，術中以外にも出血性ショックや広範囲熱傷の初期治療にみられるように，循環動態の維持のための急速大量輸液・輸血により体温が低下し，低体温が凝固障害や循環不全をさらに増悪させるという悪循環に陥ることがままある．

▶ 体温のモニターとしては各種体温計があげられる．ICU管理では，直腸体温計または膀胱体温計にて深部体温を連続的にモニタリングすることは常識となっている．循環動態が不安定な患者の管理においては，**スワン・ガンツカテーテル**を深部体温のモニタリングに併用するのも便利な方法である．

▶ 輸液加温の方法としては，輸液回路の途中に加温装置（熱交換器）を設ける方法が一般的である．輸液回路を延長しコイル状にして37℃温水に湯煎する方法（ウォーマーコイル）が簡便だが，熱交換の効率をあげるためにコイル部を長くするほど回路抵抗が増加し，急速大量輸液・輸血にはむかないのが難点である．最近では，輸液回路の一部に発熱体を用いたり，輸液回路全体を二重管として外筒に温水を灌流する機構を用いて，低い回路抵抗と高い熱交換効率を両立させた製品が開発されている．

▶ 出血性ショックなどの症例の初期治療として急速大量輸液を施行する機会が多い三次救急医療施設などでは，**温蔵庫37℃に加温した乳酸リンゲル液の輸液ボトルを常備しておくのも有用である**．

> **Advice**
> ● 体液・電解質管理における深部体温のモニタリングの意義は，体温管理の指標のみにとどまらない．体温の上昇は，不感蒸泄の増加や発汗により水分ならびに電解質の喪失の増加をもたらす．したがって，体温のデータは輸液量ならびに輸液の組成を決定するにあたって不可欠な指標なのである．もし体温の上昇に応じた輸液の増量がなされない場合には，脱水のため発汗による体温調節機構が働かず，さらなる体温の上昇をきたす悪循環に陥ることになる．

❹ 動脈圧，中心静脈圧，肺動脈圧などの観血的モニタリング

▶ これらの圧は，それぞれの血管内にカテーテルを留置し，圧トランスデューサーを接続することにより連続的モニタリングが可能となる．

▶ 循環血漿量の軽度の不足で，末梢血管の収縮などの代償機構が働き血圧が保たれている状態でも，**動脈圧波形**の変化から循環血漿量の不足の程度を評価することができる．循環血漿量

が減少すると，まず**動脈圧波形**の幅が狭くなり，次いで収縮期と拡張期の間に谷が出現する．さらに循環血漿量が減少すると，この谷が深くなり動脈圧波形が双子山のような形に変化する．

> **Advice**
> - 中心静脈圧，肺動脈圧さらに肺動脈楔入圧は，循環血漿量の過不足を評価するうえで，最も有用な指標といえる．しかし，ここで注意しなければならないのは，いずれも循環血漿量の絶対値を示すものではなく，**心機能に対しての相対的な循環血漿量の過不足を示す**ことである．したがって，これらの圧を輸液管理の指標として用いる場合には，1回の測定値ではなく，測定値の経時的な変動を参考にするべきである．

❺ 血液ガス分析器，電解質分析器

- 最近では，ほとんどの二次救急以上の救急医療施設にてこれらの測定機器が24時間稼働している．リアルタイムで血液や尿のpH，電解質などのデータが得られる便利な機器だが，あまり頻回に電解質を測定し，たびたび輸液の組成を変えるのも考えものである（致死的な低K血症の急速補正のときは別）．通常の病態であれば，集中治療中でも1日2～3回も測定すれば十分だろう．

- 最新の血液ガス分析器には，血色素量の精密な測定ができるものが増えている．リアルタイムの血色素量のデータは，出血のない症例では循環血漿量の変動を鋭敏に反映し，広範囲熱傷症例などでは輸液速度の指標として時間尿量とともに不可欠である．

❻ 血液濾過，血液透析，持続血液濾過透析

- ここまでに列挙してきた機器は，いずれも水分出納の"納（input）"の管理のための機器である．通常の腎機能が正常な症例では，体液電解質管理としては"納（input）"の管理がほとんどで，"出（output）"の管理としては**利尿薬の投与**ぐらいで十分であろう．しかし，腎機能が低下あるいは廃絶した症例ではより積極的な"出（output）"の管理が必要となる．

- 体液から水分，電解質を除去する方法としては，体外循環によらない**腹膜透析**と，体外循環を必要とする**血液濾過（hemofiltration：HF），血液透析（hemodialysis：HD）**があげられる．腹膜透析には，複雑なポンプ類が必要ないこと，安全性が高いことなどの利点があるが，透析の効率が低く急速な水分や電解質の補正が求められる救急医療の領域では施行されることはほとんどない．**血液濾過**は体液量の補正（除水）ならびに体液中の中分子量物質の除去を主たる目的とする場合に用いられ，**血液透析**は体液中の電解質やその他の低分子量物質の補正を主たる目的とする場合に用いられる．特に救急領域では，循環動態が不安定で，急激な水分，電解質の補正が危険な症例において，24時間連続的に血液濾過透析を施行する**持続的血液濾過透析（continuous hemodiafiltration：CHDF）**が近年用いられることが多く，専用機も開発されている．

❼ スケールベッド

- ベッドの形をした精密体重計のこと．

- 体重の増減は体内水分総量の増減を正確に反映するため，"dry weight（除水後の標準体重）"がすでに定まっている慢性透析患者の除水量を決定する際などに用いられる．しかし，侵襲などの影響で水分の体内分布が大きく変動する救急患者では，体重の増減が循環血漿量の増減を反映するとは限らず，用いられることは少ない．

● 管理の基本 ●

本項では体液・電解質の異常を補正する際の考え方の道筋を述べる．個々の電解質異常の細かい補正式などについては成書を参照してほしい．ここでは，体液量も電解質もバラバラの状態にて運び込まれてきた救急患者を前に，何から手を付ければよいのか途方に暮れ，「救急医療では限られた時間と情報のなかで診断的治療が求められる」という耳学問を思い出しはしても，焦るばかりで足が（手が）すくんでしまうレジデント諸氏に役立つことを目的として，診断と治療の過程を簡便なフローチャートを用いて示す（図2，3）．

1）循環血漿量の過不足はあるか？（図2）

救急患者に対する体液・電解質管理の第一歩は，**循環血漿量の過不足の評価**である．と，言葉で述べるのは簡単だが，実際の患者が今現在循環血漿量が過剰なのか不足なのか即座に判断するのはベテランの集中治療医でも困難である．ましてや，病態も不明で，それまでの水分出納も把握されていない救急患者では，容易なことではない．

救急患者を前にして，とりあえず検査データがそろってから，というのはあまり誉められた姿勢ではない．そんな時間的余裕があるとは限らないし，往々にして，臨床所見からの直感的な判断と検査データが相反する場合には，直感が正しいことが多い．そこでレジデント諸氏としては，まずもてる五感をフル動員することになる．血圧は？ 脈拍数は？ 脈の緊張は？ 皮膚のツルゴールは？ 呼吸音は？ 口腔内の乾燥度は？ 結膜の浮腫は？ 頸静脈の怒張は？ 下肢挙上にて血圧は上がるか？ 等々観察項目をあげていけばきりがないが，要は**脱水か否かの判断に的をしぼり全身を系統的に観察していく**ことである．各観察項目について，循環血漿量が過剰か不足か頭のなかで一種の星取り表をつくるのもひとつの方法である．

こうしてまず臨床的な循環血漿量の過不足について判断を固めたうえで，血算，血液生化学，尿などの検体検査，中心静脈圧などの圧モニタリング，胸部X線写真，心臓超音波検査などの画像診断の結果とつき合わせていく．

❶ 循環血漿量が不足

▶ **循環血漿量が不足していると判断された場合**：次のステップとして滲出，下痢，嘔吐などの体外への体液の喪失（loss）があるか否か判断する．

> **Advice**
> ● ここで注意が必要な点は，腸閉塞に伴う腸管内の貯留や，熱発に伴う不感蒸泄の増加など目にみえない喪失を見落とさないようにすることである．

▶ **喪失があると判断された場合**：喪失分の組成，量と同等の補液を経口，経管，経静脈的に投与する．

▶ **喪失がないと判断された場合**：侵襲や炎症などが原因となり，血管内の水分が血管外の間質などに移動し，結果的に循環血漿量が不足していると考えられる．このような病態に対する体液補正には血漿の膠質浸透圧の情報が不可欠である．膠質浸透圧が十分に保たれている場合（具体的にはアルブミン濃度2.5 g/dL以上）には，**細胞外液による補正**が行われる．ただしほとんどの例では，ある時点を境に血管外に移動していた水分が急速に血管内に戻るため（利尿期と呼ばれる），循環血漿量の急激な増加をきたす．**心機能や腎機能に問題のある例では，補正を控えめにする，利尿薬を投与するなどの注意が必要である．**

▶ **血漿の膠質浸透圧が十分でない場合**：いくら細胞外液の補液を行っても，水分を血管内に保

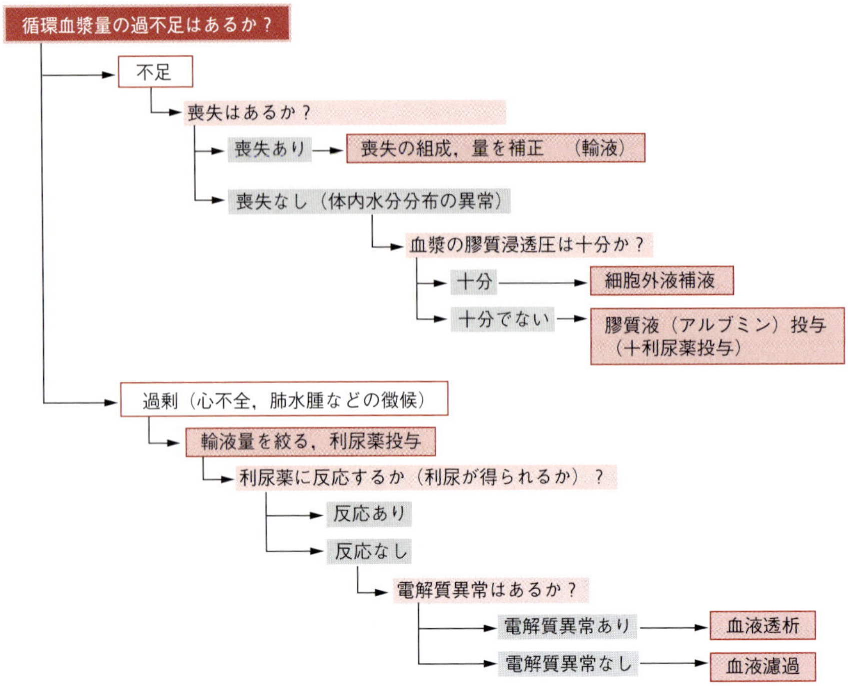

```
循環血漿量の過不足はあるか？
├─ 不足
│   └─ 喪失はあるか？
│       ├─ 喪失あり ──→ 喪失の組成，量を補正 （輸液）
│       └─ 喪失なし（体内水分分布の異常）
│           └─ 血漿の膠質浸透圧は十分か？
│               ├─ 十分 ──→ 細胞外液補液
│               └─ 十分でない ──→ 膠質液（アルブミン）投与
│                                    （＋利尿薬投与）
└─ 過剰（心不全，肺水腫などの徴候）
    └─ 輸液量を絞る，利尿薬投与
        └─ 利尿薬に反応するか（利尿が得られるか）？
            ├─ 反応あり
            └─ 反応なし
                └─ 電解質異常はあるか？
                    ├─ 電解質異常あり ──→ 血液透析
                    └─ 電解質異常なし ──→ 血液濾過
```

● 図2　循環血漿量の補正の考え方

持することができず血管外へと移動してしまうため，浮腫をきたしながらも循環血漿量は不足する，という事態になる．このような場合には，**膠質液（アルブミン）**を細胞外液とともに投与し，血漿浸透圧も補正する必要がある．重症例では，体内水分量自体は過剰で肺水腫など**溢水**の症状を呈しながら，循環血漿量は極度に不足する**血管内脱水**の状態となる．このような例に対しては，**膠質液（アルブミン）と利尿薬を併用し，まず血漿浸透圧の補正にて血管外の水分を血管内に移動させてから，利尿をはかって体外に排出する方法をとる．**

❷ 循環血漿量が過剰

▶ **循環血漿量が過剰であると判断された場合**：まず利尿薬を投与し反応をみる．

Advice
● ここで注意しなければならないのは，利尿薬が十分に反応するためには，循環動態が安定し腎血流量が保たれなければならないことである．心機能が低下した例では，カテコラミン投与にて循環動態を補正するだけで十分な利尿が得られることもめずらしくない．

▶ **循環動態を補正し，利尿薬を投与しても反応がない場合：腎不全**と考えられる．この場合には，**人工腎臓**の導入が必要となる．前項の❻に述べたように，電解質補正の必要がなく水分量の補正だけが目的の場合には**HF**による除水を，電解質補正の必要がある場合には**HD**を行う．

▶ いずれの場合でも，心機能が低下している例や循環動態が不安定な例では，**CHDF**がもっぱら用いられる．

2）Na異常はあるか？（図3）

次に電解質異常の補正について述べる．前述したが，近年血中電解質濃度測定機器の普及とともに，頻回にベッドサイドで血中電解質濃度を測定しては，1～2時間おきに輸液指示

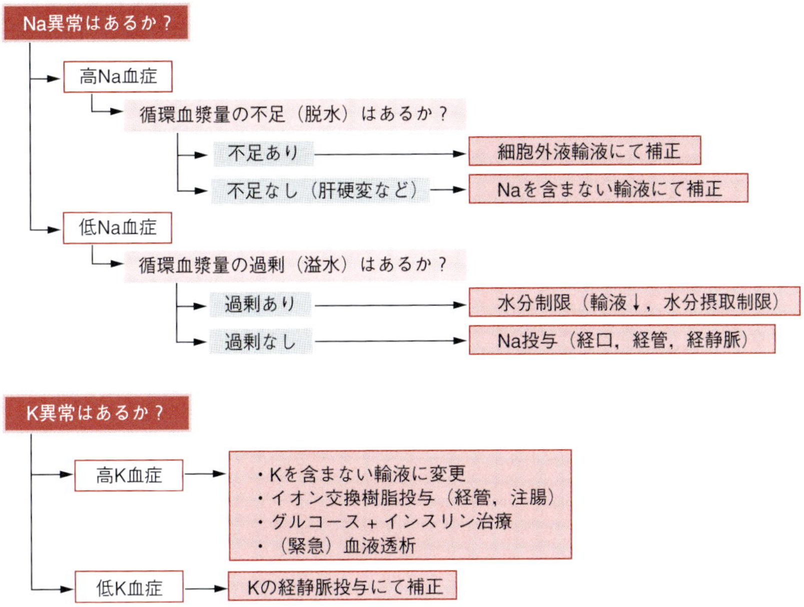

```
Na異常はあるか？
  ├─ 高Na血症
  │    └─ 循環血漿量の不足（脱水）はあるか？
  │         ├─ 不足あり ──→ 細胞外液輸液にて補正
  │         └─ 不足なし（肝硬変など）──→ Naを含まない輸液にて補正
  └─ 低Na血症
       └─ 循環血漿量の過剰（溢水）はあるか？
            ├─ 過剰あり ──→ 水分制限（輸液↓，水分摂取制限）
            └─ 過剰なし ──→ Na投与（経口，経管，経静脈）

K異常はあるか？
  ├─ 高K血症 ──→ ・Kを含まない輸液に変更
  │              ・イオン交換樹脂投与（経管，注腸）
  │              ・グルコース＋インスリン治療
  │              ・（緊急）血液透析
  └─ 低K血症 ──→ Kの経静脈投与にて補正
```

● 図3　電解質の補正の考え方

を変更するナース泣かせのレジデントに対する苦情を耳にするようになった．ベッドサイドにへばりついて患者管理に没頭する姿勢は大切だが，重大な勘違いがあるようだ．血中電解質濃度は体内における電解質の総量を反映するものではない（Kにいたっては細胞内濃度の方がはるかに高い）という点が忘れられている．ここでは，電解質異常に対する補正の考え方について，特にNaの異常と循環血漿量の過不足の関係を中心に述べる．

❶ 高Na血症

▶ 高Na血症をみたとき，いきなり蒸留水投与による急速補正を行うのは考え方として間違っているばかりでなく危険である．このような急速補正は急激に血漿浸透圧を低下させ脳浮腫を引き起こすことになる．高Na血症に対する考え方としては，まず**循環血漿量が不足（脱水）した結果として高Na血症を呈していないか判断**する．

▶ **循環血漿量が不足している場合**：通常細胞外液（Na 140 mEq/L）にて補正する．高Na血症の補正に用いられる補液としてはNa濃度が高いように思われるかもしれないが，ここで補正されるべきは体内のNa総量ではなく，あくまでも**循環血漿量**（あるいは細胞外液量）である．

▶ **循環血漿量の不足がない場合**：考えられる病態としては，Naの過剰摂取（投与）と肝硬変があげられる．前者に対しては通常，Na制限（塩分制限）あるいは輸液組成を見直すのみで十分である．後者の肝硬変の場合はアルドステロンなどの水電解質調節ホルモンの代謝障害により水分，Naともに貯留し，高Na血症が引き起こされる．したがって補正方法としては，**Naを含まない糖液やアミノ酸輸液を組み合わせて，水分過剰にならないように控えめに補正する**．

❷ 低Na血症

▶ 低Na血症に対する考え方も，高Na血症と同様に，まず**循環血漿量の過剰（高Na血症の場合は不足だが）があるかどうかの判断**から始める．

- **循環血漿量が過剰の場合**：原因としては水分摂取過剰（いわゆる水中毒），輸液過剰，SIADH（syndrome of inappropriate secretion of antidiuretic hormone：抗利尿ホルモン不適合分泌症候群）や副腎不全などのホルモン異常による水分の体内貯留傾向が考えられる．いずれの場合にも，まず行うべきは**水分のinputを減らす（水分制限，輸液減量）**ことである．これを勘違いをして輸液のNaを増量して対処しようとすると，いくらNaを投与しても体内水分量も一緒に増加し，いつまでたっても低Na血症が補正されないことになる．
- **循環血漿量の過剰がない場合**：補正式に沿って**Na投与（経口，経管，経静脈）**を行う．

> **Advice**
> ● ここで注意すべきは，経静脈投与の場合，あまり急激に補正をすると脳内から血管内への急激な水分移動をきたし脳細胞が脱水に陥る点である．

3）K異常はあるか？（図3）

血中電解質濃度が，体内の電解質の総量を反映するものではないことは前述したが，Kの場合には体内総量の大部分が細胞内に分布するといっても過言ではない．したがって，Kの投与量を調節することによってK異常を補正するのは困難である．しかし，Na異常と異なり，高K血症，低K血症いずれの場合にも高度になれば**致死的な不整脈**の原因となることから，速やかな補正が求められる．

❶ 高K血症

- 高K血症に対する補正法としては，以下の治療を行う．
    (1) Kの含まれない輸液に変更する．利尿薬（ループ利尿薬）を併用することもある
    (2) イオン交換樹脂（商品名ケイキサレート®など）の投与（通常は注腸）
    (3) グルコース + インスリン療法
    (4) 血液透析

- 具体的には（1）から開始し，十分な補正が得られない場合には（2），（3），（4）の順で治療を進める．しかし，血中K濃度が6.5 mEq/Lを超えるような**高度な高K血症では，心室細動から心停止の危険があり，緊急HDの適応となる**．

❷ 低K血症

- 低K血症では高K血症と比較して，致死的不整脈の危険性は低いが，血中K濃度が2.5 mEq/Lを下回ると心房細動，血圧低下などが出現する危険性が高くなる．
- 低K血症の急速補正は，通常補正式にしたがった塩化カリウムの持続静注による．この場合にも，補正式を盲目的に信用することなく補正中は数時間おきに血中電解質濃度を測定し，**過剰補正による高K血症をきたさないように注意**が必要である．

●代表的な失敗の原因と対処法●

この項では，レジデント諸氏が救急症例の体液・電解質管理を実践するにあたり，陥りやすいピットフォールを2つあげて解説する．

● 気づかぬうちに増える輸液総量？

集中治療を続けていると，得てして必要な熱量を投与するための主ルートからの維持輸液以外に，側管から持続静注する血管作動薬などや，生理食塩液の100 mLボトルに溶解して点

滴静注する抗菌薬などの種類や投与回数が増える．その結果気づかぬうちに1日の輸液総量が5,000 mLを超え患者は**溢水状態**といった事態に陥りがちである．このような事態を避ける方策としては，集中治療中や水分（輸液）制限の必要な患者には，通常より濃度の高い組成で血管作動薬を投与したり，抗菌薬などの溶解液として100 mLボトルの代わりに50 mLボトルや可能ならば20 mLに溶解して静注するようなことを慣習化することであろう．

● 尿量が確保されていれば大丈夫？

　広範囲熱傷の急性期や術後急性期の輸液管理に尿量は簡便かつ有用な指標といえる．しかし，そのような高度侵襲下では耐糖能が低下していることも多く，高血糖による浸透圧利尿により循環血漿量が極端に不足した状態でも尿量が増加することも稀ではない．このような病態下では，血漿浸透圧の上昇と全身の脱水があいまって，脳は高度の脱水状態に陥り非常に危険である．このピットフォールに陥らないためには，**時間尿量と尿比重は両者がそろってはじめて体液管理のうえで意味のあるデータになる**という大原則を常に頭におくことが重要である．時間尿量が保たれているのにアンバランスに尿比重が高い場合には，まず尿糖をチェックするべきである．

---

memo　サードスペースの謎

　カンファレンスなどで交わされる輸液管理についての議論では，やれリフィリングだとか機能的細胞外液量だとか耳慣れない用語が飛び交い，レジデント諸氏の苦手意識を助長しているように思われます．なかでも理解に苦しむ用語の代表が"サードスペース"ではないでしょうか．実はこの"サードスペース"の実体は誰も知りません．

　体内の水分は例外なく細胞内液と細胞外液に分かれます．しかし生体が，外傷や手術のような侵襲を受けると，細胞内液は変わらず，細胞外液の量が一時的に減少します．この水分は体外へ失われるわけではなく，体内の細胞内でも細胞外でもない第3（サード）のスペースに一時的に貯留するようにみえるため，"サードスペース"と呼ばれるようになったしだいです．

　本来細胞外液は血管内と血管外の間質を自由に移動するのですが，侵襲を受けると間質の細胞外液の一部が血管内へと移動できなくなり，みかけ上この水分量がどこかへ消えてしまうわけです．決して"サードスペース"というスペースが体内に生じるわけではありません．

〈澤野　誠〉

体温管理の基本

●体温恒常性の重要性●

ヒトの体温は，深部温で36.5～37℃であり，34℃以下だと意識がなくなり致命的な不整脈をきたし，一方，43～45℃が長時間続くと死に至るといわれている．

●体温管理の必要な状態●

感染症による発熱は，代謝を亢進し免疫能をあげるなど，本来人体の合目的な反応であることはよく知られている．このような場合，熱が出たから解熱薬などと安易な対応はすべきではない．とはいえ，体温を積極的にコントロールしなくてはならない状況は存在する．いずれも体温を制御しつつ，原因の除去，原疾患の治療を並行して行う．

1）積極的に体温を下げる必要がある病態

1つは，**悪性過高熱**などの熱産生が過度に亢進した場合であり，もう1つは，体温中枢が機能低下・停止し高熱となった場合である．後者は**熱射病**，稀には**頭蓋内の悪性腫瘍**などが原因となる．**悪性症候群**は，従来は悪性過高熱の類似疾患ととらえられてきたが，近年は中枢性の異常が主な原因と推測されている．また高温多湿など，人体が原理的に体温維持が不可能になる環境も，高体温の原因となるので注意を要する．中枢神経障害に対する低体温療法は，その有効性が厳密に検討された結果，その適応と適温には一定の範囲があることが指摘されている．

2）積極的に体温を上げる必要がある病態

偶発性などを原因とする**低体温症**であり，その多くは，熱産生が間に合わないほどの放熱が行われ体温の維持に破綻をきたした状態である．それ以外の原因としては，飢餓や甲状腺機能低下など内因性のエネルギー産生の低下が原因となる病態が考えられる．

●体温コントロールの実際●

必要な器材

［冷却］
- 解熱鎮痛薬（アセトアミノフェン，NSAIDs）
- 水循環式の体温調節装置［メディクール® (図1)，メディサーモ®など］
- 扇風機，送風式体温調節装置［ベアハッガー® (図2)］
- エタノール
- 血管拡張作用のある薬剤

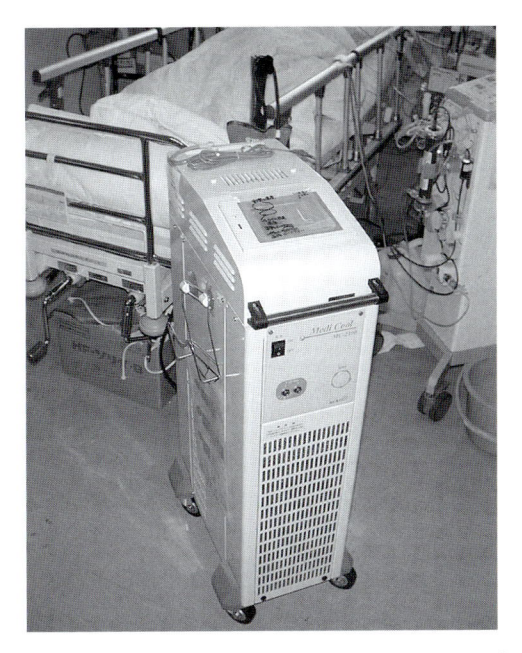

● 図1　水循環式の体温調節装置（メディクール®） 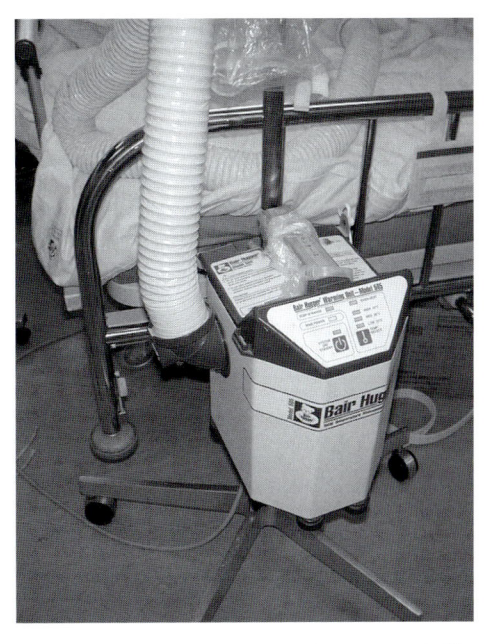　　● 図2　送風式体温調節装置（ベアハッガー®）

1）冷却のポイント

体温を降下させたい場合には，発熱および過高熱を平熱まで下げる場合と，平熱をさらに下げる場合がある．すでに述べたように中途半端に冷やそうとしても，体は熱の産生量を増やして体温の下降に対抗しようとし，場合によってはかえって体温が上昇してしまうことがある．そのため熱の産生の抑制と体の冷却の両面から行うことが重要となる．さらに冷却に伴う疼痛，不快感のコントロールにも配慮する．冷却法については表1および図3にまとめた．

❶ 脳内の体温のセッティングポイントを下げる

アセトアミノフェンや**NSAIDsの使用**が考慮されるが，副作用や合併症を上回るメリットがあると判断されたときのみ使用する．

❷ 直接体を冷却

血流の豊富な部位（腋窩，鼠径）の冷却，および血流の変化の少ない部位の冷却（胃洗浄）が効率的である．ただし体表の冷却時は，凍傷に注意する．必ずしも氷の0℃が効率がよいわけではない［当センターでは，鼠径部などの冷却にゲル（スライム）を使用したマットを考案している．また胃壁からの閉鎖式冷却装置を開発中］．水循環式の体温調節装置（メディクール®，メディサーモ®など）も効果的である．

❸ 気化熱による冷却

身体周囲の空気の流れをよくし，水の気化熱によって体温を下げる．薄着にするほか，扇風機，送風式体温調節装置（ベアハッガー®）などを使用する．

❹ 血管拡張

体表からの熱の逸脱を最小限にしようとして，皮膚（特に四肢の末梢）の毛細血管は収縮する．血流変化の少ない場所で冷却を行うのが原則であるが，血管拡張作用のある薬剤を投与して，冷却効率を向上させる場合もある（凍傷に注意）．

● 表1 冷却法とその実際

冷却法	具体的な方法	問題点・その他の備考
セッティングポイントの変更	NSAIDs，その他の薬剤	薬剤の副作用（胃潰瘍，腎障害など）に注意
血流の豊富な部位の冷却	腋窩，鼠径部への冷罨法 高低体温維持装置	氷嚢による凍傷 冷却マットでの背部の褥瘡注意
血流変化の少ない部位の冷却	冷水による胃洗浄	煩雑，汚染，水分負荷に注意，緊急時用
気化熱による冷却	扇風機，送風式体温調節装置（冷風） 水・アルコール清拭	アルコール使用時は火気厳禁・酩酊注意
熱産生の抑制	セデーション 筋弛緩薬，副腎皮質ステロイド	全身管理，人工呼吸管理も必要となる
その他の強制的冷却	透析（HD，CHDF），体外循環（PCPSを含む）	ブラッド・アクセスが必要，長期的には行いにくい

HD（hemodialysis：血液透析），CHDF（continuous hemodiafiltration：持続的血液濾過透析），PCPS（percutaneous cardiopulmonary support：心肺補助法）

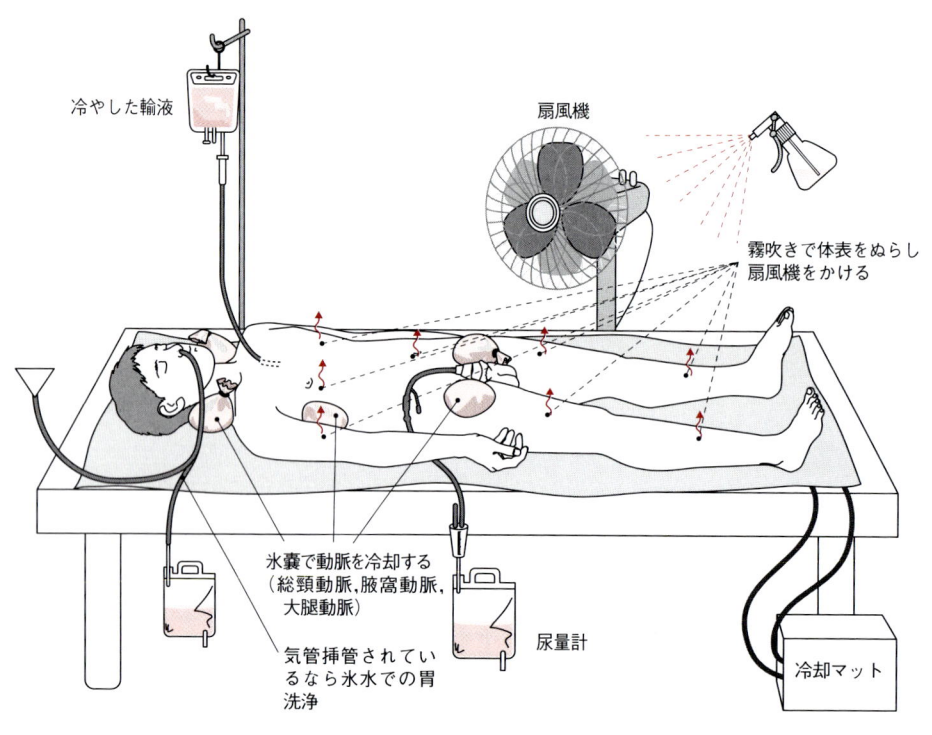

● 図3 冷却法の一例

❺ **熱の産生を抑制**

　　　生理的反応として体温降下に対抗してシバリングは必発であり，この冷却に反発する熱の産生を抑制しないと，体温の下降は難しい．

❻ **体温降下による合併症の予防**

　　　低体温療法など平熱以下に体温を維持する場合は，各臓器の代謝能も著しく低下し，痰の喀出力や免疫能低下などをきたす．そのため肺炎などの感染症は必発となるが，感染症は発熱の原因ともなる．低体温時にはそれらに対する全身的な配慮が必要となる．

必要な器材

[加温]
- ラミシートなど保温性の高いカバー
- 電気毛布
- 送風式体温調節装置（ベアハッガー®，図2）
- 加温機能付きマット
- 加温輸液（ホットライン®，システム1000®）
- 加温装置付きの透析機
- PCPS

2）加温のポイント

全身的に温度を上昇させたい場合は，すでに低体温状態であり，かつ生体の熱産生が不十分な場合がほとんどである．加温法については表2にまとめた．

❶ 熱の体外への移動を抑制

濡れた衣服などの除去．ラミシートなど保温性の高いカバーの利用．

❷ 熱産生低下時の原因治療

熱の産生量を増加・回復させないと復温は難しい．エネルギー供給，およびエネルギー代謝に必要なビタミン類の補充．ホルモン異常時には補充療法．原因薬物の中止・除去．

❸ 熱の投与

電気毛布，送風式体温調節装置（ベアハッガー®），加温機能付きマット，加温輸液（ホットライン®，システム1000®）などを使用（送風による加温の際は，蒸散による熱の略奪に注意）．

❹ 重症・緊急症例

加温装置付きの輸液装置（ホットライン®，システム1000®など），加温装置付きの透析機，PCPS，お湯による胃洗浄，入浴など強力で適切な加温手段を選択する．

❺ 低体温の場合の復温時（33〜35℃前後）

経過中に電解質異常や不整脈などが発生することがあるので注意を要する．全身管理が重要であり，心電図や血圧などをモニターし，適宜血液検査を行う．

● 表2 加温法とその実際

原理	具体的な方法	問題点・その他の備考
血流の豊富な部位の加温	腋窩，鼠径部からの温罨法 体温維持装置（水循環式，送風式）	熱傷に注意，特に低温熱傷 送風式は気化熱による体温低下に注意
血流変化の少ない部位の加温	お湯による胃洗浄	煩雑，汚染，水分負荷に注意，緊急時用
熱産生の亢進	カロリー補給 GI（グルコース・インスリン）療法 甲状腺ホルモンの補充	脱水など全身状態の改善がまず先決
その他の強制的加温	透析（HD, CHDF），体外循環 （PCPSを含む），入浴	ブラッド・アクセスが必要， 長期的には行いにくい 加温性能の悪いものがある

●代表的な失敗の原因と対処法●

● 送風式加温機の落とし穴

ベアハッガー®などの送風式加温装置は手軽で処置などがしやすく，漏電やノイズなどの心配もないため術中・術後の体温管理などをはじめとして最近よく用いられる．しかし暖気を体にあてて加温する方式は，同時に皮膚からの水分の蒸散を促すため気化熱として無視できない量の熱を奪うことがある．つまり体表が湿っていたりすると加温しているつもりで冷却してしまうことがある．まず**皮膚が乾燥していることは無論だが，送風マットと体表の間にあえて1枚うすいタオルなどを入れ，動かない空気層をつくった方が加温効率が上がる**ことがある．

● 発熱時の解熱鎮痛薬は最小限に

風邪などの発熱時には解熱鎮痛薬がよく処方される．主に処方されるのはアセトアミノフェンやNSAIDsなどの比較的副作用の少ない薬剤であるが，それとて肝障害や腎障害，アナフィラキシーショックなど重篤な副作用は皆無ではない．特に小児や高齢者，脱水傾向の強い患者などには注意が必要である．またたとえそのような副作用がなくても，感染症による発熱は，代謝や免疫能を高めるという合目的な意味があることを忘れてはならない．

---

topic 臨機応変・創意工夫

救急医療も臨床医学の一分野である以上，教科書やEBMに基づく医療が無論基本となる．しかし未検討な事項も多く，そもそも複合的・全身的な異常が多い救急医療の分野は，典型的・定型的な治療戦略にあてはまらないことも多い．若い研修医や学生に聞くと，そういうパターン化されない分野は苦手だし避けたいという．その反動か，そのような救急医療を強引にパターン化するようなマニュアルも昨今多い．しかしそのような分野だからこそ治療法や個々の患者の病態に応じて臨機応変・創意工夫の余地も多い．

当センターではメーカーと共同で新しい医療機器の開発までしている．例えばマット内の湿度も同時にコントロールできる加温・冷却送風装置や，in-overにならない加温・冷却胃洗浄機や，褥瘡予防も同時に可能な加温・冷却マットなどである．

興味があれば当センターでぜひ研修を・・・

〈間藤　卓〉

救急時の抗菌薬の使い方

● 救急時の抗菌薬投与の基本 ●

目の前の患者に抗菌薬を投与するかどうか，投与するなら何をどれだけ処方するか，**判断する際の原則は，救急時でもそれ以外のときでも基本的に同じ**と考えてよい．

1）感染症か？ 非感染症か？

抗菌薬を投与するか否かの判断には，まずは感染症なのかそうでないのかを判断する必要がある．

発熱や局所の発赤・熱感があっても，必ずしも感染とは限らない．特に発熱の原因は感染症の他に自己免疫疾患や悪性腫瘍，内分泌疾患，薬剤の副作用など多岐にわたるため，医療面接や身体所見を参考に慎重な検討が必要である．

また逆に，発熱がなくても感染症のこともある．例えば，SIRS（systemic inflammatory response syndrome：全身性炎症反応症候群）の診断基準（表）にもあるように，敗血症で低体温や意識障害を呈することもある．したがって，発熱以外の他のバイタルサインにも注目する必要がある．

2）感染とすると，原因微生物は？

- ▶ 感染を起こしている臓器は？
- ▶ 患者の情報は？（年齢，性別，基礎疾患など）
- ▶ 感染を起こした場所は？（院内か，院外か）
- ▶ 過去の抗菌薬使用歴は？

可能な限り原因微生物の特定を行うため，上記の情報に加えて**抗菌薬投与前に必要な検査**（レジオネラや肺炎球菌の尿中抗原などの免疫学的検査，感染部位からの検体採取とグラム染色・培養，血液培養など）を採取しておきたい．

3）どの抗菌薬を，どれくらい投与するか？

上記で想定した臓器，原因微生物および重症度から，使用する抗菌薬を選択，投与量を設定する．年齢や妊娠の有無，腎機能，肝機能に応じて投与しやすい薬剤が異なり，投与量の調整も必要になる．

本文では，特に断りがなければ成人の投与量を記載している．小児への投与量については「5．主な抗菌薬の小児投与量（279頁）」，妊婦については「6．妊婦への抗菌薬投与（280頁）」を参照．

● 表 SIRSの診断基準

1. 体温<36℃　もしくは　>38℃
2. 脈拍>90/分
3. 呼吸数>20/分もしくはPaCO$_2$<32 mmHg
4. 白血球数>12,000/mm^3　または<4,000/mm^3
   または未熟顆粒球>10%

4）治療効果はどうやって判定する？

臓器特異的なパラメータを指標に判断する．発熱やCRPの値ではなく，肺炎であれば呼吸回数や酸素化の改善，偽膜性腸炎であれば下痢の回数減少や腹痛の改善などを指標にするとよい．救急外来で担当した患者を最後まで継続診療できないこともあるが，経過をみる担当医にわかるように，初診時の身体所見や症状についての記載を行う．

● 患者の状況に合わせた抗菌薬投与 ●

すべてを網羅することは困難であるが，救急外来で遭遇すると思われる状況について，具体的な例をいくつか下記に示す．

腎機能障害や肝機能障害が存在する場合，投与量や投与間隔の調整が必要になるため，「さらに学びたいとき」にあげた本やホームページが見られる環境があると便利である．

1．頭頸部

1）細菌性髄膜炎

細菌性髄膜炎と診断した時点で治療を開始し，原因微生物が同定された時点で抗菌薬をより適切なものに変更する．理想的には診療開始から治療開始まで30分以内であることが望ましい．投与期間は原因微生物によって異なるため，成書を参照．

❶ **2～50歳**

▶原因微生物：肺炎球菌，髄膜炎菌

> セフォタキシム（CTX，クラリフォン®など）2g　4～6時間ごと（小児では200mg/kg/日　6～8時間ごと）　静注
> 　または
> セフトリアキソン（CTRX，ロセフィン®など）2g　12時間ごと（小児では100mg/kg/日　12時間ごと）　静注＋バンコマイシン（VCM，塩酸バンコマイシン®など）　500～750mg（小児では15mg/kg）6時間ごと　静注

❷ **50歳以上**

▶原因微生物：肺炎球菌，髄膜炎菌，リステリア

> 上記＋アンピシリン（ABPC，ビクシリン®など）2g　4時間ごと　静注

❸ **貫通性頭蓋外傷・脳外科術後**

▶原因微生物：黄色ブドウ球菌，表皮ブドウ球菌，緑膿菌など

> バンコマイシン＋セフトリアキソン（投与量・間隔は同上）　静注

❹ **脳室・腹膜シャント**

▶原因微生物：コアグラーゼ陰性ブドウ球菌，黄色ブドウ球菌，プロピオニバクテリウム属

> バンコマイシン500～750mg　6時間ごと＋セフタジジム（CAZ，モダシン®など）1～2g　8～12時間ごと　静注
> 　または
> セフェピム（CFPM，マキシピーム®など）もしくはメロペネム（MEPM，メロペン®など）2g　8時間ごと　静注

※**副腎皮質ステロイドの使用について**
- ▶ 専門家の間でも意見が統一されていない．
- ▶ 小児ではインフルエンザ桿菌，成人では肺炎球菌の髄膜炎で効果が確認されている．
- ▶ 抗菌薬（特にバンコマイシン）の髄液移行を阻害する可能性がある．
- ▶ 細菌性髄膜炎を疑い抗菌薬を投与するときに，デキサメタゾン10 mg（もしくは0.15 mg/kg）を6時間ごと，4日間投与．第1回目の投与は，抗菌薬の第1回目の投与直前（10〜20分前）か同時に．
- ▶ 非常に軽症の場合やウイルス性の可能性が高い場合，あるいは診断がついた場合は使用しない．
- ▶ ショックやARDS（acute respiratory distress syndrome：急性呼吸促迫症候群）など非常に重症な例では使用しない．
- ▶ すでに抗菌薬投与後であれば使用しない．

※**予防投与について**

患者と濃厚な接触があった場合，予防投与が推奨される．具体的には家族や人工呼吸などのCPR（cardio pulmonary resuscitation：心肺蘇生法）を行った医療従事者などが対象となるが，その他の対象者については小児科の成書もしくは「さらに学びたいとき『Control of Communicable Diseases Manual 18th Edition』」を参照．

- ▶ インフルエンザ菌（type b）

> リファンピシン　（RFP，リファジン®など）
> 　　　0〜12歳は20 mg/kg　24時間ごと　4日間（最大1日量600 mg）　内服
> 　　　12歳以上は600 mg　24時間ごと　4日間　内服
> 　　　ただし，妊婦には投与を避ける

- ▶ 髄膜炎菌

> リファンピシン　生後1カ月以内は5 mg/kg　12時間ごと　2日間　内服
> 　　　1カ月〜12歳は10 mg/kg　12時間ごと　2日間　内服
> 　　　12歳以上は600 mg　12時間ごと　2日間　内服
> 　　　ただし，妊婦にどうしても投与が必要な場合は，セフトリアキソンを250 mg筋注する

2）急性中耳炎

小児急性中耳炎の軽症例に限っては抗菌薬治療を行わずに3日間自然経過の観察を行うことが推奨されている．原因微生物は細菌であれば下記を想定する．

新生児：大腸菌，黄色ブドウ球菌
乳幼児・小児：肺炎球菌，インフルエンザ菌，連鎖球菌など
成人：肺炎球菌，インフルエンザ菌，*Moraxella catarrhalis*

主に肺炎球菌，インフルエンザ菌，Moraxella catarrhalisを中心に治療を考える．地域によって菌の薬剤耐性が異なるため，まずは次のように分類するとわかりやすい．

● **肺炎球菌**
  a：PSSP（penicillin sensitive streptococcus pneumoniae：ペニシリン感受性肺炎球菌）
  b：PRSP（penicillin resistant streptococcus pneumoniae：ペニシリン耐性肺炎球菌）

● **インフルエンザ菌**
  A：ペニシリナーゼ非産生型
  B：ペニシリナーゼ産生型
  C：BLNAR（beta-lactamase negative ampicillin-resistance：βラクタマーゼ陰性アンピシリン耐性）型

以下に，想定するもしくは検出された菌に応じた抗菌薬を示す．投与期間については成書を参照．

▶ **aの肺炎球菌＋Aのインフルエンザ菌（以下のいずれかを投与）**

アモキシシリン（AMPC，サワシリン®など）750mg　分3　内服
ST（サルファメソキサゾール：トリメトプリム　5：1）合剤2錠　分2　内服
セファクロル（CCL，ケフラール®など）750〜1,500mg　分3　内服
アジスロマイシン（AZM，ジスロマック®など）500mg　分1，3日間合計1.5g　内服
セフォチアム（CTM，パンスポリン®など）1g　6〜8時間ごと　点滴
アンピシリン1g　4〜6時間ごと　点滴

▶ **bの肺炎球菌＋Aのインフルエンザ菌（以下のいずれかを投与）**

アモキシシリン1,500mg　分3　内服
レボフロキサシン（LVFX，クラビット®など）500〜750mg/日　分1　内服
アンピシリン2g　6時間ごと　点滴

▶ **bの肺炎球菌＋Bのインフルエンザ菌，Moraxella catarrhalis（以下のいずれかを投与）**

アモキシシリン・クラブラン酸（AMPC/CVA，オーグメンチン®など）3錠 ＋アモキシシリン（1T＝250mg）3錠　分3　内服
レボフロキサシン500〜750mg/日　分1　内服
アンピシリン・スルバクタム（ABPC/SBT，ユナシンS®など）1.5〜3g　6時間ごと　点滴

▶ **bの肺炎球菌＋BもしくはCのインフルエンザ菌，Moraxella catarrhalis（以下のいずれかを投与）**

セフィキシム（CFIX，セフスパン®など）0.4g　分1〜2　内服

> レボフロキサシン500〜750 mg　分1　内服

> セフトリアキソン1g　12時間ごと　点滴

3）咽頭炎

最も多い原因がウイルスであり抗菌薬を必要としないことが多いが，化膿性連鎖球菌が疑われる状況では下記の使用を検討する．

> アモキシシリン750 mg　分2〜3　10日間　内服

ただし，伝染性単核球症ではアモキシシリンやアンピシリンなどアミノベンジルペニシリンで皮疹が出現するため，鑑別困難な場合は使用を避ける．

> セファドロキシル（CDX，サマセフ®など）1g　分2　内服
> 　または
> セフジニル（CFDN，セフゾン®など）600 mg　分2　内服
> 　または
> セフポドキシム（CPDX-PR，バナン®など）400 mg　分2　5日間　内服

ペニシリンアレルギーの患者では，

> クラリスロマイシン（CAM，クラリス®など）4〜6錠（1T＝200 mg）分2　内服
> 　または
> アジスロマイシンを初日のみ500 mg，2〜5日目は250 mg　分1　内服

4）急性喉頭蓋炎

小児ではインフルエンザ菌（type b）が多い．成人ではインフルエンザ菌によるものと，それ以外のものに分けられ，前者は症状が強く，後者は比較的緩徐な経過をとる．

後者の細菌には黄色ブドウ球菌，肺炎球菌，結核，腸内細菌科，その他の口腔内常在菌がある．

抗菌薬は，下記のいずれかを7〜10日間投与する．

> セフトリアキソン1g　12時間ごと　点滴

> セフォタキシム　1g　4〜6時間ごと　点滴

> アンピシリン・スルバクタム1.5g　6時間ごと　点滴

> アジスロマイシン500 mg　分1，3日間合計1.5g　内服

2．胸　部

1）肺炎

市中感染の肺炎で，原因微生物が判明するまでの抗菌薬治療には次のようなものがある．

❶ 小児

▶ 生後4カ月～5歳：肺炎球菌，インフルエンザ菌，マイコプラズマなど

〈外来〉アモキシシリン100 mg/kg/日　8時間ごと　分割投与　内服

〈入院（ICU以外）〉ウイルス性であれば抗菌薬不要，
　　　　　　　　　細菌性であればアンピシリン200 mg/kg/日　6時間ごと　分割投与　点滴

〈入院（ICU）〉　　セフォタキシム200 mg/kg/日　8時間ごと　分割投与　静注
　　　または
　　　　　　　　　セフトリアキソン50～75 mg/kg/日　1日1回　点滴

▶ 5～15歳（免疫低下なし）：マイコプラズマ，クラミジア，肺炎球菌など

アモキシシリン100 mg/kg/日　内服 ＋ クラリスロマイシン7.5 mg/kg　12時間ごと　内服
　　または
アジスロマイシン10 mg/kg/日（最大500 mg/日）を初日に投与，その後は5 mg/kg/日（最大250 mg/日）内服

▶ 5～15歳（免疫低下あり）：肺炎球菌，マイコプラズマ，（インフルエンザシーズンで膿瘍や壊死があればブドウ球菌も

セフトリアキソン50 mg/kg/日（最大2 g/日）点滴＋アジスロマイシン10 mg/kg/日（最大500 mg/日）内服
　　または
ブドウ球菌を疑うとき，バンコマイシン40 mg/kg/日を8時間ごとに分割投与　点滴

❷ 成人（米国感染症学会のガイドラインから抜粋，改変）

▶ 外来で加療

1）基礎疾患［COPD（chronic obstructive pulmonary disease：慢性閉塞性肺疾患），糖尿病，腎不全，心不全，悪性腫瘍など］なし，最近の抗菌薬投与歴なし

クラリスロマイシン800～1,000 mg　分2　内服
　　または
ドキシサイクリン（DOXY，ビブラマイシン®など）200 mg　分2　内服

2）基礎疾患なし，最近の抗菌薬投与歴あり

アジスロマイシン初日500 mg　分1，その後250 mg　分1　内服
　　または
クラリスロマイシン（同上）　内服

上記に加えて，

> アモキシシリン3〜4g/日　内服
> 　または
> アモキシシリン・クラブラン酸2錠＋アモキシシリン4錠　分2　内服

3）基礎疾患あり，最近の抗菌薬投与歴なし

> レボフロキサシン500〜700mg　分1　内服
> 　または
> アジスロマイシン初日500mg　分1，その後250mg　分1　内服

4）基礎疾患あり，最近の抗菌薬投与歴あり

> レボフロキサシン内服（同上）単剤
> 　または
> アジスロマイシン内服（同上）＋セフトリアキソン1〜2g　12時間ごと　点滴

▶ **入院加療（ICU以外）が必要**

> セフトリアキソン1g　12時間ごと　点滴＋アジスロマイシン初日500mg　分1，その後250mg/日　分1　内服
> 　または
> クラリスロマイシン800〜1,000mg　分2　内服

▶ **入院加療（ICU）が必要**

1）緑膿菌の関与が無い場合

> セフトリアキソン1g　12時間ごと　点滴＋アジスロマイシン初日500mg　分1，その後250mg/　分1　内服
> 　または
> クラリスロマイシン400〜500mg　分2　内服＋レボフロキサシン500〜700mg　分1　内服

2）緑膿菌の関与がある場合

> セフタジジム2g　6〜8時間ごと　点滴＋ゲンタマイシン（GM，ゲンタシン®など）5〜6mg/kg　1日1回　点滴
> 　または
> タゾバクタム・ピペラシリン（TAZ/PIPC，タゾシン®など）2.5〜5g/日　12時間ごと　分割投与　点滴＋ゲンタマイシン7mg/kg　1日1回　点滴

※ βラクタムアレルギーがある場合は

> アズトレオナム（AZT，アザクタム®など）1〜2g　6〜12時間ごと　点滴＋レボフロキサシン200〜700mg　分1　内服

3．腹 部

1）急性下痢症

基本的には止痢剤や抗菌薬は不要のことが多いが，例外的に抗菌薬を使用するものに下記の大腸型下痢症がある．

❶ サルモネラ（腸チフス以外）

1歳未満もしくは50歳以上，免疫障害あり，人工骨頭や人工関節，弁膜症，腎不全のいずれかに当てはまる場合が対象．2〜3日間もしくは症状消失まで投与．

> シプロフロキサシン（CPFX，シプロキサン®など）500〜1,500 mg　分2　内服
>   または
> レボフロキサシン500〜700 mg　分1　内服
>   または
> ST合剤4錠　分2　内服
>   または
> セフトリアキソン2 g　1日1回　点滴

❷ 細菌性赤痢

▶ 標準的には5日間，免疫不全症例で7〜10日間投与．

> シプロフロキサシン1,000 mg　分2　内服
>   または
> レボフロキサシン500 mg　分1　内服
>   または
> ST合剤4錠　分2　内服
>   または
> アジスロマイシン初日500 mg　分1，その後250 mg　分1　内服

❸ 特殊な状況：海外旅行帰りの下痢

▶ 毒素原性大腸菌，カンピロバクター，赤痢菌，腸チフス・パラチフスが多いとされる．
▶ 原因微生物の診断が確定する前に開始する抗菌薬としては，下記のいずれかを使用．いずれも3日間投与．

> シプロフロキサシン1,000 mg　分2　内服
>   または
> レボフロキサシン500〜700 mg　分1　内服
>   または
> アジスロマイシン500 mg　分1　内服

2）尿路感染症

❶ 女性の下部尿路感染症

▶ 大腸菌やクレブシエラなどの腸内細菌もしくは腐性ブドウ球菌によるものが多い．下記のようにST合剤やキノロンでは短期間の治療でよいとされている．
▶ 妊娠，再発例，尿路器具の使用例，糖尿病，高齢者，耐性菌による尿路感染症の既往，抗菌薬使用歴，腐性ブドウ球菌が原因菌である場合は，1週間治療を行う．

> ST合剤4錠　分2　内服
> 　または
> シプロフロキサシン500mg　分2　3日間　内服
> 　または
> アモキシシリン・クラブラン酸2錠　分2　7日間　内服

▶ 妊婦には，

> セファレキシン（CEX，ケフレックス®など）1,000mg　分4　内服
> 　または
> アモキシシリン750mg　分3　内服

❷ 女性の急性腎盂腎炎

▶ 原因微生物は上記と同じ．消化器症状を伴うこともしばしばであり，入院での加療を要する場合が多い．途中で経口の抗菌薬に変更してもよいが，一般的には2週間治療する．
　抗菌薬選択は，尿のグラム染色の結果を参考に検討する．

▶ 連鎖様のグラム陽性球菌（腸球菌）であれば，アンピシリンやアモキシシリンなどのアミノベンジルペニシリン

▶ 腐性ブドウ球菌が疑われる場合はセファレキシンでよいが，重症でMRSA（methicill-+in-resistant *Staphylococcus aureus*：メチシリン耐性黄色ブドウ球菌）の菌血症が疑われる場合はバンコマイシン．

▶ グラム陰性菌については，施設や地域の薬剤感受性パターンを確認して選択．具体例は以下のとおり．

> セフトリアキソン1〜2g　12時間ごと　静注
> 　または
> セフォタキシム2g　4〜6時間ごと　静注

❸ 急性前立腺炎

　腸内細菌科によるものが多い．ST合剤，キノロンは前立腺への移行がよいため一般的に好んで使用されるが，炎症が存在する状況ではβラクタム薬剤も有効とされている．多くの場合は経口で治療可能である．治療期間は最低2週間，通常3〜4週間．

▶ 腸内細菌科を疑う場合

> ST合剤4錠　分2　内服

▶ 緑膿菌を疑う場合

> シプロフロキサシン1,000mg　分2　内服

▶ 重症で腸球菌を疑う場合

> ゲンタマイシン5〜6mg/kg　1日1回　点滴＋アンピシリン2g　4〜6時間ごと　点滴

4．皮膚・軟部組織

1）蜂窩織炎

基礎疾患や重症度によって外来で経過をみることもできるが，安静にすること，患部を挙上することで腫脹が改善することもあり，入院での加療がより望ましい．

ほとんどの場合は黄色ブドウ球菌もしくはA群β溶血性連鎖球菌が原因である．免疫不全がある場合，緑膿菌も想定して抗菌薬を投与する．

❶ 主にA群β溶血性連鎖球菌が疑われるとき

> ペニシリンG（PCG，ペニシリンGカリウム®など）60万単位　8〜12時間ごと　点滴

❷ βラクタム薬剤アレルギーもしくは市中MRSA感染の可能性があるとき

> バンコマイシン1g　12時間ごと　点滴

❸ 緑膿菌を想定するとき

> バンコマイシン（同上）＋セフタジジム2g　6〜8時間ごと　点滴
> または
> セフェピム1〜2g　8時間ごと　点滴

❹ 陰部など嫌気性菌の関与が疑われるとき

> バンコマイシン（同上）＋メロペネム1〜2g　8時間ごと　点滴

2）ヒトおよび動物咬傷

基本的に混合感染．ブドウ球菌や連鎖球菌，*Pasteurella multocida*，*Capnocytophaga canimorsus*，嫌気性菌の関与が知られている．

❶ 抗菌薬投与を積極的に考慮すべき因子

咬傷発症後24時間以上経過，手の咬傷，穿孔傷，免疫障害の存在，高齢者，傷が人工骨頭に近い，デブリドマンが必要，リンパ管や静脈のうっ滞がある四肢の咬傷，猫咬傷

❷ 投与期間

予防的投与であれば3〜5日間，感染が成立していたら10日間，骨・関節の所見があれば化膿性骨髄炎，関節炎に準ずる．

❸ 抗菌薬

> ＜軽症例＞アモキシシリン・クラブラン酸1錠　1日3〜4回　内服

> ＜重症例＞アンピシリン・スルバクタム1.5g〜3gを6〜8時間ごと　点滴

> ＜βラクタムアレルギー＞
> クリンダマイシン（CLDM，ダラシン®など）150〜300mg　6時間ごと　内服
> ＋レボフロキサシン500〜750mg/日　1日1回　内服

5．主な抗菌薬の小児投与量

薬剤	mg/kgおよび投与間隔				>28日
	体重＜2,000g		体重＞2,000g		
	生後0～7日	生後8～28日	生後0～7日	生後8～28日	
ゲンタマイシン（GM）	2.5 6～8時間ごと	2.5 12時間ごと	2.5 12時間ごと	2.5 12時間ごと	2.5 8時間ごと
セファクロル（CCL）					20～40/日 分3
セファドロキシル（CDX）					30/日 分2
セフジニル（CFDN）					7 12時間ごと または 14 24時間ごと
セフェピム（CFPM）	30 12時間ごと	30 12時間ごと	30 12時間ごと	30 12時間ごと	150/日 8時間ごとに分割
セフィキシム（CFIX）					8/日 24時間ごとまたは2回/日に分割
セフォタキシム（CTX）	50 12時間ごと	50 8時間ごと	50 12時間ごと	50 8時間ごと	50 8時間ごと（髄膜炎は75を6時間ごと）
セフポドキシム（CPDX-PR）					10/日 分2
セフタジジム（CAZ）	50 12時間ごと	50 8時間ごと	50 12時間ごと	50 8時間ごと	50 8時間ごと
セフトリアキソン（CTRX）	25 24時間ごと	50 24時間ごと	25 24時間ごと	50 24時間ごと	50 24時間ごと（髄膜炎は100）
セファレキシン（CEX）					25～50/日 6時間ごとに分割
クリンダマイシン（CLDM）	5 12時間ごと	5 8時間ごと	5 8時間ごと	5 6時間ごと	7.5 6時間ごと
シプロフロキサシン（CPFX）					20～30/日 2回/日に分割
アジスロマイシン（AZM）	5 24時間ごと	10 24時間ごと	5 24時間ごと	10 24時間ごと	10 24時間ごと
クラリスロマイシン（CAM）					7.5 12時間ごと
メロペネム（MEPM，静注）	20 12時間ごと	20 8時間ごと	20 12時間ごと	20 8時間ごと	60～120/日 8時間ごとに分割（髄膜炎は120）
アンピシリン（ABPC）	50 12時間ごと	50 8時間ごと	50 8時間ごと	50 6時間ごと	50 6時間ごと
アンピシリン・スルバクタム（ABPC/SBT）					100～300/日 6時間ごとに分割
アモキシシリン（AMPC，内服）				30/日 2回/日に分割	25～50/日 分3
アモキシシリン・クラブラン酸（内服）			30 2回/日に分割	30 2回/日に分割	45/日もしくは90/日（高用量製剤） 分2（12週間を超える場合）
ピペラシリン・タゾバクタム（PIPC/TAZ，静注）	50 12時間ごと	100 12時間ごと	100 12時間ごと	100 8時間ごと	100 6時間ごと
ペニシリンG 単位/kg（PCG，静注）	50000 12時間ごと	75000 8時間ごと	50000 8時間ごと	50000 6時間ごと	50,000単位/kg/日
ST合剤（内服，点滴）	尿路感染症：トリメトプリムで8～12/日　2回/日に分割， ニューモシスチス感染症：トリメトプリムで20/日　6時間ごとに分割				
ドキシサイクリン（DOXY，内服，静注）					8歳以上で使用．2～4/日 分2，最大200mg/日
バンコマイシン（VCM，静注）	12.5 12時間ごと	15 12時間ごと	18 12時間ごと	22 12時間ごと	40/日 6～8時間ごとに分割（髄膜炎は60/日）

6. 妊婦への抗菌薬投与

FDA（food and drug administration：食品医薬品局）のカテゴリーでB（動物試験によって，胎児に対するリスクのないことが認められている他，対照ヒト試験は行われていないか，胎児に対するリスクは動物試験によって認められているが対照ヒト試験では認められていない）以上の安全性とされている抗菌薬には，主に下記がある（抗ウィルス薬，抗真菌薬，寄生虫治療薬は除く）．

❶ βラクタム薬剤
ペニシリン系，セファロスポリン系，アズトレオナム，メロペネム

❷ マクロライド系薬剤
エリスロマイシン，アジスロマイシン

❸ その他
クリンダマイシン，ホスホマイシン，メトロニダゾール

さらに学びたいとき

- 「レジデントのための感染症診療マニュアル 第2版」（青木眞），医学書院，東京，2008
- 「The sanford guide to antimicrobial therapy 2008」（David N. Gilbert, et al.），Antimicrobial Therapy, Sanford, 2008
- 「Control of Communicable Diseases Manual 18th Edition」（David L. Heymann）American Public Health Association, Washington, 2004
- 「Johns hopkins point of care infomation technology」
（http：//hopkins-abxguide.org/）

---

one point：広域スペクトラムの抗菌薬処方と培養検体の採取は適切に

　読者の皆さんも少なからず「やってしまった」経験があるかもしれない．筆者は研修医の頃，救急外来を受診した肺炎の患者さんに不必要に広域スペクトラムの抗菌薬を処方し，呼吸器科外来でその患者さんをフォローして下さった先生から，ご指摘を受けたことがある．しかも提出した喀痰（のはずだったもの）は唾液様で，肺炎の原因微生物を判断するに値しないような代物であった．患者さんの状態は改善しており事なきを得たが，偶然にも患者さんに助けていただいたと感じている．

　正確な診断の妨げとなり，不適切な治療で患者さんが不利益を被る可能性があるため，培養検体の採取は適切に，またくれぐれも安易に広域スペクトラムの抗菌薬を処方しないよう，ご注意を！

＜稲角麻衣・岩田健太郎＞

第5章

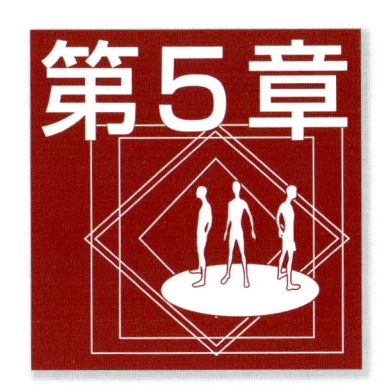

救急医療における画像の読み方

頭部CT
胸部X線
胸部CT
心エコー
腹部X線
腹部CT
腹部エコー

頭部CT

●救急医療における画像の基本的な読み方●

原則

1) 脳実質とほぼ等しい色調を示すものを"**等吸収域**"、脳実質より白い色調が強いものを"**高吸収域**"、黒い色調が強いものを"**低吸収域**"という．
2) 見えなくてはいけないものが，見えているか？ → 脳溝，脳槽，正常な脳室
   見えてはいけないものが，見えているか？ → 異常な高，低吸収域
3) 高吸収域に描出されるもの
   > ・新鮮な血腫や石灰化（組織学的に石灰沈着が認められる脳腫瘍も含む）
   > ・頭蓋骨
4) 低吸収域に描出されるもの
   > ・発症後一定期間経過した脳梗塞
   > ・脳浮腫
   > ・脳脊髄液（異常貯留，例えば水頭症，くも膜嚢胞なども含む）
   > ・炎症性疾患（脳炎，脳膿瘍など）
   > ・空気
5) 正常な頭部CTは基本的に左右対称である．

1．頭部外傷

見る順序

1) 頭皮下血腫，頭蓋骨骨折の部位により衝撃を受けた側を同定し，coup-injury（直撃損傷），contre-coup injury（対側損傷）を確認する．
2) ウィンドウレベルを骨条件に変更して，頭蓋骨骨折，頭蓋底骨折の有無，陥没骨折の程度を評価する．
3) **頭蓋内血腫の存在部位，広がり**
   〈脳挫傷〉salt & pepper appearance（高吸収域と低吸収域の混在）
   〈急性硬膜外血腫〉典型例では頭蓋骨直下に凸レンズ型の高吸収域
   〈急性硬膜下血腫〉三日月型の高吸収域
   いずれも高吸収域と低吸収域の混在を認めることがあり，止血が完了していないことが多い．また正中構造の偏位，脳槽，脳溝の描出の程度，神経学的所見の総合的所見により，手術適応などの治療方針が決定される．
4) **びまん性脳損傷**（diffuse brain injury）
   いわゆるびまん性軸索損傷の概念が含まれ，脳梁，基底核部，中脳背側など点状出血を認めることがあるが，CT上所見がないことが多い．詳細な画像診断にはMRIが必要である．
5) **気脳症**
   頭蓋底骨折，開放性骨折に伴って，空気と同じdensityの低吸収域として認められる．

6) **脳浮腫，脳腫脹**

   脳溝，脳槽の消失，側脳室の狭小化，脳幹周囲の脳槽の左右差など

7) **慢性硬膜下血腫**

   三日月型の高吸収域あるいは脳実質と等吸収域を呈する．ときにniveauを形成する．等吸収域の硬膜下血腫の診断は，脳室の圧排，大脳半球脳溝の消失などで診断する．両側性の血腫で等吸収域の場合は診断が困難なことがある．

8) **CT所見に基づいた頭部外傷の分類**

   1991年Traumatic coma data bankから提唱されたCT所見に基づく分類法で，重症頭部外傷をより正確に分類し，トリアージあるいは治療方針の決定に使用されることを目的としている．

見落としてはいけないポイント

1) 原則の**左右の対称性**が保たれているか否か．
2) 初回CTで異常所見がなくても，頭部外傷では来院時の初回CTの所見，神経学的所見とを合わせて，経過観察が重要である．意識レベルなどの変化がなくても，数時間以内のCT再検査も考慮する．急性硬膜外血腫の場合，CTが受傷後超急性期に撮られたときにまだ血腫が完成されておらず，その後に血腫が増大することがあるので，頭蓋骨骨折の有無を早期に診断しておくことは必要である．また頭頂部の上矢状静脈洞近傍の血腫を見逃さない（頭頂の頭蓋骨までスライスを切る）．
3) 頭蓋内圧亢進，脳ヘルニアの所見：脳ヘルニアは脳幹部周囲の脳槽の変形・消失，中脳の変形を認める．

2．脳血管障害

見る順序

1) **脳出血**では血腫の部位，大きさを観察する．高血圧性脳出血の好発部位は，

   | ①被核 | ②視床 | ③小脳 | ④橋（脳幹） | ⑤皮質下 |

   である．

2) **くも膜下出血**では脳槽（くも膜下腔）の高吸収域を認める．ときに脳動脈瘤破裂により脳内血腫を伴うことがあり，普通の高血圧性脳出血と見誤らないようにする．また急性期の水頭症，脳室内血腫の有無，程度，慢性期では脳血管攣縮による脳梗塞の程度を把握する．
3) **脳梗塞**は血管の支配領域に一致する低吸収域として描出される．

見落としてはいけないポイント

1) 高血圧性脳出血の場合，典型例でなければ積極的に脳血管撮影を行い，脳動脈瘤，脳動静脈奇形の有無を精査する（今後の治療方針が違うため）．
2) くも膜下出血では出血が少ない場合，また出血後日数が経過した場合，くも膜下出血が等吸収域となり，わかりにくい場合がある．
3) 脳梗塞の単純CTの所見は発症時期により異なる．発症直後のCTでは低吸収域を呈さず，3～6時間が必要とされるが，急性期では淡い低吸収域，脳溝の不鮮明化などの所見を呈することがある．その後低吸収域は著明となる．発症後2～3週の時期に梗塞部位が等吸収域となることがある（fogging effect：くもり効果）．

正常な頭部CT

●その1

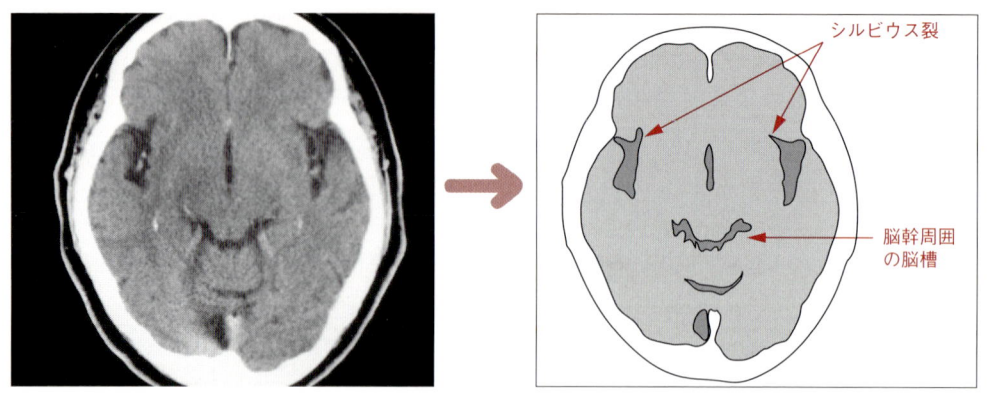

【 見えなくてはいけないもの 】 → すなわち両側のシルビウス裂，脳幹周囲の脳槽が左右対称に良好に描出されている．

●その2

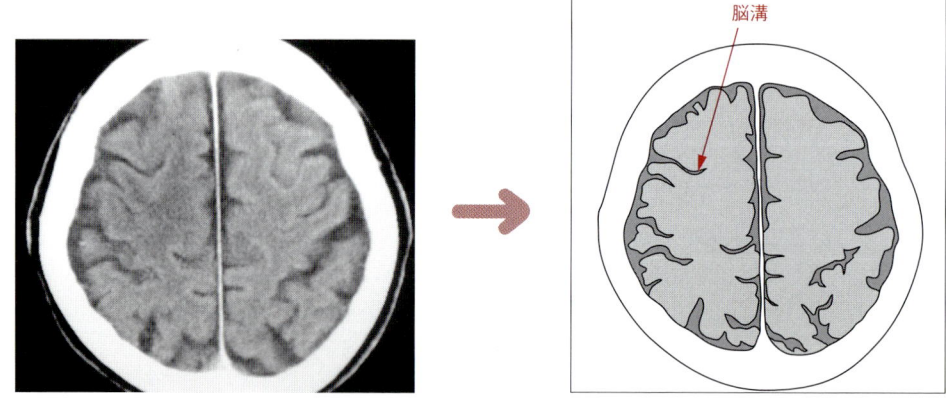

【 見えなくてはいけないもの 】 → 大脳皮質の脳溝が良好に描出されている．

症例1「気脳症，左急性硬膜下血腫」

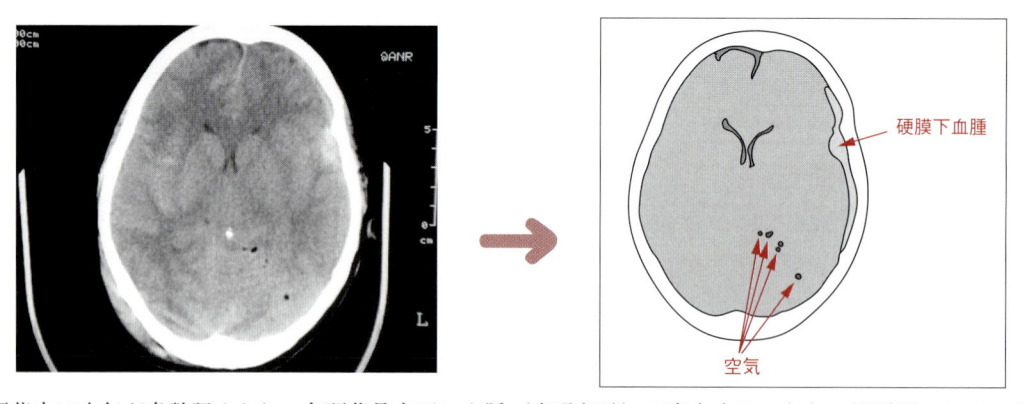

頭蓋内に空気が多数認められ，左頭蓋骨直下に血腫（高吸収域）が存在することと，脳腫脹のため，全体的に脳が左から右にシフトしている．

症例2 「外傷性くも膜下出血，脳挫傷」

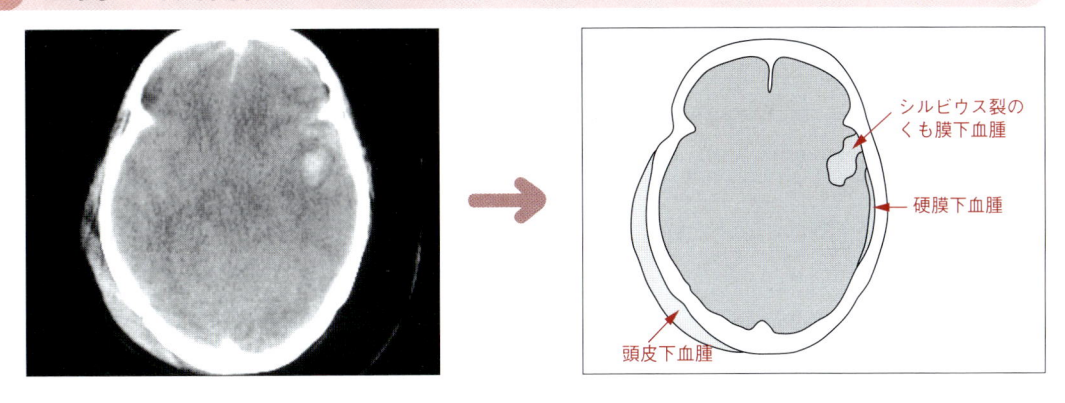

左シルビウス裂に外傷性くも膜下出血と一部脳挫傷を混じた高吸収域を認める．よく見ると左に薄い硬膜下血腫を認め，中心線が左から右にシフトしている．右に頭皮下血腫を認め，硬膜下血腫がcontre-coup injuryであることがわかる．

症例3 「急性硬膜下血腫」

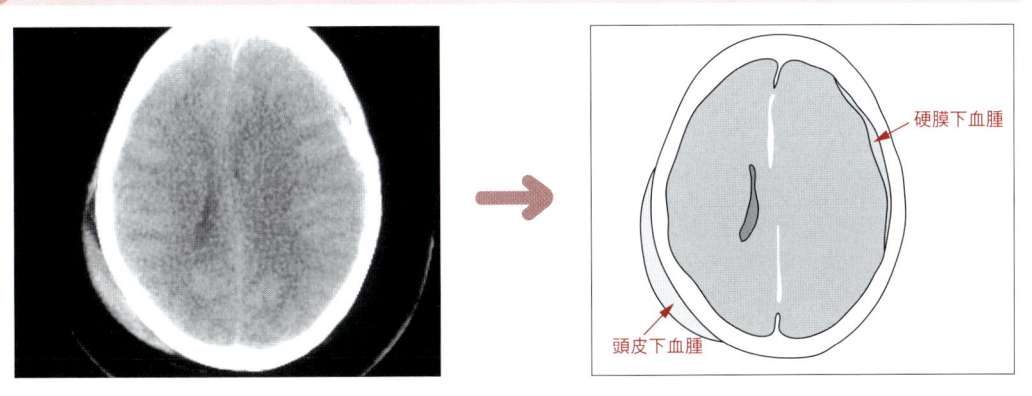

症例2の頭頂部のスライスだが，血腫により本来見えなくてはいけない左側脳室が圧排され，描出されていない．中心線の左から右へのシフトも同様．

症例4 「脳挫傷」

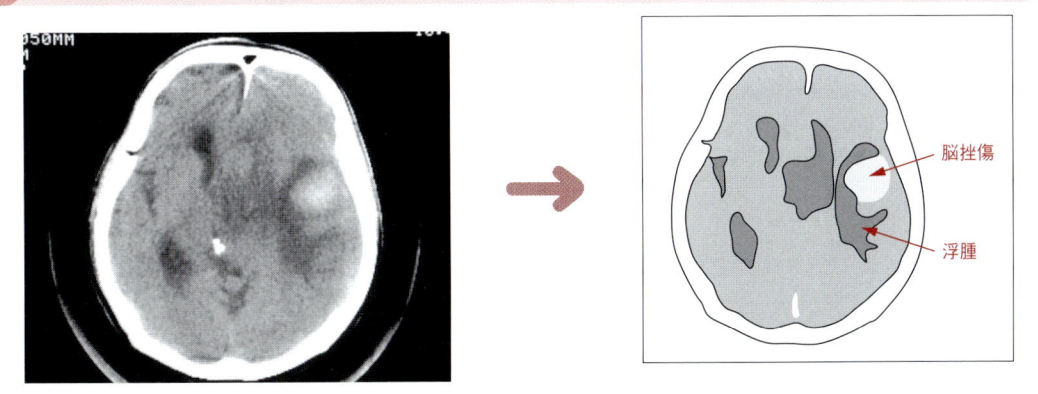

左側頭葉の脳挫傷性血腫（高吸収域）とその周辺の浮腫（低吸収域）により，著明なmass effectを生じ，中心線の左から右へのシフトも著しい．

症例5 「気脳症, 左急性硬膜外血腫, 右急性硬膜下血腫」

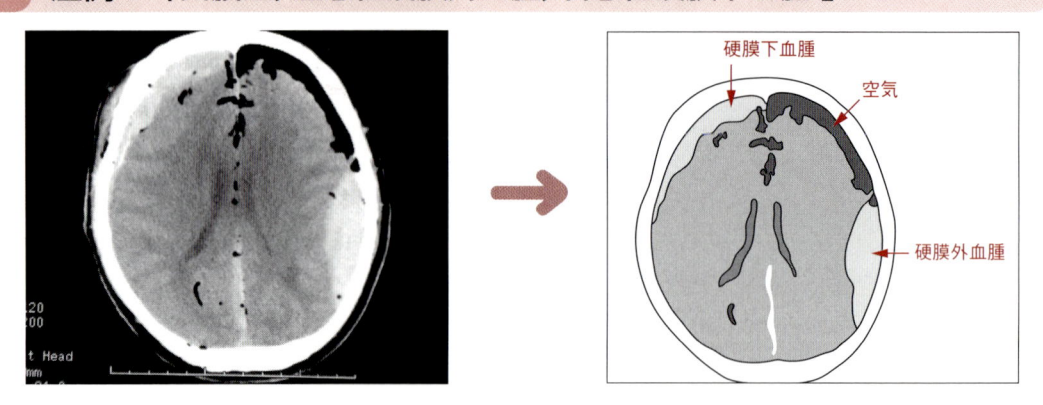

多量の頭蓋内空気（脳室より低い低吸収域）と左に凸レンズ型の急性硬膜外血腫と右に三日月型の急性硬膜下血腫を認める．

症例6 「右急性硬膜下血腫」

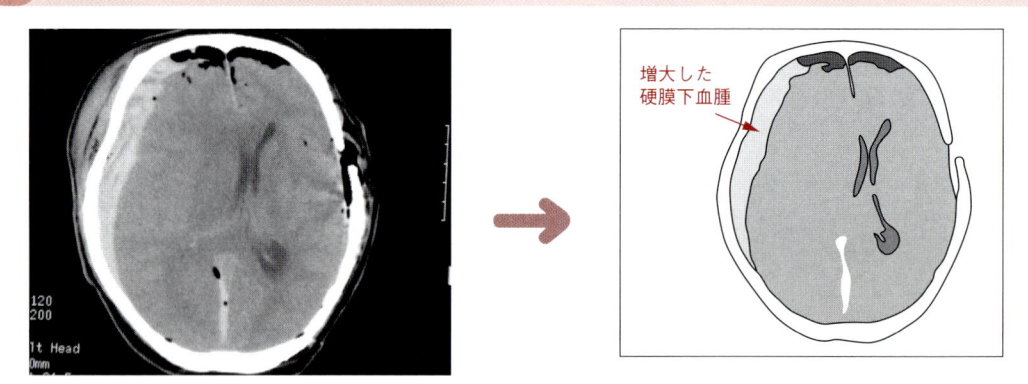

症例5の左急性硬膜外血腫の手術後だが，右急性硬膜下血腫が増大し，右から左への中心線のシフトが生じている．

症例7 「くも膜下出血（subarachnoid hemorrhage：SAH）」

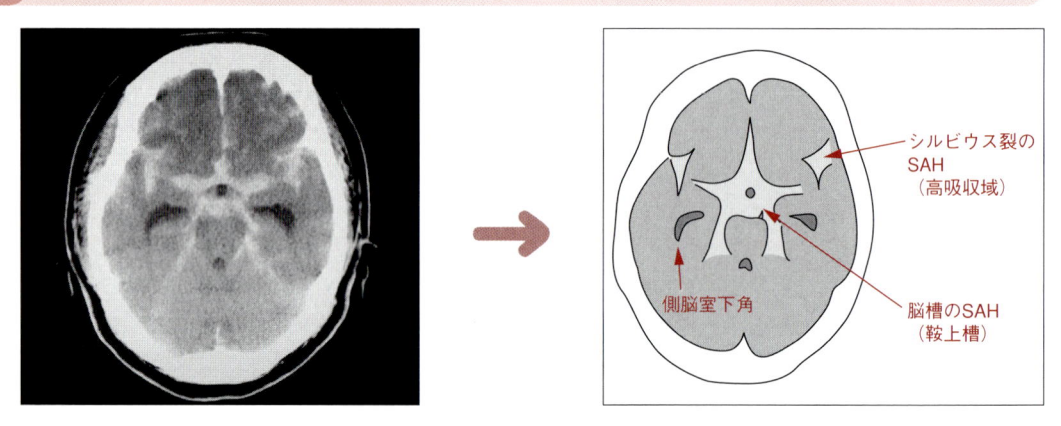

シルビウス裂と脳槽にくも膜下出血を認める．側脳室下角の拡大を認め，急性水頭症の所見である（正常ではこの位置で，側脳室の下角は描出されない）．

症例8 「脳梗塞（左中大脳動脈領域）」

梗塞（低吸収域）

圧排された側脳室

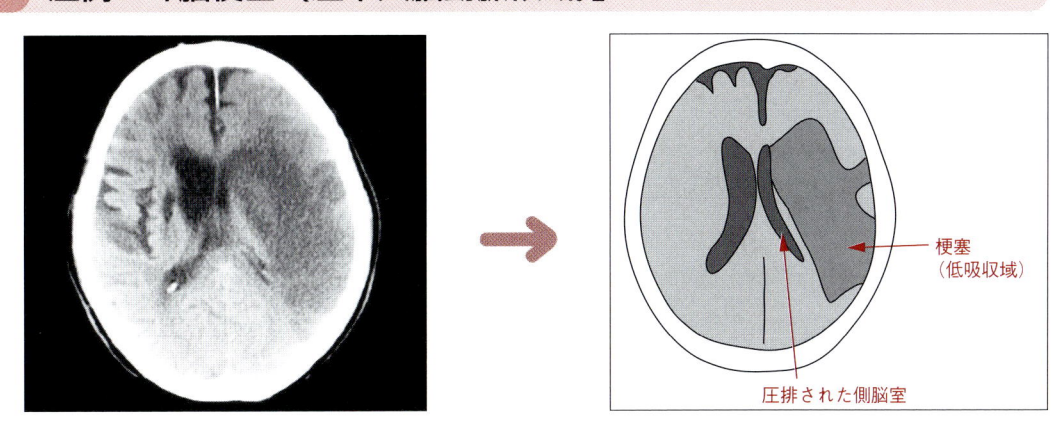

左中大脳動脈領域に低吸収域があり，脳梗塞と考えられる．また圧排された側脳室を認める．

文献

1) Marshall, L.F. et al.：A new classification of head injury based on computerized tomography. J. Neurosurg., 75：S14-20, 1991
2) 三宅康史，有賀 徹：外傷（頭部）．救急医学，21：1149-1160, 1997
3) 北野昌彦，種子田護：非外傷（頭部）．救急医学，21：1138-1148, 1997

memo　脳神経外科医はCTがなければ何もできない？

　CTは1973年，イギリスのHounsfieldにより報告された（これにより'79年にノーベル賞を受賞している）．日本には'75年，第1号機が登場した．今日，CTやMRIなど画像診断の進歩には目を見張るものがあるが，以前，他科の医師に「脳神経外科医はCTがなければ何もできない」と冗談まじりにいわれたことがある．

　CTのない時代の脳神経外科医は，脳血管撮影にて血腫の拡がり，手術適応，開頭部位などを診断，決定していた．それゆえ，昔の脳神経外科医は脳血管撮影の読影に非常に精通しているという印象が筆者にある．

〈安藤陽児〉

胸部X線

● 救急医療における画像の基本的な読み方 ●

原則　呼吸不全を伴う呼吸器疾患において，胸部X線のみでの診断は困難であることが多い．医療面接，聴診所見，動脈血ガス分析，可能であれば胸部CTなどを参考にして診断する．
　胸部X線の読影では，まず撮影条件の確認をすることが原則である．

> ① 立位か臥位か
> ② 棘突起と左右の鎖骨の先端との距離が等しいか（斜位撮影かどうかの確認）
> ③ 鎖骨の先端が背側の第Ⅲ肋骨と第Ⅳ肋骨の間にあるか（管球の高さの確認）

見る順序
❶ 両側横隔膜陰影の裏，縦隔陰影，心陰影の裏側をまず読む
　　↓
❷ 両側肺野を読む
　　↓
❸ シルエットサインがないか確認する

❶ → ❷ → ❸ の順序が大切！

見落としてはいけないポイント

❶について：
▶ **両側横隔膜陰影の裏**
　・両側横隔膜陰影のなかで肺血管陰影が末梢まで追えるか ［→ 無気肺，胸水貯留］
　・両側横隔膜陰影のなかに血管陰影以外の陰影がないか ［→ 肺炎，肺癌］
▶ **縦隔陰影**
　・大動脈の拡大はないか ［→ 大動脈瘤，急性大動脈解離］
　・気管に閉塞・狭窄はないか ［→ 異物・肺癌］
　・傍気管線は確認できるか ［→ 右上葉無気肺］
　・気管分岐角が大きくないか ［→ 心不全］
　・A-P window は存在するか ［→ 縦隔リンパ節腫脹］
　・肺動脈基部の太さは主気管支の太さの1.5倍以内か ［→ 肺血栓塞栓症，肺高血圧］
▶ **心陰影の裏側**
　・下行大動脈の左縁にシルエットがないか ［→ 左下葉の無気肺，縦隔側の限局性胸水］

❷について：
▶ **肺門部陰影**
　・右肺動脈陰影の拡張がないか ［→ 肺血栓塞栓症，肺高血圧］
▶ **肺野**
　・気胸の有無（軽度の場合は呼気時撮影）

・無気肺の有無
❸について：
・右第Ⅱ弓のシルエット形成 → 右中葉の無気肺
・大動脈弓のシルエット形成 → 左上葉の無気肺
・下行大動脈左縁のシルエット形成 → 左下葉の無気肺

症例 1 「肺血栓塞栓症から移行した肺梗塞」

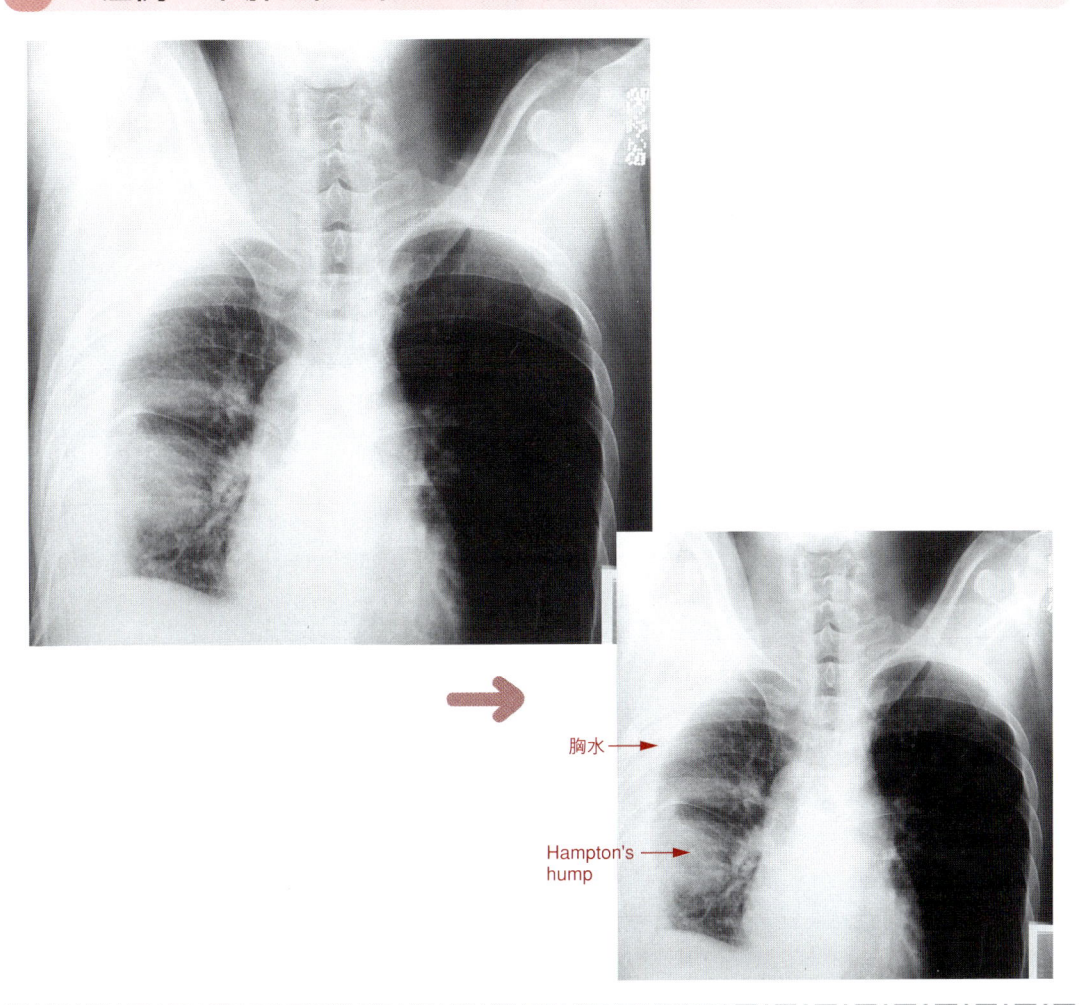

胸水
Hampton's hump

[診断のポイント]

肺梗塞において典型的には **Westermark's sign**, **Hampton's hump**, **Knuckle sign** がみられることがある．しかし肺血栓塞栓症では多くの場合，X線無所見である．肺血栓塞栓症の一部（2割以下）が肺梗塞に移行するにすぎない．

[見落としを防ぐコツ]

肺血栓塞栓症はX線所見のみでは鑑別困難なことが多い．医療面接の段階で肺血栓塞栓症を思いつくことが大切である．

[見誤りやすい他の所見]

肺血栓塞栓症では胸部X線で異常がないことが多いので，心筋梗塞や肋間神経痛として処理されることがある．また浸潤影を形成する肺梗塞では肺炎と診断されることもある．

症例2「血気胸」

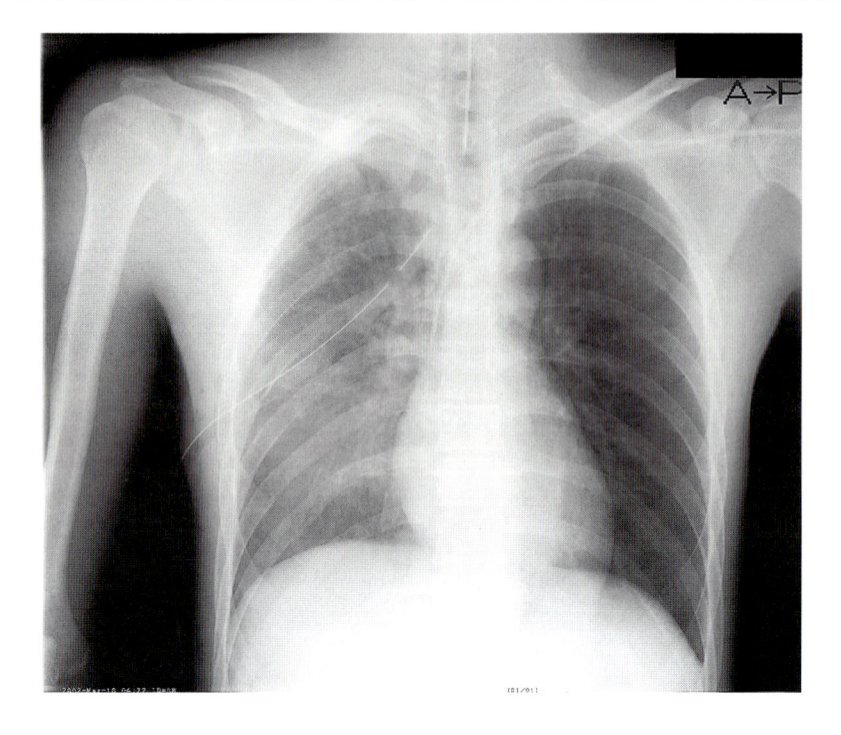

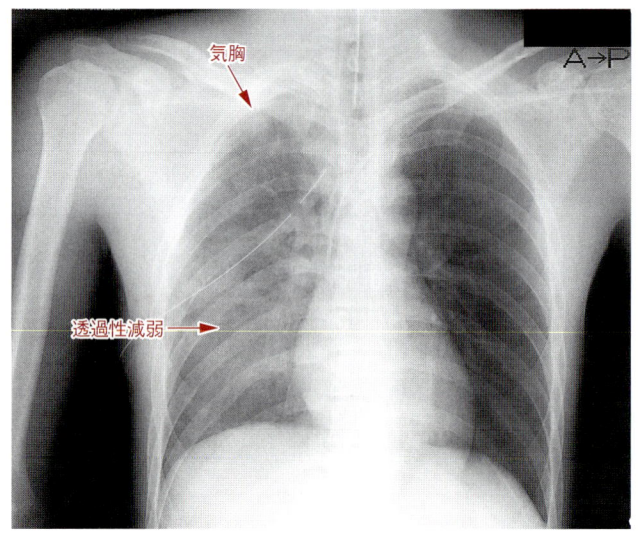

(図中ラベル:気胸、透過性減弱)

[診断のポイント]

この症例はトロッカーによる脱気・ドレナージ後のものであるが，右肺全体に**透過性減弱**がみられる．右肺尖にわずかに**気胸**を認める．

[見誤りやすい他の所見]

通常の自然気胸では，気胸の程度にかかわらず胸水の貯留は少量で，貯留してくる速度も遅い．胸水の貯留速度をみていれば，単独の自然気胸と見誤ることはない．

症例3「緊張性気胸」

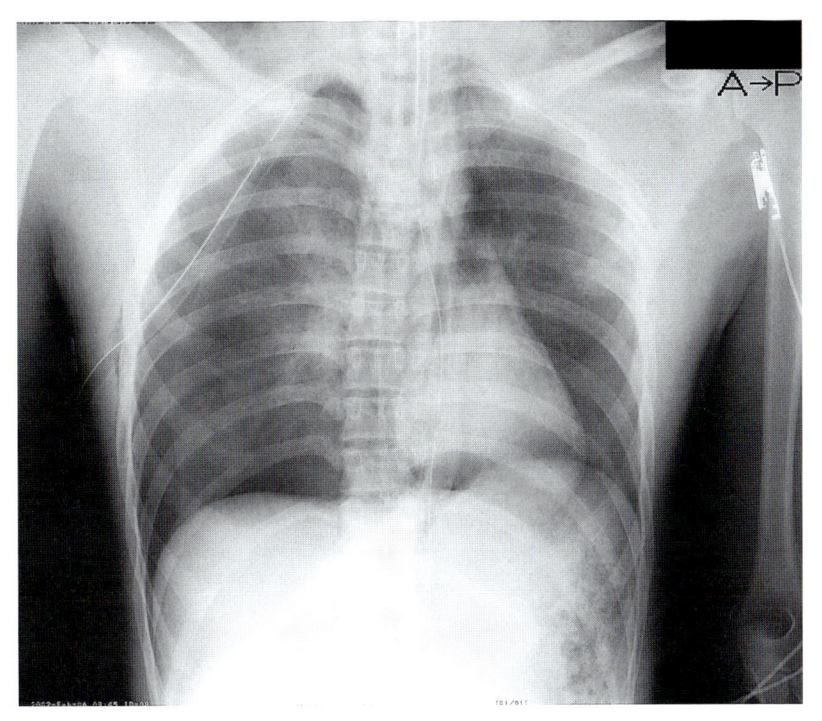

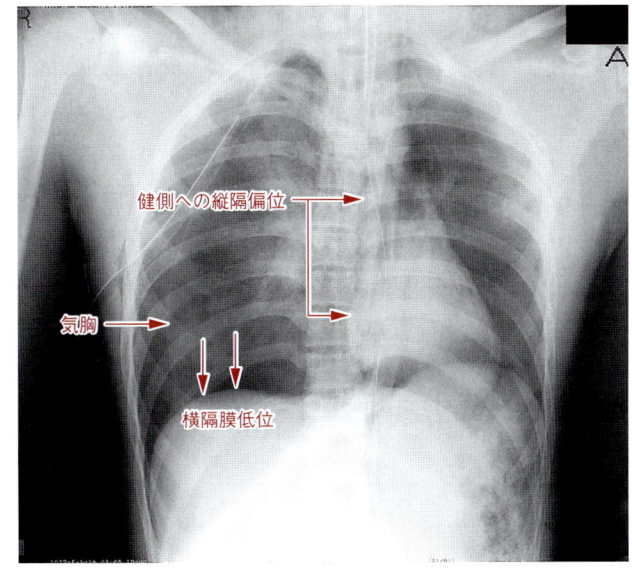

健側への縦隔偏位

気胸

横隔膜低位

[診断のポイント]

緊張性気胸では循環障害をきたし，症状が急速に悪化する．上図ではトロッカーが挿入されているが，右肺の虚脱はまだ残存している．また，縦隔陰影が健側へ偏位しており，患側の横隔膜は低位である．すなわち，まだ緊張性気胸は解除されておらず，もう1本トロッカーを入れる必要がありそうである．

[見落としを防ぐコツ]

小さな気胸では**吸気相，呼気相で2枚の写真**を比較する．吸気相で偏位が強くなる．

症例 4 「無気肺」

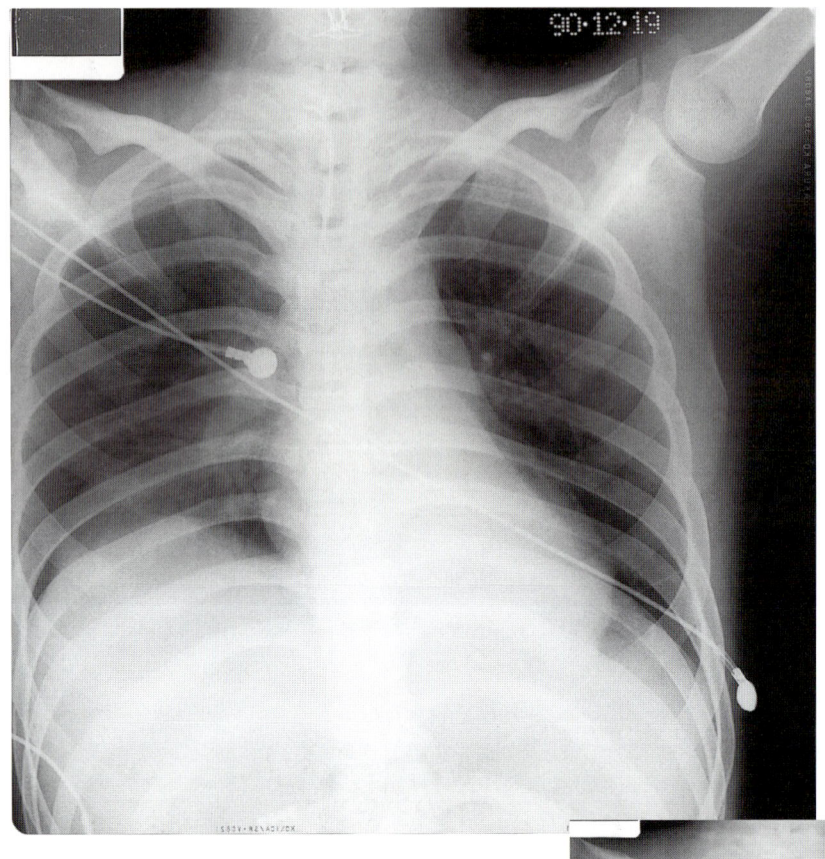

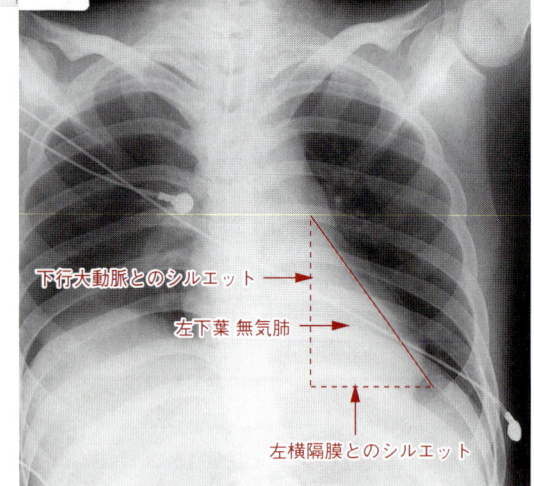

下行大動脈とのシルエット
左下葉 無気肺
左横隔膜とのシルエット

[診断のポイント]

既存構造に形成されているシルエットサインを見落とさないことが大切である．

[見落としを防ぐコツ]

正常の胸部X線でみられる構造・位置関係を把握しておくことが必要である．疑ったときは必ずCTで確認する．

[見誤りやすい他の所見]

見逃されることも多いが，胸水や腫瘤影と見誤られることも多い．

症例 5 「肺気腫症例に合併した肺炎」

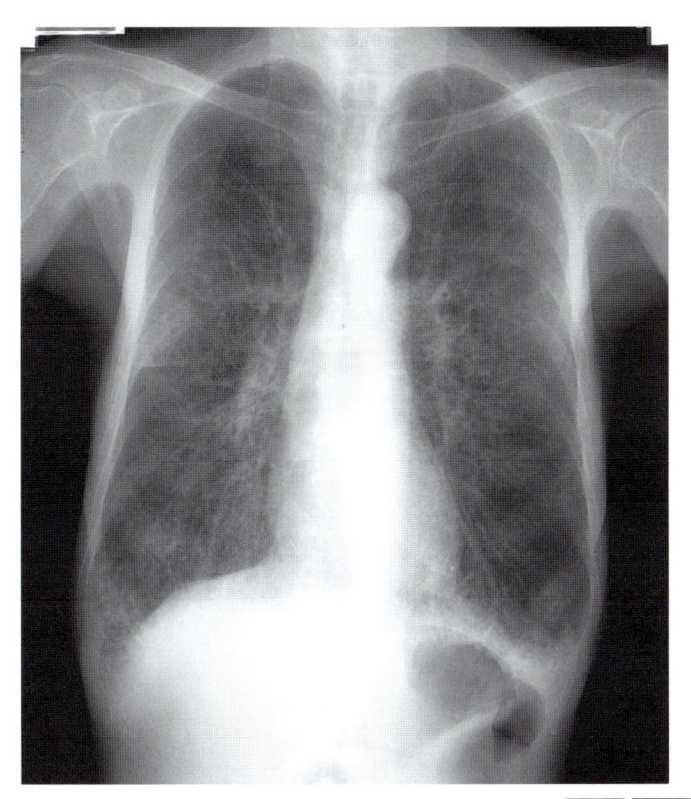

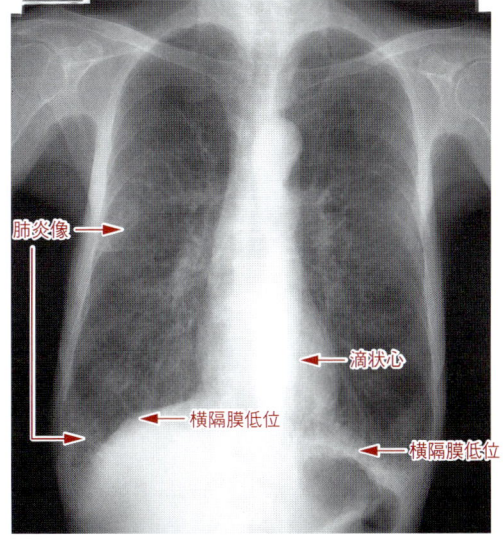

肺炎像 →
← 滴状心
← 横隔膜低位
← 横隔膜低位

[診断のポイント]

横隔膜低位と**滴状心**から肺気腫が考えられる．肺気腫では肺野の透過性が亢進するが，肺炎を合併すると浸潤影で透過性が減弱する．

[見落としを防ぐコツ]

聴診所見（減弱した呼吸音のなかに水泡音を聴取）を参考にする．高濃度の酸素投与はCO_2**ナルコーシス**を起こすことがあるので注意が必要．

[見誤りやすい他の所見]

医療面接，聴診所見，動脈血ガス所見などから総合的に判断する．

症例6「心原性肺水腫」

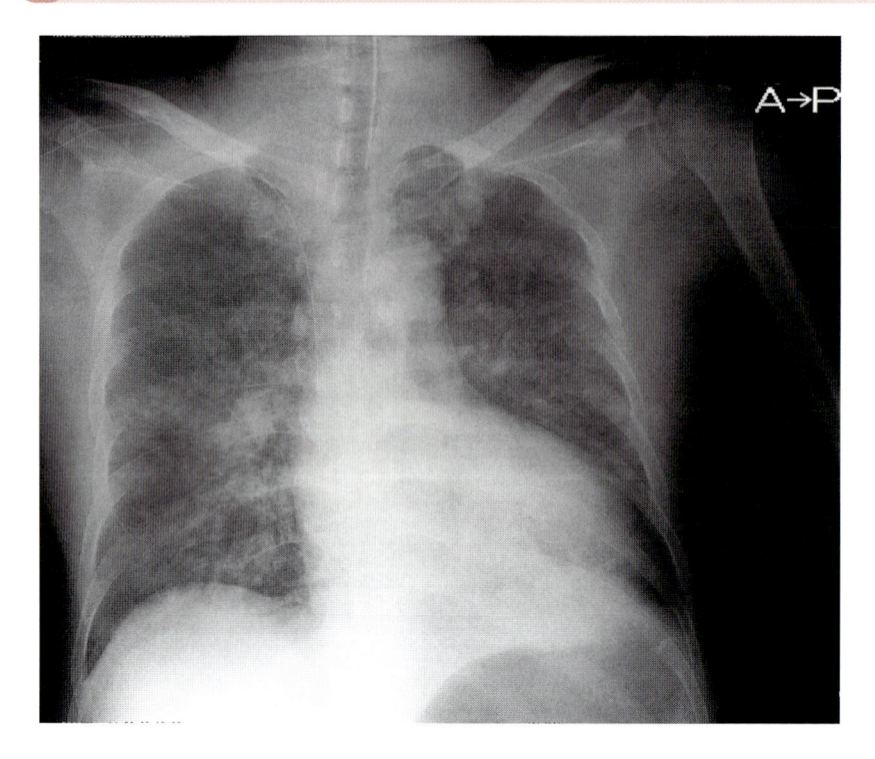

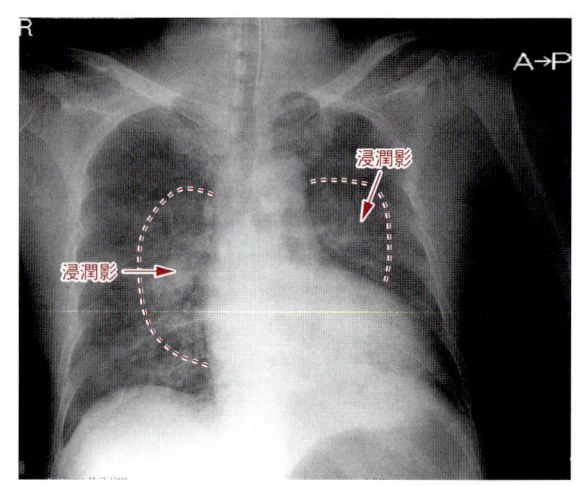

浸潤影
浸潤影

[診断のポイント]
肺門を中心に両側性に浸潤影（**butterfly shadow**）がみられる．心拡大もあり，心原性肺水腫と考えられる．

[見落としを防ぐコツ]
肺水腫の進行度によって，肺門部だけでなく肺野全体に淡い細葉大の浸潤影が出現する．さらに進行すると浸潤影のなかにair bronchogram（気管透亮像）がみられる．程度によるX線所見の違いを理解する．

[見誤りやすい他の所見]
進行度により間質性肺炎やALI/ARDSなどとの鑑別が必要になる．これらの鑑別は，臨床所見や他の検査によって行われる．

〈中田正幸〉

胸部CT

●救急医療における画像の基本的な読み方●

原則　救急医療における胸部CTの有用性は明らかである．しかし患者は呼吸状態・循環動態が悪化している場合が多い．したがって，より条件のよいCTを得るためには，まずこれらを改善させることが必要である．

見る順序

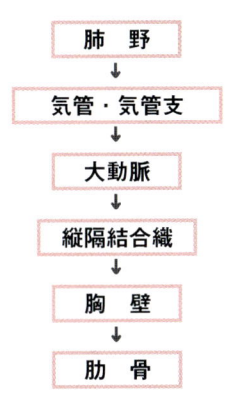

```
肺野
　↓
気管・気管支
　↓
大動脈
　↓
縦隔結合織
　↓
胸壁
　↓
肋骨
```

見落としてはいけないポイント

【肺野条件】

❶ 肺気腫は血管と血管の間に無構造野が存在する．程度の軽いものは見落としやすいので注意が必要である．

❷ 気管・気管支に閉塞がないか［→ 異物，肺癌］

【縦隔条件】

▶ **血管系**（造影CTを行う）

❶ 大動脈，肺動脈，上大静脈などに太さの異常がないか［→ 動脈瘤，急性大動脈解離，肺血栓塞栓症，肺高血圧］

❷ 血管腔に欠損像がないか［→ 急性大動脈解離，肺血栓塞栓症］

❸ 心周囲に肺以外のものがないか［→ 心嚢液貯留，縦隔気腫］

▶ **胸腔**

❶ 水成分の貯留がないか［→ 心不全，胸膜炎，血胸］

❷ 気体成分の貯留がないか［→ 緊張性気胸，自然気胸］

▶ **胸郭**

● 肋骨骨折を含む外傷性の所見がないか

症例1「肺血栓塞栓症（広範型）」

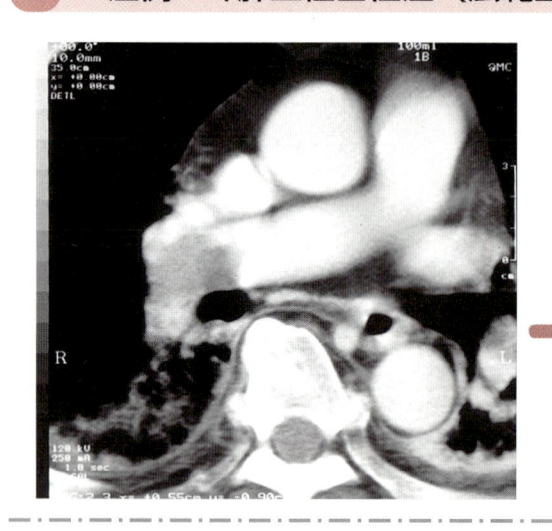

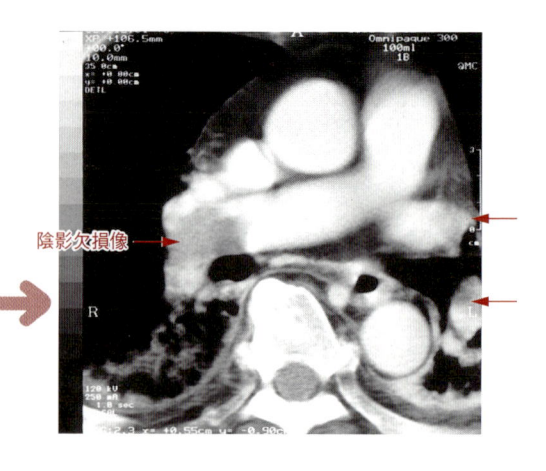

陰影欠損像

[診断のポイント]

左右の**肺動脈**に**低吸収域**が認められれば診断可能である．

[見落としを防ぐコツ]

肺血栓塞栓症を疑い腎機能が正常ならば，最初から造影CTを行う．

急性期では肺野の陰影を欠くので，**医療面接で肺血栓塞栓症を疑うこと**と**造影CT**が特に大切である．

[見誤りやすい他の所見]

発症から時間が経過した症例では，肺野の二次変化から肺炎などと見誤り，重篤な結果に終わることがあるので注意が必要である．

症例2「肺血栓塞栓症（亜広範型）」

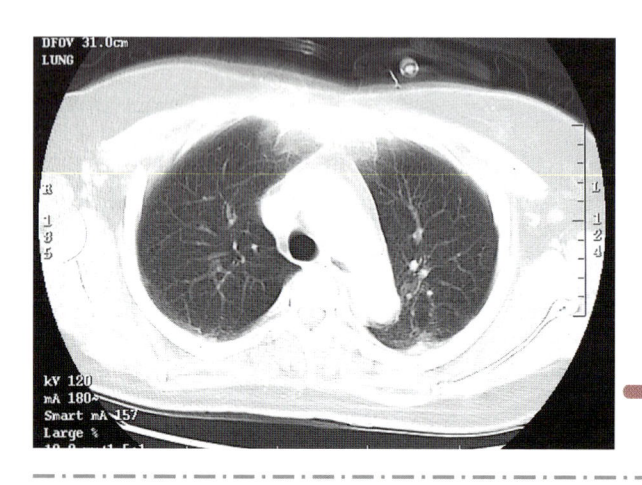

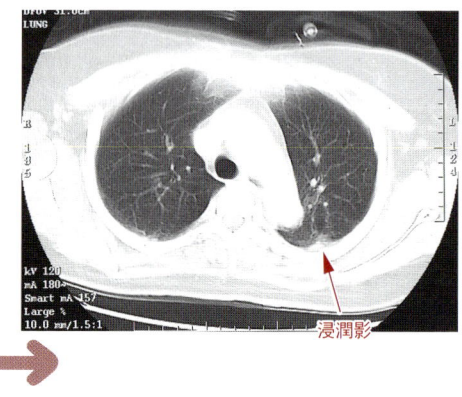

浸潤影

[診断のポイント]

背部痛の部位に一致した浸潤影が存在する．

その形態は，**胸壁を底辺とした三角形または台形の陰影**である．

[見落としを防ぐコツ]

医療面接で**PTE**を疑うこと．

手術後や侵襲の強い検査後などに，急に胸痛や呼吸困難を訴えたときは必ず考える必要がある．

[見誤りやすい他の所見]

胸部CTからは，肺炎と見誤ることが多い（「胸部X線」の項，288頁参照）．

症例3 「血気胸(肺挫傷)」

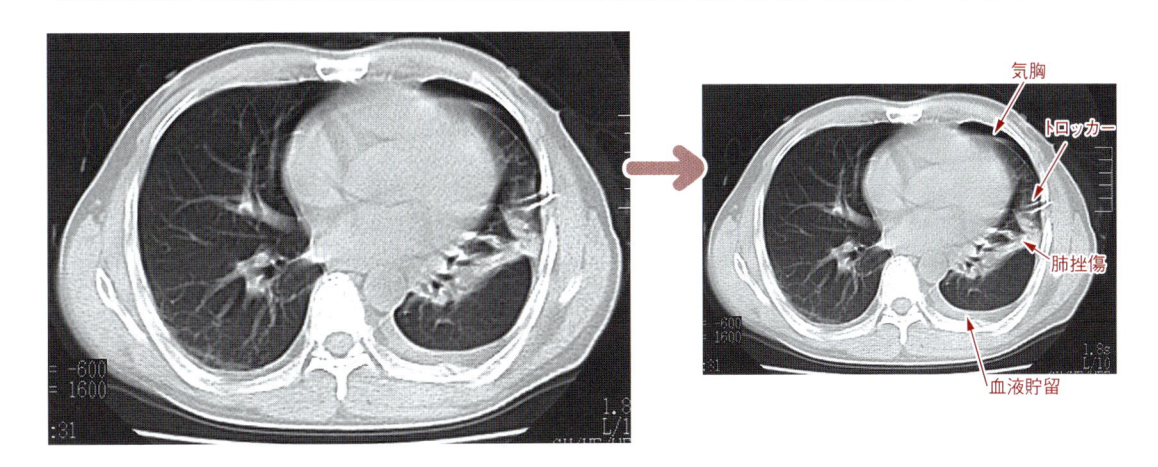

(画像: 気胸、トロッカー、肺挫傷、血液貯留)

[診断のポイント]

受傷早期から**高度な気胸**があり、胸腔内に液体が貯留していれば血気胸を考える．この症例では左下葉の肺挫傷を伴っている．

[見落としを防ぐコツ]

自然気胸に比べ胸腔内の液体の**貯留速度が速く**，肺挫傷や肋骨骨折を伴っていることが多い．

[見誤りやすい他の所見]

臨床症状も重篤である．
縦隔気腫を伴っているときは，突発性食道破裂との鑑別が必要である．

症例4 「肺気腫症例に合併した肺炎」

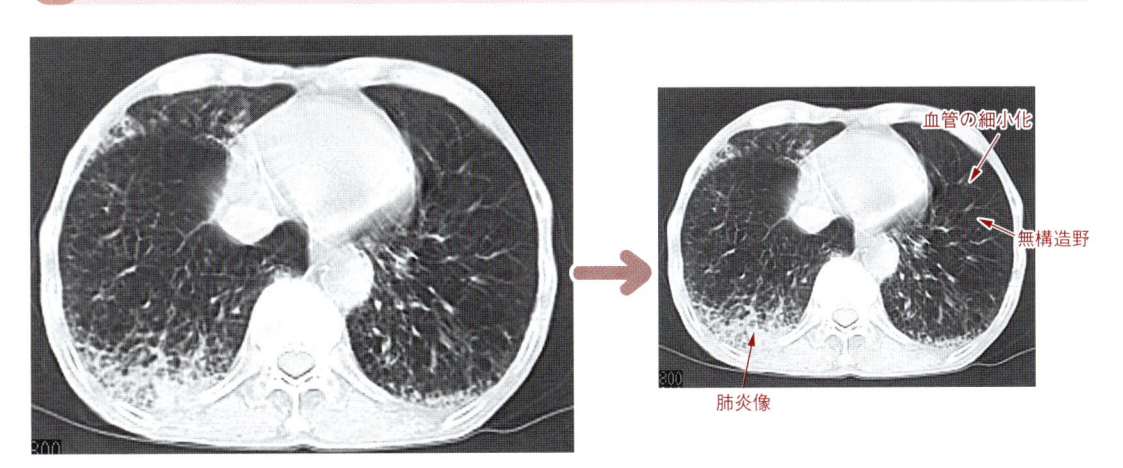

(画像: 血管の細小化、無構造野、肺炎像)

[診断のポイント]

肺血管陰影の細小化と肺実質部分の透過性亢進があり，心陰影が小さい．右肺野背側中心に浸潤影が認められる．

[見落としを防ぐコツ]

肺気腫のCT所見は，**血管陰影の細小化**と血管陰影の間の**無構造野**（より黒く見える）の存在である．

[注意点]

CT上肺気腫の存在が疑われたときに，高濃度の酸素投与は**CO_2ナルコーシス**を起こすことがあるので注意が必要である．

症例5 「ALI/ARDS」

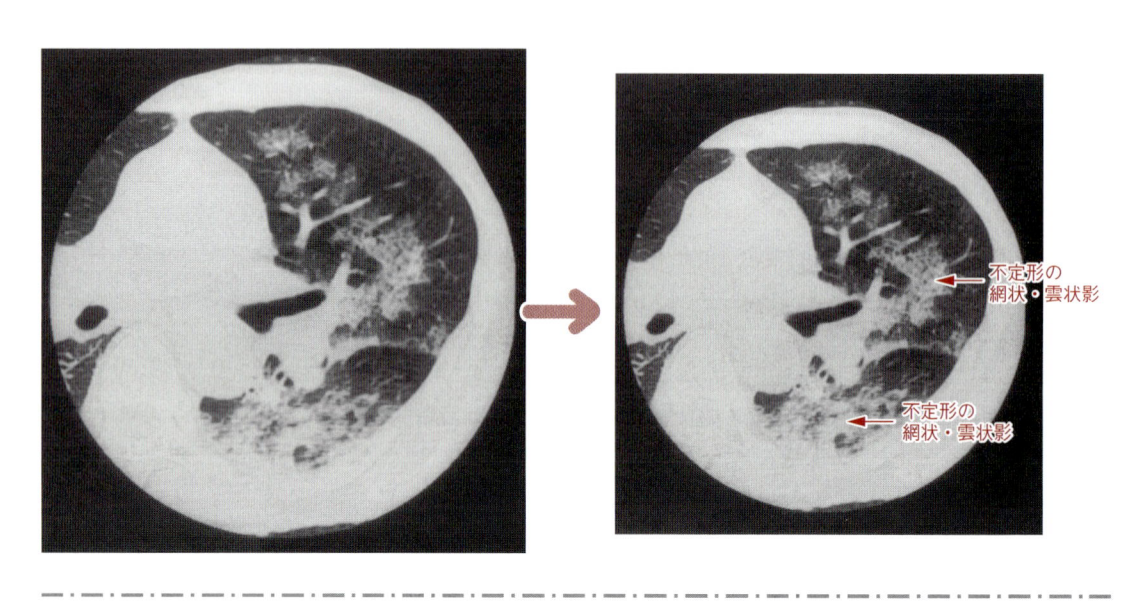

→ 不定形の網状・雲状影
不定形の網状・雲状影

[診断のポイント]

ALI（acute lung injury：急性肺傷害）/ARDS（acute respiratory distress syndrome）では**肺野に不定形の網状・雲状影が多発する**．

[見落としを防ぐコツ]

肺間質が傷害され，肺胞腔内に血液成分が滲出してくるので，肺野の各部位に陰影がみられる．陰影の形態も滲出の程度により多様である．

[見誤りやすい他の所見]

肺出血や心原性肺水腫を鑑別する必要がある．

〈中田正幸〉

心エコー

●救急医療における画像の基本的な読み方●

原則

救急現場においては時間と争いながらの対応が要求される．より短時間に病態を把握するためには，日頃より見る順序を決めて，心エコーを行う習慣が必要である．また，体位制限により十分きれいな画像が得られない場合が多いことも知っておく必要がある．

心エコーにより得られる情報は，①心血管の位置異常，②弁の変化，③心室腔の拡大，狭小化，④壁肥厚，⑤壁運動，⑥異常エコー（心膜液，血栓，疣贅）などの形態学的特徴に加えて，ドプラー法による血流情報，圧情報を得ることができる．

見る順序

| 左室長軸断層図（左室，左房，僧帽弁，大動脈弁，右室の観察） |

この断層図は心エコー図において最も基本的な断層図である．なお，この断層図では心尖部の観察は難しい．左室肥大，拡大，壁運動異常，僧帽弁，大動脈弁の形態学的変化，左房，大動脈，心膜の変化を観察する．

↓

| 短軸断層図（大動脈弁，僧帽弁，左室の各レベルでの情報） |

僧帽弁口の計測や腱索，乳頭筋の肥厚短縮の程度や左室壁運動の異常評価に用いられる．また，右室負荷の評価にも有効である．

↓

| 心尖部四腔断層図（左右の心房，心室の同時観察） |

弁の位置や各四腔の大きさについての観察，心尖部の壁運動異常の観察も行う．

↓

| 心尖部長軸断層図（心尖部の観察，壁運動異常など） |

心尖部の観察を行う．この位置で探触子を回転させることで，左室の壁運動異常を観察できる．

↓

| その他の断層図 |

　胸骨下アプローチ（下大静脈，肝静脈の観察，右心系の情報）
　胸骨上窩アプローチ（上行，弓部，下行大動脈の観察）

見落としてはいけないポイント

▶ エコーには**アーチファクト**があることを念頭において，紛らわしい場合には**いろいろな方向からみて診断を行う**ことが肝要である．

▶ また，斜めに心臓が切れた場合，左室肥大や左室機能を正しく評価していないことがあるので，注意が必要である．

いずれにしても，数多く見る習慣が重要であるので，日頃から心エコーに慣れ親しむこと

を勧める．また，緊急時に効率的に短時間に検査を終えるために，**データ記録はVTRなどを利用し，簡素化するべきである．**

症例1「急性心筋梗塞（前壁中隔）」

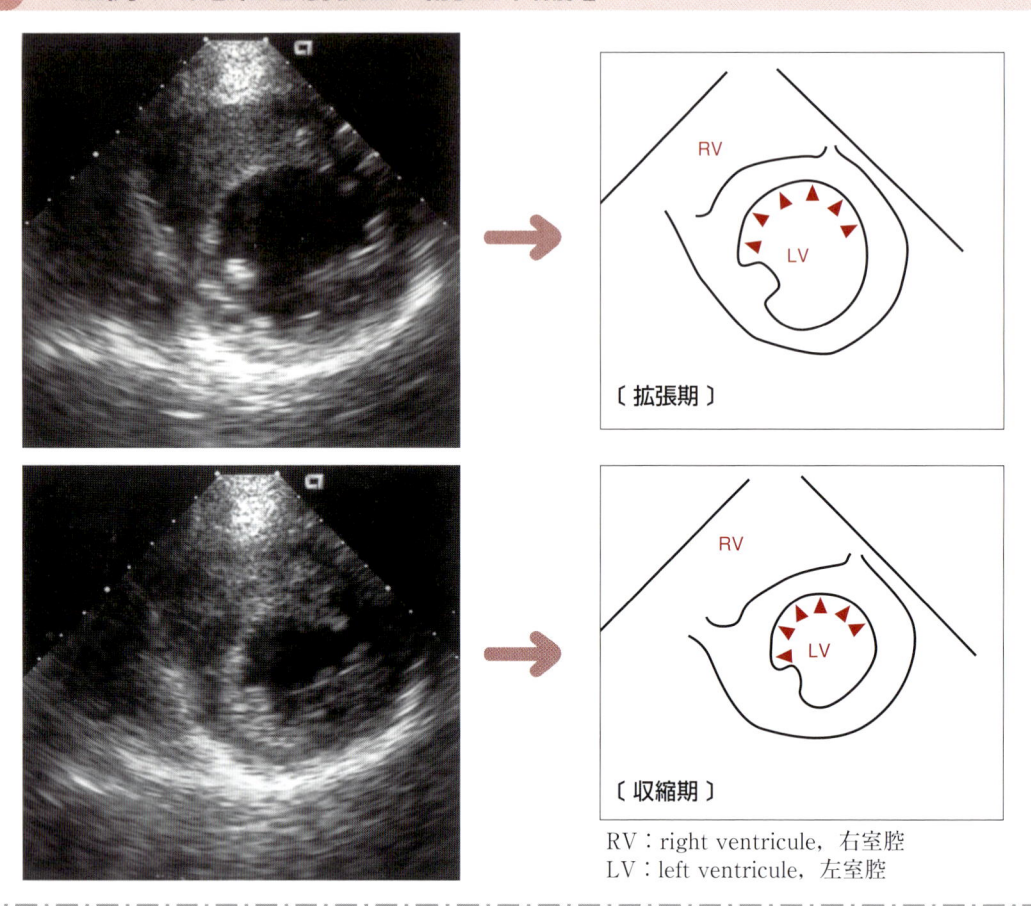

〔拡張期〕

〔収縮期〕

RV：right ventricule，右室腔
LV：left ventricule，左室腔

[診断のポイント]

急性心筋梗塞においては明らかな心電図異常を認めない例がある．こうした症例に対して，心エコーは大変有用である．心エコーは心筋梗塞の早期診断に役立つばかりでなく，心筋梗塞の診断の確定した場合でも，梗塞領域の判定，心機能の評価，合併症の診断に役立つので積極的に行うべきである．
40歳男性．前壁中隔心筋梗塞で緊急冠動脈造影を行い，前下行枝#7に完全閉塞を認めた．心エコー上は左室短軸断層図での中部で9時から2時にかけての壁運動低下を認める．

[見落としを防ぐコツ]

断層法では左室壁を16領域に分割し，壁運動の程度により正常，壁運動低下，無収縮，奇異性運動に分類する．

[見誤りやすい他の所見]

急性心筋梗塞の急性期では収縮期壁厚減少のみで壁性状に大きな変化が認められない．場合によっては陳旧性心筋梗塞と鑑別がつかないことがある．陳旧性心筋梗塞では，心電図上の異常Q波の存在や壁のエコー輝度の増大などの所見が特徴的である．

症例2「急性心筋梗塞（下壁）」

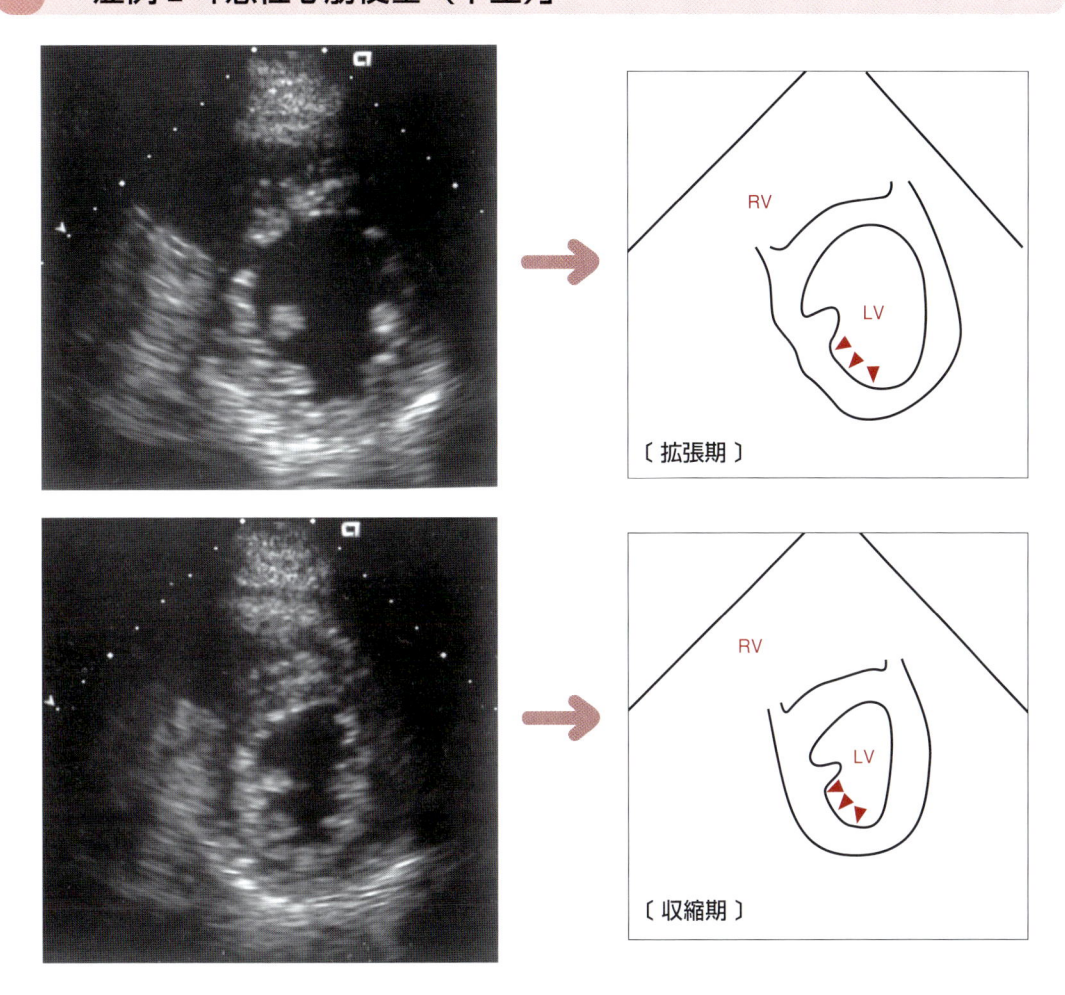

[診断のポイント]

下壁梗塞の場合，下壁の壁運動異常に加えて右室の収縮異常の観察も行う．

76歳女性．下壁心筋梗塞で緊急冠動脈造影を行い，右冠動脈#2に完全閉塞を認めた．心エコー上は左室短軸断層図での中部で6時から8時にかけての壁運動低下を認める．

[見落としを防ぐコツ]

右室梗塞や下壁梗塞では，右室の壁運動異常を調べるため，探触子を右室側に移動したり，季肋部からのアプローチを試みる必要がある．

症例3 「肺血栓塞栓症」

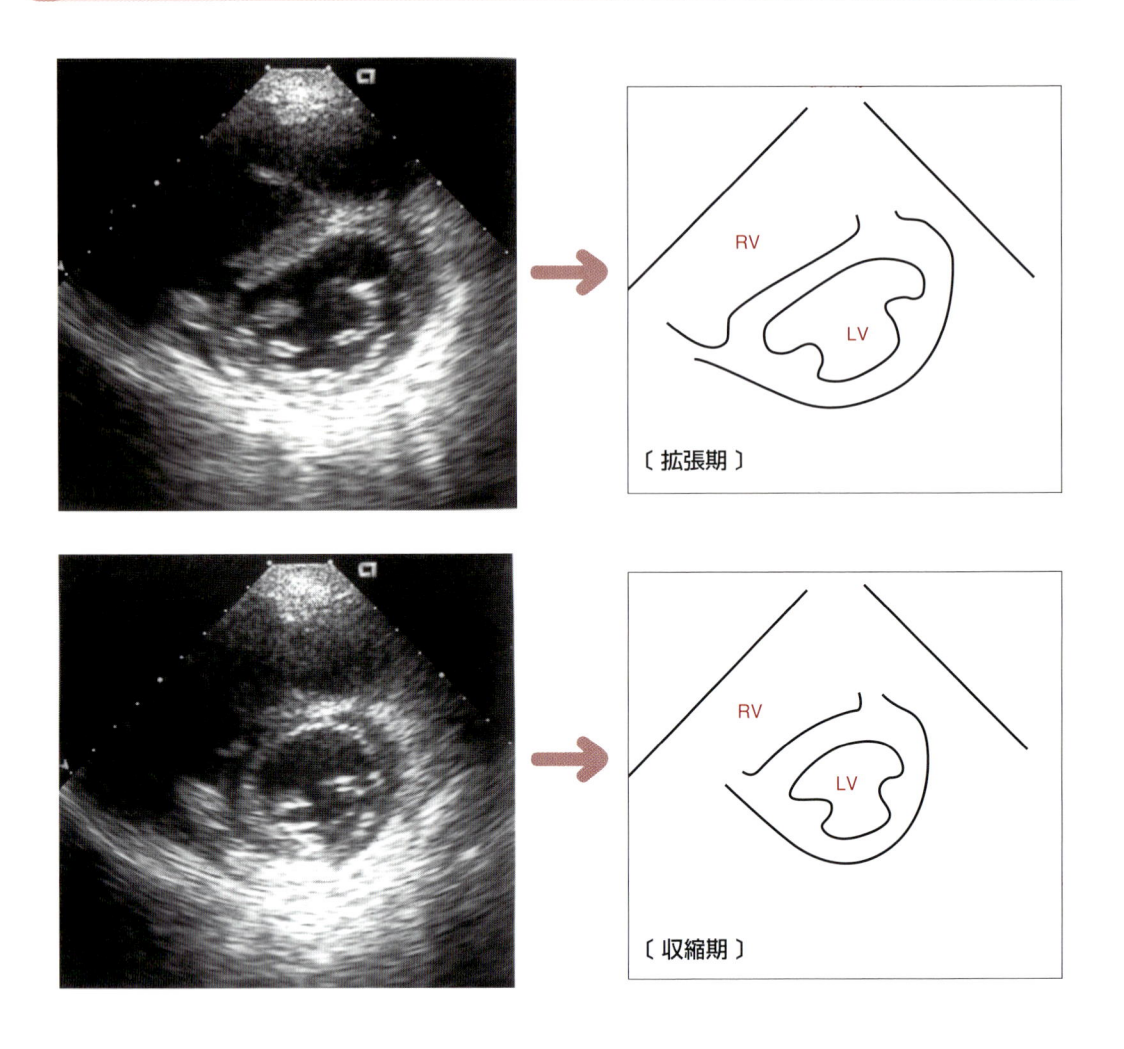

〔拡張期〕

〔収縮期〕

[診断のポイント]

突然の胸痛，呼吸困難を訴える症例の鑑別診断として大変重要である．塞栓子自体の証明は困難であるが，心エコー上の右心負荷所見（右室拡大およびそれによる左室の圧排），肺動脈主幹部の拡張，ドプラー法による肺高血圧の診断が行われる．

73歳女性．心エコー上，右室拡大およびそれによる左室の圧排を認める．なお，連続波ドプラー法を用い，三尖弁逆流流速より求めた右房と右室の圧較差は53mmHgを記録した．

[見落としを防ぐコツ]

小さい肺血栓塞栓症の場合には，心エコー上明らかな異常所見を認めないことがあり，これのみで肺血栓塞栓症を否定してはならない．

[見誤りやすい他の所見]

他の肺高血圧症との鑑別が重要になる．肺血栓塞栓症は一般に右室肥大を伴うことはない．また，臨床所見および他の非観血的検査（心電図の非特異的ST-T変化，血液ガス分析によるA-aDO$_2$の開大，D-ダイマーの上昇）を含めた検査を行う．

症例4「急性心膜炎（心筋炎の合併）」

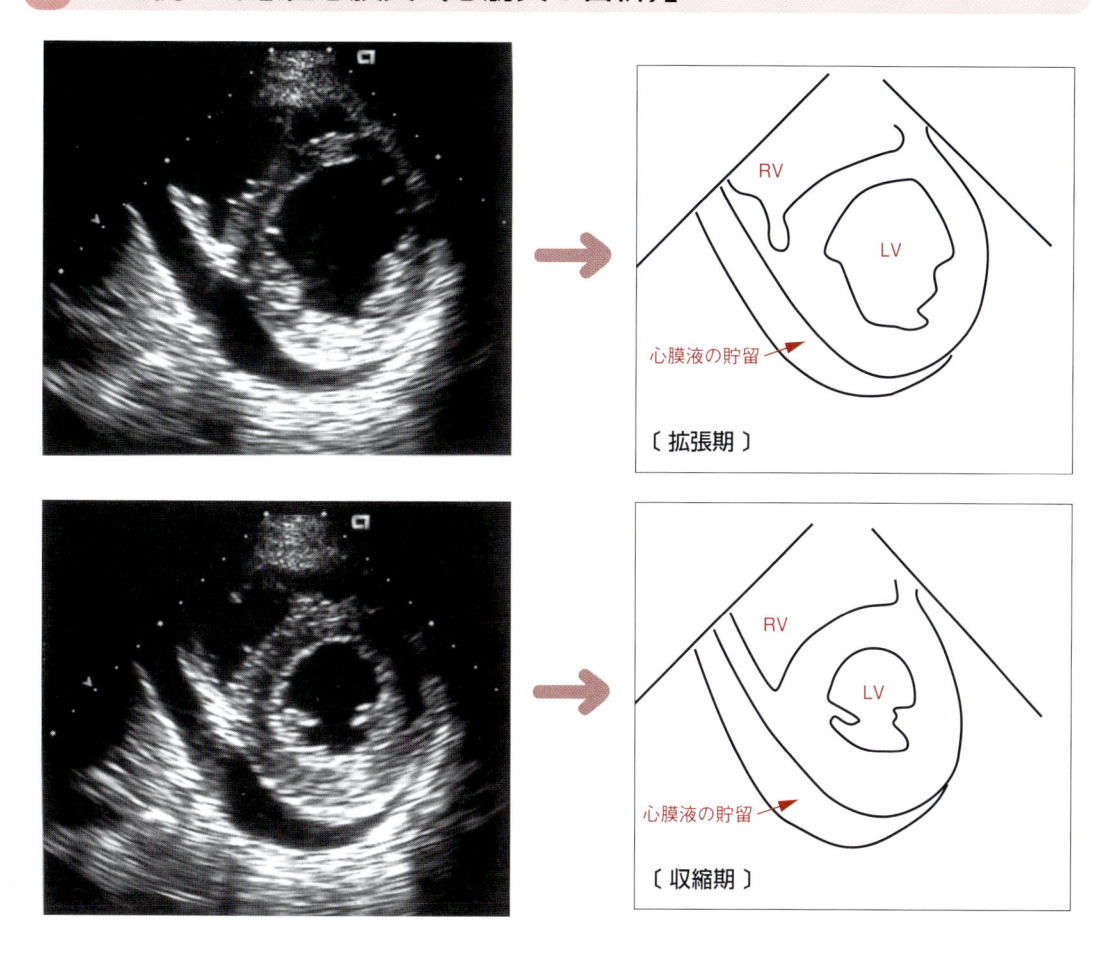

〔拡張期〕
RV
LV
心膜液の貯留

〔収縮期〕
RV
LV
心膜液の貯留

[診断のポイント]

深吸気時や臥位に増強する胸痛を主訴に救急外来を受診することが多いが，痛みのため深呼吸ができなくなると呼吸困難を訴えることもある．心膜炎の診断では，聴診も重要である．心電図においてはっきりした異常の認められない場合もあり，心エコーは有用である．心エコー上は貯留してくる心膜液をみつける．拡張末期の右房壁の陥入，拡張期の右室壁の虚脱などが認められれば心タンポナーデを疑う．

30歳男性．心膜炎に心筋炎を合併した症例である．心エコー上，中程度の心膜液の貯留を認める．左室は拡張期には前方へ，収縮期には後方への動きを示す．心筋炎を併発しており，心筋に関しては，全体的に壁の肥厚および収縮力低下を認める．なお，左室の拡大は認めない．

[見落としを防ぐコツ]

急性心膜炎のエコー所見は心膜液の貯留である．心筋炎の併発の場合，急性期には左室壁運動低下，求心性または非対称性の心筋壁肥厚を認める．また，左室の拡大は通常認めず，あっても軽度のことが多い．

[見誤りやすい他の所見]

心外膜脂肪沈着の特徴としては，右室前面に多い，内部に心拍動とともに移動する微小斑点がみられることで鑑別する．

胸水の特徴としては，心臓背面に見られること，心膜エコーの外側に認められること，また呼吸とともに貯留液が移動することで鑑別する．

症例5 「感染性心内膜炎」

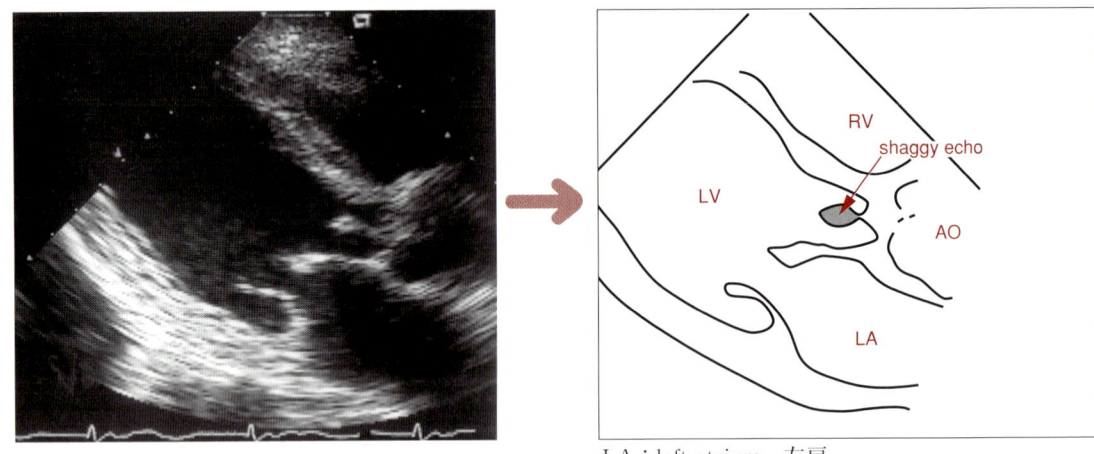

LA：left atrium，左房，
AO：aorta，大動脈

[診断のポイント]

感染症状（持続性の発熱，全身倦怠感，悪寒戦慄，脾腫など），塞栓症状（脳，肺，腎，四肢動脈塞栓など），心症状（心不全，心雑音など）の多彩な臨床症状を有する．感染性心内膜炎治療の決め手は早期診断と適切な抗菌薬による早期治療にある．血液中の細菌の確認，弁尖に付着する輝度の高いエコー（shaggy echo）を認めることで診断する．また，診断がついた場合には，経時的に疣贅の性状，大きさの変化を確認する必要がある．心エコーは心臓構造物の破壊，逆流の検出にも有効であると同時に血行動態の把握にも必須である．

84歳女性．大動脈弁に付着する輝度の高いエコー像を認める．心エコー上，心拡大を認め，この症例では大動脈弁閉鎖不全症による心不全を併発している．

[見落としを防ぐコツ]

複数の弁に病変が及ぶことがあり，他の弁の疣贅の有無も必ず確認するようにする．断層図を用いて疣贅の部位，大きさ，運動の観察を行う．

[見誤りやすい他の所見]

リウマチ性弁膜症や先天性の異常弁に付着する疣贅は，弁そのものの異常エコーにマスクされ見逃されることがあるので注意が必要である．感度調整を行い，断層面を慎重に観察する必要がある．

---

case file 胸痛発作

症例は80歳男性．食後の右季肋部痛を主訴に受診．診察所見および血液データより胆石，胆囊炎の診断が確定し消化器内科に入院．状態が改善した後，食事を開始したところ，すぐに胆石発作を起こしたため，早期に胆摘術を行うことになった．ただし，よく症状を聞くと，労作時にも同部位に痛みを感じることがあるということで循環器内科に受診となった．

安静時の12誘導心電図では正常所見であったが，心筋シンチ検査を施行したところ，狭心症の疑いが示唆され，最終的に心臓カテーテル検査を行い，冠動脈の多枝病変を確認した．胆摘術の前に冠動脈バイパス術を施行し，順調に退院となった．

本症例の場合，痛みの性状はすべて同様であった．胸痛患者を診察する場合，鑑別診断が重要であるが，ときに2疾患を合併していることもあり注意が必要な場合もある．

症例6 「拡張型心筋症」

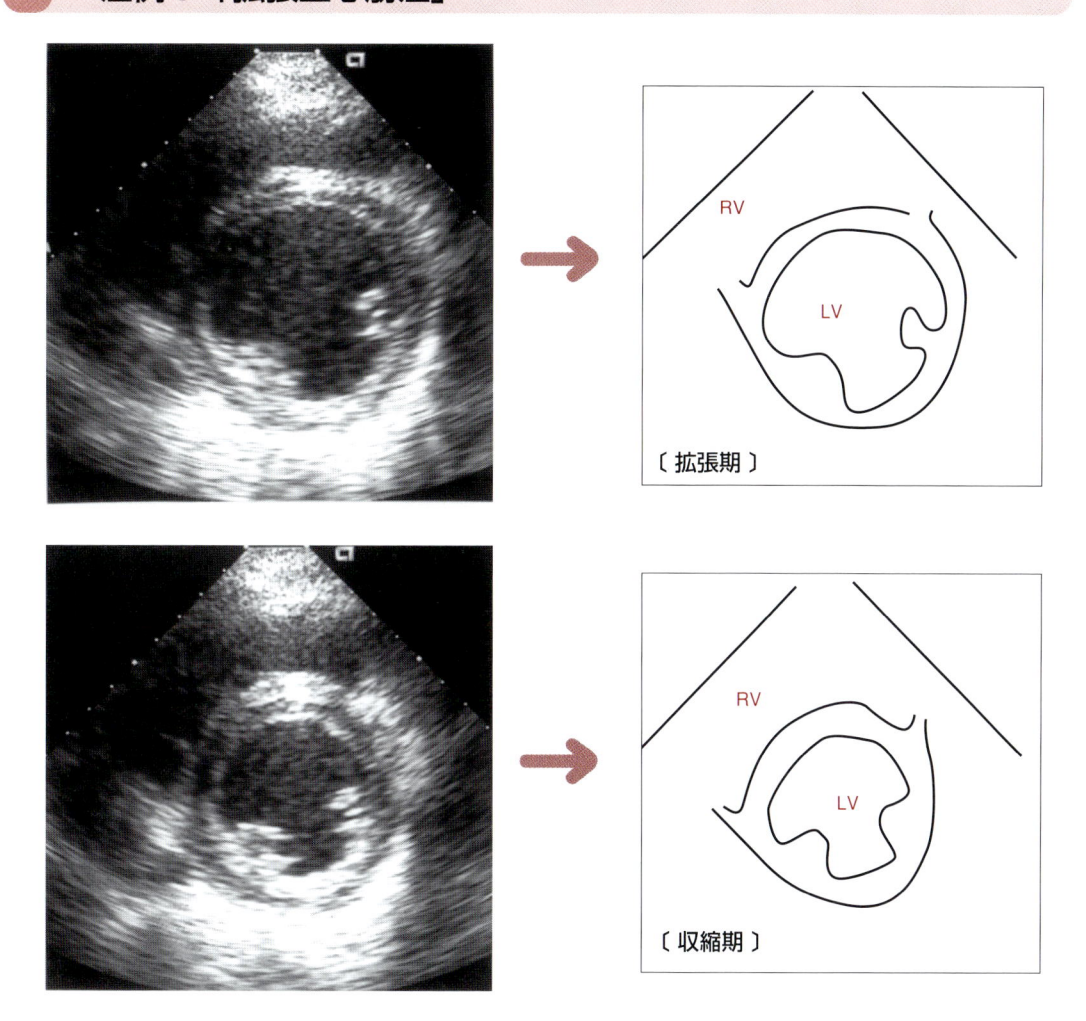

〔拡張期〕

〔収縮期〕

[診断のポイント]

急性心不全の診断が確定した場合、その原因を見つけて治療を行う必要がある．冠動脈疾患や弁膜症その他，多種多様の疾患があげられる．このうち，心筋障害によりもたらされる疾患のなかに拡張型心筋症がある．慢性心不全の急性増悪の形態をとるが，心不全症状が初発として，救急を受診することもある．心エコー上は左室内腔拡大により左室は球状に近い形態をとる．左室収縮は一般にびまん性であるが，ときに部位による差異を認めることもある．左室壁厚は通常，正常範囲かむしろ非薄化する．

40歳男性．左室内腔の拡大と収縮の低下が明らかである．また，左室壁厚は軽度非薄化を認める．

[見落としを防ぐコツ]

心房細動合併時には，左室内血栓に加えて左房内血栓の検索を十分に行う必要がある．

[見誤りやすい他の所見]

左室壁厚が強い場合には肥大型心筋症や高血圧性心疾患などが疑われる．

さらに学びたいとき
- 「心臓超音波テキスト 第2版」（増田喜一，遠田英一 編），医歯薬出版，東京，2009
- 「必ず撮れる！心エコー」（鈴木真事 編），羊土社，東京，2008

〈足利貴志〉

腹部X線

救急医療における画像の基本的な読み方

原則　腹部X線の画像を読む場合，まずその画像が立位で撮られたものか，臥位で撮られたものかを判断する．その方法としては，胃または腸管内の鏡面形成（niveau）の有無や腸管ガスの移動の具合を観察する．

次に骨格，ガス像，臓器の輪郭などを順番に観察していくが，その順番を自分なりに決めておくのが見落としを防ぐコツである．

見る順序　（1例）

骨格 → 腸管内のガス像，残渣 → 腸管外の異常ガス像の有無 → 臓器の輪郭 → 石灰化の有無 → 腫瘤陰影の有無 → 液体貯留の有無 → 大腰筋陰影 → その他脂肪層など

見落としてはいけないポイント

▶ 上記のような順序で所見をみていくが，その所見がみえていてよいものか否かを常に考えるべきである．例えば，腸管外の異常ガス像（**free air**）は一般に消化管穿孔によるもので，この場合腹膜炎を起こし致命的となり緊急手術の適応となるため，絶対に見落としてはならない所見である．

▶ また，イレウスを疑った場合，腸管内の**niveau**の有無が決め手となるため，体位の工夫などにより見落としを防ぐ必要がある．

▶ さらに，腫瘤陰影か臓器の輪郭なのか，石灰化や大腰筋陰影の消失に病的意義があるかなどについて考える必要がある．

▶ しかし，最終的には症状，身体所見，尿，血液検査所見などより総合的に判断し，診断がつかないときには，エコーやCT検査を行うべきである．

症例1「消化管穿孔」

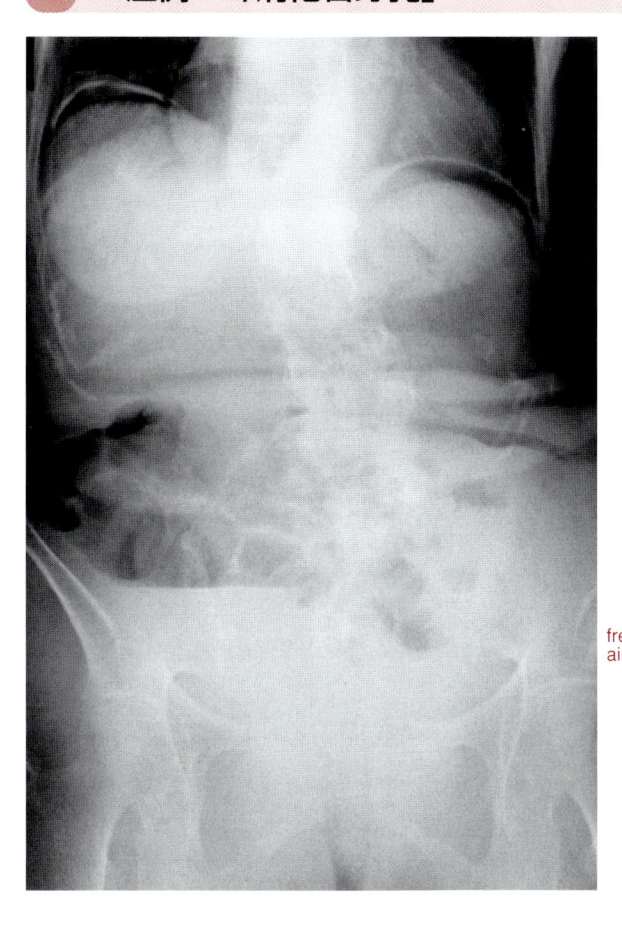

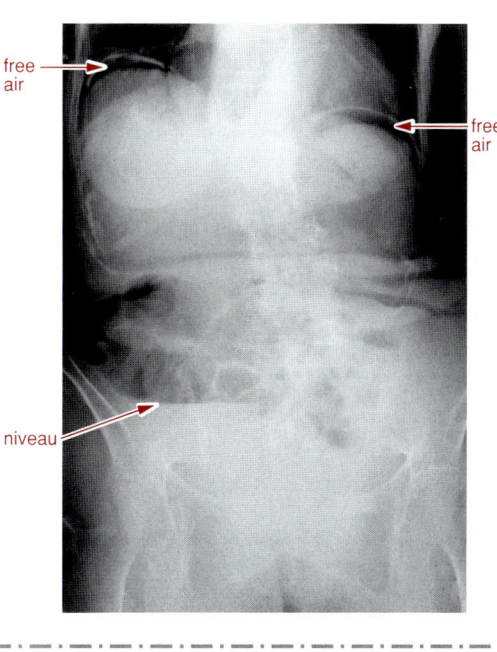

[診断のポイント]

腹部立位正面X線で，左右の横隔膜下に**free air**を認める．正常では，左横隔膜下には胃泡や脾彎曲のガス像を認めることがあるが，右横隔膜下にガス像を認めることはない．この症例では大腸に**niveau**もみられ，大腸の病変が疑われる．

[見落としを防ぐコツ]

横隔膜下のfree airは，腹部X線より胸部X線の方がわかりやすいことがあるので，消化管穿孔を疑ったときには，**胸部立位X線**を同時に撮るとよい．さらに少量のfree airは，左側臥位にすると肝の外側に移動するので見やすくなる．

[見誤りやすい他の所見]

Chilaiditi症候群では右横隔膜下に腸管ガスがみられるが，free airとは形が異なり，横隔膜直下ではなく少し離れて存在する．

また，大量のfree airはかえって見落とすことがあるので注意を要する．

症例2「小腸イレウス」

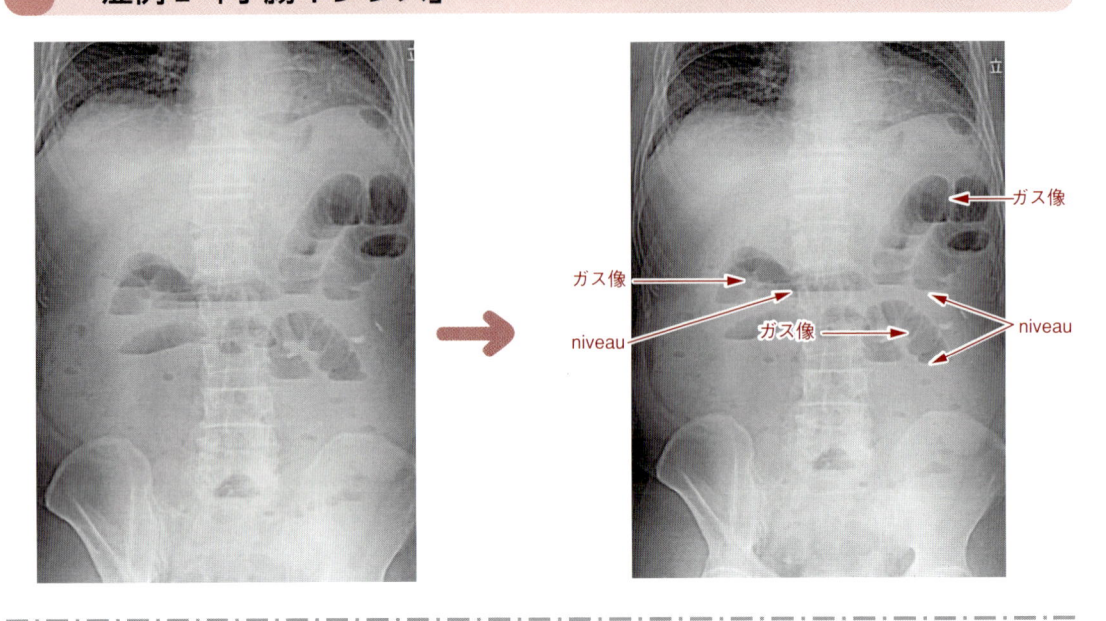

[診断のポイント]
腹部立位正面X線で，腸管内に**ガス像**と**niveau**を認める．ガス像とniveauのみられる腸管には，**輪状のヒダ（Kerckringヒダ）**があり小腸とわかる．大腸のガス像はみられない．

[見落としを防ぐコツ]
立位が取れない場合には側臥位で撮影する．

[見誤りやすい他の所見]
便秘の場合にも同様の症状，所見がみられることがあるが，よく観察すると腸管内に液体貯留ではなく残渣が詰まっており，完全な水平面はみられない．

症例3「大腸イレウス」

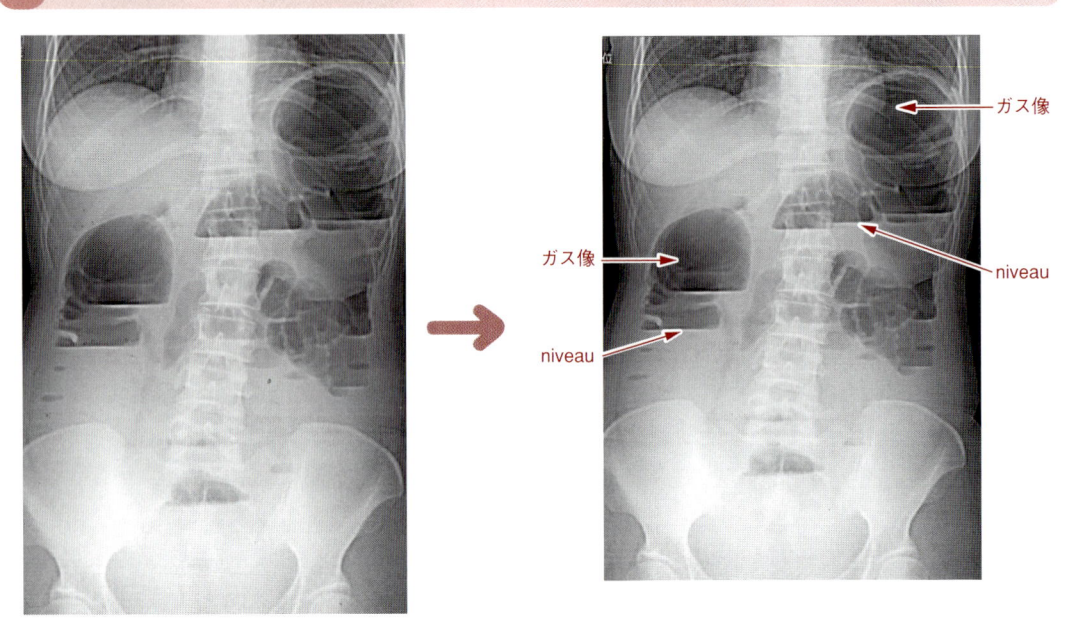

[診断のポイント]

腹部立位正面X線で，腸管内に**ガス像**とniveauを認める．ガス像と鏡面形成のみられる腸管は，太く，Kerckringヒダは見られず，またその走行より大腸と判断する．

[見落としを防ぐコツ]

小腸イレウスの場合と同様に，立位が取れない場合には側臥位で撮影する．

[見誤りやすい他の所見]

特に，腹部の手術歴のない高齢者の大腸イレウスは，**大腸癌**が原因であることが多いので，**小腸イレウスか大腸イレウスかの鑑別**は重要である．また，肛門からイレウスチューブが挿入可能なこともあるので，大腸のどの部位で閉塞しているかを画像より推測することも必要である．この症例の場合はS状結腸にガス像とniveauがみられており，S状結腸より肛門側での閉塞であることがわかる．

症例4 「胆嚢結石」

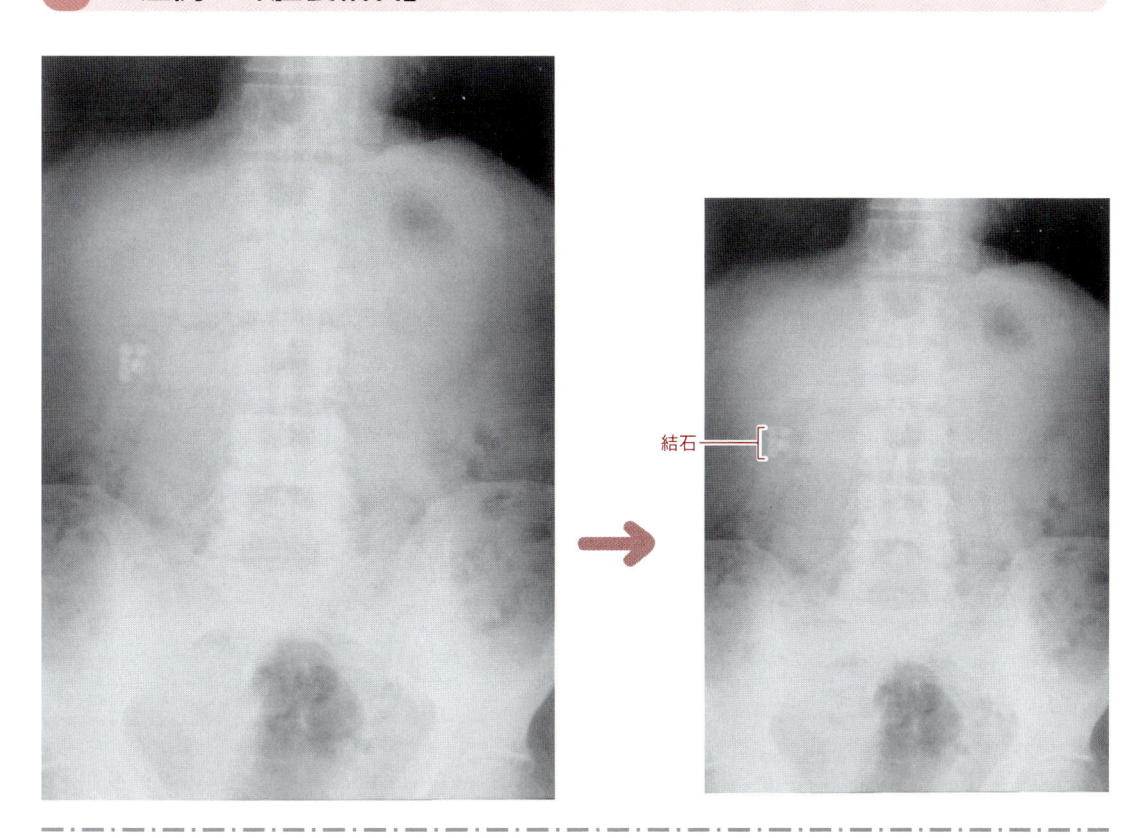

結石

[診断のポイント]

大腰筋陰影の右側に**石灰化した結石**を5個認める．

[見落としを防ぐコツ]

腹部X線で確認できるのは石灰化した結石のみであるので，胆石を疑った時には**エコー**を行うべきである．

[見誤りやすい他の所見]

他に，この付近にて認められる結石は腎結石，尿管結石，肝内結石，胆管結石などである．

また，消化管内の錠剤や憩室内のバリウムなどの造影剤が結石のようにみえることもある．

症例5「便　秘」

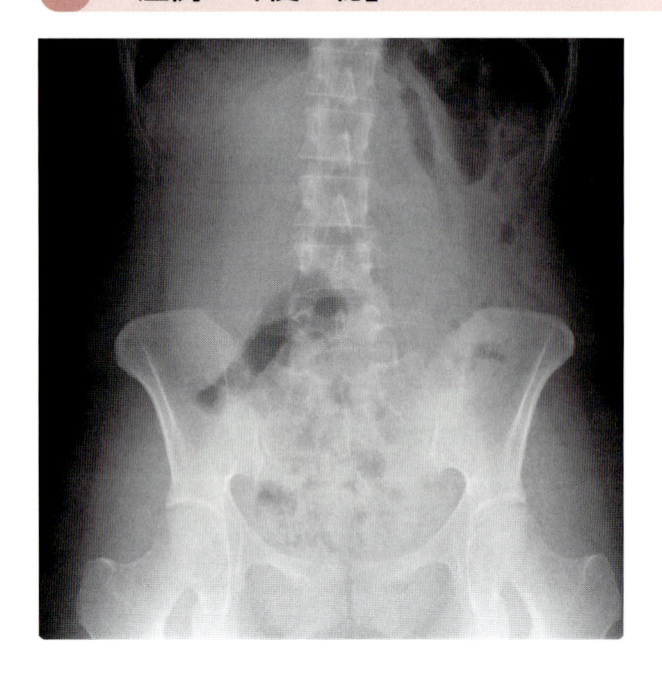

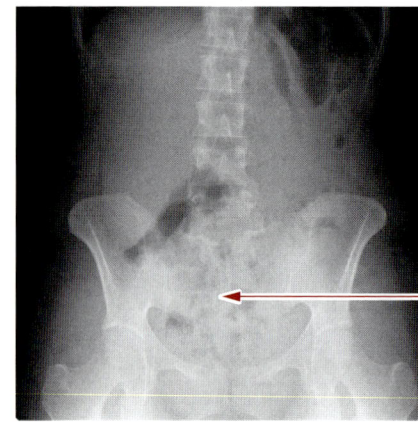

S状結腸，直腸に残渣が多くみられる

[診断のポイント]

腹部X線立位正面像で腸管下垂のためS状結腸は骨盤内に位置している．脾彎曲にガス像が，またS状結腸，直腸に残渣が多くみられる．

[見落としを防ぐコツ]

ガス像などにより腸管の位置を把握する．また立位，臥位により腸管の位置は大きく変化することがあるので注意が必要である．

[見誤りやすい他の所見]

この症例は右下腹部に疼痛，圧痛がみられ虫垂炎との鑑別が問題であった．病歴より便秘の存在，X線により腸管内の残渣を確認，さらに採血にて白血球，CRPの上昇を認めず，便秘による腹痛と判断し，浣腸を行い腹痛は消失した．

また，腹腔内の炎症性疾患などにより二次的に麻痺性イレウスとなっていることがあるので，原疾患を見落とさないよう，身体所見，血液検査などにて総合的に判断する．

症例6 「肝腫大」

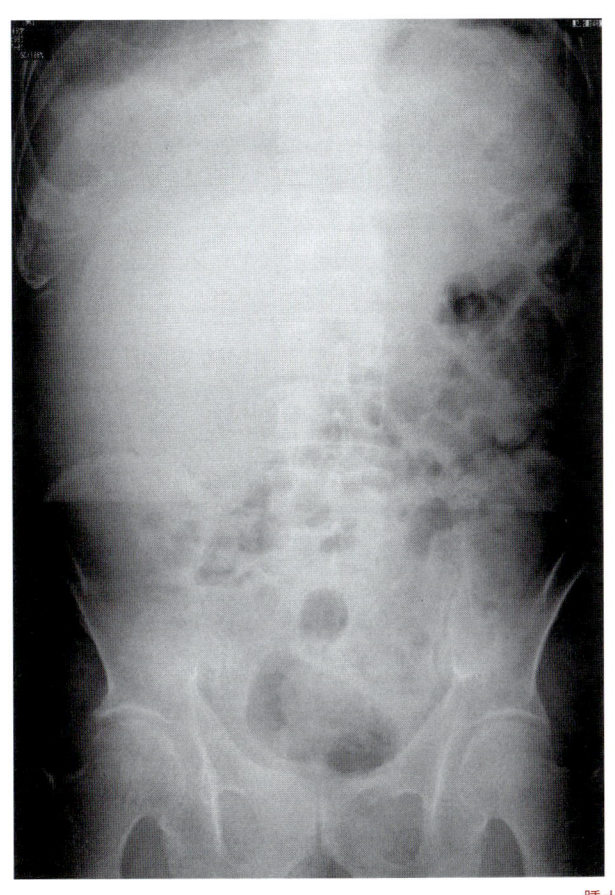

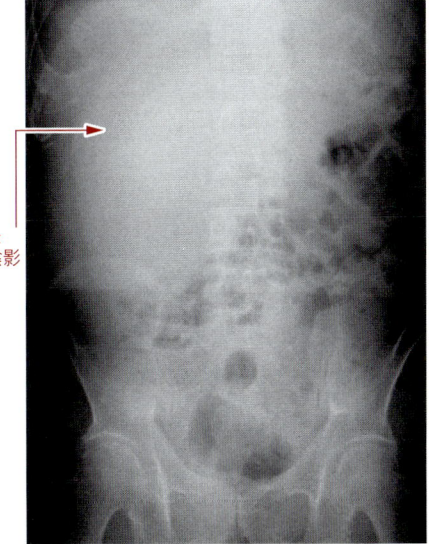

腫大した肝臓の陰影

[診断のポイント]

右上腹部より腸骨にかかる**巨大な肝臓の陰影**を認める．腸管ガスは左下方に押しやられている．これは転移性肝癌の症例である．

[見落としを防ぐコツ]

腸管ガスの位置を見れば，肝腫大の診断は容易と思われる．エコー，CTにて診断を確定する．

[見誤りやすい他の所見]

腹水貯留や著明な肥満の場合には，腹臥位にて腸管ガスは中央に寄ってみられる．

さらに学びたいとき

・「画像診断を学ぼう」（江原茂 監訳），メディカル・サイエンス・インターナショナル，東京，2008

〈大貫和美〉

腹部CT

●救急医療における画像の基本的な読み方●

原則　現在，救急医療を行っている多くの病院にCT装置は備わっており，技術の進歩により，撮影時間も短縮されてきている．したがって，救急医療におけるCTの適応疾患も，外傷性疾患の他に，炎症性疾患や腫瘍性病変，血管性病変など拡大傾向にある．

　腹部CTの読影にあたっては，腹腔内臓器の解剖を十分に理解しておく必要がある．特に内科医は外科医と違い，手術で臓器の立体的イメージをつかみにくいのでなおさらである．

　また，腹部CTにおいても腹部X線と同様に，観察する順番を自分なりに決めておく必要がある．

見る順序　（1例）

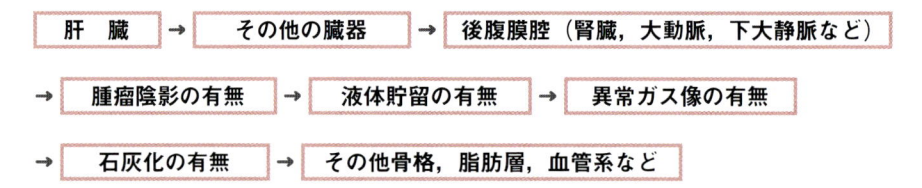

肝臓 → その他の臓器 → 後腹膜腔（腎臓，大動脈，下大静脈など）
→ 腫瘍陰影の有無 → 液体貯留の有無 → 異常ガス像の有無
→ 石灰化の有無 → その他骨格，脂肪層，血管系など

見落としてはいけないポイント

▶ 肝臓をはじめ臓器を順番に観察していく．特に腸管や胆管などはその走行を追いながら見ていく．次に腫瘍陰影，液体貯留，異常ガス像，石灰化などの異常陰影の発見に努める．

▶ また，外傷の場合には肋骨や椎体などの骨格系の異常，臓器損傷による出血または血腫の有無に注意を要する．

▶ 肝臓や血管病変を疑う場合や外傷の場合は造影CTを行う．しかし，造影剤はアレルギーを有する症例では禁忌で，また腎機能を十分考慮して使用を決定する．

症例1 「肝細胞癌破裂」

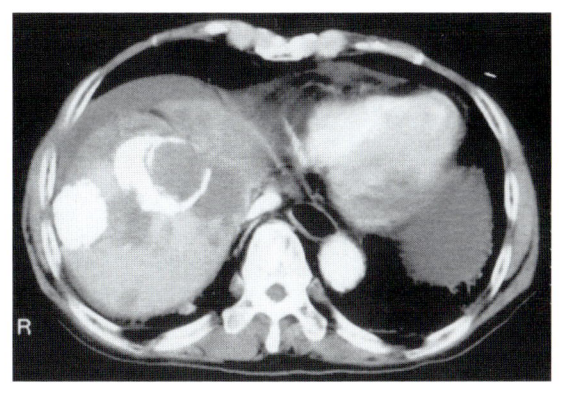

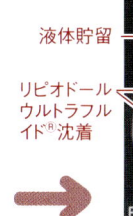

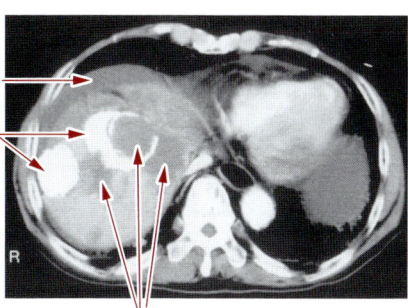

画像内ラベル：
- 液体貯留
- リピオドールウルトラフルイド®沈着
- 低吸収域を示す腫瘍

[診断のポイント]

肝内に**造影剤（リピオドールウルトラフルイド®）の沈着**およびその周囲に**低吸収域を示す腫瘍**を認め，肝細胞癌再発の所見である．さらに肝の周囲に**液体の貯留**がみられる．

[見落としを防ぐコツ]

単なる腹水貯留か肝破裂による血液貯留かは，単純CTのみからでは区別は難しく，腹痛などの症状や，腹水穿刺を行うことで判断する．造影CTにて造影剤の漏出がみられれば確診できる．

[見誤りやすい他の所見]

腹水貯留は日の単位で変化がみられるが，肝破裂の場合は変化が急激である．

症例2 「急性膵炎」

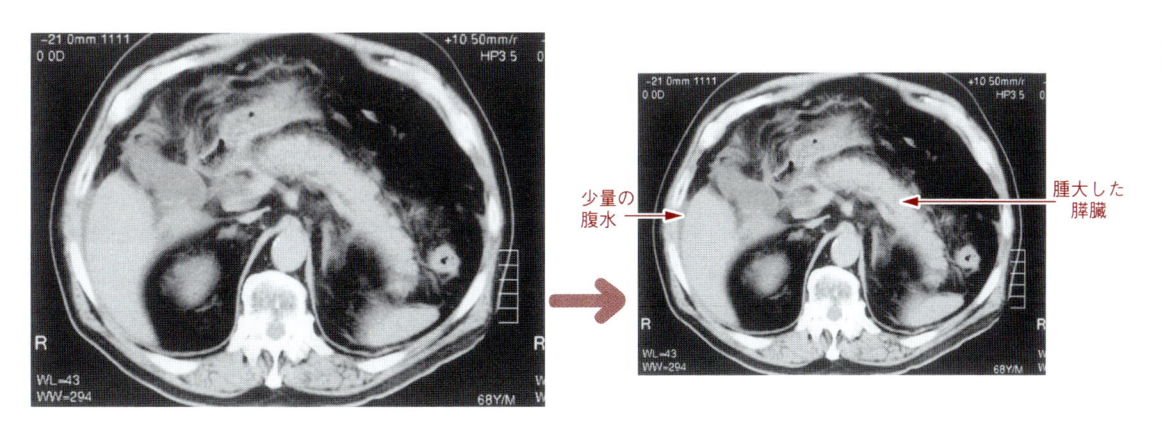

画像内ラベル：
- 少量の腹水
- 腫大した膵臓

[診断のポイント]

膵臓全体が著明に腫大し，辺縁がやや不明瞭となっている．また，肝の周囲に少量の腹水貯留がみられる．

[見落としを防ぐコツ]

急性膵炎では，腸管の麻痺によりガスが貯留しやすいので，エコーよりCTが有用なことが多い．

[見誤りやすい他の所見]

胆石が原因となることもあるので，胆管系の観察も十分に行う．

慢性膵炎の場合には，しばしば膵の石灰化や膵管の異常，嚢胞や腫瘍を認める．特に嚢胞や腫瘍の場合は良悪性の区別が必要である．

症例3 「腸重積」

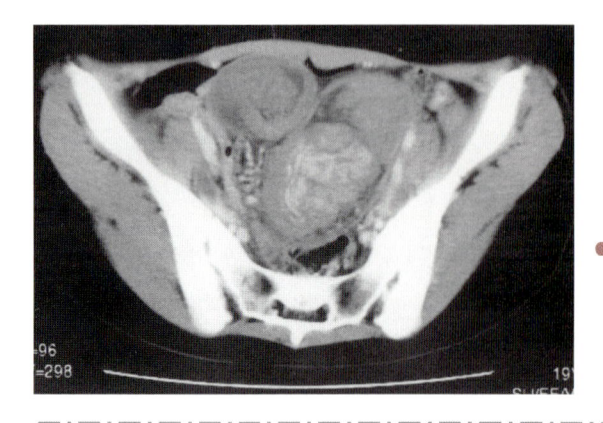

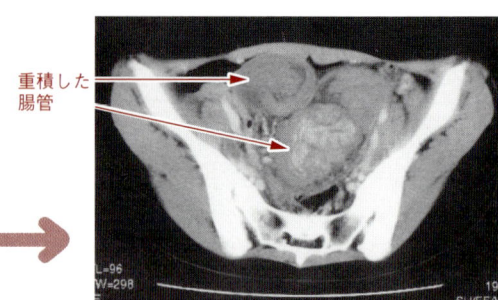

重積した腸管

[診断のポイント]

　肥厚した腸管壁と，その内部に腸管らしい内容物を認める．この症例は**Peutz-Jeghers症候群**で，小腸ポリープが先進部となった小腸の**腸重積**であった．

[見落としを防ぐコツ]

　腸管の観察については，前後のCTフィルムより，**腸管の走行を追いながら注意深く見ることが大切**である．エコーや注腸造影も有用で，小児の腸重積では注腸造影は整復の目的も兼ねて行われる．

[見誤りやすい他の所見]

　糞石の場合には腸管の走行を追うことで容易に鑑別できる．成人の腸重積は腫瘍やポリープが原因で，手術となる場合が多い．

症例4 「急性大動脈解離」

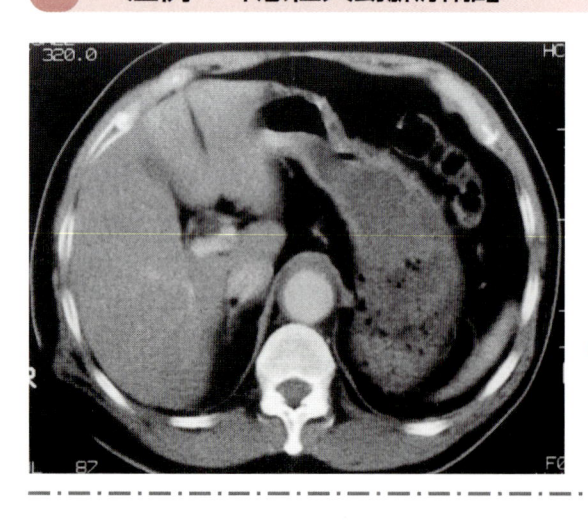

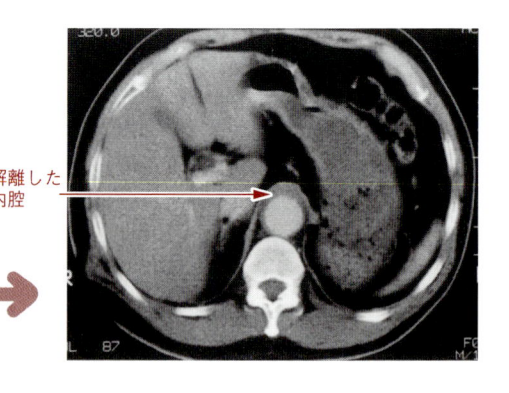

解離した内腔

[診断のポイント]

　椎体の前の腹部大動脈に**解離した内腔**（偽腔）を認める．この部分では血流は確認できない．急激に発症した腰痛，D-ダイマーの著明高値も急性大動脈解離を強く示唆する所見である．

[見落としを防ぐコツ]

　単純CTでも診断可能であるが，血管病変を疑った時は造影CTを行う．また，エコーも有用である．

[見誤りやすい他の所見]

　急性大動脈解離は**腰痛**を主訴にして，整形外科を受診することもあるので注意を要する．

症例 5 「卵巣類皮嚢腫茎捻転」

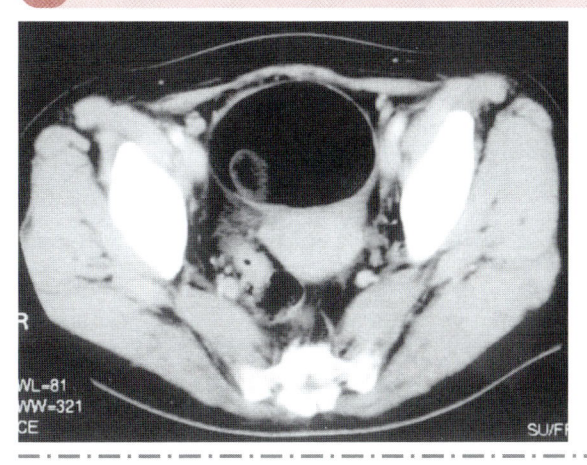

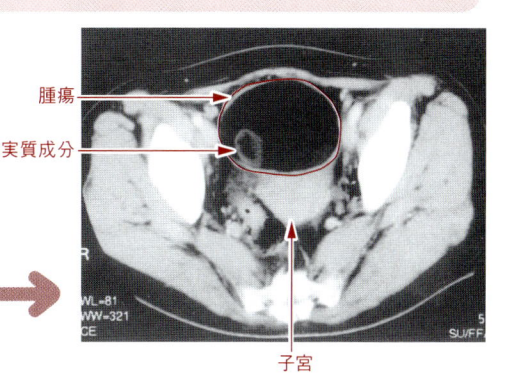

(画像内ラベル: 腫瘍、実質成分、子宮)

[診断のポイント]

骨盤内子宮の前方に楕円形の腫瘍を認める．腫瘍の壁は薄くほぼ均一で，内部のCT値は低く脂肪である．さらに，内部に実質成分が見られ，**卵巣類皮嚢腫**と診断した．また，他のスライスでは壁内に石灰化を認めた．

[見落としを防ぐコツ]

腫瘍の内部に**CT値の低い脂肪成分**を認め，さらに，**石灰化や毛髪塊**などの実質成分，水と脂肪による**液面形成**を認めれば診断は容易である．しかし，CT所見のみからでは茎捻転と診断はできず，臨床症状と合わせて判断する．

[見誤りやすい他の所見]

稀に，非常に脂肪成分の少ない類皮嚢腫があり，嚢胞性腫瘤と鑑別が困難なことがある．

症例 6 「急性虫垂炎」

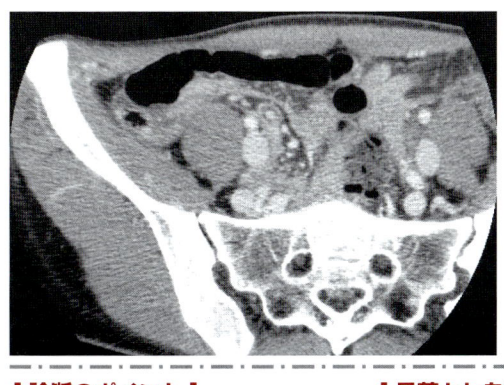

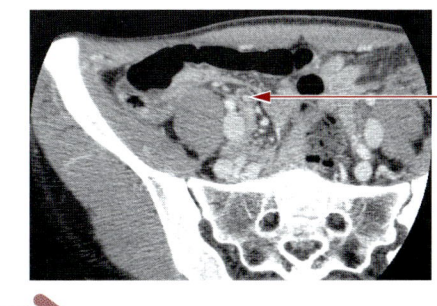

(画像内ラベル: 虫垂は腫大し，壁も厚くなっている 内部に高濃度構造があり糞石が疑われる)

[診断のポイント]

壁が肥厚し，**腫大した虫垂**を認め，急性虫垂炎の所見である．内部に高濃度構造があり**糞石**とも思われ，これも虫垂炎を示唆する所見である．

[見落としを防ぐコツ]

CTでの腸管の診断はやや高難度だが，丹念に腸管の走行を追って行き虫垂を同定する．

[見誤りやすい他の所見]

下腹部痛の鑑別診断は多く，急性虫垂炎の判断にCTは非常に有利である．エコーでも腫大した虫垂を確認できることがあるが，腸管ガスが邪魔をしてしまうためなかなか困難である．

さらに学びたいとき

- 「ここまでわかる急性腹痛のCT」(荒木力 著)，メディカル・サイエンス・インターナショナル，東京，2002
- 「X線CTのABC」(日本医師会 編)，医学書院，東京，1997
- 「画像診断を学ぼう」(江原茂 監訳)，メディカル・サイエンス・インターナショナル，東京，2008

〈大貫和美〉

腹部エコー

●救急医療における画像の基本的な読み方●

原則 腹部エコー（超音波）検査により観察できる臓器のうち，救急医療で見落としてはならない臓器は，①胆嚢，②胆管，③腎臓，④腹腔，⑤胸腔，⑥大動脈，⑦虫垂などである．ルーチンの腹部エコー検査で重要な肝臓は裂傷でもきたさない限り急性の疼痛の原因となる可能性は低い．膵臓はどんなに条件を整えて検査しても，全体像を描出することは困難で，まして緊急で検査を行う場合は食事の影響や体位の協力が得られないため，CT検査の方が多くの情報が得られる．

見る順序

腹痛を訴えている場合
胆嚢 → 総胆管 → 腎臓 → 腹腔 → 胸腔 → 大動脈 → 膵臓 → 肝臓 → 脾臓 → その他骨盤臓器など

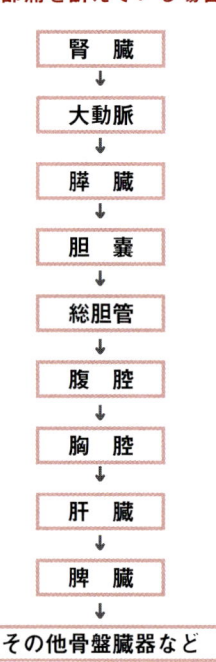

背部痛を訴えている場合
腎臓 → 大動脈 → 膵臓 → 胆嚢 → 総胆管 → 腹腔 → 胸腔 → 肝臓 → 脾臓 → その他骨盤臓器など

見落としてはいけないポイント

- **● 胆嚢**
  - ▶ 結石はあるか → 結石は後方に**音響陰影**（acoustic shadow：AS）をひく．ポリープでは音響陰影はみられない
  - ▶ 胆嚢壁は肥厚しているか → 胆嚢壁が肥厚していると，浮腫のために**壁の三層構造**がみられる
  - ▶ 胆嚢内腔に**うっ滞胆汁**（**debris**など）がみられるか
  - ▶ 胆嚢の部位に一致して圧痛が認められるか

- **総胆管**
  - ▶ 拡張がみられるか → 直径7mm以下は正常で11mm以上は明らかに異常と考えてよい（セブン・イレブンと覚えておくと忘れにくい）．過去に胆嚢摘出術を受けている患者では総胆管は拡張しており，10mm程度までは正常と考えてよい．
  - ▶ 内腔に結石はあるか
- **腎　臓**
  - ▶ **水腎症**がみられるか → 水腎症の際には腎臓の中心部にある高エコー域（**central echo complex**：CEC）内に尿がうっ滞し，低エコー域がみられる．
  - ▶ 腎臓内に結石があるか
- **腹腔・胸腔**
  - ▶ いずれも液体貯留がみられるか → 液体貯留がみられた場合には，貯留している液体がエコー上均一に描出されるか，内部に点状の高エコーが存在して不均一に描出されるかを観察する．不均一に描出される場合は血液や膿の貯留が考えられる．
  - ［肝臓は後上方は横隔膜の腱中心と癒着しており，腹膜に覆われていない（ここを無漿膜野 area nudaという）．したがって肝臓の上背面には腹水は溜まらない．この部位に液体が貯留していたら腹水ではなく胸水である］
- **大動脈**
  - ▶ 動脈壁の解離があるか → 解離があれば剥離した内膜が**intimal flap**（剥離内膜）として認められる．真腔は均一なエコーとして描出され，偽腔は血液の流速が遅いため，もやもやとしたエコーを認める．エコーは診断には優れているが全体像の把握が難しいため，緊急で急速静注造影CTを行い病変部の範囲を調べるのがよい．
- **膵　臓**
  - ▶ 主膵管は拡張しているか
  - ▶ 膵臓は腫大しているか
  - ▶ 膵臓の周囲に液体貯留はみられるか
- **肝　臓**
  - ▶ 肝内胆管の拡張がみられるか
  - ▶ 肝臓は腫大しているか，萎縮しているか，肝硬変の所見はあるか
  - ▶ 肝臓内に腫瘍はないか
- **脾　臓**
  - ▶ 腫大しているか
- **その他骨盤臓器など**
  - ▶ 膀胱内に結石がみられるか
  - ▶ 卵巣に腫瘍がみられるか
  - ▶ 回盲部に壁の肥厚した管腔構造がみられるか

症例1「急性胆嚢炎」

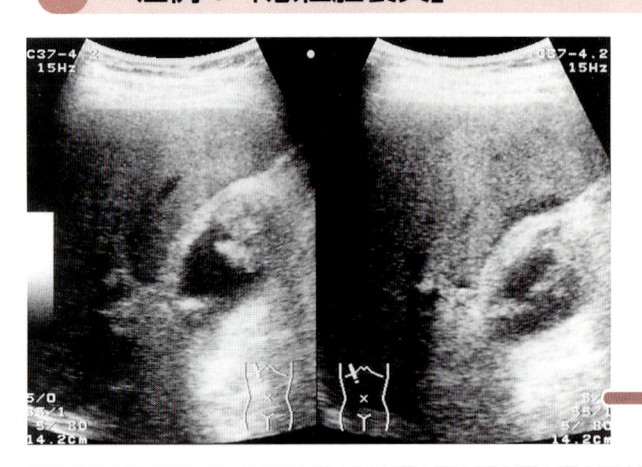

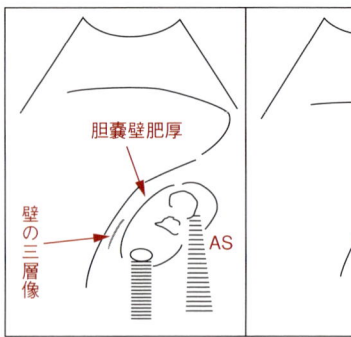

[診断のポイント]

胆嚢内にASをひく結石が認められる．胆嚢は腫大し，胆嚢壁の三層構造が認められる．胆嚢の部位に一致して圧痛が認められる．胆嚢が描出されたら，プローブで胆嚢を圧迫して，疼痛の有無を尋ねるとよい．

[見落としを防ぐコツ]

胆石は中年の肥満傾向のある女性に多い．肥満の強い人は，胆嚢が頭方に位置するため，肋弓下走査では描出しづらい．肋間走査や左側臥位肋弓下走査で試みると容易に描出されることがある．

[見誤りやすい他の所見]

胆嚢ポリープはASをひかない．小結石の場合もASをひかないことがある．消化管のガスエコーをASと見誤ることがある．胆石がなくても，胆嚢炎を起こすことがある．

症例2「黄　疸」

●その1 閉塞性黄疸（外科的黄疸）

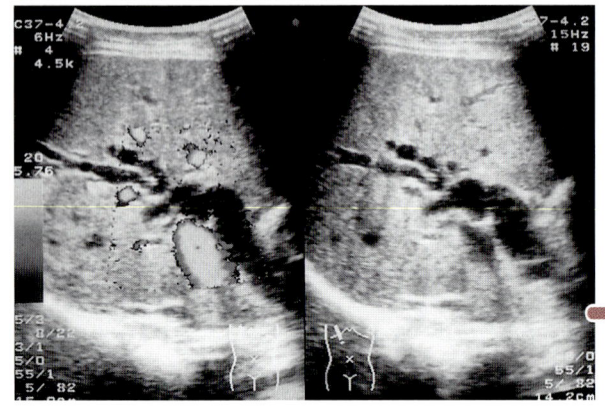

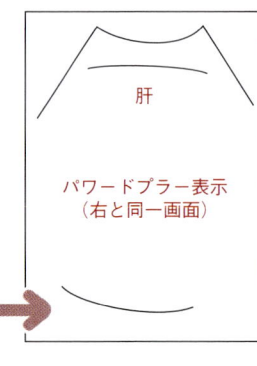

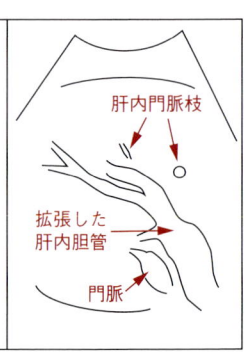

[診断のポイント]

膵癌の58歳の男性の入院時のエコー所見である．入院時の総ビリルビン値は16.4 mg/dLであった．総胆管が拡張し，黄疸が認められる．腹痛はないことも多い．

◆ 巻頭のカラーアトラス参照

[見落としを防ぐコツ]

総胆管の閉塞では，肝内胆管は肝臓の左葉の方が右葉より先に拡張してくることが多い．総胆管が描出しづらい場合には，左側臥位にして検査をしてみる．拡張した肝内胆管なのか，肝内の門脈なのかの診断に迷うときは，パワードプラー表示もしくはカラードプラー表示に変えてみるとよい．胆管は流速が遅く，血流ドプラー波は検出されないのでカラー表示されず，鑑別に役立つ．

[見誤りやすい他の所見]

先天性総胆管拡張症．

● その2 肝細胞性黄疸（内科的黄疸）

〈 入院時エコー 〉

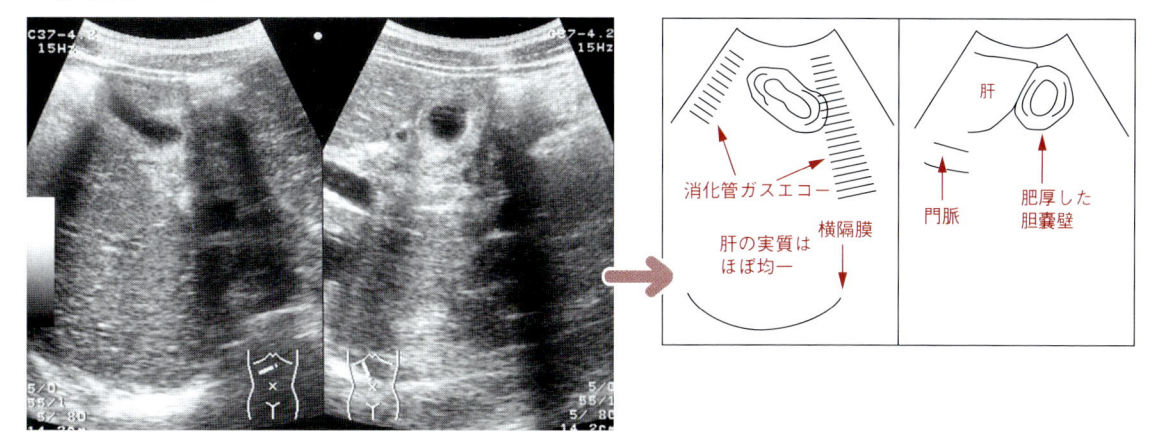

〈 劇症肝炎発症時エコー 〉

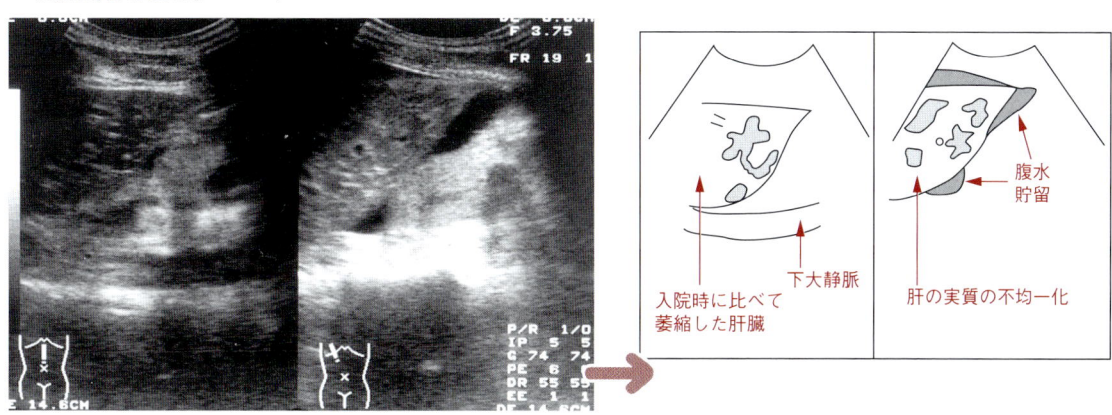

[診断のポイント]

　上段は総ビリルビン値9.6mg/dLで入院した24歳女性の入院時のエコー所見である．総胆管にも肝内胆管にも拡張はみられない．異常所見としては胆嚢が萎縮し，胆嚢壁の肥厚がみられる程度である．この所見より急性肝炎と診断した．入院後徐々に黄疸は増強し，第10病日より意識障害も出現した．肝炎ウイルスも免疫性肝炎の検査もすべて陰性であった．下段は第10病日の肝性昏睡時のエコー所見である．入院時と比べて肝臓は萎縮し，肝実質のエコーパターンが不均一化し腹水も貯留している．エコー所見からも劇症肝炎と診断できる．生体肝移植を行い救命しえた症例である．

[見落としを防ぐコツ]

　黄疸があってトランスアミナーゼが高値で，エコー上胆道系の拡張がないときに，肝細胞性黄疸と診断する．閉塞性黄疸でも肝内胆管の拡張は目立たないことがある．総胆管が拡張していれば閉塞性黄疸と考えてよい．総胆管は仰臥位よりも左側臥位の方が描出しやすい．

[見誤りやすい他の所見]

　胆嚢腺筋腫症（adenomyomatosis）でも胆嚢壁が肥厚するので，急性肝炎と誤りやすい．胆嚢腺筋腫症では胆嚢の一部分に壁の肥厚を認めることが多いこと（胆嚢壁全体が肥厚するgeneralized typeもある），通常肝機能は正常なので鑑別できる．

　肝硬変の末期でも胆嚢壁は肥厚する．肝臓は萎縮し腹水貯留がみられたり，肝表面の凹凸が目立ち，脾臓も腫大しているので鑑別は容易である．

症例3 「総胆管結石」

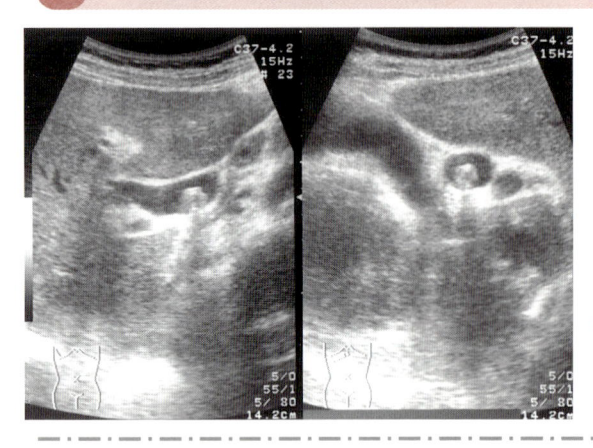

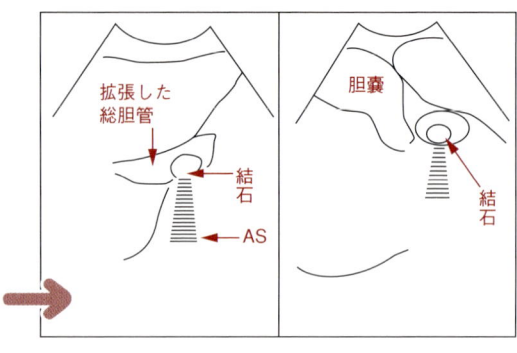

[診断のポイント]

総胆管が拡張し，内腔にASをひく結石像が描出される．総胆管結石はファーター乳頭部に嵌頓することも多いので，エコーで結石が描出されなくても，総胆管の拡張，胆嚢の腫大と胆嚢内のうっ滞胆汁の貯留が診断の根拠となる．

[見落としを防ぐコツ]

総胆管が描出しづらい場合には，左側臥位にして検査をしてみる．下部総胆管はエコーで描出困難なことが多く，総胆管が拡張していて結石が描出されないときはCTを撮ってみるとよい．

[見誤りやすい他の所見]

稀ではあるが，胆道の隆起性病変．

症例4 「急性虫垂炎」

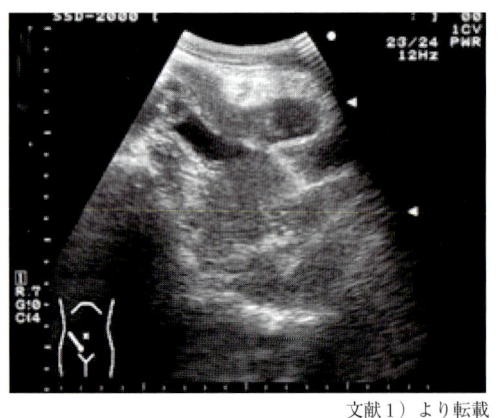

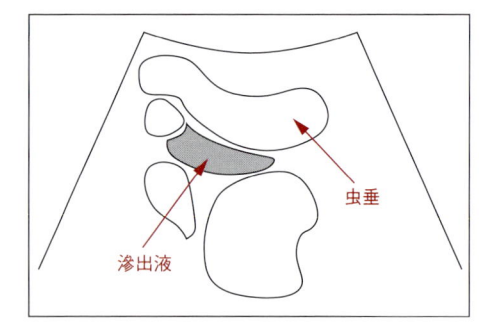

文献1）より転載

[診断のポイント]

圧痛部位に壁の肥厚したソーセージ様の虫垂が描出される．縦断像で外径7mm以上あると虫垂炎が疑われる．糞石や周囲の液体貯留がみられると診断がさらに確実になる．

[見落としを防ぐコツ]

虫垂の位置は個人差が大きい．妊婦でなくても，虫垂が頭側や正中線近くに存在する症例があることを念頭に入れておく．

[見誤りやすい他の所見]

消化管はガスの影響を受けやすく，描出不良の症例も多い．描出されない場合はエコー以外の所見より診断する．

症例5 「横隔膜下膿瘍」

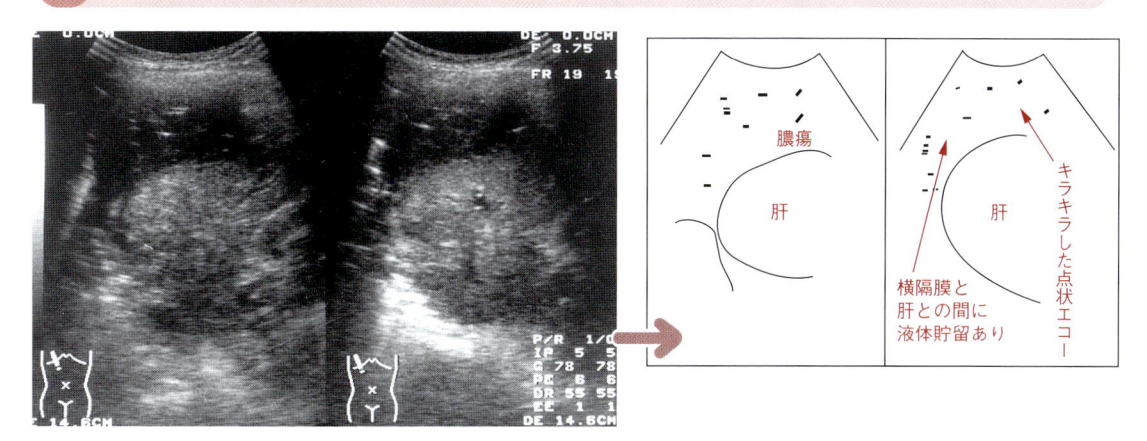

膿瘍
肝
横隔膜と肝との間に液体貯留あり
キラキラした点状エコー
肝

[診断のポイント]

症例は78歳の女性で，肝細胞癌で入院加療中に発熱と右上腹部痛が出現したためエコーを行った．右横隔膜と肝臓との間に液体貯留がみられる．その液体のエコーは均一でなく点状の高エコースポットが混在している．エコーガイド下でドレナージチューブを挿入したところ膿汁が吸引され，横隔膜下膿瘍と診断した．培養ではE.coli, Bacillus, Enterococcus, Provotellaと嫌気性グラム陰性桿菌が検出された．

[見落としを防ぐコツ]

肝臓のドーム下や肝臓の上方は，肺のガスエコーで描出が不良の場合が多い．リニアプローブやコンベックスプローブで描出されないときは，セクタプローブを用いて肋間走査で最大呼気位で観察すると描出しやすい．

[見誤りやすい他の所見]

腹腔内出血，限局した腹水．

症例6 「腹部急性大動脈解離」

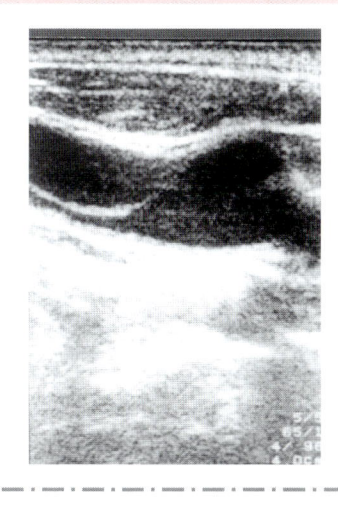

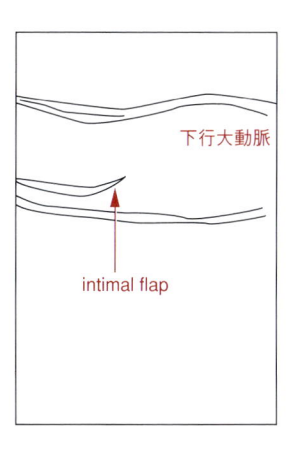

下行大動脈
intimal flap

[診断のポイント]

大動脈内腔にintimal flapが認められる．腎動脈分岐部にまで解離が及んでいるかどうかを観察しておく．

[見落としを防ぐコツ]

腹部エコーでflapを認めたら，循環器専門医に心エコーで解離が大動脈弁に及んでいるかどうかを調べてもらう．

[見誤りやすい他の所見]

解離腔の出入口をエコーで描出するのはなかなか困難なため，急速静注造影CTで確認する必要がある．

症例7 「特発性脾破裂」

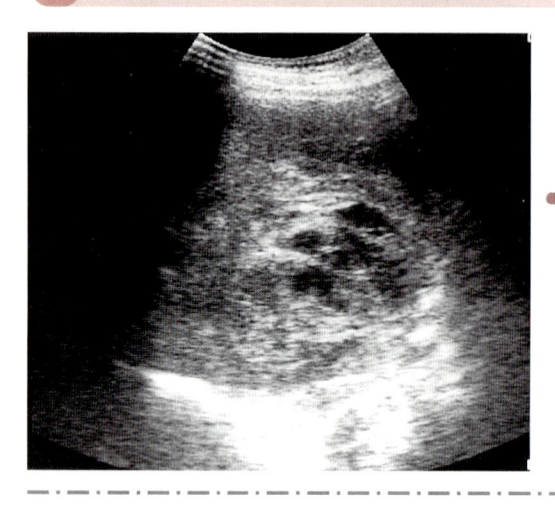

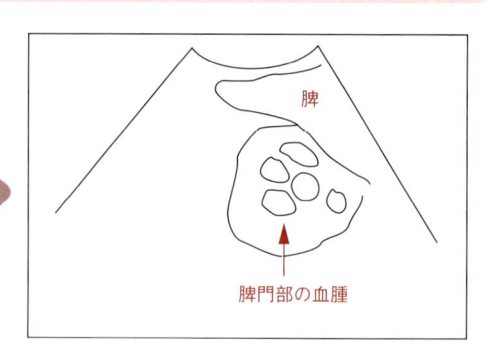

脾
脾門部の血腫

右側が頭側，左側が足側に表示されている

[診断のポイント]

突然の左上腹部痛で受診した36歳の女性のエコー所見である．打撲も外傷もなく，エコーで脾臓の輪郭が追えず，脾門部に不均一な液体貯留が認められた．CTの所見と合わせて，脾臓破裂を疑い緊急手術を行った．

[見落としを防ぐコツ]

特発性血小板減少性紫斑病に合併しやすいとの報告がみられるが，本症例は基礎疾患や誘因のない特発性脾破裂で，稀な症例である．

[見誤りやすい他の所見]

胃や腎臓由来の腫瘍．転移性脾腫瘍．

症例8 「尿管結石」

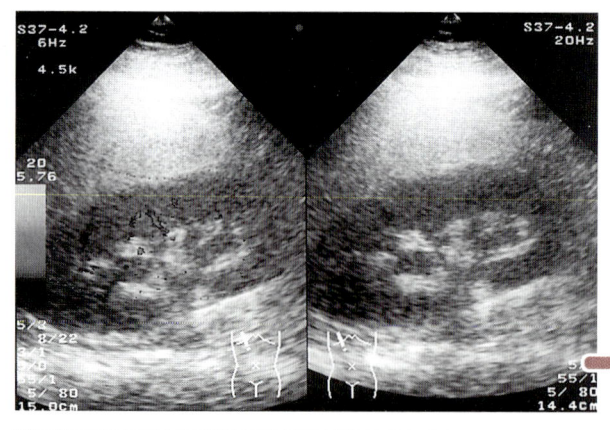

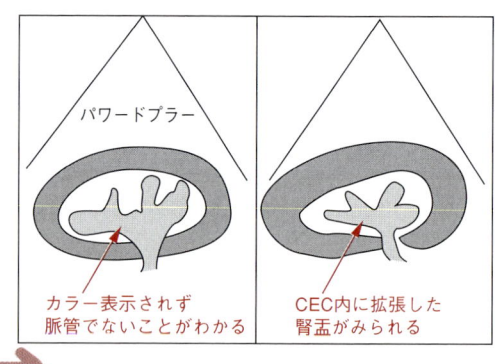

パワードプラー

カラー表示されず脈管でないことがわかる

CEC内に拡張した腎盂がみられる

[診断のポイント]

水腎症の所見と尿の潜血反応から診断する．エコーや腹部単純X線写真で結石像がみられれば，診断はさらに確実となる．

◆ 巻頭のカラーアトラス参照

[見落としを防ぐコツ]

腸管のガスが多く，腎の描出が悪いときは，坐位にしてみるか，腹臥位にして背部からプローブをあててみる．

[見誤りやすい他の所見]

腎門部の脈管（ほとんどが腎静脈）が軽度の水腎症と見誤られることがある．パワードプラー表示もしくはカラードプラー表示にすると，拡張した腎盂か脈管かの鑑別は容易である．

症例9「腸閉塞（イレウス）」

Kerckring輪状皺襞

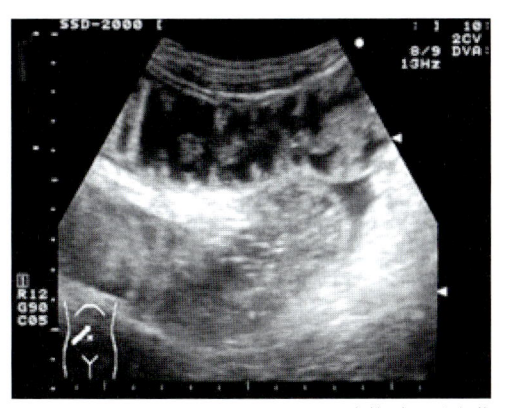

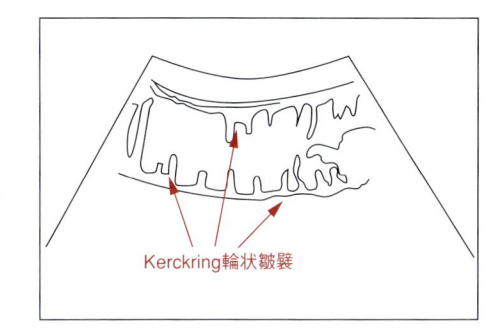

文献1）より転載

[診断のポイント]

小腸内に液体貯留がみられ，小腸が拡張している．白黒逆ではあるが，小腸のKerckring輪状皺襞が内腔に突出している様子がピアノの鍵盤に似ていることから，keyboard signと呼ばれている．点状エコーの混ざった腹水がみられた場合は，腸管壊死を起こしている可能性が高い．

[見落としを防ぐコツ]

閉塞部位によって，エコー所見は異なる．回腸ではKerckring輪状皺襞は目立たなくなるので，回腸のイレウスではkeyboard signが目立たないことがある．大腸イレウスでは結腸隆起（haustra）がみられ，便汁が貯留するため，貯留した液体中には点状エコーがみられる．

[見誤りやすい他の所見]

腸炎でも腸管の拡張と腸液貯留がみられ，イレウスとまぎらわしいことがある．

症例10「腸重積」

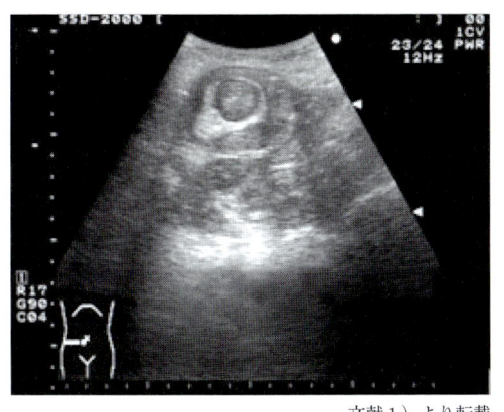

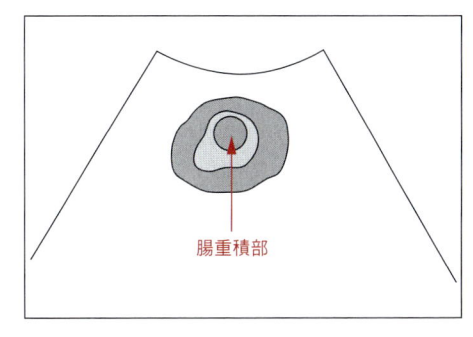

腸重積部

文献1）より転載

[診断のポイント]

腸管の重積部に短軸像で同心円構造（multiple concentric ring sign）がみられる．長軸像では外筒と内筒がサンドイッチ様に層状にみられ，hayfork signと呼ぶこともある．

[見落としを防ぐコツ]

小児では回盲部が先端になることが多く，回盲部から腸管の走行に沿ってプローブを移動して観察する．小児は原因が不明なことが多いが，高齢者では癌などの腫瘍性病変が先端部位にみられることが多い．

[見誤りやすい他の所見]

大腸癌のpseudo-kidney signが同心円状に見えることがある．

症例11 「卵巣嚢腫の茎捻転」

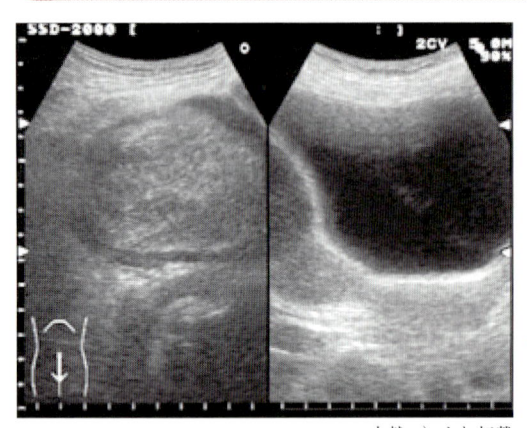

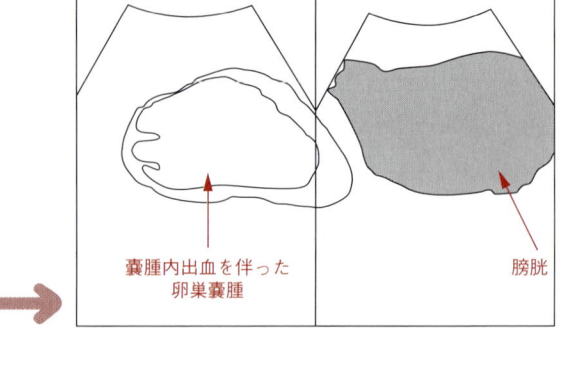

文献1）より転載

嚢腫内出血を伴った卵巣嚢腫

膀胱

[診断のポイント]

卵巣腫瘍は嚢胞性，充実性，混合性など多くのエコーパターンがみられる．嚢胞性腫瘍であっても，出血の有無などで多様なエコー像を呈する．

[見落としを防ぐコツ]

卵巣をエコーで描出するには，膀胱が充満した状態で，右卵巣は左下腹部から，左卵巣は右下腹部からプローブを当てて，膀胱を通して観察すると良い．

[見誤りやすい他の所見]

壁外性に発育した有茎性子宮筋腫を充実性卵巣腫瘍と誤ることがある．排卵前の正常卵胞を嚢腫と誤ることがある．

case file: CTで胆嚢内に石灰化がないからといって，胆石症を否定してはいけない

症例は45歳の女性で腹痛で受診しエコーを行ったところ，偶然胆石を発見された．エコー上胆石は表面だけでなく胆石内部までエコーが到達し，均一の内部エコーの結石として描出された．この所見より純コレステロール結石を疑った．エコー上胆嚢炎の所見はなかった．翌日撮影したCTでは胆嚢内に石灰化は認められなかった．その後も胆嚢炎は一度も起こさなかったが，本人の希望で手術を行った．術後の結石分析で純コレステロール結石であることを確認した．CTでは石灰化のみられる胆石の診断は容易であるが，石灰化のない胆石は見落としやすい．

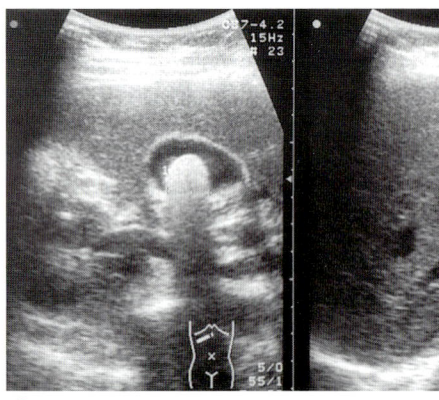

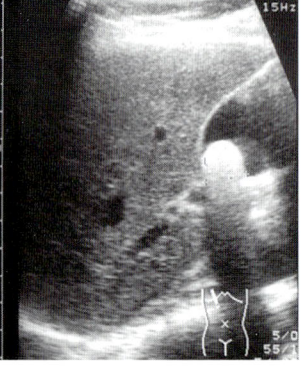

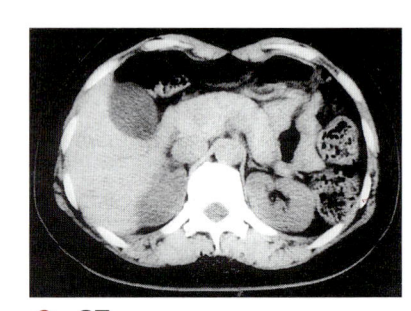

● エコー

● CT

胆石 →　← 切除胆嚢

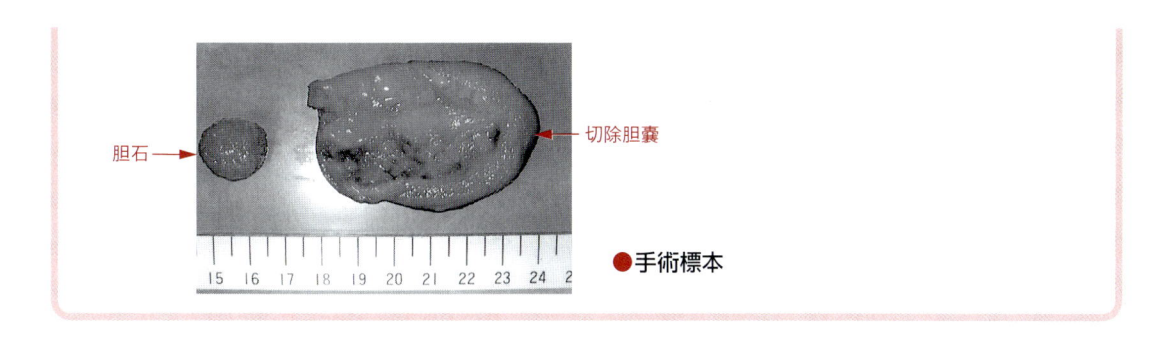

● 手術標本

文　献
1) ALOKA　超音波検査法セミナー（http://seminar.aloka.co.jp/muse1.html）

さらに学びたいとき
・ 安田是和：急性腹症の原因検索．「基本をおさえる腹部エコー」（谷口信行 編），219-234，羊土社，東京，2006

〈古要俊也〉

Memo

付録

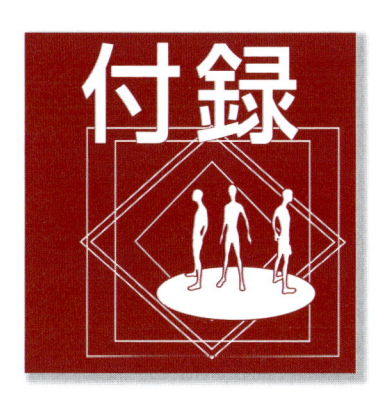

① 救急医療で用いる
　各種パラメータの
　正しい理解と使い方

② 救急医療における
　書類作成と届出義務

付録①：救急医療で用いる各種パラメータの正しい理解と使い方

呼吸・酸素代謝

酸素代謝のパラメータ

動脈血酸素分圧（**PaO₂**）は加齢によって減少する．大気下の正常値は体位によって以下の式で求める．

- $PaO_2 = 100 - 0.43 \times age$（臥位）
- $PaO_2 = 100 - 0.27 \times age$（座位）

ヘモグロビンの**酸素飽和度**（**SaO₂**）はS字型の酸素解離曲線（図）によってPaO₂から求められるが，パルスオキシメーターにより直接測定することも可能である．PaO₂が60 mmHg以上（SaO₂が90％以上）であれば，PaO₂の低下に伴うSaO₂の低下は軽微なので組織の酸素代謝が障害されることはない．**PaO₂が60 mmHg以下（SaO₂が90％以下）になるとSaO₂が急激に低下して酸素代謝障害の危険が大きくなるので，一般に酸素療法の適応となる．** PaO₂が40 mmHg以下（SaO₂が75％以下）になると脳機能が障害されて意識障害が出現したり，心臓の機能が障害される．PaO₂が20 mmHg以下になるとほとんどの臓器の酸素代謝は停止し機能を失い，不可逆的な臓器障害が進行して死に至る．

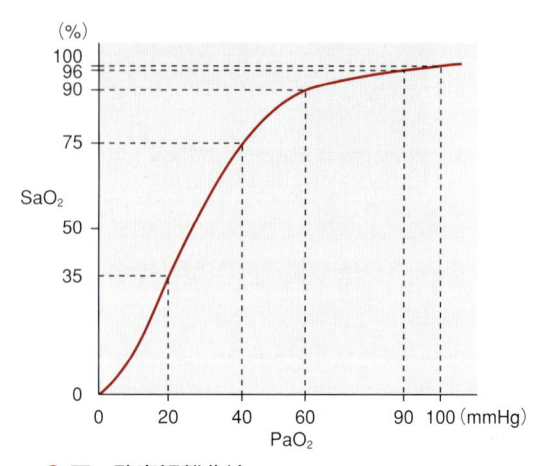

● 図 酸素解離曲線

PaO₂低下の原因は，①ガス交換障害，②換気不全に分けられる．前者は**肺胞気動脈血酸素分圧較差**（**A-aDO₂**）の拡大を特徴とする．A-aDO₂とは肺胞気酸素分圧（PAO₂）とPaO₂の差である．PAO₂は（大気圧－47）×F₁O₂－PaCO₂/0.8で算出される．A-aDO₂は**F₁O₂**（**吸入気酸素濃度**）が高いほど大きくなり，大気下で20 mmHg以下，純酸素下で60 mmHg以下が正常である．

- $A\text{-}aDO_2 = PAO_2 - PaO_2 = (大気圧 - 47) \times F_1O_2 - PaCO_2 / 0.8 - PaO_2$

動脈血酸素含量（**CaO₂**）は以下の式で求められる．式から明らかなようにCaO₂は主としてHbとSaO₂で左右されるが，高気圧酸素療法を行うと0.003×PaO₂で示される溶存酸素がCaO₂に影響を与えるようになる．Hbが15 g/dL，SaO₂が98％，PaO₂が100 mmHgと正常であるとCaO₂は約20 mL/100 mLとなる．

- $CaO_2 = 1.34 \times Hb \times SaO_2 / 100 + 0.003 \times PaO_2$

酸素供給量（**$\dot{D}O_2$**）は一般に溶存酸素を無視して下記の式で計算される．$\dot{D}O_2$の正常値は520〜570 mL/min・m²である．

- $\dot{D}O_2 = 心係数（CI）\times 13.4 \times Hb \times SaO_2 / 100$

酸素消費量（**$\dot{V}O_2$**）も一般に溶存酸素を無視して下記の式で計算される．$\dot{V}O_2$の正常値は110〜160 mL/min・m²である．計算された$\dot{V}O_2$は両側に15％の測定誤差範囲をもつといわれている．

- $\dot{V}O_2 = 心係数（CI）\times 13.4 \times Hb \times (SaO_2 - SvO_2) / 100$

酸素摂取率（**O₂ER**）は末梢組織に供給された酸素のうち，実際に消費された割合であり，次頁の式で計算される．正常範囲は20〜30％であり，酸素供給量が低下するか酸素消費量が増えると増加する．

- $O_2ER = VO_2 / DO_2 \times 100 = (SaO_2 - SvO_2) / SaO_2 \times 100$

酸素代謝が障害されると最終的には嫌気的代謝が進行し，血清乳酸値が増加しBE（base excess：過剰塩基）が負の値となる．**血清乳酸値の正常値は2 mmol/L以下，BEの正常値は±2.5 mEq/L**である．正常値の2倍以上であれば何らかの治療を要する場合が多い．

● 換気のパラメータ ●

換気不全により**動脈血二酸化炭素分圧（PaCO$_2$）**が上昇する．PaCO$_2$はPaO$_2$のような年齢との関係はないが，慢性閉塞性肺疾患の患者では平常でも高値となる．PaCO$_2$の正常値は40±5 mmHgであるが，代謝性アルカローシスがある場合には呼吸性に代償するため呼吸器系が正常であっても高値となり，反対に代謝性アシドーシスがある場合には低値となる．

● 肺障害のパラメータ ●

ガス交換障害の重症度をみるためにはA-aDO$_2$が有用であるが，F$_I$O$_2$によって正常値が異なるので使用が難しい．F$_I$O$_2$の影響を減らすために，**respiratory index（RI）**や**oxygenation index（OI）**が使用されるが，ARDS（acute respiratory distress syndorome：急性呼吸窮迫症候群）の診断基準にも含まれる後者がより簡便で一般的となっている．OIはP/F ratioともいわれる．

- RI = A-aDO$_2$ / PaO$_2$ （RI＞2 で人工呼吸器適応）

- OI = PaO$_2$ / F$_I$O$_2$

American-Europian Consensus Conferenceの**ARDS診断基準**は以下の通りである．**急性の経過で両側性の肺浸潤影があり，心原性肺水腫であることを示唆する左房圧上昇の臨床所見がないかPCWP（pulmonary capillary wedge pressure：肺動脈楔入圧）を測定していれば18 mmHg以下である患者をOIで分類する．この際，PEEP（positive end-expiratory pressure：呼気終末陽圧）の有無は問わない．**

- OI ≦ 200 mmHgであればARDS

- 200 ＜ OI ≦ 300であればALI（acute lung injury）

なお，急性肺傷害（ALI）はARDSと同一疾患概念でより軽症のものである．上記を満たし，肺線維症などの慢性疾患が除外できればARDSと診断してよく，多くの場合は肺感染症や敗血症などの原因疾患によって発症する．肺障害時には肺コンプライアンスが低下して肺が拡がりにくくなり，換気に大きな仕事量を要するようになる．肺コンプライアンスと胸壁コンプライアンスによって決まる**静的コンプライアンス（Cstat）**は下記の式で計算する．測定の際には，患者の呼吸努力を筋弛緩薬などで完全になくす必要がある．Cstatの正常値は50〜80 mL/cmH$_2$Oであるが，ARDSでは20 mL/cmH$_2$O以下に低下する．

- Cstat = 1回換気量（VT）/［プラトー圧（Ppl）−PEEP圧］

肺傷害が進行し肺胞の構築が不可逆的に破壊されてくると**死腔換気率（Vd/Vt）**が増加する．Vd/VtはPaCO$_2$と呼気ガスモニターによる**呼吸終末二酸化炭素分圧（P$_E$CO$_2$）**から下記の式で計算される．正常値は0.3以下であるがARDSでは0.5を超える．

- Vd / Vt =（PaCO$_2$−P$_E$CO$_2$）/ PaCO$_2$

呼気ガスモニターが使用できない場合の簡易的な二酸化炭素呼出能の評価として，**volume-pressure index（VPI）**が提唱されている．VPIの正常値は4以下である．

- VPI = 分時換気量 × PaCO$_2$ / 体重

〈坂本哲也〉

付録①：救急医療で用いる各種パラメータの正しい理解と使い方

循　環

● Killip分類 ●

急性心不全の重症度を，聴診所見を中心に4段階に分類する方法で，急性期の予後指標となる．

分類	定　義
Ⅰ度	肺野にラ音を聴取せず，心音ではⅢ音が聴取されない．心不全の徴候なし
Ⅱ度	肺野の50％未満にラ音が聞かれ，心音ではⅢ音がある．軽度〜中等度の心不全
Ⅲ度	肺野の50％以上でラ音を聴取する．重症心不全で肺水腫の合併に注意
Ⅳ度	心原性ショック，血圧＜90mmHg，尿量＜20mL/時間，冷たく湿った皮膚，チアノーゼ，意識障害を伴う

● CVP ●

central venous pressureの略．中心静脈圧．右房直前の上大静脈，下大静脈（右心房から5cm以内）に留置したカテーテルの先端の圧．右心機能（ひいては左心機能），血管内容量などを反映し，**正常値は4〜12mmHg**（呼気終末，胸壁厚の下から3/5の高さ）．胸腔内圧（陽圧換気，PEEP：positive end-expiratory pressure，呼気終末陽圧）の影響を受けるため治療に対する圧の相対的な変化を重視すべきである．

● PCWP ●

pulmonary capillary wedge pressureの略．肺毛細血管楔入圧（PAWP：pulmonary artery wedge pressure，肺動脈楔入圧でもよい）．肺動脈カテーテルのバルーンを膨らませ（inflate）肺動脈を詰めた（wedge）状態のカテーテル先端の圧は，肺毛細管圧を通して左心房圧，さらには左室拡張終期圧を反映する．**正常値2〜12mmHg，18mmHg＜異常**．左室前負荷の指標となり，心係数とともに後述のForrester分類から心不全治療方針の目安となる．PEEP，僧帽弁，大動脈弁異常，左心室コンプライアンスなどにより影響を受ける．

● CO ●

cardiac outputの略．心拍出量（**正常値2〜5L/分**）そのものであり，体表面積で除した心係数［CI：cardiac index（＝CO/BSA）］は前述のように，心機能，前負荷を反映する．測定方法は，肺動脈カテーテルを用いた熱希釈法，断層心エコー図法による**（左室拡張終期容積－収縮終期容積）×心拍数**，パルスドプラー法による**左室流出路速度波形積分値×流出路断面積×心拍数**で求められる．

● CCO ●

continuous cardiac outputの略．肺動脈カテーテルを用いた熱希釈法を応用し，断続的に右心室内のカテーテルを加温し肺動脈内での温度変化からリアルタイムにCOを持続的に計測できる．治療に対する反応を時系列に把握でき有用である．最近では観血的動脈圧モニタリングの波形から連続的にCOを計測できるモデル（ビジレオ®：エドワーズライフサイエンス（株））もある．

● SVR ●

systemic vascular resistanceの略．全身血管抵抗．観血的動脈圧モニターからの平均動脈圧（MAP）と肺動脈カテーテルから求めたCVPとCOから**MAP－CVP/CO×80**で求められ，**正常値は900〜1,500**

dynes・sec・cm^{-5}. 敗血症による全身血管抵抗の低下，血管作動薬への反応などを把握できる．

● PVR ●

pulmonary vascular resistanceの略．肺血管抵抗．同様に肺動脈カテーテルから得られた値から，**平均肺動脈圧MPAP－PCWP/CO×80**で求められる．肺実質病変（慢性，急性），肺血栓塞栓症，低酸素血症，アシドーシスなどで上昇，ドブタミン，PGI$_2$で低下．**正常値50～150 dynes・sec・cm^{-5}**

● LVEF ●

left ventricular ejection fractionの略．左室駆出率．心筋機能の1つとして収縮力の評価に左室駆出率があり，心カテーテル検査時に心室造影の際記録されるが，心エコー図により二腔像での左室短径と四腔像での左室短径からmodified Simpson's ruleを用いて左室拡張期容量（LVEDV）と左室収縮期容量（LVESV）を算出し，**（LVEDV－LVESV）/ LVEDV×100（%）**で示される．**男性60～80%　女性55～75%**．

● RVEF ●

right ventricular ejection fractionの略．右室駆出率．肺動脈カテーテルから求められる心室残存率（residual fraction：RF）は，TB：患者血液温，T1：冷水注入直後の拡張期右心室血液温，T2：収縮後の拡張終期心室血液温とすると，**RF＝TB－T2/TB－T1**で表され，**RVEF＝（1－RF）×100（%）**で求められる．**正常値は40～60%**．下壁梗塞に伴う右心室収縮力低下の指標となる．

● Forrester分類 ●

肺動脈カテーテルを用いた**心係数（CI）**と**肺動脈楔入圧（PAWP）**の計測値から4つのサブセットに分け（図），血行動態に基づいた急性心不全の予後予測と治療方針決定に用いられる．

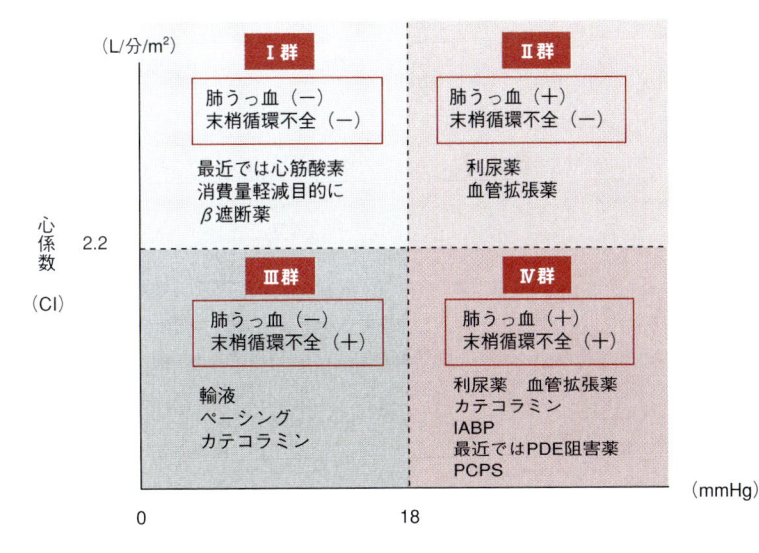

● 図　Forrester分類と血行動態サブセット

〈三宅康史〉

付録①：救急医療で用いる各種パラメータの正しい理解と使い方

中枢神経系

● JCS ●

Japan Coma Scale（JCS）は1974年に「Ⅲ-3方式」として発表され，'75年に「3-3-9度方式」に改訂され，'91年にJCSとなった．JCSは意識レベルを**覚醒，すなわち刺激に対する開眼の有無**によってⅠ桁，Ⅱ桁，Ⅲ桁に大分類する（図1）．開眼ができなくても返事や離握手によって適切な応答が可能であれば覚醒したと判断する．一見熟睡している患者は刺激で覚醒させてそのまま観察し，15秒経過しても覚醒を維持していればⅠ桁の患者の睡眠，維持できなければⅡ桁と判断する．瞬きのない開眼は閉眼の障害と考え，覚醒していないと判断する．

次にⅠ桁を意識内容によって3段階に，Ⅱ桁を覚醒障害の程度（開眼に必要な刺激の強さ）に応じて3段階に，Ⅲ桁を痛み刺激に対する反応に応じて3段階に細分類する．

JCSは単純なスケールなので覚えやすく，日本では救急隊員を含めて広く普及しているので，病院前の状態から経時的に観察できる利点があり，脳ヘルニアの進行を判断するのにも最適である．しかし，Ⅰ桁内の細分類は意識内容によるので検者によって再現性に乏しい場合があり，Ⅲ桁内の細分類で予後が異なる除皮質肢位と除脳肢位の区別ができない点で，**Glasgow Coma Scale（GCS）**における運動反応の6段階評価に比べて不十分と考えられている．これらの欠点を克服するために**Emergency Coma Scale（ECS）**（表1）が提唱されている．

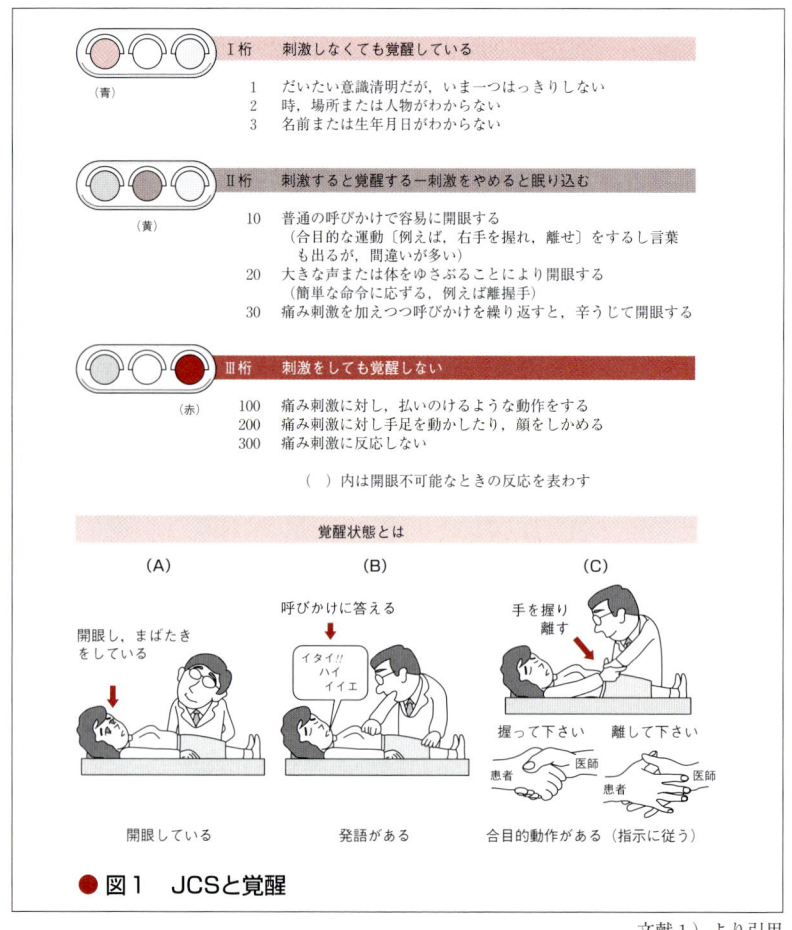

Ⅰ桁 〈青〉	刺激しなくても覚醒している
1	だいたい意識清明だが，いま一つはっきりしない
2	時，場所または人物がわからない
3	名前または生年月日がわからない

Ⅱ桁 〈黄〉	刺激すると覚醒する―刺激をやめると眠り込む
10	普通の呼びかけで容易に開眼する（合目的な運動〔例えば，右手を握れ，離せ〕をするし言葉も出るが，間違いが多い）
20	大きな声または体をゆさぶることにより開眼する（簡単な命令に応ずる，例えば離握手）
30	痛み刺激を加えつつ呼びかけを繰り返すと，辛うじて開眼する

Ⅲ桁 〈赤〉	刺激をしても覚醒しない
100	痛み刺激に対し，払いのけるような動作をする
200	痛み刺激に対し手足を動かしたり，顔をしかめる
300	痛み刺激に反応しない

（　）内は開眼不可能なときの反応を表わす

覚醒状態とは

(A) 開眼し，まばたきをしている → 開眼している
(B) 呼びかけに答える → 発語がある
(C) 手を握り 離す → 合目的動作がある（指示に従う）

● 図1　JCSと覚醒

文献1）より引用

● 表1 ECS

1桁	覚醒している（自発的な開眼・発語または合目的動作をみる）	見当識あり 見当識なし，または発語なし	1 2
2桁	覚醒できる（刺激による開眼・発語または従命をみる）	呼びかけにより 痛み刺激により	10 20
3桁	覚醒しない（痛み刺激でも開眼・発語および従命がなく運動反応のみをみる）	痛みの部位に四肢を持っていく，払いのける 引っ込める（肘を開けて）または顔をしかめる 屈曲する（肘を閉めて） 伸展する 動きがまったくない	100L 100W 200F 200E 300

文献2）より引用

● GCS ●

Glasgow Coma Scale（GCS）も1974年に発表され，事実上の国際標準となっている．**開眼，言語反応，運動反応**をそれぞれ4段階，5段階，6段階で評価し，繰り返しでむらがあったり左右差があるときはよい方の点を採用する（表2）．

当初は3因子を別個に評価するための方法であったが，その後，合計点をGCS scoreとして用いるようになった．

合計点が同じでも質的には全く異なる意識障害が含まれる可能性がある．気管挿管の患者では言語scoreが評価できず合計点が計算できない．**重症例では運動scoreがもっとも重要な因子**となる．頭部外傷ではGCS 8以下（JCSでは30以上に相当）を昏睡状態の重症例と定義する．

● 表2 GCS

開眼	自発的に 言葉により 痛み刺激により 開眼しない	E 4 3 2 1
言語反応	見当識あり 錯乱状態 不適当な言葉 理解できない声 発声がみられない	V 5 4 3 2 1
最良運動反応	命令に従う 痛み刺激部位に手足をもってくる 四肢を屈曲する　逃避 　　　　　　　　異常屈曲 四肢伸展 全く動かさない	M 6 5 4 3 2 1

各項目の総合点を全体的な重症度とする．　例　4＋5＋6＝15
しかし，この総合点には理論的に計120とおりの組合せが考えられる．

文献1）より引用

● ICPとCPP ●

頭蓋内圧（intracranial pressure：ICP）は限られた頭蓋骨内の容積に対する，脳実質，血液，髄液，および血腫や腫瘍などの占拠性病変の総量によって規定される．ICP亢進は脳ヘルニアの原因となるの

みでなく，平均血圧とICPの差である**脳灌流圧（cerebral perfusion pressure：CPP）** の減少による虚血性脳障害の原因ともなる．**ICPが20 mmHg以下，CPPが60〜70 mmHg以上を目標**として管理し，これが達成できれば頭部外傷の予後改善が期待できる．ICP亢進がより高度でこの目標を維持できない症例ではICPが35 mmHg以上，CPPが40 mmHg以下の期間が持続すると予後不良となる．**GCS 8以下の頭部外傷では原則としてICPをモニタリングすべきである**．不可能な場合は意識障害や瞳孔不同などの臨床症状とCT（鞍上槽や中脳周囲槽の圧排や消失所見，正中偏位）からICPを推測して治療する（図2）．

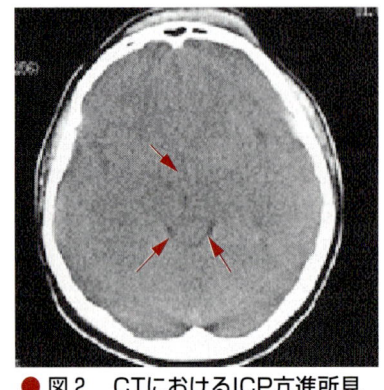

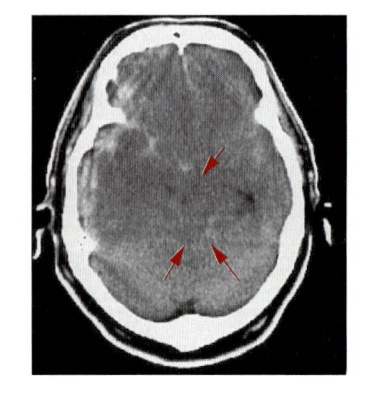

●図2　CTにおけるICP亢進所見

文献

1) 竹内栄一，他：コーマスケールの正しい使い方．レジデントノート，2(4)：74-80, 2000
2) 「ISLSコースガイドブック－脳卒中初期診療のために」（「ISLSコースガイドブック」編集委員会 編），へるす出版，東京，2006

〈坂本哲也〉

付録①：救急医療で用いる各種パラメータの正しい理解と使い方

腎機能

尿量

成人の1日尿量は，1,000 mL〜2,000 mL程度である．**無尿とは1日尿量が100 mL以下，乏尿とは1日尿量が400 mL以下**のことを指すことが多い．通常，代謝産物の排泄や電解質の恒常性を保つための尿量として最低必要な量は **1 mL/kg/時** である．

尿比重

尿比重が **1.010〜1.015** のことを **等張尿**，1.010未満を低張尿，1.015以上を高張尿という．測定が簡単なため臨床でよく用いられるが，腎臓の水排泄機構は比重ではなく，浸透圧で調節されている．

尿浸透圧

尿比重が尿中の物質の重さで決まるのに対し，尿浸透圧は粒子の数で決まる．尿浸透圧の単位は mOsm/L で表され，正常の腎臓では50〜1,200 mOsm/Lと幅広い濃縮力をもっている．通常の食事摂取の場合，500〜600 mOsm/L程度に濃縮される．腎実質の障害が起こると濃縮力が弱まり，低浸透圧尿となる．

乏尿の鑑別

乏尿はその原因によって，①**腎前性**：脱水や出血，血圧低下などによる腎血流量の低下，②**腎性**：尿細管壊死などの腎実質の障害，③**腎後性**：何らかの原因による尿路の閉塞，の3つのメカニズムが考えられる．まず，腎盂尿管の拡張，水腎症といった腎後性の乏尿を鑑別し，その後，腎前性か腎性かの鑑別のために **尿浸透圧，尿中 Na^+ 濃度や FE_{Na}** などを測定する．

腎前性	腎性
1. 少ない尿に老廃物の排泄 尿浸透圧 500 mOsm/L以上 （尿／血漿浸透圧比 1.5以上） 2. Naの再吸収正常 尿中 Na^+ ↓ （20 mEq/L以下） FE_{Na} < 1.0%	1. 老廃物が排泄できない 尿浸透圧 350 mOsm/L以下 （尿／血漿浸透圧比 1.1以下） 2. Naの再吸収ができない 尿中 Na^+ ↑ （40 mEq/L以上） FE_{Na} ≧ 1.0%

・FE_{Na} (fractional excretion of sodium)

Na排泄率（下の式）．腎血流量が低下する病態におけるレニン–アンギオテンシン–アルドステロン系の亢進で，尿細管での Na^+ 再吸収，K^+ 分泌が起こるため，**腎前性の原因が疑われるとき FE_{Na} は 1 %未満** となる．

$$FE_{Na} (\%) = \left[\frac{U_{Na}}{P_{Na}} \times V\right] / \left[\frac{U_{cr}}{P_{cr}} \times V\right] \times 100 = \frac{\frac{U_{Na}}{P_{Na}}}{\frac{U_{cr}}{P_{cr}}} \times 100$$

V：尿量
U_{Na}：尿中Na濃度
P_{Na}：血漿Na濃度
U_{cr}：尿中クレアチニン濃度
P_{cr}：血漿クレアチニン濃度

腎機能の評価

腎性乏尿を疑った場合，腎機能を評価する必要がある．腎機能の評価はクリアランスで表現される．

・クリアランスの考え方（図1）

クリアランスは，血漿中に存在するある物質を，単位時間当たりに尿中に排泄するのに必要な血漿量と考えられる．すなわち単位時間当たりに血液何mLからその物質が除去されたかを表している．

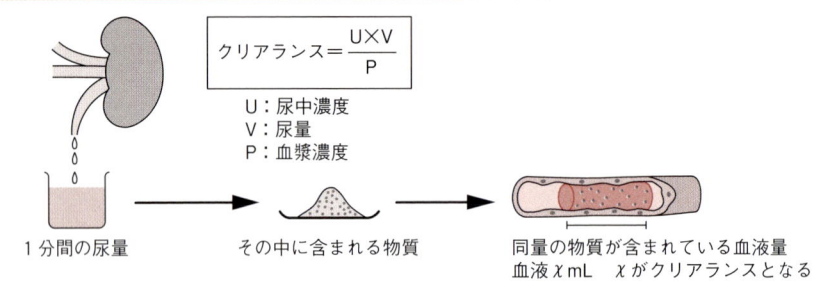

●図1　クリアランスの考え方

・クレアチニンクリアランス（creatinine clearance）

クレアチニンは尿細管で分泌も再吸収もされにくい物質であり，臨床的には，内因性クレアチニンクリアランス（下の式）は糸球体濾過値（GFR：glomerular filtration rate）を示す値と考えてよい．ただし，血清クレアチニン値はクレアチニンを産生する筋肉量によって影響を受け，高齢者や女性では低い値をとることが多いので注意が必要である．

● 24時間内因性クレアチニンクリアランス（24時間Ccr）

$$Ccr = \frac{U_{cr}}{P_{cr}} \times V \times \frac{1.48}{A}$$

［正常値：男120L/日　女96L/日］

Ucr：24時間蓄尿分のクレアチニン濃度（mg/dL）
Pcr：血清クレアチニン濃度（mg/dL）
V：24時間蓄尿（L/日）
A：体表面積（m²），身長，体重から求める．
1.48は日本人の標準体表面積

・浸透圧クリアランス（osmolal clearance）

浸透圧クリアランス（Cosm）は血漿と尿の浸透圧から計算される（下の式）．どれだけの溶質が血液から除去されるかを表しており，尿が血漿よりも濃い場合（高張尿）にはCosmは尿量よりも大きくなり，薄い場合（低張尿）にはCosmが尿量より小さくなる．

● 浸透圧クリアランス（Cosm）

$$Cosm = \frac{Uosm}{Posm} \times V \ (mL/分)$$

（正常値：2〜3mL/分）

Uosm：尿浸透圧
V：尿量（mL/分）
Posm：血漿浸透圧

・自由水クリアランス（free water clearance）

自由水クリアランス（C_{H_2O}）は尿量と浸透圧クリアランスの差で表される（下の式）．尿が血漿より薄い場合（低張尿）に正の値をとる．正常の血漿の浸透圧は約300mOsm/Lであるが，尿の浸透圧がこれよりも低い（低張尿）と図2に示したように尿中の溶質を等張尿で排泄したときよりも多量の尿を排泄したことになる．その差は溶質を含まない水を排泄した部分と考えられ，これが自由水クリアランスである．希釈尿ではC_{H_2O}が正の値をとり，Cosmは尿量よりも小さくなり，その合計が尿量となる．

● 自由水クリアランス（C_{H_2O}）

$$C_{H_2O} = V - Cosm \ (mL/分)$$

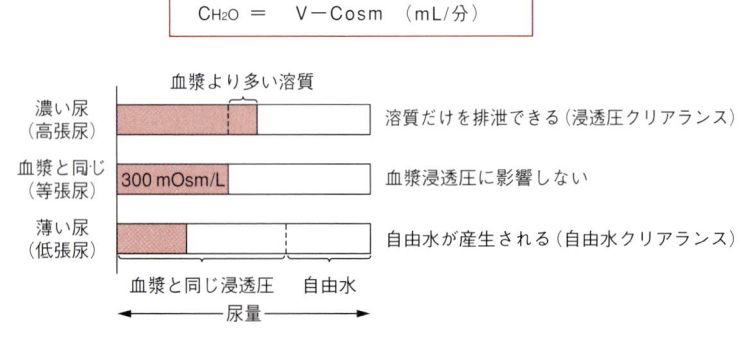

●図2　浸透圧クリアランスと自由水クリアランス

〈関井　肇〉

付録①:救急医療で用いる各種パラメータの正しい理解と使い方

● 水・電解質・血糖 ●

● 水分 ●

ヒト成人では**体重の約60%が水**であり,その3分の2は細胞内に,残りの3分の1は細胞外に存在する.すなわち細胞内液は体重×0.4(L),細胞外液は体重×0.2(L)となる.細胞外液は間質液と血液で構成され,**循環血液量は体重×0.05(L)** と計算できる(図1).

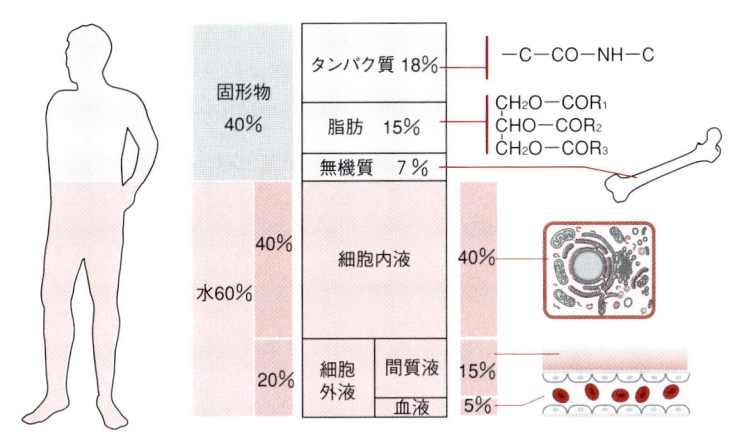

● 図1 体内の水分分布

● 電解質 ●

水に溶けると荷電する物質を電解質と呼ぶ.**細胞内と細胞外では存在する電解質の構成が異なる**.プラスに荷電するものを陽イオン,マイナスに荷電しているものを陰イオンと呼ぶ.細胞外液では主に陽イオンとしてNa^+が,陰イオンとしてCl^-とHCO_3^-が存在する.それに対して細胞内液中には陽イオンとしてK^+が多く,Na^+は少ない.

血清ナトリウム(Na)

血清Naの異常は臨床現場で遭遇することが最も多い電解質異常である.血清Naの正常値は140±5 mEq/Lであり,通常血漿浸透圧の大部分を規定している.通常われわれが血液検査で求める血清Naは,**血清中のNa濃度**であり,電解質の**体内総量を表しているわけではないので注意**が必要である(図2).一般的に**120 mEq/L以下の低Na血症では意識障害を呈する**ことが多い.痙攣は低Na,高Na血症のいずれでも起こりえる合併症である.

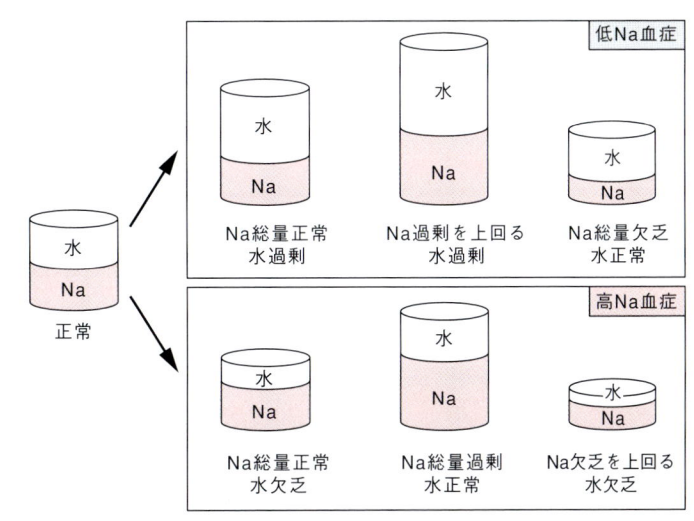

● 図2 Na濃度の異常

血清カリウム（K）

血清Kの異常は不整脈の原因となることが多く，早急な対処が必要となる．特に**高K血症は致死的不整脈を惹起する**．血液透析やイオン交換樹脂で排泄を促進させることが必要になるが，アシドーシスが強い場合には重炭酸塩（メイロン®）を投与することで速やかに低下させることができる．

● 非電解質 ●

水に溶けても荷電しない物質を，電解質に対して非電解質と呼ぶ．体内に存在する非電解質としてブドウ糖，尿素，尿酸，脂質（コレステロール，中性脂肪）がある．

● Anion Gap（陰イオンギャップ）●

血液中に存在する電解質のうち，通常測定されるものはNa^+，K^+，Cl^-，HCO_3^-でありPO_4^{2-}やSO_4^{2-}は測定できない．そのため陽イオンと陰イオンは検査結果から計算すれば差が生まれることになる．この差がAnion Gapであり下の計算式で求められる．Anion Gapが増加するのはケトン体（糖尿病性ケトアシドーシス）や乳酸（乳酸アシドーシス）などの，通常ほとんど血中に存在しない陰イオンが増加していることを意味する．

> ● Anion Gap
> $Na^+ - (Cl^- + HCO_3^-) \fallingdotseq 10$

● Osmolar Gap（浸透圧ギャップ）●

通常の血中には浸透圧を規定する物質として，Na，K，ブドウ糖，尿素が存在する．そのため血清浸透圧を求めるためには，浸透圧を実測する以外に，すでに判明している前述の浸透圧規定物質の値から計算する方法がある（下の式）．

> ● 計算上の浸透圧
> $Osm = 2(Na + K) + \dfrac{glucose}{18} + \dfrac{BUN}{2.8}$

もし何らかの理由で，通常では血中に存在しない浸透圧規定物質が増加すれば，浸透圧の実測値は計算値より高くなるはずである．この差がOsmolar Gapであり（下の式），余剰物質の分子量を用いれば血中濃度を推定することができる．

> Osmolar Gap：$\Delta Osm = $ 実際の浸透圧 − 計算上の浸透圧

例としてアルコール中毒患者のエタノール血中濃度を推定する方法を下の式に示す．

> 血中濃度（mg/dL）$\fallingdotseq \Delta Osm \times \dfrac{分子量}{10}$
> 例：エタノール中毒（分子量46）でΔOsmが30であった時，血中濃度は $30 \times 46 / 10 = 138$ mg/dL となる．
> その他の代表的アルコール分子量　メタノール：32，エチレングリコール：62，イソプロパノール：60

● 血糖 ●

高血糖，低血糖のいずれでも意識障害を呈する．特に**低血糖状態（血漿グルコース80 mg/dL 以下）**が遷延すると，後遺症を残すことがある．高血糖に伴い尿中に糖が存在すると**浸透圧利尿が起こり，予期せぬ脱水状態が起こる**ことがあり注意する．高血糖が存在すると血清Naは低値をとるので，補正して（下の式）評価する．

> 補正Na（mEq/L）= 血清Na（mEq/L）+ [(glucose−100) / 100] ×1.6

〈杉田　学〉

付録①：救急医療で用いる各種パラメータの正しい理解と使い方

出血・凝固能

● 出血時間 ●

出血傾向のスクリーニングの1つで一次止血異常を検出する．皮膚を切開し，血が止まるまでの時間を計る．耳たぶでの切開を**Duke法**，上腕にマンシェットを巻き40mmHgの圧をかけて毛細管圧を高め痛みに対する反応性の血管収縮を抑制した方法を**Ivy法**と呼ぶ．二次止血異常には関係ない．**一次止血異常＝血小板数 and/or 血小板機能異常**，と考えられる．日本ではDuke法が主流で**基準値は2～4分**．しかし切開する部分の血管分布が不均一であるとばらつきが生じうる欠点もある．その他，出血時間の短縮は皮膚穿刺が小さすぎる場合，もしくは被検者の緊張が著しく，痛みも強く反応性に血管が収縮してしまう場合などにみられる．

● 血小板数 ●

健常者の基準範囲は**15～35万個/μL**である．血小板数が減少すると出血時間の延長や点状出血，粘膜出血などの出血傾向を生じさせる．特に10万個/μL以下に減少したときには血小板数と反比例して出血時間が延長する．血小板数の減少がDIC（disseminated intravascular coagulation：播種性血管内凝固症候群）を疑うきっかけになる場合は多い．血小板数の絶対値よりも血小板減少率がDICの確定診断には有用である．通常，血小板数として5万/μL以上あれば出血の危険は少ないが，DICに陥った場合には病勢により短時間で著明に減少することに注意する．一般的な濃厚血小板投与基準（**表1**）とDIC治療時の濃厚血小板投与基準（**表2**）を下に示す．

● 表1　一般的な濃厚血小板投与基準

血小板数（×10⁴/μL）	各病態，疾患時の予防的投与，治療的投与の基準値および限界値
1.0未満	しばしば重篤な出血を起こす可能性が高いのでPC（platelet concentrates：濃厚血小板）輸血を行う 0.5：生理的止血の限界値
1.0～2.0未満	慢性病態時の予防投与基準値 ときに重篤な出血傾向を認めることがあり，PC輸血が必要となる 1.0：症状の安定した白血病に伴う血小板減少症における出血予防に関する欧米の輸血基準値（国際的基準値） 2.0：内科的予防投与基準値
2.0～5.0未満	ときに出血傾向を認めることがあり，止血困難な場合にはPC輸血が必要となる 5.0：外科的予防投与基準値，治療的投与基準値
5.0以上	出血が無い場合にはPC輸血は不要である

文献1）より引用

● 表2　DIC治療時の濃厚血小板投与基準

　適応：血小板数が急速に5万/μL未満へと低下して出血症状を認める場合，あるいは観血的処置を必要とするときに，適応となる．血小板数2万/μL未満ではしばしば重篤な出血をみるため，PC輸血が必要となる場合が多い．血小板数5万/μL以上ではPC輸血の必要はない．
　補足：血栓による臓器症状が強く現れるDICでは，PC輸血には慎重であるべきである．
　補足：慢性DICについては，原則としてPC輸血の適応はないが，急性増悪が疑われる兆候が認められる場合は，（それは慢性ではなく，急性増悪病態と考えられるので）適応と考えられる．
　非適応・禁忌：TTP（原則として適応とならない），HIT（禁忌）

TTP（thrombotic thrombocytopenic purpura：血栓性血小板減少性紫斑病），HIT（heparin-induced thrombocytopenia：ヘパリン起因性血小板減少症）

文献2）より引用

● PT（プロトロンビン時間）●

外因系凝固機能のスクリーニングに用いる．肝機能障害，ビタミンKの影響を受けるのでDICの診断への有用性は低い．検査で使用する組織トロンボプラスチン製剤が同じ会社のものでさえロットごとに異なることから，施設間でのばらつきを改善させるために国際保健機関（WHO）と国際血栓止血学会（ISTH：international society on thrombosis and haemostasis）は表示方法として，**international normalized ratio（INR）** を推奨している．

$$INR = (検体血漿凝固時間 \div 正常血漿凝固時間)^{ISI*} \qquad (基準値：1.0 \pm 0.1)$$

（*ISI：international sensitivity index　WHOの標準血漿パネルとの相関関係から組織トロンボプラスチン製剤のロットごとに決めた相対的な活性値）

またINRは抗凝固薬（ワーファリン）の効果の指標として使用される．

・脳卒中ガイドライン2004

① 弁膜症を伴わない心房細動のある脳梗塞または一過性脳虚血発作の再発予防では，INR 2.0〜3.0を推奨（グレードA）
② リウマチ性心臓病，拡張型心筋症などの器質的心疾患を有する場合はINR 2.0〜3.0を推奨（グレードA）
③ 70歳以上の弁膜症を伴わない心房細動のある脳梗塞またはTIA（transient isohemic attacks：一過性脳虚血発作）患者では，INR 1.6〜2.6を推奨（グレードB）
④ INR 2.6以上では出血性合併症の危険が増加（グレードB）
⑤ 人工弁が挿入されている患者では，INR 2.0〜3.0以下にしないよう推奨（グレードA）
（グレードA：行うよう強く勧められる，グレードB：行うよう勧められる）

● APTT（活性化部分トロンボプラスチン時間）●

内因系凝固機能のスクリーニングに用いる．PTT（partial thrombo plastin time：部分トロンボプラスチン時間）では接触因子が活性化される条件が異なり，結果にばらつきが生じたため，PTT試薬に接触因子活性化剤を加えて測定したものがAPTT（activated partial thromboplastin time）である．臨床的には動脈ラインからの**ヘパリン採血での延長**が多い．APTTが延長する場合を図1に示す．

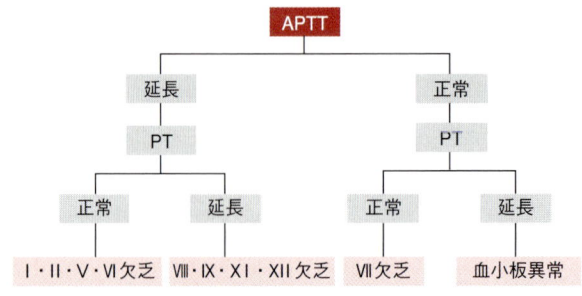

```
                    APTT
            ┌────────┴────────┐
           延長                正常
            PT                  PT
        ┌───┴───┐           ┌───┴───┐
       正常     延長         正常     延長
    I・II・V・VI欠乏  VIII・IX・XI・XII欠乏  VII欠乏  血小板異常
```

●図1　APTTが延長する場合

● ACT（活性凝固時間）●

内因系，共通系の凝固機能を反映する．凝固促進因子を加え凝固により血液の流動性が消失するまでの時間を測定する．開心術の際の人工心肺，経皮的心肺補助装置（pericutaneous cardiopulmonary support：PCPS），持続的血液濾過透析（continuous hemodiafiltration：CHDF），補助人工心臓などの体外循環を施行するときの抗凝固機能の指標となる．

> **目標時間**
> PCPS： 150〜250秒
> CHDF： 180〜250秒
> 人工心肺：400〜600秒

ヘパリン使用によりACT（activated coaglation time）が延長して出血傾向が生じた際には**プロタミン投与で拮抗**させる．

● DICスコア ●

さまざまなスコアリングが存在するが，現時点で主なDICスコアとして
① 厚生労働省DIC診断基準（表3）
② ISTH Overt-DIC診断基準（表4）
③ 急性期DIC診断基準（表5）

などがある．DICの早期診断（＝治療開始基準）が予後の改善につながると考えられており，③の急性期DIC診断基準が感度は最高で，感染症に伴うDICの早期診断に推奨され得る．

これらのDIC診断基準の感度，特異度などは適宜再評価していく必要がある．

● フィブリノーゲン ●

凝固I因子の慣用名である．トロンビンによりフィブリンに転化される．凝固因子として以外にも血小板の凝集作用，急性相反応タンパクとしての役割など多彩な作用がある．また，PT，APTTの検査時にはこのフィブリノーゲンが適当量含まれていないとフィブリン形成が悪くなり，凝固時間が延長してしまう．急性相反応タンパクとして急性炎症時に上昇するが，**臨床的に意味をもつのは低下したとき**である．

> **フィブリノーゲンが低下する場合**
> 低フィブリノーゲン血症・無フィブリノーゲン血症
> フィブリノーゲン分子構造異常・重症肝障害
> DIC・広範囲血栓症・大量出血

● FDP（フィブリン/フィブリノーゲン分解産物）●

フィブリンが形成され，止血栓が完成した後にそのフィブリンを溶かす必要があり，その線溶反応が生じるとフィブリン分解産物（FDP：fiblin degradation products）ができる（図2）．普段からこの線溶反応が生じると出血傾向に陥ってしまうことから，まず凝固過程でフィブリンが形成されると組織プラスミノーゲンアクチベーター（tPA：tissue plasminogen activator）が活性化される．これがプラスミノーゲンをプラスミンに転換してこのプラスミンがフィブリンをFDPへ分解させる．一次線溶と二次線溶によって生じた分解産物を含むので**線溶亢進があるかどうかのスクリーニング**として施行される．D-ダイマーを使用している施設も多く，換算表を参考にする（表6）．

● 表3　厚生労働省DIC診断基準

スコア		0点	1点	2点	3点
Ⅰ 基礎疾患		なし	あり		
Ⅱ 臨床症状	出血症状（注1）	なし	あり		
	臓器症状	なし	あり		
Ⅲ 検査成績	血清FDP値（μg/mL）	10＞	10≦　＜20	20≦　＜40	40≦
	血小板数（×10³/μL）（注1）	120＜	120≧　＞80	80≧　＞50	50≧
	血漿フィブリノーゲン濃度（mg/dL）	150＜	150≧　＞100	100≧	
	プロトロンビン時間比	1.25＞	1.25≦　＜1.67	1.67≦	
Ⅳ 判定（注2）		DIC	DICの疑い（注3）	DICの可能性少ない	
	1．白血病その他（注1）に該当する疾患	4点以上	3点	2点以下	
	2．白血病その他（注1）に該当しない疾患	7点以上	6点	5点以下	

Ⅴ 診断のための補助的検査成績，所見
1．可溶性フィブリンモノマー陽性
2．D-Dダイマーの高値
3．トロンビン-アンチトロンビン複合体（TAT）の高値
4．プラスミン-プラスミンインヒビター複合体（PPIC）の高値
5．病態の進展に伴う得点の増加傾向，特に数日内での血小板数あるいはフィブリノゲンの急激な減少傾向ないし，FDPの急激な増加傾向の出現
6．抗凝固療法による改善

Ⅵ 注
注1：白血病および類縁疾患，再生不良性貧血，抗腫瘍薬投与後など骨髄巨核球減少が顕著で，高度の血小板減少をみる場合は血小板数および出血症状の項は0点とし，判定はⅣ-1に従う．
注2：基礎疾患が肝疾患の場合は以下のとおりとする．
　　　a．肝硬変および肝硬変に近い病態の慢性肝炎（組織上小葉改築傾向を認める慢性肝炎）の場合には，総得点から3点減点した上で，Ⅳ-1の判定基準に従う．
　　　b．劇症肝炎および上記を除く肝疾患の場合は，本診断基準をそのまま適用する．
注3：「DICの疑い」患者で，「Ⅴ 診断のための補助的検査成績，所見」のうち2項目以上満たせばDICと判定する．

Ⅶ 除外規定
1．本診断基準は新生児，産科領域の診断には適用しない．
2．本診断基準は劇症肝炎のDICの診断には適用しない．

文献3）より引用

● 表4　ISTH Overt-DIC診断基準

1	リスク評価	Overt-DICに関連するとされている基礎疾患があるか？ あれば2に進む．なければ，この基準は使用しない				
2	一般止血検査の施行	血小板数，PT，フィブリノゲン，フィブリン関連産物（可溶性フィブリンモノマー，またはフィブリン分解産物）				
3	一般止血検査のスコアリング	DICスコア	0点	1点	2点	3点
		血小板数（×10³/μL）	＞100	＜100	＜50	
		フィブリン関連産物			中等度増加	著明増加
		PT延長（秒）	＜3	3＜　＜6	＞6	
		フィブリノゲン（mg/dL）	＞100	＜100		
4	スコアの合計					
5	5≦スコア合計 5＞スコア合計	Overt-DIC，毎日評価 Non-overt DICが疑われる．1～2日以内に再評価				

文献4）より引用

● 表5　急性期DIC診断基準（文献5），6）より引用）

A）基礎疾患

全ての生体侵襲はDICを引き起こすことを念頭におく

1. 感染症（すべての微生物による）
2. 組織損傷
    外傷，熱傷，手術
3. 血管性病変
    大動脈瘤，巨大血管腫，血管炎
4. トキシン/免疫学的反応
    蛇毒，薬物，輸血反応（溶血性輸血反応，大量輸血），移植拒絶反応
5. 悪性腫瘍（骨髄抑制症例を除く）
6. 産科疾患
7. 上記以外にSIRS（systemic inflammatory response syndroe：全身性炎症反応症候群）を引き起こす病態
    急性膵炎，劇症肝炎（急性肝不全，劇症肝不全），ショック，低酸素，熱中症，悪性症候群，脂肪塞栓，横紋筋融解，他
8. その他

B）SIRS診断基準

体　温　>38℃あるいは<36℃
心拍数　>90/分
呼吸数　>20回/分あるいはPaCO$_2$<32mmHg
白血球数>12,000/μLあるいは<4,000/μL，あるいは幼若球数>10%

C）鑑別すべき疾患および病態

診断に際してDICに似た検査所見・症状を呈する以下の疾患および病態を注意深く鑑別する

1. 血小板減少
  イ）希釈，分布異常
    1）大量出血，大量輸血・輸液，他
  ロ）血小板破壊の亢進
    1）ITP，2）TTP/HUS，3）薬剤性（ヘパリン，バルプロ酸など），
    4）感染（CMV，EBV，HIV等），5）自己免疫による破壊（輸血後，移植後など），6）抗リン脂質抗体症候群，
    7）HELLP症候群，8）SLE，9）体外循環，他
  ハ）骨髄抑制，トロンボポイエチン産生低下による血小板産生低下
    1）ウイルス感染症，2）薬物など（アルコール，化学療法，放射線療法など），3）低栄養（ビタミンB$_{12}$，葉酸），4）先天性/後天性造血障害，5）肝疾患，6）血球貪食症候群（HPS），他
  ニ）偽性血小板減少
    1）EDTAによるもの，2）検体中抗凝固薬不足，他
  ホ）その他
    1）血管内人工物，2）低体温，他
2. PT延長
    1）抗凝固療法，抗凝固薬混入，2）ビタミンK欠乏，3）肝不全，肝硬変，4）大量出血/大量輸血，他
3. FDP上昇
    1）各種血栓症，2）創傷治癒過程，3）胸水，腹水，血腫，4）抗凝剤混入，5）線溶療法，他
4. その他
    1）異常フィブリノーゲン血症，他

ITP（idiopathic thrombo cytopenic purpura：突発性血小板減少性紫斑病），HUS（hemolytic-uremic syndrome：溶血性尿毒症症候群），CMV（cytomegalovirus：サイトメガロウイルス），EBV（*Epstein-Barr virus*：EBウイルス），HIV（human immunodeficiency virus：ヒト免疫不全ウイルス），SLE（systemic lupus erytematosus：全身性エリテマトーデス），HPS（hemophagocytic syndrome）

D）急性期DIC診断基準

スコア	SIRS	血小板（/μL）		PT比	FDP（μg/mL）	
0	0～2	≧12万		<1.2	<10	
1	>3	12万>	≧8万 or 24時間以内に30%以上の減少	≧1.2	25>	≧10
2						
3		8万> or 24時間以内に50%以上の減少			≧25	

DIC 4点以上

注1）血小板数減少はスコア算定の前後いずれの24時間以内でも可能．
注2）PT比（検体PT秒/正常対照値）ISI＝1.0の場合はINRに等しい．各施設においてPT比1.2に相当する秒数の延長または活性値の低下を使用してもよい．
注3）FDPの代替としてD-ダイマーを使用して良い．以下の換算表（表6）を使用する．

●図2　フィブリンの分解経路

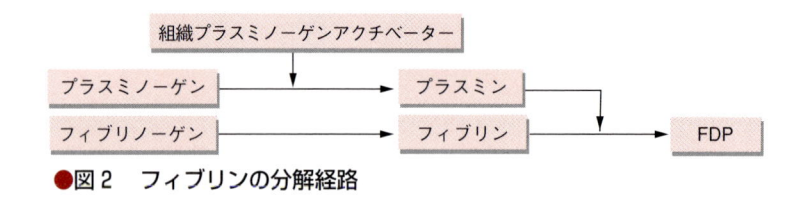

●表6　D-ダイマー/FDP換算表

測定キットを販売している会社名	FDP　10μg/mL	FDP　25μg/mL
	D-ダイマー（μg/mL）	
シスメックス（株）	5.4	13.2
日水製薬（株）	10.4	27.0
シスメックス・ビオメリュー（株）	6.5	8.82
三菱化学メディエンス（株）	6.63	16.31
ロッシュ・ダイアグノスティックス（株）	4.1	10.1
積水メディカル（株）	6.13	13.26

● D-ダイマー ●

　フィブリン溶解（二次線溶）では安定化フィブリンがプラスミンにより分解されるとさまざまな中間産物を経て，D-ダイマーとE分画とD-ダイマー/E分画複合体になる．D-ダイマーの存在は**二次線溶が起こっている**ことを反映している．

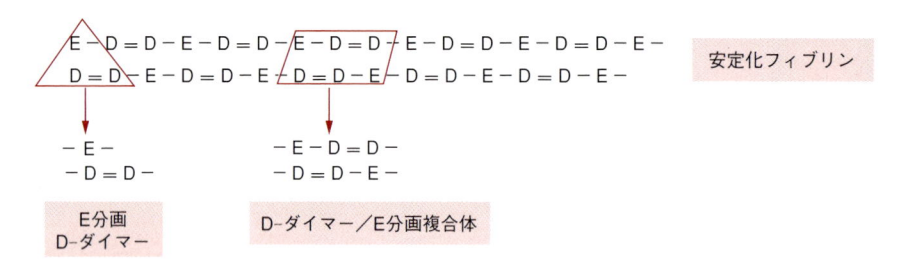

●図3　安定化フィブリンの分解

● AT（アンチトロンビン）活性 ●

　AT（antithrombin）は肝臓で主に合成されるタンパクで，トロンビンだけでなく多くの凝固因子阻害作用をもつ．敗血症では凝固亢進に伴うATの消費性減少や肝臓での産生減少，血管内皮の透過性亢進に伴う漏出などによりAT値は著明に減少する．ATが70％以下では補充療法が施行される．海外の重症敗血症におけるRCT（randomized controlled trial：ランダム比較試験）などから敗血症性DICへのATの早期大量療法がDICからの離脱や転帰の改善にも有用であると推察される．その際に少量のヘパリン併用でも出血が助長されることや，AT投与量，投与期間に関しての検討など課題は残っている．

・補充療法

　3,000単位/日を点滴静注が推奨される（5日間）
　産科/外科DICでは40～60単位/kg/日が推奨される（5日間）
　その他のDICでは30単位/kg/日の投与が認められている（5日間）

● 活性化プロテインC ●

　肝臓で合成されるビタミンK依存性タンパク質である．ATと並ぶ凝固阻害因子の1つである．トロンビン活性を直接的に阻害せず血管内皮細胞で活性化V因子，活性化VIII因子を不活性化させる．そのため出血傾向を助長させることなく血管内皮細胞を改善させる．

● トロンボモジュリン ●

　血管内皮細胞に存在してトロンビンを不活化してプロテインCを活性化させる．分子量が約10万のタンパク質で，血管内皮細胞膜を貫通して血管内に突出している膜構成タンパクの1つであり，血管内皮障害を反映するマーカーの1つである．腎障害やTTP，DM（diabetes mellitus：糖尿病）などの細小血管障害などでも高値を示す．遺伝子組み換えヒトトロンボモジュリンの臨床使用が開始されている．敗血症から多臓器不全に至る経路を抑制する目的で投与し，血管内皮細胞障害を抑制することが重要である．

文　献

1) 日本血栓止血学会学術標準化委員会DIC部会：科学的根拠に基づいた感染症に伴うDIC治療のエキスパートコンセンサス．血栓止血誌，20（1）：112，2009
2) 厚生労働省：輸血療法の実施に関する指針・血液製剤の使用指針．「血液製剤の使用にあたって（第3版）」，24-77，じほう，東京，2005
3) 青木延雄，長谷川淳：DIC診断基準の「診断のための補助的検査成績，所見」の項の改訂について．厚生省特定疾患血液凝固異状症調査班昭和62年度報告書集，37-41，1988
4) Taylor Jr F. B., Toh C. H., et al. : Towards definition, clinical and laboratory criteria, and a scoring system for disseminated intravascular coagulation. Thromb Haemost, 86 : 1327-1330, 2001
5) Gando S, Wada H, et al. : Evaluation of new Japanese diagnostic criteria for disseminated intravascular coagulation in critically ill patients. Clin Appl Thromb Hemost , 11 : 71-76, 2005
6) Gando S, Iba T., et al. : A multicenter, prospective validation of disseminated intravascular coagulation diagnostic criteria for critically ill patients : Comparing current criteria. Crit Care Med 34 : 625-631, 2006

〈清水敬樹〉

付録①：救急医療で用いる各種パラメータの正しい理解と使い方

重症度評価

● APACHE II ●

APACHE II scoring systemはICUに入室した患者の重症度を客観的に評価するために開発された．個々の患者の予後は，原疾患に左右されるのでAPACHE IIのみではその予測は困難であるが，臨床研究において症例の重症度による層別解析を行ううえではきわめて有用である．APACHE IIは**急性生理学的スコア（acute physiology score：APS），年齢ポイント，慢性疾患ポイント**の３つの部分からなり，それぞれの点を合計してAPACHE IIスコアとする．その後，さらに精度を増すために開発されたAPACHE III scoring systemも発表されているが，現在はまだAPACHE IIの方がより広く普及している．

APSは ICU入室後24時間以内の最悪の値を採用する．測定されていない項目があれば０点とする．また，昇圧薬や人工呼吸器によりAPSが修飾されていても，補正せずにそのまま用いることになっている．

APACHE II スコア ＝ （A）＋（B）＋（C）

（A）急性生理学的スコア（acute physiology score：APS）

生理学的パラメータ＼スコア	+4	+3	+2	+1	0	+1	+2	+3	+4
体温（℃）	≧41	39〜40.9		38.5〜38.9	36〜38.4	34〜35.9	32〜33.9	30〜31.9	≦29.9
平均動脈圧（mmHg）	≧160	130〜159	110〜129		70〜109		50〜69		≦49
心拍数（回/分）	≧180	140〜179	110〜139		70〜109		55〜69	40〜54	≦39
呼吸回数（回/分）	≧50	35〜49		25〜34	12〜24	10〜11	6〜9		≦5
A-aDO$_2$（mmHg）[*1]	≧500	350〜499	200〜349		<200				
PaO$_2$（mmHg）[*2]					>70	61〜70		50〜60	<55
動脈血pH	≧7.7	7.6〜7.69		7.5〜7.59	7.33〜7.49		7.25〜7.32	7.15〜7.24	<7.15
静脈血清重炭酸(mEq/L)[*3]	≧52	41〜51.9		32〜40.9	23〜31.9		18〜21.9	15〜17.9	<15
血清Na（mEq/L）	≧180	160〜179	155〜159	150〜154	130〜149		120〜129	111〜119	≦110
血清K（mEq/L）	≧7	6〜6.9		5.5〜5.9	3.5〜5.4	3〜3.4	2.5〜2.9		<2.5
血清クレアチニン(mg/dL)	≧3.5	2〜3.4	1.5〜1.9		0.6〜1.4		<0.6		
ヘマトクリット（%）	≧60		50〜59.9	46〜49.9	30〜45.9		20〜29.9		<20
白血球数（×10^3/mm^3）	≧40		20〜39.9	15〜19.9	3〜14.9		1〜2.9		<1
意識レベル					スコア＝15−GCS				

[*1]：FiO$_2$≧50%の場合　　[*2]：FiO$_2$<50%の場合　　[*3]：動脈血ガス検査の値がない場合

（B）年齢ポイント

年齢（歳）	得点
≦44	0
45〜54	2
55〜64	3
65〜74	5
≧75	6

（C）慢性疾患ポイント

以下のいずれかがあれば，**予定手術には２点，緊急手術には５点**を加算する．

1. 生検によって確定した肝硬変
2. 心不全：NYHA IV度
3. 重篤な慢性閉塞性肺疾患（高二酸化炭素症，在宅酸素療法）
4. 慢性透析
5. 免疫不全

● SOFA ●

　APACHE Ⅱが主として入院時の状態から重症度を決めるのに対し，不全臓器数とそれぞれの重症度から**多臓器不全（multiple organ failure：MOF）**の重症度を判定するscoring systemが開発された．各臓器不全の判断基準が少しずつ異なるいくつかの方法があり，代表的なものとして**sequential organ failure assessment（SOFA）score**があげられる（表1）．SOFA scoreは呼吸，凝固，肝臓，循環，中枢神経系，腎臓の5臓器について5段階の評価を行う．APACHE Ⅱと異なり，毎日経時的に重症度を評価することが可能である．

　MOFに連続する病態で，より軽症のものを**多臓器障害（multiple organ dysfunction syndrome：MODS）**という．

● 表1 SOFAスコア

	0	1	2	3	4
呼吸 oxygenation index（PaO_2/F_1O_2）	> 400	≦ 400	≦ 300	≦ 200 人工呼吸器	≦ 100 人工呼吸器
凝固　血小板数（×1万/mm³）	> 15	≦ 15	≦ 10	≦ 5.0	≦ 2.0
肝臓　総ビリルビン（mg/dl）	< 1.2	1.2〜1.9	2.0〜5.9	6.0〜11.9	> 12.0
循環 低血圧，昇圧薬（μg/kg/分） 昇圧薬は1時間以上の投与	平均動脈圧 ≧ 70mmHg	平均動脈圧 < 70mmHg	ドパミン≦5 or ドブタミン （投与速度を問わず）	ドパミン>5 or エピネフリン≦0.1 or ノルエピネフリン≦0.1	ドパミン>15 or エピネフリン>0.1 or ノルエピネフリン>0.1
中枢神経系　GCS スコア	15	13〜14	10〜12	6〜9	< 6
腎臓 血清クレアチニン（mg/dl） 尿量	< 1.2	1.2〜1.9	2.0〜3.4	3.5〜4.9 or < 500ml/日	> 5.0 or < 200ml/日

● SIRS ●

　1991年にAmerican College of Chest PhysiciansとSociety of Critical Care Medicineがコンセンサスカンファレンスで**systemic inflammatory response syndrome（SIRS：全身性炎症反応症候群）**の概念を提唱した．SIRSはこれまで明確でなかった敗血症の定義を明文化したものである．

　SIRSの症状は炎症性サイトカインの投与でも生じ，その本態は高サイトカイン血症によるものであると考えられている．図に示すSIRSの診断基準を満たす症例がすべて臨床的に敗血症であるとは限らず，特に一過性に基準を満たすだけの非敗血症例は多く存在する．しかし，SIRSの状態が4日以上続くと

❶　体温 > 38℃ または < 36℃
❷　心拍数 > 90/分
❸　呼吸数 > 20/分
　　または $PaCO_2$ < 32mmHg
❹　白血球数 > 12,000/mm³ または < 4,000/mm³
　　または 未成熟白血球 > 10%

■ ❶〜❹のうち，少なくとも2項目以上を満たす

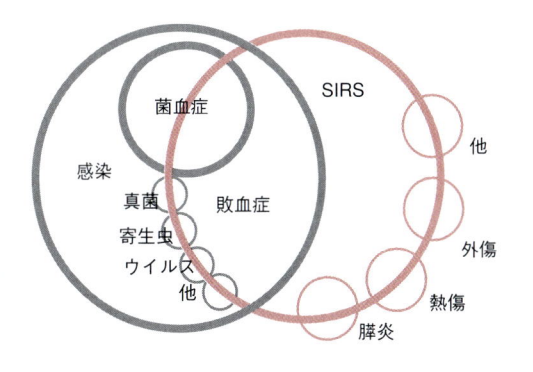

● 図　SIRSの診断基準スコア

MOFに進行する頻度が高く危険であると考えられている．SIRSの概念は個々の症例の治療方針を決定するためよりも，敗血症に対する臨床試験の登録基準としての意義が大きい．

炎症性サイトカインの過剰により生じるSIRSに対して，抗炎症性サイトカインの過剰によるcompensatory anti-inflammatory response syndrome（CARS：代償性抗炎症反応症候群）の概念がSIRSの提唱者の1人であるBoneによって提唱された．感染している臓器以外へのMOFの進行を主とするSIRSに対し，CARSでは免疫系の抑制によって治療抵抗性の感染症が特定の臓器で遷延し，末期にMOFに至るとされている．CARSはSIRSのようにコンセンサスカンファレンスで決められたものでなく，明確な診断基準もない．さらに，SIRSとCARSの病態が入り紛れて進行する状態としてmixed antagonitic response syndrome（MARS）の概念も提唱されている．

● RTS ●

外傷の解剖学的重症度を示す指標はabbreviated injury score（AIS）［発表年度によりAIS-85，AIS-90，AIS-2005があるが，日本ではAIS-90 up date 98が最も多く用いられている］とAISの上位3区域までの最大AISの二乗値の和であるinjury severity score（ISS）が標準である．詳細については専門書を参照されたい．

外傷の生理学的重症度を示す指標は簡便なものとして表2に示すrevised trauma score（RTS）がある．RTSは呼吸数，収縮期血圧，意識レベル（GCS）をそれぞれ0～4点の5段階で重症度を評価する．外傷現場で患者搬送先を決める際など救急隊が簡便に使用する場合には，単純に各項目の点数の総和を用いてtriage RTS（T-RTS）として用いる．Trauma injury severity score（TRISS）methodによる予測死亡率の計算などに使用する場合はそれぞれの点数に下記の係数を乗じてから総和を計算してRTSとする．

● 表2　RTS

呼吸数（RR）	10～29/分	4
	≧30/分	3
	6～9/分	2
	1～5/分	1
	無呼吸	0
収縮期血圧（SBP）	>89mmHg	4
	76～89mmHg	3
	50～75mmHg	2
	1～49mmHg	1
	脈触知せず	0
意識レベル（GCS）	13～15	4
	9～12	3
	6～8	2
	4～5	1
	3	0

$$RTS = 0.2908 \times RR + 0.7326 \times SBP + 0.9368 \times GCS$$

RTSの算出のためには呼吸数の記録が必須だが忘れられやすい．最後にそれぞれの重症度指標による死亡率を表3にまとめる．

● 表3　重症度指標による死亡率

APACHE II	死亡率 非手術例	死亡率 手術例	SOFAスコア	死亡率 入院時	死亡率 最大値(48時間以内)	Traumaスコア	死亡率 T-RTS	死亡率 RTS
0～4	4%	1%	0～1	0%	0%	0	96%	97%
5～9	6%	3%	2～3	6%	1%	1	75%	93%
10～14	12%	6%	4～5	20%	7%	2	71%	83%
15～19	22%	11%	6～7	22%	18%	3	67%	64%
20～24	40%	29%	8～9	33%	26%	4	67%	40%
25～29	51%	37%	10～11	50%	46%	5	55%	19%
30～34	71%	71%	>11(12～14*)	95%	80%*	6	37%	8%
≧35	82%	87%	(>14*)		90%*	7	36%	3%
						8	33%	1%
						9	23%	
						10	12%	
						11	3%	
						12	1%	

*は最大値のみ

〈坂本哲也〉

付録①：救急医療で用いる各種パラメータの正しい理解と使い方

検査値一覧

※赤字は救急時に重要な検査項目

検査項目		基準値	単位
赤血球数（RBC）	男	427〜553×10⁴	/μL
	女	369〜487×10⁴	/μL
血色素量（Hb）	男	13〜17	g/dL
	女	11〜15	g/dL
ヘマトクリット（Ht）	男	39〜48	%
	女	33〜43	%
平均赤血球容積（MCV）		82〜96	fL
平均赤血球血色素量（MCH）		27〜33	pg
平均赤血球血色素濃度（MCHC）		32〜36	%
血小板数（Plt）		16〜33×10⁴	/μL
白血球数（WBC）		3,500〜8,400	/μL
白血球像			
芽球		0	%
前骨髄球		0	%
骨髄球		0	%
後骨髄球		0	%
好中球（Neutro）		40〜69	%
桿状		2〜13	%
分葉		38〜58	%
リンパ球（Lym）		21〜49	%
単球（Mon）		4〜9	%
好酸球（Eos）		1〜8	%
好塩基球（Bas）		0〜1	%
異型リンパ球		0	%
網赤血球数（Ret）		6〜20	‰
血沈（ESR）	男	10≧	mm/時
	女	15≧	mm/時
出血時間		3≧	分
プロトロンビン時間（PT）		14≧	秒
活性		70≦	%
活性部分トロンボプラスチン試験（APTT）		27〜40	秒
トロンボテスト（TT）		70≦	%
ヘパプラスチンテスト（HPT）		70≦	%
フィブリノーゲン（Fbg）		130〜380	mg/dL
アンチトロンビンⅢ（ATⅢ）		80〜120	%
可溶性フィブリン		5.0≧	μg/mL
TAT（トロンビン・アンチトロンビン複合体）		3.0≧	μg/L
F_{1+2}		1.0≧	nM/L
FDP		8.0≧	μg/mL
D-ダイマー		1.0≧	μg/mL
PIC（プラスミン・プラスミンインヒビタ複合体）		1.0≧	μg/mL
プラスミノーゲン（Plg）		80〜120	%
α_2PI		80〜120	%
総タンパク（TP）		6.5〜8.2	g/dL
アルブミン（Alb）		3.7〜5.5	g/dL
総ビリルビン（T.Bil）		0.1〜1.2	mg/dL
直接ビリルビン（D.Bil）		0.1〜0.4	mg/dL

検査項目		基準値	単位
TTT		0〜5	U
ZTT		2〜12	U
AST（GOT）		11〜32	IU/L
ALT（GPT）		6〜35	IU/L
LDH		119〜229	IU/L
ALP		115〜359	IU/L
γGTP	男	11〜67	IU/L
	女	8〜33	IU/L
LAP		30〜70	IU/L
コリンエステラーゼ（ChE）		3.50〜6.00	U/mL
アミラーゼ（Amy）		62〜218	IU/L
P型アミラーゼ		115＞	IU/L
CK	男	62〜287	IU/L
	女	45〜163	IU/L
CK-MB		10＞	IU/L
総コレステロール（T-Chol）		130〜220	mg/dL
LDLコレステロール（LDL-C）		60〜140	mg/dL
HDLコレステロール（HDL-C）		40〜70	mg/dL
トリグリセリド（TG）		50〜150	mg/dL
アンモニア		35＞	μg/dL
尿素窒素（BUN）		8〜17	mg/dL
クレアチニン（Creat）	男	0.6〜1.1	mg/dL
	女	0.5〜0.8	mg/dL
尿酸（UA）	男	2.8〜7.6	mg/dL
	女	2.4〜5.4	mg/dL
ナトリウム（Na）		135〜150	mEq/L
カリウム（K）		3.5〜5.3	mEq/L
塩素（Cl）		96〜107	mEq/L
カルシウム（Ca）		4.2〜5.2	mEq/L
リン（P）		2.0〜5.0	mg/dL
マグネシウム（Mg）		1.8〜2.6	mEq/L
鉄（Fe）	男	80〜200	μg/dL
	女	70〜180	μg/dL
総鉄結合能（TIBC）		288〜355	μg/dL
C反応性タンパク（CRP）		0.3＞	mg/dL
血糖（Glu）		60〜120	mg/dL
ヘモグロビンA_{1C}（HbA_{1C}）		4.9〜5.9	%
インスリン		4〜25	μU/mL
C-ペプチド		1.5〜3.5	ng/mL
血清浸透圧（Posm）		276〜292	mOsm/kg・H_2O
エンドトキシン		1.0＞	pg/mL
β-D-グルカン		20＞	pg/mL

〈坂本哲也〉

付録②：救急医療における書類作成と届出義務

死亡診断書（死体検案書）の書き方

● はじめに ●

　　1995年に旧厚生省が死亡診断書（死体検案書）記入マニュアルを発行し，これまでに何度か更新されている．なかでも大きな変化は，それまで押印が必須と考えられていたが，**自著署名があれば押印はいらない**とされたことであろう．死亡診断書（死体検案書）は，上から順に，「氏名」，「死亡したとき」，「死亡したところ及びその種別」，「死亡の原因」，「死因の種類」，「外因死の追加事項」，「生後1年未満で病死した場合の追加事項」，「その他特に付言すべきことがら」があり，最下段に署名欄がある．記入上の注意事項が，小さな字で欄外に記載されているので，参考となる．

● 一般注意事項 ●

①**楷書**で記入する．
②番号付きの選択肢を選ぶ場合は数字を○で囲む．
③診療継続中の病気による病死は死亡診断書，それ以外は死体検案書を発行することが原則．
④**死亡診断書（図）**と死体検案書のうち該当しない方を二重線で消す．印刷文字を二重線で消す場合は署名・押印不要．
⑤自分の書いた文字を訂正する場合は，二重線で消して訂正し，署名する．ただし氏名欄に押印がある場合は訂正カ所にも押印する．
⑥空欄については斜線を引く必要はなく，ましてや押印する必要はない．
⑦押印しなくとも，医師の自著署名のみで死亡診断書（死体検案書）は有効である．
⑧「その他特に付言すべきことがら」欄をうまく使用する（下記）．
⑨**遺族からの死亡診断書（死体検案書）の追加発行の要請や内容の質問は拒否できない**（医師法第19条第2項）．ただし，遺族以外からの要請では，遺族の同意書が必要．

● 氏名 ●

①戸籍表記と同一の書体を用いる（例：髙本）．
②カルテの氏名表記を鵜呑みにしないで，必ず遺族に正しい戸籍表記を確認する．
③氏名が全く不明の場合は，警察に調査を依頼する．

● 死亡したとき ●

①時刻は12時間制（夜の12時：午前0時，昼の12時：午後0時）．
②「臓器の移植に関する法律」に基づいて脳死判定を行った場合の死亡時刻は，第2回目の脳死判定終了時刻である．

● 死亡したところ及びその種別 ●

　　病院や診療所などで診療しているかぎり，記載に困ることはないと思われる．

死亡診断書（死体検案書）

この死亡診断書（死体検案書）は、我が国の死因統計作成の資料としても用いられます。かい書で、できるだけ詳しく書いてください。

記入の注意

氏　名		1 男 2 女	生年月日	明治　昭和 大正　平成 （生まれてから30日以内に死亡したときは生まれた時刻も書いてください。）	年　　月　　日 午前・午後　　時　　分	

- 生年月日が不詳の場合は、推定年齢をカッコを付して書いてください。
- 夜の12時は「午前0時」、昼の12時は「午後0時」と書いてください。

死亡したとき	平成　　年　　月　　日　　午前・午後　　時　　分

(12)(13) 死亡したところ及びその種別

死亡したところの種別	1 病院　2 診療所　3 介護老人保健施設　4 助産所　5 老人ホーム　6 自宅　7 その他
死亡したところ	番地 　　　　　　　　　　　　　　　　　　　　番号
（死亡したところの種別1〜5）施設の名称	

- 「老人ホーム」は、養護老人ホーム、特別養護老人ホーム、軽費老人ホーム及び有料老人ホームをいいます。

(14) 死亡の原因

◆ I 欄、II 欄ともに疾患の終末期の状態としての心不全、呼吸不全等は書かないでください

◆ I 欄では、最も死亡に影響を与えた傷病名を医学的因果関係の順番で書いてください

◆ I 欄の傷病名の記載は各欄一つにしてください

ただし、欄が不足する場合は（エ）欄に残りを医学的因果関係の順番で書いてください

	I	（ア）直接原因		発病（発症）又は受傷から死亡までの期間
		（イ）（ア）の原因		
		（ウ）（イ）の原因		◆年、月、日等の単位で書いてください ただし、1日未満の場合は、時、分等の単位で書いてください （例：1年3カ月、5時間20分）
		（エ）（ウ）の原因		
	II	直接には死因に関係しないがI欄の傷病経過に影響を及ぼした傷病名等		
手術	1 無　2 有	部位及び主要所見	手術年月日	平成 昭和　　年　　月　　日
解剖	1 無　2 有	主要所見		

- 傷病名等は、日本語で書いてください。
- I 欄では、各傷病について発病の型（例：急性）、病因（例：病原体名）、部位（例：胃噴門部がん）、性状（例：病理組織型）等もできるだけ書いてください。
- 妊娠中の死亡の場合は、「妊娠満何週」、また、分娩中の死亡の場合は「妊娠満何週の分娩中」と書いてください。
- 産後42日未満の死亡の場合は「妊娠満何週産後満何日」と書いてください。
- I 欄及び II 欄に関係した手術について、術式又はその診断名と関連のある所見等を書いてください。紹介状や伝聞等による情報についてもカッコを付して書いてください。

(15) 死因の種類

	1 病死及び自然死
外因死	不慮の外因死 { 2 交通事故　3 転倒・転落　4 溺水　5 煙、火災及び火焔による傷害 6 窒息　7 中毒　8 その他 }
	その他及び不詳の外因死 { 9 自殺　10 殺害　11 その他及び不詳の外因 }
	12 不詳の死

- 「2交通事故」は、事故発生から期間にかかわらず、その事故による死亡が該当します。
- 「5煙、火災及び火焔による傷害」は、火災による一酸化炭素中毒、窒息等も含まれます。

(16) 外因死の追加事項

傷害が発生したとき	平成・昭和　　年　　月　　日　　午前・午後　　時　　分	傷害が発生したところ	都道府県　　　市区　　郡町村
傷害が発生したところの種別	1 住居　2 工事及び建築現場　3 道路　4 その他（　　）		

◆ 伝聞又は指定情報の場合でも書いてください

手段及び状況	

- 「1住居」とは、住宅、庭等をいい、老人ホーム等の居住施設は含まれません。
- 傷害がどういう状況で起こったかを具体的に書いてください。

(17) 生後1年未満で病死した場合の追加事項

出生時体重	単胎・多胎の別	妊娠週数
グラム	1 単胎　2 多胎（　子中第　子）	満　　週
妊娠・分娩時における母体の病態又は異状	母の生年月日	前回までの妊娠の結果
1 無　2 有（　　）3 不詳	昭和 平成　　年　　月　　日	出生児　　　人 死産児　　　胎 （妊娠満22週以後に限る）

- 妊娠週数は、最終月経、基礎体温、超音波計測等により推定し、できるだけ正確に書いてください。
- 母子健康手帳等を参考に書いてください。

(18) その他特に付言すべきことがら

(19)

上記のとおり診断（検案）する

診断（検案）年月日　平成　　年　　月　　日
本診断書（検案書）発行年月日　平成　　年　　月　　日

病院、診療所若しくは介護老人保健施設等の名称及び所在地又は医師の住所　　　　番地　　　番号

（氏名）　　　　医師　　　　　　　　　　　　　印

●図　死亡診断書

● 死亡の原因 ●

① 終末期の状態としての呼吸不全や心不全を，直接死因として記載しない（ただし，明らかな病態としての呼吸不全や心不全を記載することは何ら問題ない）．
② 最も死亡に影響を与えた疾患を医学的因果関係の順に記載する（例：（ア）肺炎，（イ）右3〜9肋骨骨折，（ウ）車両衝突）．
③ それぞれの病名は，できるだけ詳細に記入する（例：肺炎→レジオネラ肺炎）．
④（ア）〜（エ）欄までに記入しきれない場合は，因果関係の近いものから（エ）欄に重ねて記載する．
⑤ 伝聞，推定による記述にはかっこをつけてその中にその旨を記載する［例：虚血性心疾患（推定）］．
⑥ 死亡の原因を特定できないとき，何らかの臓器障害があった場合はそのまま記載するが，全く不明の場合は「詳細不明」と記載し，「その他の特に付言すべきことがら」欄にわかるかぎりの状況を記載する．
⑦ 直接は死因に関係していないが，I欄の経過に影響を及ぼした傷病名や事故の状況などをII欄に記載する［例：I欄（ア）肺膿瘍，（イ）大葉性肺炎，II欄　糖尿病］．
⑧ 発症または受傷から死亡までの期間は年・月・日で記載するが，1日未満の場合は時間・分で記載する．適宜「約」などを付ける．
⑨ 手術は，I欄およびII欄の傷病名に関係のあるものについてのみ記載する．解剖については，行った場合のみ詳細に記載する．

● 死因の種類 ●

① 外因死や不詳の死については，異状死体として所轄警察署に届け出，警察と協議のうえで死因を記載する．
② 司法解剖の場合は，独自に死亡診断書を発行してはならない．
③ 自殺による死亡は，その手段にかかわらず9に○をする．他殺の10に○をすることは法医学者でないかぎりない．

● 外因死の追加事項 ●

① この欄はすべて警察の死体見分を受けているはずである．
② 傷害の発生時刻・場所については，警察の捜査結果に基づいて記載する．「頃」などの記載を適宜使用する（例：午後3時15分頃）［例：島根県江津市（町名不要），福岡県北九州市八幡区（行政区があれば記載する），埼玉県比企郡滑川町（郡部は町村名を記載する）］．
③「手段及び状況」についても，警察の捜査結果に基づいて記載する（例：自転車にて走行中，乗用車と衝突し，10m跳ばされたもの）（例：有機リン系殺虫剤EPN乳剤を約300mL自ら摂取したもの）．

● 生後1年未満で病死した場合の追加事項 ●

紙面の都合もあり，省略する．

● その他特に付言すべきことがら ●

これまでの記載内容でさらに説明を要する場合に記入する（例：死因が不詳である場合の理由・状況の説明など）．この欄をより積極的に利用するとよい．

〈森脇龍太郎〉

付録②：救急医療における書類作成と届出義務

異状死体の届出について

異状死体の届出義務

医師には周知のように「**異状死体の届出義務**」があり，医師法第21条に「医師は，死体または妊娠4カ月以上の死産児を検案して異状があると認めたときは，24時間以内に所轄警察署に届け出なければならない」と明記されている．

異状死とは？

それでは**異状死**とはいったい何なのだろうか？　医師法第21条は，明治時代の医師法にほとんど同文の規定がなされて以来，そのまま踏襲されてきている条文である．立法の当初の趣旨は単純で，おそらく犯罪の発見と公安の維持を目的としたものであったと考えられる．しかし社会生活の多様化・複雑化に伴って異状死の解釈もかなり広義でなければならない状態となっている．しかしあまりに広義に考えすぎると，診断・治療を受けている患者がその病気で死亡するいわゆる「**通常死**」以外をすべて異状死とすることになり，現実的ではない．

もともと異状死という用語は，もっぱら法医学や法医病理学で用いられていたが，臓器移植問題が社会的に注目の的となった頃に並行して議論されるようになり，1994年にまずは**日本法医学会**が「**異状死**」**ガイドライン**（表）を発表した．上述した「通常死」以外をすべて異状死とする形に近いものであるが，【1】～【3】，【5】についてはおおむね異論はなく，問題は【4】であった．

【4】では，「**診療行為に関連した予期しない死亡やその疑いがあるものはすべて届出義務がある**ということであり，それは**診療行為の過誤や過失の有無を問わない**」と明記されている．医療過誤の発生・隠蔽がたびたび問題となったため，疑わしい場合は届け出るという方針を打ち出したもので，それなりの評価はできるものである．しかし外科系を中心とした臨床系医学会などから強い反発があった．その後2001年に**日本外科学会**を中心とした13学会の共同声明が発表されたが，それによると異状死は「**診療行為の合併症としては合理的説明ができない予期しない死亡やその疑い**」であり，'02年には「**重大な過誤の存在しない事例における合併症死は異状死に含まれない**」と続けられた．また医療過誤が急増する今日にあって，その再発防止のためには捜査機関である警察署ではなく，公的な中立機関の設立がふさわしいとの提言もなされた．この動きは，'04年には日本内科学会，日本外科学会，日本病理学会，日本法医学会の4団体による共同声明「診療行為に関連した患者届出について－中立的専門機関の創設に向けて－」に繋がっており，今後の動向が注目される．

実際の診療ではどうするか？

このように異状死については，臨床系医学会からの反発はあるものの，**できるだけ透明性の高い対応を行うという観点**から，日本法医学会のガイドラインを基本にし，【4】の事例で医療過誤の可能性が少しでも考えられれば，まずは速やかに所轄警察署に連絡することが望ましいと考えられる．したがって異状死はなるべく広く解釈すべきであろうが，ただ広く解釈するとはいっても，判断に迷うような場合は現実に存在すると思われるため，臨床医の立場に立った【4】に対する詳細なガイドラインがぜひとも必要であろう．

●表　日本法医学会「異状死」ガイドライン

【1】外因死（診療の有無，診療の期間を問わない）

(1) 不慮の事故
 A．交通事故
 B．転倒，転落
 C．溺水
 D．火災・火焔などによる障害
 E．窒息
 F．中毒
 G．異常環境
 H．感電・落雷
 I．その他
(2) 自殺
(3) 他殺
(4) 上記（1）～（3）のいずれかであるかが不明・不詳の外因死

【2】外因による傷害の続発症，あるいは後遺障害による死亡

【3】上記【1】または【2】の疑いがあるもの

外因と死亡との間に少しでも因果関係の疑いのあるもの．
外因と死亡との因果関係が明らかでないもの．

【4】診療行為に関連した予期しない死亡，およびその疑いがあるもの

注射・麻酔・手術・検査・分娩などあらゆる診療行為中，
またはその比較的直後における予期しない死亡．
診療行為自体が関与している可能性のある死亡．
診療行為中またはその比較的直後の急死で，死因が不明の場合．
診療行為の過誤や過失の有無を問わない．

【5】死因が明らかでない死亡

(1) 死体として発見された場合．
(2) 一見健康に生活していた人の予期しない急死．
(3) 初診患者が，受診後ごく短時間で死因となる傷病が診断できないまま死亡した場合．
(4) 医療機関への受診歴があっても，その疾病により死亡したとは診断できない場合（最終診療後24時間以内の死亡であっても，診断されている疾病により死亡したとは診断できない場合）．
(5) その他，死因が不明な場合．病死か外因死か不明の場合．

文献1）より改変転載

文　献
1) 日本法医学会教育委員会：「異状死」ガイドライン．日本医誌，48（5）：357-358，1994

● さらに学びたいとき
・日本法医学会ホームページ（http://plaza.umin.ac.jp/legalmed/）

〈森脇龍太郎〉

付録②：救急医療における書類作成と届出義務

感染症法に基づく医師の届出・報告の義務について

はじめに

日本では，1897年（明治30年）に制定された「伝染病予防法」を主な根拠として，約100年という長きにわたっていわゆる伝染病対策が講じられてきた．そして医療・医学の進歩，衛生水準の向上などに伴って，その発生頻度は激減した．しかし1990年代に入って，**新興・再興感染症という概念が提起され，世界的にみてもいわゆる伝染病に関する認識は大きく変わってきた**．そんな流れのなかで，日本でも腸管出血性大腸菌O-157による大規模な食中毒の発生を契機として，これらの感染性が強く，また重症度の高い感染症を**危機管理の面から捉え直す必要性**が生じてきた．一方で国際交流の活発化に伴って飛行機などによる移動機会が飛躍的に多くなり，現代の人々は世界中のどこに住んでいようとも，**新興・再興感染症のアウトブレイクと称される爆発的流行の危機に常に晒されている**といえよう．このような背景のもと，いかなる事態が起こっても総合的な感染症対策が取れるように，'99年「**感染症の予防および感染症の患者に対する医療に関する法律**」（**いわゆる新しい感染症法**）が制定されたのである．特に重篤な症状を起こしたり，あるいは感染力の強い感染症を，従来「伝染病」と呼称してきたが，この用語によって，ともすれば社会防衛の目的のもとに個人の人権が軽視されてきた経過を反省し，新しい感染症法では単に「感染症」と呼称するに至っている．冒頭で「いわゆる伝染病」などと，もったいぶったいい回しをあえて使用したのは，このためである．この新しい感染症法は改定が繰り返されているが，この項では最新の届出感染症について述べる（感染症の予防および感染症の患者に対する医療に関する法律第12条第1項および第14条第2項）．

感染症診療における留意点

厚生労働省のホームページには，届出るべき感染症のおのおのについての詳細な診断方法とともに，感染症診療における一般的な留意点が記載されているが，ここにその概略を述べる．

a）検査方法

同定法には，生化学的性状，抗血清，PCR法などがある．抗体検査による感染症の診断は，(1) 急性期と回復期のペア血清による抗体の陽転化，(2) 急性期と回復期のペア血清による抗体価の有意な上昇（血清の段階希釈で，通常4倍以上），(3) 急性期のIgM抗体の検出，などをもって行うが，(4) 単一血清でのIgG抗体の検出による診断には，臨床症状など総合的な判断が必要である．

b）発熱と高熱

「発熱」とは体温が37.5℃以上，「高熱」とは体温が38.0℃以上をいう．

c）その他の留意点

①現在流布していない新しい検査方法を医師が行う場合，②病原体診断または病原体に対する抗体の検出による診断を行って，その診断に疑いが残る場合，などでは地方衛生研究所や国立感染症研究所などに確認する．

届出るべき感染症（表）

'99年に新しい感染症法が実施されてから，少しずつその内容の変化がみられ，鳥インフルエンザ，SARSウイルスなどが組み入れられている．**今後新たな新興・再興感染症のアウトブレイクに伴って，感染症法も大きく変化していく可能性**があり，その都度厚生労働省のホームページを確認すべきである．

●表　感染症法における感染症の類型と処置・届出

感染症類型	感染症名	処置・届出
1類感染症	・エボラ出血熱 ・クリミア・コンゴ出血熱 ・痘瘡（天然痘） ・南米出血熱 ・ペスト ・マールブルグ病 ・ラッサ熱	・原則入院 ・消毒等の対処措置（例外的に、建物への措置、通行制限等の措置も適用対象とする） ・直ちに届け出
2類感染症	・急性灰白髄炎（ポリオ） ・結核 ・ジフテリア ・SARS（病原体：SARSコロナウイルス） ・鳥インフルエンザ（H5N1）	・状況に応じて入院 ・消毒等の対物措置 ・直ちに届け出
3類感染症	・コレラ ・細菌性赤痢 ・腸管出血性大腸菌感染症 ・腸チフス ・パラチフス	・感染症発生状況の収集、分析とその結果の公開、提供 ・直ちに届け出
4類感染症	(1)E型肝炎, (2)ウエストナイル熱（ウエストナイル脳炎を含む）, (3)A型肝炎, (4)エキノコックス症, (5)黄熱, (6)オウム病, (7)オムスク出血熱, (8)回帰熱, (9)キャサヌル森林病, (10)Q熱, (11)狂犬病, (12)コクシジオイデス症, (13)サル痘, (14)腎症候性出血熱, (15)西部ウマ脳炎, (16)ダニ媒介脳炎, (17)炭疽, (18)つつが虫病, (19)デング熱, (20)東部ウマ脳炎, (21)鳥インフルエンザ［鳥インフルエンザ（H5N1）を除く］, (22)ニパウイルス感染症, (23)日本紅斑熱, (24)日本脳炎, (25)ハンタウイルス肺症候群, (26)Bウイルス病, (27)鼻疽, (28)ブルセラ症, (29)ベネズエラウマ脳炎, (30)ヘンドラウイルス感染症, (31)発しんチフス, (32)ボツリヌス症, (33)マラリア, (34)野兎病, (35)ライム病, (36)リッサウイルス感染症, (37)リフトバレー熱, (38)類鼻疽, (39)レジオネラ症, (40)レプトスピラ症, (41)ロッキー山紅斑熱	・感染症発生状況の収集、分析とその結果の公開、提供 ・診断後直ちに届出
5類感染症	(1)アメーバ赤痢, (2)ウイルス性肝炎（E型肝炎およびA型肝炎を除く）, (3)急性脳炎（ウエストナイル脳炎, 西部ウマ脳炎, ダニ媒介性脳炎, 東部ウマ脳炎, 日本脳炎, ベネズエラウマ脳炎, リフトバレー熱を除く）, (4)クリプトスポリジウム症, (5)クロイツフェルト・ヤコブ病, (6)劇症型溶血性レンサ球菌感染症, (7)後天性免疫不全症候群, (8)ジアルジア症, (9)髄膜炎菌性髄膜炎, (10)先天性風しん症候群, (11)梅毒, (12)破傷風, (13)バンコマイシン耐性黄色ブドウ球菌感染症, (14)バンコマイシン耐性腸球菌感染症	・診断後7日以内に届出
	(15)風疹, (16)麻疹（成人例を除く）, (17)RSウイルス感染症, (18)咽頭結膜熱, (19)A群溶血性レンサ球菌咽頭炎, (20)感染性胃腸炎, (21)水痘, (22)手足口病, (23)伝染性紅斑, (24)突発性発疹, (25)百日咳, (26)ヘルパンギーナ, (27)流行性耳下腺炎 (28)インフルエンザ（鳥インフルエンザおよび新型インフルエンザなどの感染症を除く）, (29)急性出血性結膜炎, (30)流行性角結膜炎, (31)クラミジア肺炎（オウム病を除く）, (32)細菌性髄膜炎（髄膜炎菌性髄膜炎は除く）, (33)マイコプラズマ肺炎, (34)無菌性髄膜炎	・週単位で報告
	(35)性器クラミジア感染症, (36)性器ヘルペスウイルス感染症, (37)尖圭コンジローマ, (38)淋菌感染症, (39)メチシリン耐性黄色ブドウ球菌感染症, (40)ペニシリン耐性肺炎球菌感染症, (41)薬剤耐性緑膿菌感染症	・月単位で報告

● 感染症の届出後の流れ（図）●

　感染症対策において，その感染症の発生動向を把握することは最も重要な対策の1つであるが，その発生情報の正確な把握と分析を行い，診療指針などとともに国民や医療機関への情報提供・公開を行うことがきわめて重要である．その具体的な体制を図に示す．届出書類もおのおのの疾患ごとに設定されており，厚生労働省のホームページから入手できる．

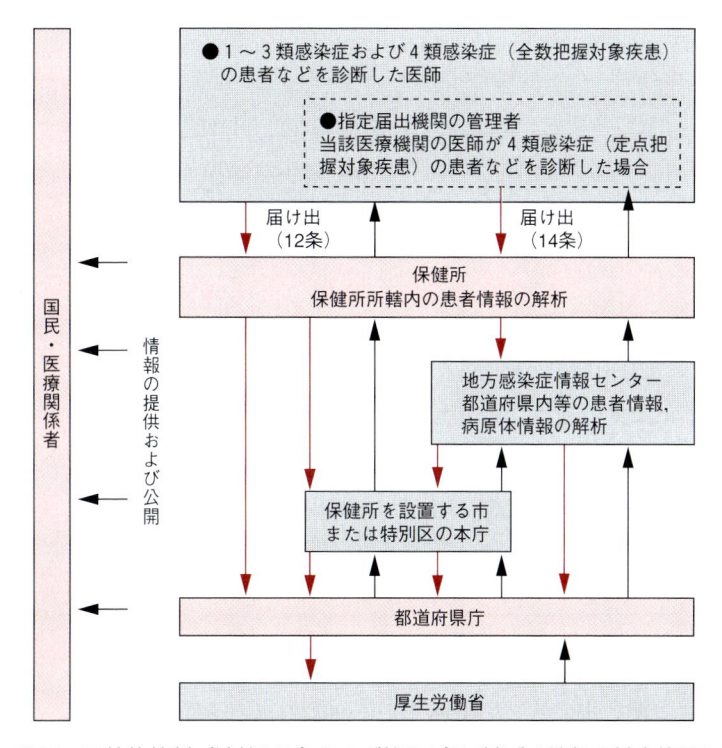

● 図　具体的体制（法第12条および第14条に基づく情報の基本的流れ）

● おわりに ●

　救急医療で扱う傷病者は，ほとんどの場合，十分な情報がないまま観察・処置を行わざるをえない．したがって原則的には**常に感染症が存在していると考えて対処しなければならない**．それゆえ**標準的予防法は原則的としてすべての傷病者に対して行うべき**であることはいうまでもない．届出感染症に遭遇した場合は，直ちに所轄保健所に問い合わせ，指示を仰ぎ，遅滞なく所定の手続きを踏んで届出なければならない．

● さらに学びたいとき

1) 厚生労働省ホームページ（http://www.mhlw.go.jp/）

〈森脇龍太郎〉

索引

和文

あ

アカシジア	166, 168
悪性過高熱	264
悪性高血圧	239
悪性腫瘍	84, 151
悪性症候群	151, 264
悪性リンパ腫	84, 152
アジ化ナトリウム中毒	94
新しい感染症法	355
アデール	108
アデニル酸シクラーゼ賦活薬	247
アドレナリン	108, 249
アナフィラキシー	107, 130
アナフィラキシーショック	36, 107, 109, 111, 240
アナフィラクトイドショック	112
アブレーション治療	129
アミオダロン	249, 252
アミラーゼ	349
アルカローシス	116
アルコール	49
アルコール離脱せん妄	99
アルブミン	260, 349
アンジオテンシンII受容体拮抗薬	239
アンチトロンビンIII	349
アンモニア	349
胃潰瘍	62
異型輸血	109, 227
意識障害	67, 70, 128, 132
意識レベル	332
医師法第21条	353
異状死	353
異状死体の届出義務	353
胃洗浄	94, 157
イソプロテレノール	129
板状硬	122
一次性ショック	112
一時的ペースメーカー挿入	243
一過性意識障害	128
溢水	260
溢水状態	263
遺伝性QT延長症候群	130
胃粘膜保護	237
イノバン	108
異物	295
医療面接	128
イレウス	127, 306, 308
陰茎	198
陰茎陰嚢角	198
咽頭炎	273
ウィーニング開始の条件	237
ウィリス動脈輪	68
埋え込み型除細動器	129
右室駆出率	331
右室梗塞	243, 301
右心負荷	116
ウラ検査	219, 222
エコーガイド下穿刺法	191
エコーガイド下のCVC	191
エコノミークラス症候群	115
エピネフリン	36
エピペン®	37
塩酸コルホルシンダロパート	108, 247
塩酸モルヒネ	239, 246
塩素	349
エンドトキシン	108, 349
嘔吐	43, 45, 114
横紋筋融解	34
横紋筋融解症	32, 145
小川培地	87
オキシマイザー	231
オモテ検査	219, 221
オランザピン®	166
オルプリノン	246

か

海外渡航	152
海外旅行帰りの下痢	276
外頸静脈穿刺	193
外頸静脈の怒張	34
外減圧手術	147
外傷性くも膜下出血	285
外傷性の即発性痙攣	140
回転性めまい	146
外套付きカニューレ穿刺法	195
解離性動脈瘤	150
解離性脳動脈瘤	135, 138
解離内膜	40
加温	267
過換気症候群	167
拡散障害	105
覚醒	132, 332
拡張不全	242
カコージン	108
過剰塩基	329
ガストログラフィン®	47
家族性QT延長症候群	130
下大静脈径	29
下大静脈フィルター	119
片肺挿管	182
カタボン	108
褐色細胞腫クリーゼ	240
活性炭	157
活性炭投与	94
下部尿路疾患	197
下壁梗塞	301
紙袋呼吸	166
可溶性IL-2受容体	85
ガラス板法	219
カリウム	349
カルシウム	349
カルペリチド	245
換気血流不均等	105
冠危険因子	43
間欠型CO中毒	91
間欠熱	152
肝細胞癌	313
肝細胞癌破裂	313
肝腫大	311
環状抗うつ薬	160
肝損傷	28
眼振	80
肝生検	88
眼前暗黒感	128
感染症	84, 151
感染性心内膜炎	84, 152, 304
眼底出血	68
冠動脈形成術	120
冠動脈造影	116
肝動脈瘤	57
肝破裂	313
気管支結核	87
気管支喘息	34
気管支喘息発作	102
気管支攣縮	109, 182
気管切開	184

Index 索引

気管挿管	173, 177
気管損傷	182
気胸	115, 182, 200
拮抗薬	159
気道確保	81
気脳症	284, 286
機能性頭痛	135
救急救命士	20
急性胃粘膜病変（AGML）	126
急性CO中毒	90
急性冠症候群	114, 120
急性下痢症	276
急性喉頭蓋炎	273
急性硬膜下血腫	285
急性呼吸窮迫症候群	329
急性心筋炎	115, 117
急性心筋梗塞	43, 44, 114, 117, 118, 239, 243, 300
急性心不全の重症度	330
急性膵炎	49, 313
急性水頭症	81
急性生理学的スコア	346
急性大動脈解離	39, 115, 117, 130, 239, 295, 314
急性中耳炎	271
急性中毒	157
急性腸間膜リンパ節炎	124
急性肺傷害	329
急性腹症（acute abdomen）	125
急性溶血性副作用	227
吸入ガス中毒	160
救命の連鎖	172
胸骨圧迫	171
胸水穿刺	47
強制アルカリ利尿	157
胸痛	114
胸痛・背部痛	38
胸部CT	295
胸部X線	288
胸部大動脈瘤破裂	117
胸膜炎	295
鏡面像（niveau）	125
起立性低血圧	130, 148
禁煙	168
緊急手術	47
緊急内視鏡	62
緊急内視鏡検査	62
緊急ペーシング	79
緊急輸血	226
筋弛緩薬	179
筋性防御	47, 125
緊張型頭痛	139
緊張性気胸	33, 115, 117, 291, 295
緊張性血気胸	29
クエン酸マグネシウム	157
クオンティフェロン	152
くも膜下出血	68, 82, 138, 146, 240, 283
クリアランス	335
クリッピング	62
クレアチニン	349
クレアチニンクリアランス	336
群発頭痛	139
経カテーテル的血栓溶解療法（TCT）	126
経管栄養	237
携帯型心電図記録計	129
頸動脈洞失神	130
頸動脈洞マッサージ	254
茎捻転	315
経皮経肝胆道ドレナージ	126
経皮的冠動脈形成術	43, 243
経皮的心肺補助法	120, 161
頸部皮下気腫	47
稽留熱	151
痙攣	144
痙攣重積	144
下剤	157
血液ガス分析器	258
血液吸着	159
血液浄化療法	159
血液製剤の薬価	228
血液透析	94, 159, 258
血液分布不均等性ショック	107
血液濾過	258
結核	152
結核性髄膜炎	87
血管炎症候群	152
血管内脱水	260
血管内皮細胞障害	345
血管迷走神経性失神	130
血気胸	290, 297
血胸	295
血色素量	349
血漿交換	159
血小板数	349
血清浸透圧	349
結節性多発動脈炎	84
血栓性血小板減少性紫斑病	152
血栓溶解療法	119, 120, 243
血中CO-Hb濃度	90
血中IgE	37
血中濃度	76, 142
解毒薬	94, 159
解熱鎮痛薬	268
解熱薬	154
原因微生物	269
限外濾過法	248
嫌気性代謝	30
幻視	164
現実感消失	97
幻触	164
見当識障害	99
健忘	164
抗A抗体	220
抗B抗体	220
抗D抗体	222
高K血症	227, 262
高Na血症	261
好塩基球	109
好塩基球分画	37
高気圧酸素療法	91
抗凝固療法	119, 205
抗菌薬	269
抗凝固薬	125
高血圧緊急症	238
高血圧性脳症	239
抗原抗体反応	109
膠原病	84, 151
交差適合試験	223
交差適合試験の手順	224
膠質液	111
甲状腺機能亢進症	253
高体温	154
後頭蓋窩	81
喉頭鏡	178
喉頭展開	179
喉頭浮腫	109
高度徐脈	79
高度大動脈狭窄	129
高度房室ブロック	147
高濃度酸素投与	91
項部硬直	67
絞扼性イレウス	127

誤嚥	81	重症頭部外傷	28	振戦せん妄	167
呼気終末CO$_2$検知器	181	重症度指標による死亡率	348	迅速気管挿管法	181
呼吸困難	102	重症度評価	346	診断的治療	88, 154
呼吸終末二酸化炭素分圧	329	自由水クリアランス		心タンポナーデ	29, 129, 130, 243
呼吸促迫	47	（free water clearance）	336	浸透圧クリアランス	
呼吸同調デマンドバルブ	231	十二指腸潰瘍穿孔	52	（osmolal clearance）	336
呼吸不全	105	主試験	223	浸透圧利尿	338
国際頭痛分類第2版	135	出血性ショック	62	心内血栓	129
骨髄生検	88, 154	循環血液量	337	心嚢液貯留	295
コリンエステラーゼ	349	循環血液量減少性ショック		心肺補助装置	248
さ			29, 107, 109, 111	心不全	241, 295, 305
サーファクタント補充療法	105	循環血漿量	259, 261	腎不全	260
再灌流療法	43, 44, 120	消化管出血	62	心房細動	59, 253
細菌性髄膜炎	71, 74, 270	消化管穿孔	52, 306, 307	心房性ナトリウム利尿ペプチド	245
細菌性赤痢	276	状況失神	130	心房粗動	253
催吐	157	症候性てんかん	140	心房頻拍	254
細胞外液	337	症候性頭痛	135	髄液糖低下	71
鎖骨下静脈穿刺	192	硝酸イソソルビド	245	推定出血量	225
鎖骨下動脈盗血症候群	130	晶質液	111	髄膜炎	68, 205
左室拡張終期圧	242	上腸間膜動脈瘤	57	髄膜炎菌	71
左室駆出率	331	小脳失調症状	81	髄膜刺激症状	87, 205
左室流出路狭窄	129	上部消化管出血	63	スキサメトニウム	179
詐熱	152, 155	静脈洞血栓症	142	スケールベッド	258
左房粘液腫	129, 130	食道造影	47	頭痛	67, 70, 135
サリチル酸塩	157	食道挿管	182	ストレス	164
サルモネラ	276	食道挿管検知器	181	ストレス性潰瘍	236
三環系抗うつ薬	157	ショック	46, 47, 107, 126	スワン・ガンツカテーテル	242, 257
残渣	310	ショックスコア	62	精神運動興奮状態	99
酸素供給量	328	徐脈性心房細動	254	精神疾患	163
酸素消費量	328	ジルチアゼム	238	成人発症Still病	152
酸素摂取率	328	心エコー	116	正中法	205
酸素飽和度	328	心外閉塞・拘束性ショック	29	静的コンプライアンス	329
子癇	145	心外閉塞性・拘束性ショック		成分輸血	111
死腔換気率	329		107, 110, 111	生理食塩液法	222
ジゴキシン	246	心筋炎	303	脊髄ショック	112
自然気胸	200, 290, 295	心筋障害マーカー	44, 116	脊髄損傷	240
持続性血液濾過透析	249	神経原性ショック	36, 37, 107, 240	石灰化	309, 315
持続的血液濾過透析	159, 258	心係数（CI）	107, 243, 331	赤血球数	349
死体検案書	350	神経調節性失神	112, 128, 130	赤血球浮遊液	223
弛張熱	152	神経痛	135	セロトニン	139
失神	43, 114, 128	心原性失神	128	セロトニン症候群	161
失神発作	79	心原性ショック	107, 111	遷延性意識障害	128
失調性呼吸	81, 82	新興・再興感染症	355	閃輝暗点	136
自発眼振	149	人工腎臓	260	全身性炎症反応症候群	112, 347
ジプレキサ®	166	深在性膿瘍	84, 152	選択的セロトニン再取り込み阻害薬	
死亡診断書	350	心室細動	249		160
縦隔気腫	46, 47, 295	心室中隔穿孔	44, 243	せん妄	99, 164
		心室頻拍	59, 252	せん妄状態	164
		侵襲的人工呼吸開始の基準	233	前立腺疾患	199

Index 索引

造影CT		39
造影剤の漏出		47
挿管困難		181
臓器の移植に関する法律		350
総タンパク		349
総ビリルビン		349
側頭動脈炎		138
粟粒結核		84, 87
ソル・コーテフ®		36
ソルビトール		157

た

第2世代抗精神病薬		166
体うっ血		242
体液		256, 257, 259, 261, 263
体温		264
体温管理		264
体温計		257
大後頭孔ヘルニア		146
代謝性アシドーシス		30
代謝性脳症		132
代償性抗炎症反応症候群		348
大腿静脈穿刺		194
大腸癌		309
大動脈炎症候群		130
大動脈解離		118, 129
大動脈内バルーンパンピング		247
大動脈バルーンパンピング法		121
大動脈弁狭窄		130
代用血漿		111
他科受診		154
多形性心室頻拍		252
多臓器障害		347
多臓器不全		126, 347
脱水		32, 259
多発外傷		28
ダブルチェック		227
単形性心室頻拍		252
単純性イレウス		127
胆石		309
胆石症		49
チオペンタールナトリウム		249
遅発性溶血性副作用		228
注視眼振		149
中心静脈圧		257
中心静脈カテーテル挿入		191
虫垂炎		124, 315, 310
中毒起因物質の手がかり		158
蝶形骨洞		72
腸重積		314
腸洗浄		157
直接血液吸着		94
直流通電		249
鎮静薬		179
鎮痛薬		179
椎骨動脈解離		147
椎骨脳底動脈解離		150
通常死		353
冷たい血液		227
低Ca血症		227
低K血症		262
低Na血症		68, 261
低血糖		32, 140
低酸素血症		32, 116
低体温		227
低体温症		264
転移性肝癌		311
電解質		256, 257, 259, 261, 263, 337
電解質異常		32
電解質分析器		258
てんかん		144
伝染性単核球症		152
伝染病予防法		355
頭蓋内圧		333
頭蓋内圧亢進症状		205
洞機能不全症候群		147
洞結節リエントリー性頻拍		254
洞性頻脈		253
糖尿病性神経症		130
頭部外傷		282
洞不全症候群		59, 254
動脈圧		257
動脈圧波形		257
動脈解離		150
動脈血酸素含量		328
動脈血酸素分圧		328
動脈血二酸化炭素分圧		329
動脈瘤		295
特異的拮抗薬		94
特発性食道破裂		46, 115
特発性心室頻拍		252
突発性難聴		147, 148
ドパミン		108, 246
ドブタミン		246
ドブタミン塩酸塩		108
ドブトレックス®		108
トライエージDOA®		160
トルコ鞍拡大		65
トロポニンI		116
トロポニンT		107, 116
トロンボモジュリン		345

な

内頚静脈穿刺		192
内視鏡的止血術		62
内視鏡的胆道ドレナージ		126
ナトリウム		349
ニカルジピン		238
二次性ショック		29, 112
ニトログリセリン		114, 238, 245
ニトロプルシド		238, 245
ニフェカラント		249, 252
乳酸		30
乳頭筋断裂		243
尿浸透圧		335
尿素窒素		349
尿中定性薬毒物検出キット		32
尿道外傷		199
尿道括約筋部		198
尿道や前立腺の手術		199
尿比重		335
尿比重計		256
尿閉患者		197
尿量計		256
尿量の測定		197
尿路感染症		276
認識機能		132
妊娠		125
妊婦への抗菌薬投与		280
熱希釈法		242
熱型		151
熱射病		151, 264
熱傷ショック		107, 112
熱性痙攣		74, 144
熱中症		140
脳炎		68, 205
脳下垂体腫瘍		65
脳幹梗塞		147
脳幹出血		146
脳幹障害		81
脳灌流圧		334
膿胸		34
脳血管障害		32, 283
脳梗塞		239, 283
脳挫傷		285
脳室ドレナージ		29
脳出血		240, 283

脳腫瘍	135	非心原性肺水腫	102	ペットの飼育	152
膿性髄液	71	ヒスタミン	109	ヘパリン	119
脳低灌流	32	ヒステリー	167	ヘマトクリット	349
脳ヘルニア	137	ビタミンK	340	片頭痛	136, 138
ノルアドリナリン®	108	左胃動脈瘤破裂	56	ベンゾジアゼピン系薬物	99
ノルアドレナリン	108	左急性硬膜外血腫	286	便秘	310
ノルエピネフリン		左急性硬膜下血腫	284	片麻痺	70
（ノルアドリナリン）	246	左多発肋骨骨折	28	蜂窩織炎	278
		脾動脈瘤	57	膀胱洗浄	199
は		ヒトおよび動物咬傷	278	房室結節リエントリー性頻拍	254
肺うっ血	242	ヒト心房性Na利尿ペプチド	108	房室ブロック	59, 129, 254
肺炎	274	非ホジキンリンパ腫	84	房室リエントリー性頻拍	254
肺炎球菌	71	肥満細胞	109	傍正中法	205
肺癌	295	びまん性脳損傷		ホスホジエステラーゼⅢ阻害薬	245
肺気腫	297	（diffuse brain injury）	282	ボスミン	108
肺気腫症例に合併した肺炎	293	非溶血性副作用	228	発作性上室頻拍	254
敗血症性ショック	107, 111, 240	標準血球	222	ボディ・パッカー	161
敗血症性ショックの治療戦略	109	標準血球A1，B，O	220	ポリエチレングリコール液	157
肺血栓塞栓症	23, 102, 115, 117, 118,	標準的防御策	20	ホルター心電図	59
	128, 130, 152, 243, 288, 295, 302	広場恐怖	167		
肺高血圧	288, 295	不安・焦燥感	99	**ま**	
肺挫傷	28, 297	不安定狭心症	114, 115, 117	マキシマムバリアプレコーション	
肺水腫	294	フィブリノーゲン	341, 349		191
肺動脈圧	257	フェンタニル	179	マルチスライスCT	40, 121
肺動脈楔入圧（PAWP）	107, 243, 331	腹腔動脈瘤	57	マルファン症候群	39
梅毒性髄膜炎	139	副試験	223	慢性硬膜下血腫	138, 283
バイパス術	243	副腎皮質ステロイド	271	ミオシン軽鎖	107
背部痛	114	腹水貯留	311, 313	右急性硬膜下血腫	286
肺胞気動脈血酸素分圧較差	328	腹痛	122	ミダゾラム（ドルミカム®）	28, 179
肺胞低換気	232	腹部血管撮影	57	ミルリーラ	108
肺胞動脈血酸素較差	105	腹部内臓動脈瘤	57	ミルリノン	108, 246
肺門を中心に両側性に浸潤影	294	腹膜透析	258	無気肺	288, 289, 292
ハチ	35	不整脈	79, 261	無気肺（左下葉）	293
バッグ・バルブ・マスク（BVM）	171	不明熱	155	無気肺（左上葉）	293
白血球数	349	ブラジキニン	109	無気肺（右上葉）	293
発性食道破裂	117	フレイルチェスト	28	無気肺（右中葉）	293
発熱	151, 154, 155, 269	プレドパ	108	無酸素−虚血後の致死的ミオクローヌス重積状態	145
パニック障害	97, 164, 167	プロカインアミド	252	迷走神経刺激	254
パニック状態	163	プロカルシトニン	155	メキシレチン	252
パニック発作	97, 163, 164, 167	フロセミド	245	メトヘモグロビン血症	161
バランスシート	256	プロテインC	345	メニエール病	148
バルーンカテーテル	197	プロトロンビン時間	349	めまい	77
バルビタール	157	プロプラノロール	238	めまい感	146
バレー徴候	77, 80	プロポフォール	249	免疫不全患者	88
半座位	241	糞石	315		
反動痛（rebound tenderness）	125	ペースメーカー	59	**や**	
汎発性腹膜炎	52, 123	ペースメーカー不全	130	薬剤性ショック	107
ハンプ	108	平衡機能障害	146	薬剤誘発性不整脈	130
皮下気腫	34, 46	閉塞性肥大型心筋症	129, 130	薬物中毒	32
非痙攣性発作	144	ベクロニウム	179		

Index

索引

有機リン系殺虫剤		160
輸液		207
輸液加温装置		257
輸液ポンプ		256
輸液・輸血のスケジュール		226
輸血開始		225
輸血関連急性肺障害		228
輸血後GVHD		228
輸血事故		227
輸血前検査		224
指鼻試験		77, 80
陽圧呼吸時		34
腰椎穿刺	74, 137,	142, 203
予期不安		167
予防投与		271

ら

卵巣類皮嚢腫	315
リープマン現象	167
離人症状	97
リスパダール®	166
離脱症状	99, 167
リドカイン	59, 252,
利尿薬	260
硫酸マグネシウム	251
緑内障	136
輪状甲状靱帯切開	109
輪状甲状靱帯穿刺	109
リンパ節生検	84
類上皮肉芽腫	88
冷汗	43, 114
冷却	265
レルギー性疾患	84
ロクロニウム	179

数字

1％メチレンブルー	161
Ⅰ型呼吸不全	232
1類感染症	356
Ⅱ型呼吸不全	232
Ⅱ度房室ブロック	59
2類感染症	356
Ⅲ度房室ブロック	147
3D-CT	57
3類感染症	356
4類感染症	356
5 P's	106
5つの臨床兆候	62
5類感染症	356

欧文

A

$A-aDO_2$	105, 119
abbreviated injury score	348
ABO式血液型	219
ABO式血液型の凝集パターン	220
ACE阻害薬	239
ACLS	172
ACS (acute coronary syndrome)	120
Adams-Stokes症候群	59, 79
Adams-Stokes発作	147
AED	170
ALP	349
ALT	349
anaphylactic shock	107, 109
anaphylactoid shock	112
angioedema	109
Anion Gap（陰イオンギャップ）	338
APACHE Ⅱ	346
ARDS	26, 102, 298
ARDS診断基準	329
AST	349
α遮断薬	157, 240

B

β-D-グルカン	349
BE	30
BLS	172, 173
Brugada型心電図	129
burn shock	107, 112
BURP	180
butterfly shadow	294
BVM（バッグ・バルブ・マスク）	173
β遮断薬	239

C

cardiogenic shock（心原性ショック）	107, 241
CARS	109, 112
CBZ	145
CCO (continuous cardiac output)	330
CHDF	109
Chilaiditi症候群	307
CI (cardiac index)	330
CK	349
CK-MB	349
CO_2ナルコーシス	232, 293, 297
CO (cardiac output)	330
compensatory anti-inflammatory response syndrome	112
COPD	34
CPR (cardio pulmonary resuscitation)	170
cricoid pressure	179
CRP	154
Cstat	329
CVP (central venous pressure)	330
C反応性タンパク	349

D

DeBakey分類	40
DICスコア	341
distributive shock（血流分布異常性ショック）	107, 240
DLST	155
drug fever	155
drug induced shock	107
D-ダイマー	39, 116, 119, 349
$\varDelta$波	129

E・F

EBD (endoscopic biliary drainage)	126
Emergency Coma Scale	332
ENBD	126
ERBD	126
ERCP (endoscopic retrograde cholangiopancreatography)	49
EST (endoscopic sphincterotomy)	49
EVL (endoscopic variceal ligation)	110
extracardiac obstructive shock	107, 110
FDP（フィブリン/フィブリノーゲン分解産物）	349, 341
FENa (fractional excretion of sodium)	335

FFP（fresh frozen plasma：新鮮凍結血漿） 28	Meckel憩室 124	revised trauma score 348
fogging effect 283	MobitzⅡ型 59	Rh陰性 222
Forrester分類 243, 331	MOF（multiple organ failure） 126	Rh式血液型 222
free air 52, 125, 306, 307	MRCP（magnetic resonance cholangio-pancreatography） 49	Rubensteinの分類 60
	Na異常 260	RVEF（right ventricular ejection fraction） 331

G・H

G2005 170	neurally mediated syncope 112	
GCS（Glasgow Coma Scale） 132, 144, 332, 333	neurogenic shock 107	
GVHD 225	niveau 306, 307, 308	

S

H₁ブロッカー 36		sausage appearance 23
H₂ブロッカー 36		secondary shock 112

O

Hampton's hump 23, 289	obstructive shock（閉塞性ショック） 241	Seldinger法 194
Hericobacter pylori（HP） 53	Osmolar Gap（浸透圧ギャップ） 338	Sellick手技 179
H-FABP 43, 116	oxygenation index 329	septic shock 107
HF（hemofiltration） 258		sequential organ failure assessment 347

P

Hunt & Kosnik分類 69	pallor（蒼白） 106	SIRS 107, 109, 269
hyperdynamic shock 108	Parkinson病 130	SIRS（systemic inflammatory response syndrome） 112
hypovolemic shock（低容量性ショック） 107, 109, 241	PAWP（pulmonary artery wedge pressure） 107, 330	SLE 152
	PB 145	sniffing position 178

I

	PCPS 108, 161	SP-A 105
IABP 108	PCPS（percutaneous cardiopulmonary support） 119	SP-D 105
ICD 129	PCR法 87	spinal shock 107, 112
ICD植え込み手術 130	PCWP（pulmonary capillary wedge pressure） 330	Stanford分類 40
ICPのモニタリング 29	PEA 174	ST上昇 44
IgE 109	PEEP 109	SVR（systemic vascular resistance） 330
IgG 109	permissive hypercapnia 234	

T

Inappropriate sinus tachycardia 253	perspiration（冷汗） 106	TAE（transarterial embolization） 56, 110
injury severity score 348	Peutz-Jeghers症候群 314	Tilt試験 128, 129
INR（international normalized ratio） 340	PHT 145	tissue plasminogen activa 119
IVR（interventional radiology） 126	primary shock 112	Toddの麻痺 144
	prostration（虚脱） 106	TPN 109

J・K

	PRSP 72	Trauma injury severity score 348
JCS（Japan Coma Scale） 132, 332	PTBD（percutaneous transhepatic biliary drainage） 126	Triage DOAR 140
JATEC™ 29	PTCD 126	T-RTS（triage RTS） 348
Kerckringヒダ 308	PTGBD 126	Tチューブ 237
Kernig徴候 67, 70	pulmonary deficiency（呼吸不全） 106	

V～Z

Killip分類 330	pulselessness（脈拍触知不能） 106	Valsalva手技 254
Knuckle sign 289	PVR（pulmonary vascular resistance） 331	volume-pressure index 329
		VPA 145

L～N

		water seal 200, 201
landmark法 191		Westermark's sign 23, 289
LDH 84, 349		WFNS分類 69

R

LVEF（left ventricular ejection fraction） 331	respiratory index 329	ZNS 145

医学とバイオサイエンスの 羊土社

羊土社 臨床医学系書籍ページ　http://www.yodosha.co.jp/medical/

- 羊土社では，診療技術向上に役立つ様々なマニュアル書から臨床現場ですぐに役立つ書籍，また基礎医学の書籍まで，幅広い医学書を出版しています．
- 羊土社のWEBサイト"羊土社 臨床医学系書籍ページ"は，診療科別分類のほか目的別分類を設けるなど書籍が探しやすいよう工夫しております．また，書籍の内容見本・目次などもご覧いただけます．ぜひご活用ください．

▼メールマガジン「羊土社メディカルON-LINE」にご登録ください▼

- メディカルON-LINEでは，羊土社の新刊情報をはじめ，求人情報や学会情報など皆様の役にたつ情報をお届けしています．
- PC版は毎月2回の配信です．手軽にご覧いただけるモバイル版もございます（毎月1回配信）．
- PC版・モバイル版ともに登録・配信は無料です．登録は，上記の"羊土社臨床医学系書籍ページ"からお願い致します．

救急医療パーフェクトマニュアル改訂版
あらゆる角度から救急医療をマスターするための完全実用ガイド

2002年　7月10日　第1版第1刷発行	編　集　森脇龍太郎・輿水健治
2008年　3月25日　第1版第6刷発行	発行人　一戸裕子
2009年　11月1日　第2版第1刷発行	発行所　株式会社　羊　土　社
	〒101-0052
	東京都千代田区神田小川町2-5-1
	TEL　03(5282)1211
	FAX　03(5282)1212
	E-mail　eigyo@yodosha.co.jp
	URL　http://www.yodosha.co.jp/
	装　幀　野崎一人
	撮　影　studio one
ISBN978-4-7581-0676-4	印刷所　日経印刷株式会社

本書の複写にかかる複製，上映，譲渡，公衆送信（送信可能化を含む）の各権利は（株）羊土社が管理の委託を受けています．

JCOPY ＜(社)出版者著作権管理機構 委託出版物＞
本書の無断複写は著作権法上での例外を除き禁じられています．複写される場合は，そのつど事前に，(社)出版者著作権管理機構（TEL 03-3513-6969，FAX 03-3513-6979，e-mail：info@jcopy.or.jp）の許諾を得てください．

日常診療で役立つオススメ書籍

レジデントノート vol.11 増刊
日常診療での薬の選び方・使い方
日頃の疑問に答えます

編／徳田安春, 青木眞, 岸本暢将, 本村和久, 堀之内秀仁

頻用薬の使い分けや具体的な処方に関する様々な疑問を解決します！処方を行う際のベテラン医師の臨床思考のロジックを，症例と豊富な図表を用いてわかりやすく解説！納得のいく処方の実践には欠かせない1冊です！

- 定価（本体 3,900円＋税）
- B5判　247頁
- ISBN978-4-7581-0490-6

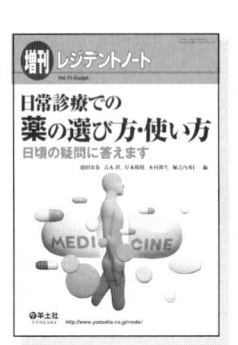

救急・当直で必ず役立つ！
骨折の画像診断
全身の骨折分類のシェーマと症例写真でわかる読影のポイント

編／福田国彦　丸毛啓史

救急・当直でよく出合う全身50種類以上の代表的な骨折を網羅！骨折分類のシェーマと豊富な症例写真を用いて読影のポイントをわかりやすく解説！

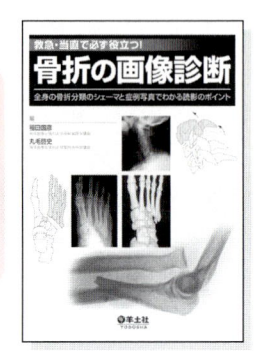

- 定価（本体 5,000円＋税）
- B5判　268頁
- ISBN978-4-7581-1168-3

当直で困らない
小外科のコツ　改訂版

編／平出　敦

当直で必ず出合うが，意外と対処法を知らない，けが，疾患，症状に自信をもって対応できます！本改訂で医療安全面を配慮した解説がさらに充実！

- 定価（本体4,500円＋税）
- B5判　213頁
- ISBN978-4-7581-0673-3

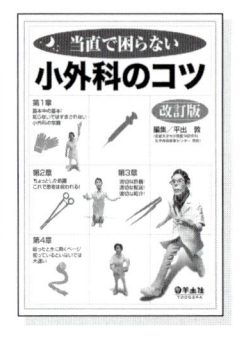

輸液療法の進め方ノート　改訂版
体液管理の基本から手技・処方までのポイントがわかる実践マニュアル

編／杉田　学

大好評書の改訂版がついに登場！ポイントがわかる簡潔な記述，フローチャート・図表で診断，投与までが瞬時につかめるので，ベッドサイドで即使えます．疾患別の輸液療法は26項目と他書にない充実ぶり！

- 定価（本体4,500円＋税）
- B5判　278頁
- ISBN978-4-7581-0678-8

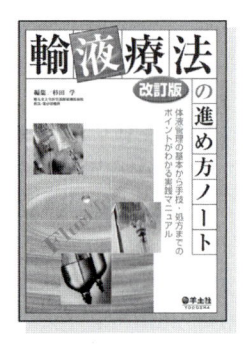

発行　羊土社 YODOSHA
〒101-0052　東京都千代田区神田小川町2-5-1　TEL 03(5282)1211　FAX 03(5282)1212
E-mail：eigyo@yodosha.co.jp
URL：http://www.yodosha.co.jp/

ご注文は最寄りの書店，または小社営業部まで

大好評のビジュアル基本手技シリーズ

1
必ずうまくいく！
気管挿管 改訂版
カラー写真とイラストでわかる手技とコツ

著／青山和義

- 定価（本体4,500円＋税） ■A4判 ■205頁＋DVD
- ISBN978-4-89706-347-8

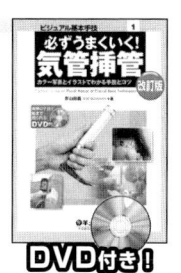

DVD付き！

2
カラー写真でみる！
骨折・脱臼・捻挫
画像診断の進め方と整復・固定のコツ

編／内田淳正，加藤 公

- 定価（本体4,500円＋税） ■A4判 ■159頁
- ISBN978-4-89706-332-4

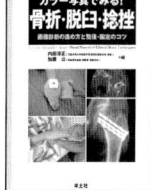

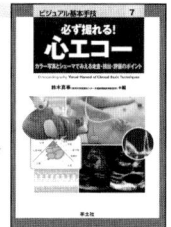

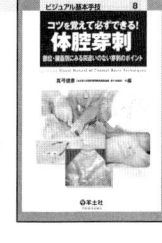

3
カラー写真で必ずわかる！
消化器内視鏡
適切な検査・治療のための手技とコツ

著／中島寛隆，長浜隆司，幸田隆彦，浅原新吾

- 定価（本体6,000円＋税） ■A4判 ■190頁＋DVD
- ISBN978-4-89706-331-7

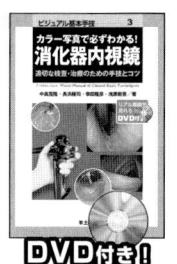

DVD付き！

4
カラー写真でよくわかる！
注射・採血法
適切な進め方と安全管理のポイント

編／繁田正毅

- 定価（本体3,900円＋税） ■A4判 ■189頁
- ISBN978-4-89706-333-1

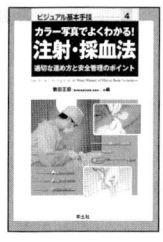

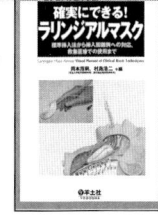

5
必ず上手くなる！
中心静脈穿刺
部位別穿刺法のコツと合併症回避のポイント

編／森脇龍太郎，中田一之

- 定価（本体4,300円＋税） ■A4判 ■146頁
- ISBN978-4-89706-334-8

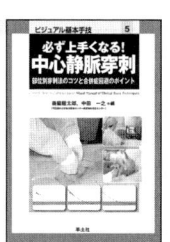

6
写真とシェーマでみえる！
腹部エコー
適切な診断のための走査と描出のコツ

編／住野泰清

- 定価（本体5,400円＋税） ■A4判 ■223頁
- ISBN978-4-89706-335-5

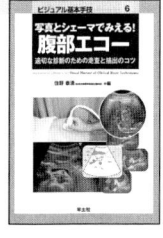

7
必ず撮れる！
心エコー
カラー写真とシェーマでみえる走査・描出・評価のポイント

編／鈴木真事

- 定価（本体4,500円＋税） ■A4判 ■158頁
- ISBN978-4-89706-336-2

8
コツを覚えて必ずできる！
体腔穿刺
部位・臓器別にみる間違いのない穿刺のポイント

編／真弓俊彦

- 定価（本体4,500円＋税） ■A4判 ■139頁
- ISBN978-4-89706-337-9

9
確実に身につく！
縫合・局所麻酔
創に応じた適切な縫合法の選択と手技のコツ

監／落合武徳　編／清水孝徳，吉本信也

- 定価（本体4,500円＋税） ■A4判 ■141頁
- ISBN978-4-89706-338-6

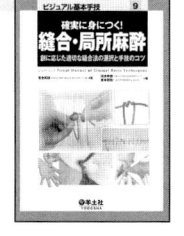

10
確実にできる！
ラリンジアルマスク
標準挿入法から挿入困難例への対応，救急医療での使用まで

編／岡本浩嗣，村島浩二

- 定価（本体3,800円＋税） ■A4判 ■109頁
- ISBN978-4-89706-339-3

発行　羊土社　YODOSHA

〒101-0052　東京都千代田区神田小川町2-5-1　TEL 03(5282)1211　FAX 03(5282)1212
E-mail: eigyo@yodosha.co.jp
URL: http://www.yodosha.co.jp/

ご注文は最寄りの書店，または小社営業部まで

救急・ICUで役立つオススメ書籍

Dr.寺沢流 救急診療の極意
自信がわき出る人気講義録

著/寺沢秀一
執筆協力/林 寛之

「こんな講義を受けたかった」と大評判！救急の基本＋役立つワザ＋そっと教えるこぼれ話で，当直も怖くない！！

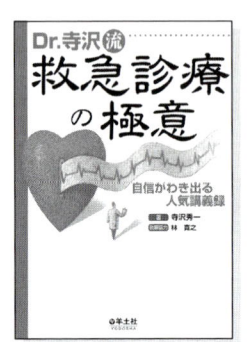

- 定価（本体2,900円＋税）
- A5判　252頁
- ISBN978-4-7581-0647-4

新版 救命救急センター 初期治療室マニュアル

監/杉山 貢
編/荒田慎寿

三次救急を中心とした本格マニュアルが待望の改訂！現場で求められる初期治療のポイントを簡潔に解説．いざというとき便利なフローチャート，スコア，分類表も多数収録！

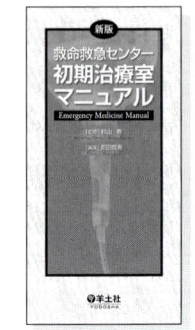

- 定価（本体4,500円＋税）
- A5変型判　438頁
- ISBN978-4-7581-0654-2

ICUでの病態管理と急変時に役立つQ&A 改訂第2版

編/三宅康史

「最初の輸液選択は？」「HDとCHDFの違いは？」…ICUでの治療のノウハウや検査，鑑別など130余りのポイントをQ&A形式で解説．ICU入門に最適な一冊！

- 定価（本体4,500円＋税）
- B5判　222頁
- ISBN978-4-7581-0660-3

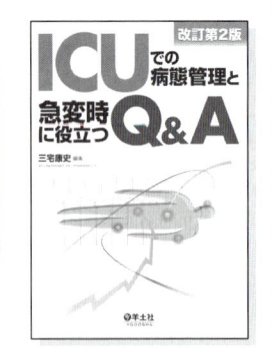

ICU実践ハンドブック
病態ごとの治療・管理の進め方

編/清水敬樹

ICUにおける診断・治療，患者管理のための臨床マニュアル．コントロール目標値，薬剤投与量など現場で役立つ情報と，ガイドラインなどの解説で実践の指針を簡潔に示す．

- 定価（本体6,500円＋税）
- A5判　598頁
- ISBN978-4-7581-0666-5

発行　羊土社　YODOSHA
〒101-0052　東京都千代田区神田小川町2-5-1　TEL 03(5282)1211　FAX 03(5282)1212
E-mail: eigyo@yodosha.co.jp
URL: http://www.yodosha.co.jp/

ご注文は最寄りの書店，または小社営業部まで